Khonsari's
CARDIAC SURGERY
Safeguards and Pitfalls in Operative Technique
Abbas Ardehali, Jonathan M. Chen
Fifth Edition

セーフティテクニック
心臓手術アトラス

古瀬 彰／幕内晴朗［監訳］
幕内晴朗／宮入 剛／金子幸裕［訳］

原書第5版

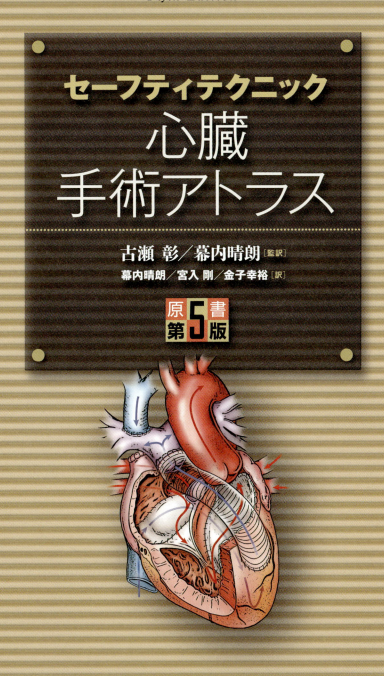

南江堂

Khonsari's
Cardiac Surgery
Safeguards and Pitfalls in Operative Technique
Fifth Edition

Abbas Ardehali, MD

Professor of Surgery and Medicine
Division of Cardiothoracic Surgery
William E. Connor Endowed Chair in Cardiothoracic Transplantation
Director, UCLA Heart, Lung, and Heart-Lung Transplant Programs
David Geffen School of Medicine at UCLA
Los Angeles, California

Jonathan M. Chen, MD

Professor of Surgery
Sam and Althea Stroum Endowed Chair in Pediatric Cardiovascular Surgery
Chief of Congenital Cardiac Surgery
Seattle Children's Hospital
University of Washington School of Medicine
Seattle, Washington

Illustrated by **Timothy C. Hengst**

本書は Wolters Kluwer 社 の "Khonsari's Cardiac Surgery : Safeguards and Pitfalls in Operative Technique, 5th edition" を邦訳したものです.

Copyright © 2017 Wolters Kluwer

Wolters Kluwer Health did not participate in the translation of this title and therefore it does not take any responsibility for the inaccuracy or errors of this translation.

本書では正しい適応および副作用, 投薬計画を掲載していますが, これらは変更されることがあります. 利用にあたっては, 医薬品のパッケージに記載されている製造販売者による情報をご確認ください. 著者, 編集者, 翻訳者, 出版者, および販売者は, 本書の情報を適用することで生じた過失またはいかなる問題に対しても責任を負わないものとし, 出版物の内容については明示または黙示を問わず, 一切の保証も行いません. 著者, 編集者, 翻訳者, 出版者, および販売者は, 出版物の使用によって発生した人または資産に対するいかなる損害または障害にも法的責任を負いかねます.

Japanese Version:
Copyright © 2018 Nankodo Co., Ltd.
Translated by Akira Furuse, Haruo Makuuchi
Published by Nankodo Co., Ltd., Tokyo, 2018
Published by arrangement with Wolters Kluwer Health Inc., USA

私達の家族：
Mitra, Leila, Sara Ardehali
そして
Abbie, Maddie, Atlas Chen へ捧げる

◆監訳

古瀬　彰　ふるせ あきら　　　元 東京大学教授

幕内　晴朗　まくうち はるお　　　聖マリアンナ医科大学名誉教授

◆翻訳

幕内　晴朗　まくうち はるお　　　聖マリアンナ医科大学名誉教授

宮入　剛　みやいり たけし　　　聖マリアンナ医科大学心臓血管外科教授

金子　幸裕　かねこ ゆきひろ　　　国立成育医療研究センター心臓血管外科診療部長

◆翻訳協力

阿知和郁也　あちわ いくや　　　国立成育医療研究センター心臓血管外科

吉竹　修一　よしたけ しゅういち　国立成育医療研究センター心臓血管外科

武井　哲理　たけい てつり　　　国立成育医療研究センター心臓血管外科

監訳者の序

　本書の第 1 版，第 3 版，第 5 版は，それぞれ 1993 年，2005 年，2018 年に和訳されている．著者は，第 1 版が UCLA の S. Khonsari 教授，第 3 版が S. Khonsari 教授と Southern California 大学の C. F. Sintek 助教授，第 5 版が UCLA の A. Ardehali 教授とワシントン大学の J. Chen 教授である．第 5 版では，本書の生みの親である S. Khonsari 教授が，著者の「はじめに（序文）」に先立って，「原書第 5 版の序」を記しておられる．

　他方，監訳者は第 1 版と第 3 版が小生で，第 5 版が小生と幕内晴朗聖マリアンナ医科大学名誉教授であるが，監訳者の序文は第 1 版・第 3 版・第 5 版のすべてにおいて小生が書かせていただいている．ちなみに，訳者は，第 1 版が幕内晴朗・岡部英男・マチソン恵，第 3 版が幕内晴朗・川内基裕・金子幸裕，第 5 版が幕内晴朗・宮入　剛・金子幸裕である．

　さて本書の和訳は，1993 年，2005 年，2018 年の合計 25 年，すなわち 4 半世紀を完全にカバーしている．心臓外科の歴史が 74 年前の 1944 年の Blalock-Taussig 手術に始まるとすれば，本書は世界の心臓外科の歴史の最近の 33.7％をカバーしているとも言えるのである．そこで今回の第 5 版和訳の原稿に目を通してみると，第 1 版や第 3 版に比べて，内容がすこぶる詳細になっていることに気付いた．

　また，監訳者の序文を見ると，第 1 版では，体外循環や心筋保護法の進歩により，心臓手術の手術適応が拡大され，市中病院でも実施可能になっているため，心臓手術の安全対策に重点を置いた本書の必要性が述べられている．第 3 版の監訳者の序文では，上記の心臓外科の進歩に加えて，①循環器内科・小児科のインターベンション治療の進歩と，②社会の医療事故に対する厳しい眼差しが取り上げられ，本書の重要性が強調されている．

　第 5 版の内容が，すこぶる詳細になっているのは，第 3 版以降の心臓外科の格段の進歩に対応しているためである．この進歩に見事にキャッチアップしておられる翻訳者ならびに南江堂の関係者各位に敬意を表する次第である．

　今や本書は心臓外科の安全管理学の参考書から，患者安全に気を配った心臓外科の教科書に進化している．そういう意味で，本書を現役の心臓外科医や心臓外科志望の研修医だけでなく，心臓外科以外の医療や看護などに従事しておられる方々にもお勧めしたいと思う．

　2018 年 9 月

　　　　　　　　　　　　　　　　　　　　　　　　　　　　　　　　古瀬　彰

原書第5版の序

　本書『セーフティテクニック心臓手術アトラス』の構想は，35年以上前に思いついた．当時私は，心臓外科レジデントが手術手技を習得する助けとなり，初心者が陥りやすく，時に致命的となる落とし穴を避けるのに役立つ情報を提供したいと考えたのである．その後5年間かけて準備し，1987年後半に完成して本書を出版するに至った．その際，欧米各国の多くの著名な心臓外科医に各章を校閲してもらい，豊富な経験に基づく有益な提言をいただき，本書に生かすことができた．

　本書は，Leiden大学の故Gerry Brom教授の支援と温かい励ましがなかったら完成しなかった．Joanie Livermore氏とTimothy Hengst氏の卓越した明解な数々のイラストは，この本の価値をゆるぎないものとしている．今回第5版が発行されたこと，さらにポルトガル語や日本語，中国語に翻訳されていることは，本書の成功を物語っている．多くの国々の手術室で，この本のコピーを目にすることは大変嬉しいことであった．30年近くパートナーかつ同僚であるColleen Sintek先生は第2版から第4版の共著者であり，私は彼女には深く恩義を感じており，その支援に厚く感謝している．

　私の幸運はそれだけではない．この第5版では，敬愛するUCLA David Geffen校のAbbas Ardehali外科学教授に編集の責を負っていただくことができたのである．また，SeattleにあるWashington大学のJonathan Chen小児心臓外科教授には，ご親切にも先天性心臓病の部分の改訂を快く引き受けていただいた．お二人の『セーフティテクニック心臓手術アトラス』第5版への多大な貢献に，深く感謝する次第である．

Siavosh Khonsari, MB, FRCS, FACS, FACC
Clinical Professor of Surgery
University of California
Los Angeles, California

はじめに

　Khonsari 先生の『セーフティテクニック心臓手術アトラス』は，心臓外科の分野では他に類を見ないユニークな本である．心臓外科の重要な手術手技の細部が，イラストをふんだんに用いて，簡潔に読みやすくまとめられている．さらに，技術的な失敗に焦点を当て，その予防法や解決法を教えてくれる．本書は初心者から専修医，さらにベテランの外科医にとっても重要な参考書である．

　本書が初版から好評を得ているのは，至るところで見られる Khonsari 先生の類まれな洞察力や知識，判断力，さらに細部にまで行き届く注意力によるものである．詳細で明解に描かれたイラストは，この本の重要な特徴となっている．Sintek 先生の前 2 版への協力により，本書はさらに人気を博することになった．今回の監修に携わったわれわれは，この本の特徴を極力維持するよう努め，心臓外科の技術的な面を強調し，落とし穴に光を当て，簡潔な記述に留意し，わかりやすいイラストを用いて読者にメッセージが伝わるように心がけた．

　本書の構成で，初めの 2 部は成人の心臓外科，第 3 部は小児心臓外科を取り扱っている．どの章でも最新情報を提供し，新たなイラストを加え，一部はカラー化してわかりやすくした．さらに，心臓外科の進歩を反映して，新しい項目（血管内治療，経カテーテル的大動脈弁置換術，Norwood 手術の新しいアプローチ，Ebstein 病修復術，修正大血管転位症の新しい解剖学的修復術式）も加えた．

　本書の記述方法は，これまでのやり方を踏襲した．技術的な落とし穴は危険記号の🚫で明示した．手技的な失敗の機序，その予防や修復方法を強調し，重要な点は注意記号 **NB** で明示した．

　Khonsari 先生の『セーフティテクニック心臓手術アトラス』は，長い間心臓外科の技術面で優れた参考書と評価されてきた．われわれは本書の核心部分を維持するように全力を尽くした．それは，心臓外科の手技を簡潔な言葉で，わかりやすいイラストを用いて重要な点を強調することである．第 5 版で提供された多くの改良点により，本書が専修医にもベテランの心臓外科医にも等しく貴重な資料であり続けることを確信している．

Abbas Ardehali, MD
Los Angeles, California
June 2016
Jonathan Chen, MD
Seattle, Washington
June 2016

謝　辞

　まず最初に，Chen 先生と私は，Khonsari 先生と Sintek 先生 が心臓外科分野において多大な貢献をされ，偉大なる遺産ともいうべき本書を残されたことに，心よりお礼申し上げたい．私は光栄にもお二人の薫陶を受け，その知恵と支援，そして何よりも友情を分け与えていただいたことに深く感謝する次第である．UCLA 心臓外科の Peyman Benharash 先生からも，血管内手術についてのご貢献と，他の章でも多数の有益なご提案をいただき，大変ありがたく思っている．

　最後に，Wolters Kluwer 社の編集スタッフ，なかでも Brendan Huffman 氏 と Keith Donnellan 氏 にはその献身的なご支援に厚く御礼申し上げる．BodyScientific 社の Lik Kwong 氏と Carolina Hrejsa 氏お二人の不断の努力により，今回の第 5 版のイラストの作成と更新をしていただいたことにも感謝申し上げたい．本書が先人たちの伝統を引き継ぎ，心臓外科の分野において，その手技と落とし穴について最新の内容を簡潔に表現した参考書となることを信じている．

Abbas Ardehali

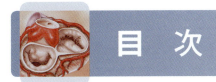

目　次

第I部　基本的事項　　　　幕内晴朗

1 心臓と大血管への外科的アプローチ法　　2
- 初回の胸骨正中切開　　2
- 胸骨再切開　　3
- 胸骨閉鎖　　8
- 術後の胸骨創感染　　9
- 開胸術　　12
- その他のアプローチ法　　13

2 人工心肺の準備　　18
- 心臓の露出　　18
- 送血管の挿入　　20
- 脱血管の挿入　　27

3 心筋保護　　32
- 大動脈基部注入法　　32
- 冠状動脈直接注入法　　33
- 逆行性注入法　　33

4 ベント挿入と心臓からの空気除去　　36
- 左室心尖部からのベント挿入　　36
- 右上肺静脈からのベント挿入　　37
- 左房上部からのベント挿入　　37
- 肺動脈からのベント挿入　　38
- 卵円孔からのベント挿入　　39
- 心臓内の空気除去　　39

第II部　後天性心疾患の手術　　　　宮入　剛

5 大動脈弁膜症　　42
- 大動脈弁の外科的解剖　　42
- 大動脈弁へのアプローチ法　　42
- 大動脈弁置換術　　45
- 大動脈弁置換術における同種弁，自己弁およびステントレス弁　　58
- 大動脈弁形成術　　69
- 問題となる症例　　71
- 弁周囲逆流　　77
- 経カテーテル的大動脈弁置換術　　78

6	**僧帽弁膜症**	**81**

僧帽弁の外科的解剖 81
直視下僧帽弁交連切開術 85
閉鎖式僧帽弁交連切開術 86
僧帽弁形成術 88
僧帽弁置換術 94
弁輪周囲の遠隔期合併症 104
心房の閉鎖 105

7	**三尖弁膜症**	**107**

手技上の考察 107
機能的三尖弁閉鎖不全 108
器質的三尖弁疾患 110
三尖弁置換術 111

8	**大動脈疾患**	**114**

急性大動脈解離 114
大動脈瘤 114
上行大動脈置換術 115
大動脈基部置換術 120
弓部大動脈置換術 124
B型大動脈解離の治療 126
下行大動脈瘤の血管内治療 130
弓部大動脈瘤の血管内治療 133

9	**冠状動脈疾患**	**135**

内胸動脈の採取 135
橈骨動脈の採取 137
大伏在静脈の採取 139
人工心肺を用いた冠状動脈バイパス術 144
オフポンプ冠状動脈バイパス術 161
冠状動脈バイパス再手術の留意事項 166

10	**心筋梗塞の機械的合併症**	**168**

心臓の露出と送脱血管の挿入 168
急性心破裂 168
心室中隔穿孔 169
乳頭筋断裂 170
外科的心室修復術 171
仮性心室瘤 175
虚血性僧帽弁閉鎖不全 175
大動脈内バルーンパンピング 175

11	**心臓移植**	**177**

ドナーの選択 177
臓器保存液 177
ドナーの手術 178
レシピエントの手術 179

両大静脈切断法 180

12 心臓腫瘍 183

良性腫瘍 183
悪性腫瘍 185

13 心房細動 186

手術手技 186

第 III 部　先天性心疾患の手術 金子幸裕

14 動脈管開存 192

切開法 192
外科的解剖 192
前方からのアプローチ法 197

15 大動脈縮窄 199

切開法 199
外科的解剖 199
縮窄部の露出 200
縮窄部切除術 200
鎖骨下動脈フラップ法 202
長い縮窄の修復 204
逆行性鎖骨下動脈フラップ法 205
拡大切除と吻合 205
代替手術法 206

16 肺動脈絞扼術 207

切開法 207
手術手技 207
調整可能な肺動脈絞扼装置 208
肺動脈絞扼解除術 208

17 血管輪と左肺動脈右肺動脈起始 211

重複大動脈弓 211
左肺動脈右肺動脈起始 212

18 体-肺動脈シャント手術 215

シャント手術の種類 215
Gore-Tex 人工血管による Blalock-Taussig 手術変法 215
セントラル・シャント 219
上行大動脈-右肺動脈シャント 220
体-肺動脈シャントの閉鎖法 222

19 心房中隔欠損 225

右房の外科的解剖 225
静脈洞型心房中隔欠損 227
二次孔型心房中隔欠損 230

経カテーテル心房中隔欠損閉鎖 — 232
単心房 — 232
右側部分肺静脈還流異常 — 234
左側部分肺静脈還流異常 — 234

20 総肺静脈還流異常 — 237

手術手技 — 237
肺静脈狭窄 — 241
三心房心 — 243

21 心室中隔欠損 — 245

外科的解剖 — 245
外科的アプローチ法 — 245
経心房アプローチ法 — 246
経心室アプローチ法 — 249
両半月弁下型心室中隔欠損 — 251
筋性部型心室中隔欠損 — 251

22 房室中隔欠損 — 253

部分型房室中隔欠損（一次孔型心房中隔欠損） — 254
完全型房室中隔欠損 — 256
不均衡型房室中隔欠損 — 260

23 右室流出路狭窄 — 261

右室二腔症 — 261
Fallot 四徴 — 261
心室中隔欠損を伴う肺動脈閉鎖 — 265
肺動脈弁欠損症候群 — 267
純型肺動脈閉鎖 — 269
純型肺動脈狭窄 — 269
右室流出路の再手術 — 270
付記：右室流出路の計測法 — 271

24 左室流出路狭窄 — 272

先天性大動脈弁狭窄 — 272
大動脈弁下膜様狭窄 — 273
肥大型閉塞性心筋症 — 273
左室トンネル状狭窄 — 275
大動脈弁上狭窄 — 279
他の心疾患を合併する左室流出路狭窄 — 282
大血管転位，心室中隔欠損，左室流出路狭窄の合併 — 283

25 大血管転位 — 287

外科的解剖 — 287
動脈スイッチ手術 — 289
修正大血管転位 — 295
Senning 手術 — 295
Mustard 手術 — 300
Mustard 手術後の遠隔期合併症の管理 — 305

Hemi-Mustard/Rastelli 手術 —————————————————————— 307

26 大動脈中隔欠損 — 309

手術手技 ———————————————————————————————— 309

27 総動脈幹 — 312

切開法 —————————————————————————————————— 313
手術手技 ———————————————————————————————— 313
大動脈弓離断を伴う総動脈幹 ——————————————————————— 317

28 Ebstein 病 — 318

症　状 —————————————————————————————————— 318
新生児期の手術 ————————————————————————————— 318
乳児期以降の手術 ———————————————————————————— 319

29 大動脈弓離断と低形成 — 325

大動脈弓離断 —————————————————————————————— 325
大動脈弓低形成 ————————————————————————————— 325

30 Norwood 手術 — 331

左心低形成症候群に対する第一期姑息手術 ————————————————— 331
大動脈弓の再建 ————————————————————————————— 333
肺血流の供給 —————————————————————————————— 337
Damus-Kaye-Stansel 吻合 ———————————————————————— 339

31 Fontan 手術 — 342

単心室の病態生理 ———————————————————————————— 342
両方向性 Glenn 手術（両方向性上大静脈-肺動脈吻合） ——————————— 343
人工心肺下での両方向性 Glenn 手術 ———————————————————— 345
Hemi-Fontan 手術 ———————————————————————————— 345
Fontan 完成手術 ————————————————————————————— 346
上下大静脈-肺動脈吻合 ————————————————————————— 347

32 先天性冠状動脈疾患 — 353

左冠状動脈肺動脈起始 —————————————————————————— 353
冠状動脈瘻 ———————————————————————————————— 355
両大血管に挟まれて走行する冠状動脈起始異常 ——————————————— 355

索　引 ——————————————————————————————————— 357

第I部

基本的事項

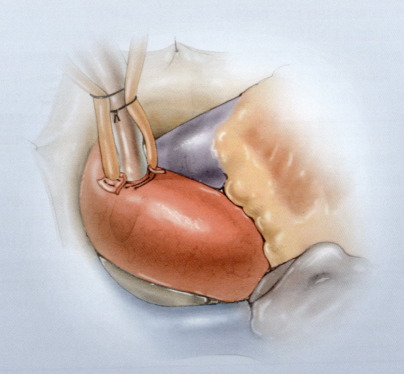

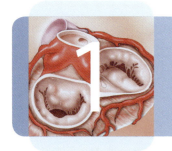

心臓と大血管への外科的アプローチ法

初回の胸骨正中切開

　胸骨正中切開は，大部分の心臓大血管手術において良好な視野が得られるので，最も広く用いられている．

●手術手技

　皮膚切開は胸骨上縁直下から剣状突起の先端部までとする．胸骨切開には，刃が垂直に上下する鋸が通常用いられる．乳幼児では，頑丈な剪刀で胸骨を切開する．銀杏葉形の刃が振動する鋸は，胸骨再切開のときに使用され，小さな皮切で手術する際にも使われることがある．外科医は，刃が胸骨の後面を貫通した瞬間の「感覚」を会得しておく必要がある（「胸骨再切開」の項参照）．

 ### 出　血

　胸骨上窩には，通常細い横走する静脈が1本ある．しかし，この静脈が太く怒張していることがあり，特に右心系の圧が上昇している症例に多い．この静脈をうっかり傷つけるとかなり出血するため，そのことを念頭において，細ければ電気メスで焼灼し，太ければ金属クリップをかける必要がある．もし静脈が切れて断端が引っ込んでしまった場合には止血が困難なので，胸骨上窩にガーゼを詰め込んで出血を抑えておき，先に胸骨縦切開を行う．胸骨が開けば，容易に出血部位を確認して止血することができる．

胸骨感染

　胸骨上窩を必要以上に剥離して頸部組織を露出してはならない．気管切開は現在ではほとんど必要としないが，行わざるをえなくなることもあるからである．気管切開を行う場合にはできるだけ頸部の上方に新たな皮切を加え，気管切開創の表層感染が胸骨上窩経由で拡がって，縦隔炎などを起こさないように注意する．

 ### 腹腔内への交通

　白線や心膜下部を切開しているときに腹腔が開いてしまうことがある．この場合にはただちに腹腔を閉じてしまわないと，血液や局所冷却用の生理食塩水が腹腔内へ流入して，術後腸閉塞の原因となるおそれがある．

 ### 胸骨切開線の歪み

　胸骨は骨の中央で切開しなければならない．母指と示指を皮切部に当て，外側に押し拡げて肋間部で胸骨の外側縁を触れる．正しい胸骨切開位置を確認し，電気メスで骨膜に目印をつける．切開線がずれると胸骨の一方が狭くなりすぎ，胸骨閉鎖の際にワイヤーで骨が切れて胸骨が離開する可能性がある．同様に，肋軟骨付着部も損傷する場合がある（図 1-1）．

 ### 気胸と血胸

　鋸で胸骨を切開する際には，開胸しないよう麻酔科医に肺を虚脱してもらう．慢性閉塞性肺疾患で肺が過膨張気味の患者では特に気をつける．しかし，胸骨鋸の使用や胸腺・心膜の剥離の際に開胸してしまうこともある．胸膜の開口部が小さく，液体が胸腔内に流入していない場合には，縦隔ドレーンの先端を胸膜開口部から2～3cm中に入れておく．内胸動脈（ITA）を採取したときなどでは胸膜が大きく開いてしまうことがあるが，その場合には，肋骨下縁から横隔膜外側に沿って別の胸腔ドレーンを挿入し，空気や貯留液・血液を排除する．

 ### 骨ロウの使用

　胸骨骨髄からの止血に骨ロウを過剰に用いてはならない．創感染率を高め，創傷治癒が遅延し，さらにロウによる重大な肺塞栓を引き起こすからである．しかし，少量の骨ロウは胸骨切開部の止血に有用である．Vancomycin ペースト（vancomycin の粉末と少量の生理食塩水を混ぜたもの）も胸骨骨髄からの微小出血に有効で，抗菌作用も期待できる．

第1章　心臓と大血管への外科的アプローチ法　**3**

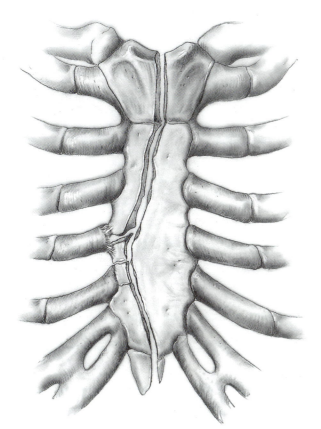

 図 1-1　胸骨の不適切な切開による骨折

腕神経叢の損傷

　胸骨正中切開で腕神経叢が損傷することがある．上肢の過剰な外転で神経が引き伸ばされたり，胸骨を開く際に鎖骨と第1肋骨の間に神経幹が挟まれたりするのが原因と考えられる．内頸静脈からのSwan-Ganzカテーテル挿入時に，イントロデューサで直接，あるいは周囲の血腫形成により間接的に神経を損傷することもある．しかし最も重大なのは，第1肋骨の骨折により腕神経叢が直接損傷してしまう場合である（図1-2）．したがって，胸骨開創器の爪が胸骨の下1/3にかかるようクロスバーを上にして装着し，さらに少しずつ拡げて（1回に1～2回転ずつ），第1肋骨や胸骨の骨折を防ぐ必要がある（図1-3A）．もし何らかの理由でクロスバーを下にして装着しなければならない場合にも，爪を胸骨の下1/3にかけることが大切である．最近多くの外科医は，爪が片側2～3個ついた胸骨開創器を用い，クロスバーを下にセットしている．このようにすると十分な視野を得ることができる（図1-3B）．

　ITAを採取する際に使用される開創器（たとえば，Favaloro開創器）でも腕神経叢を損傷することがあるので，開創器を急に強く引き上げてはならない．胸骨上部の牽引を最小限に抑え，手術台やヘッドライトを適宜動かして良好な視野を確保する必要がある．さらに，ITA近位部を剥離した後は胸骨上部の牽引を弛める．このような簡単なことでも，腕神経叢の損傷を防ぐのに有用である．

無名静脈の損傷

　胸腺やその遺残組織を剥離，切離あるいは切除する際に，無名静脈を損傷するおそれがある．再手術で瘢痕化している場合には特に起きやすい．このような場合，損傷した静脈の周囲組織を十分剥離すれば，かなりの出血も単純な縫合で止めることができる．万一損傷が激しい場合には，切離して右側の断端は縫合閉鎖し，もう一方の断端は人工心肺から離脱する直前まで切り離したまま出血させておき，離脱した後に右側と同様に縫合閉鎖する．

　無名静脈は静注路の1つとして有用であり，特に幼児や末梢静脈の不良な患者では，中心静脈圧のモニターにも使える．無名静脈に，心膜の小片を補強材として7-0 Proleneの巾着縫合をおき，その中央から経皮的に通したカテーテルを挿入する．巾着縫合の糸は，カテーテルを抜去した後しっかりと結紮して止血する．太い胸腺静脈をカテーテルの挿入路として使用する場合もある．

胸骨再切開

　弁置換術，先天性心疾患の根治術や修復術，あるいは冠血行再建術などで，2回，3回，さらに4回，5回と心臓手術を受ける患者が近年増加している．このような傾向は今後も続くと考えられるので，心臓外科医は皆，再手術に対する知識を持たなければならない．皮切に際しては，前回の手術創瘢痕が極端に肥厚していなければ，必ずしも瘢痕を摘除する必要はない．皮下組織は通常と同様に切開し，胸骨正中線に沿って電気メスで印をつける．

●手術手技

　前回使用した胸骨閉鎖用のワイヤーあるいは太い非吸収性縫合糸は，前方だけを切離し，除去しないで残しておく．これらは後面で多少の抵抗となり，銀杏葉形の鋸で骨を切る際に，右室壁の損傷を防ぐ手助けとなる（図1-4：挿入図）．次いで，小さな両頭鉤を胸骨上縁と剣状突起部へ当てるのに必要十分な空間を確保するため，最小限の鋭的剥離を行う．

右室の損傷

　胸骨再切開の場合，脆弱な右室壁を損傷するおそれがあるので，胸骨下部の裏面を用手的に鈍的剥離してはならない（図1-5）．

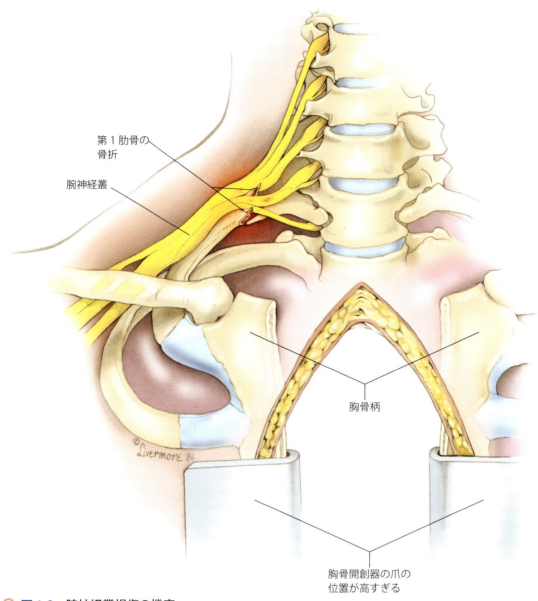

🚫 図 1-2　腕神経叢損傷の機序

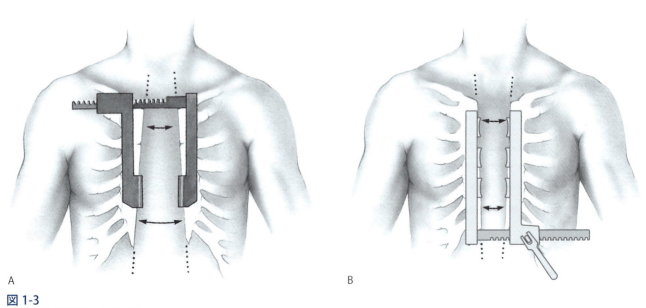

図 1-3
A，B：胸骨開創器の装着方法．

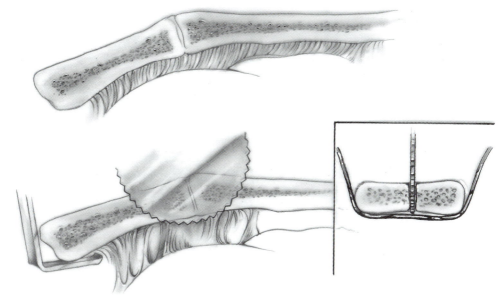

図 1-4 鋸の刃と下部組織との間に距離をとるために胸骨後面を挙上する

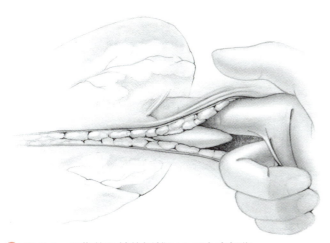

🚫 **図 1-5** 用指的な鈍的剝離による右室損傷

上は胸骨上切痕に，下は剣状突起にそれぞれ鉤をかけて上方に持ち上げながら，銀杏葉形の鋸で胸骨を切開する（図1-4）．両側の胸骨切開部の骨髄に，それぞれ小さな熊手形の鉤を当ててゆっくり上方へ引き上げると，胸骨後面と心臓との間の線維性癒着がピンと張り，電気メスや剪刀による切開が容易になる（図1-6）．

胸部X線写真の側面像によっても，右室や上行大動脈と胸骨後面との距離がわかるが，CTのほうが大動脈と胸骨後面との関係を正確に知ることができる．上行大動脈が胸骨後面に密着している場合には，胸骨切開の際に十分注意する必要がある．

胸骨を切開する前に右第2または第3肋間に小さな横切開を加えると，側方から大動脈と胸骨後面の間の癒着を剝離できる．その後，通常の再手術と同様に胸骨を切開すれば，大動脈損傷の危険が少なくなる（図1-7）．

胸骨切開の前に，大腿動脈-大腿静脈（F-F）バイパスと18℃の循環冷却を行うこともある（第2章参照）．人工心肺を開始して，体温を18～20℃に冷却する．遠心ポンプで脱血を補助したり，陰圧をかけて脱血したりするのも有用である．ただし，二葉弁や傾斜円板弁，あるいは破損した生体弁による大動脈弁逆流があると左室が張ってしまうので，その場合には，人工心肺を開始する際に左前胸部を小開胸し，適切な太さのベントを心尖部から挿入して左室の過膨張を防ぐ（第4章の「左室心尖部からのベント挿入」の項参照）．左室容積は経食道心エコーで常にモニターしておく．人工心肺開始時または心室細動が起きて左室が過膨張した時点で，ただちにベントを挿入する．

胸骨が無事に切開されたら，徐々に加温しながら通常の手術を遂行する．逆にもし大動脈が裂けたら，低体温循環停止として出血を制御し，上行大動脈を修復するか人工血管で置換した後，通常の手術を行う．

NB このような予防措置は，それ自体が重大な合併症を起こす可能性があり，決断を要する行為である．しかし，これが致命的な大出血を確実に予防する唯一の方法である．

NB 予期せぬ大動脈損傷

胸骨切開時に予期せぬ大動脈損傷が発生した場合には，まずタオルを詰めて胸骨切開縁を閉じることにより，出血部位を圧迫して抑え込む．前述したように，大腿動静脈から迅速に人工心肺を確立するまで，助手は胸骨を直接圧迫していなければならない．

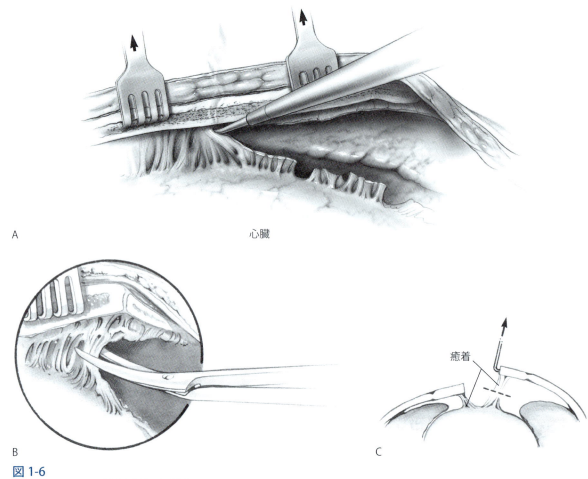

図 1-6
A〜C：胸骨後面の線維性癒着を剝離する手順．

NB 胸骨後板の切離

　胸骨後板の切離は，直視下に大きな剪刀で行うこともできる．このとき，熊手形の鉤で胸骨を少し持ち上げると，作業が容易になる．胸骨柄の上端は後方に曲がっているため，胸骨柄と胸骨体との境界部分の切離では，特にこのような方法が有効である（図 1-4）．

　胸骨後面の線維性癒着は，前回の切開線に沿った部位が主体である．これらの線維性癒着を電気メスや剪刀で切離すると，その後の剝離は比較的容易である（図 1-6）．胸骨開創器を安全にかけるのに十分な剝離を行い，ゆっくり開創器を開いていく．

　心臓の右下縁部に沿って，ゆっくりと注意深く鋭的剝離を進めると，比較的容易に正しい剝離面を確認できる．低出力の電気メスを用いると，心膜表面からの出血を抑えられるという外科医もいる．その後，徐々に上方へ剝離を進め，人工心肺用の送脱血管が挿入できるまで右房と大動脈を露出する．

🚫 右室裂傷

　小さな開胸器（Himmelstein）をかけたら，ほんの少しだけ拡げる．あまり拡げすぎると右室壁が過伸展してしまう．鋸による損傷あるいは開胸器による過伸展の結果発生する右室裂傷は，致命的となる合併症である．この場合には，指で一時的に出血を抑えながら，できるだけ速やかに人工心肺を開始する．右心室が完全に減圧された後，裂傷部位を数本のプレジェット付きの細い縫合糸で修復する（図 1-8）．鋸による損傷の場合は，大腿動静脈へ送脱血管挿入が完了するまでの間，切開した胸骨を左右から心臓に向かって圧迫すると，出血を抑えることができる．

🚫 無名静脈の損傷

　胸骨再切開患者の無名静脈は，しばしば胸骨柄の裏面に癒着している．そのため鋸で直接損傷したり，胸骨を開胸器で開けたりするときに裂けることがある（図 1-8）．多くの場合，左右の胸骨柄後面から無名静脈を慎重に剝離する間，静脈の損傷部を指で圧迫することで出血を制御できる．出血の制御

第1章 心臓と大血管への外科的アプローチ法　7

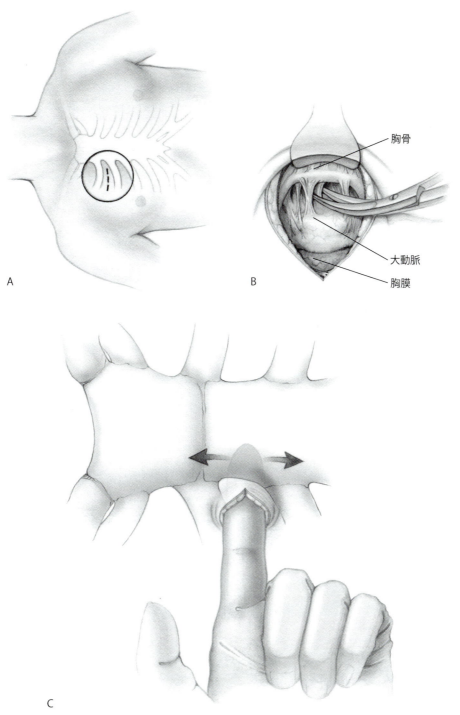

図 1-7
A〜C：再手術において胸骨から上行大動脈を剝離する手順（本文参照）．

　が困難な場合には，助手が切開した胸骨をやや内側に向けて左右から圧迫することにより，出血を最小限に食い止める．必要ならば輸血を開始し，できるだけ速やかに大腿動静脈へ送脱血管を挿入する．そして人工心肺下に無名静脈を剝離し，5-0 Proleneで修復する．

　無名静脈の損傷が激しかったり離断されたりしてしまうと，修復が難しいこともある．そのときには，ただちに無名静脈の右側切離端を縫合閉鎖する一方，左側は出血したままの状態にして血液をポンプで吸引し，体外循環回路に戻す．

NB　人工心肺中に，左鎖骨下静脈と左頸静脈からの脱血を急に止めてしまうと，中枢神経障害を起こすおそれがある．したがって，無名静脈の左側切離端は，人工心肺から離脱する直前に閉じる．

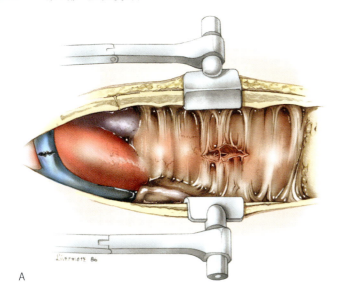

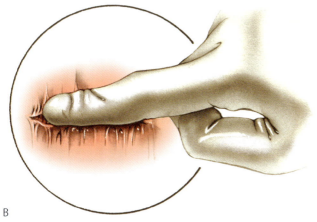

図 1-8
A：再手術における右室と無名静脈損傷の機序．
B：右室からの出血を指によって制御する．

胸骨閉鎖

●手術手技

胸骨閉鎖の前に，術後排液のために前縦隔と心嚢内に胸部ドレーンを留置する．

 グラフトの損傷
ドレーンは，動脈グラフトや静脈グラフトから十分離れた場所に置く必要がある．さもないと，絶えず刺激され吸引されることによって，グラフトに穴が開いて大出血する危険性がある．

 心筋の損傷
吸引による損傷や出血のおそれがあるので，ドレーンの穴を心筋表面に向けてはならない．

胸骨は6～8本のステンレス製のワイヤーで閉鎖する．一般にワイヤーは胸骨の外側に回してかけるが，胸骨柄で

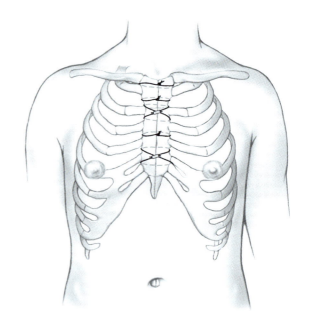

図 1-9 ワイヤーやケーブルによる胸骨の閉鎖

は骨を貫通させる．このとき内胸動静脈を傷つけないよう注意する．

NB 8の字形に通したワイヤーとケーブルを交互に用いると，胸骨離開の危険性がきわめて少なくなる（図 1-9）．しかし，集中治療室（ICU）で緊急開胸が必要になった場合には，8の字形に通したワイヤーやケーブルの除去に手間取り，心肺蘇生が遅れるおそれがあることを忘れてはならない．

人工心肺からの離脱が困難なきわめて重症な患者の場合は，心臓や肺は腫れ上がって浮腫状になる．これは小児において多くみられる．この状態で胸骨を閉鎖すると，心臓を圧迫して心機能を悪化させてしまう．したがって，このような場合には胸を開けたままの状態とし，Ioban（3M Healthcare 社，St. Paul, MN）を用いて閉じれば，必要な場合に前縦隔を見たり，すぐ再開創したりすることができる．小児ではシリコンパッチを当てて皮膚を閉鎖する．循環動態が安定したら，患者を手術室に移して胸骨を閉鎖する．清浄な環境であれば，ICU で胸骨閉鎖を行ってもよい．

NB 明らかな適応がある場合，外科医はこの単純な胸骨開放状態での帰室をためらってはならない．これは救命のための手段であり，厳密な無菌操作を心がければ，胸骨感染の発生率は驚くほど低い．

 ワイヤーの弛み
患者が術後に感じる創痛の程度は，胸骨がしっか

り閉鎖されているか否かにも関係する．胸骨が動くと疼痛の原因となり，正常な呼吸運動を阻害して術後肺合併症を起こす．またワイヤーが弛んでいると，呼吸運動によってワイヤーが胸骨にくい込んで離断してしまう（図 1-10）．

Robicsek 変法

骨粗鬆症で胸骨が脆弱だったり，前回の胸骨閉鎖が離開したりしてしまった場合には，Robicsek 変法を用いるとしっかり閉鎖できることが多い．まずワイヤーを胸骨外側縁の両側に縦に連続して通し，その外側から 6〜8 本のワイヤーを水平に回して締めつける（図 1-11）．

胸骨の骨折

骨折した胸骨を固定するのは難しい手技である．まず骨折部位の上下の肋軟骨にワイヤーを胸骨外縁に沿ってかける．そのワイヤーを捻って固く締めつけて骨折部位を固定し，次に両側のワイヤーを水平に寄せ合わせ，これも捻って締めつける（図 1-12）．

術後の胸骨創感染

術後の胸骨創感染は心臓手術患者の 1〜2% に発生し，難治性で死亡率も高い．

●一般的事項

栄養不良や心臓悪液質，腎不全，慢性閉塞性肺疾患，肥満，糖尿病，およびステロイド使用などの全身的素因を有する患者では，術後に胸骨創感染を合併しやすい．このような場合には，術前の状態が最良となるように，あらゆる努力を払う必要がある．すなわち，高カロリーの栄養補給，および心機能改善のための積極的治療が必要である．慢性閉塞性肺疾患の既往を有する患者では，喀痰排出と深呼吸の練習を行うとよい．著しい肥満患者には減量を勧めるが，術直前に窒素バランスが負になるほど減量してはならない．インスリン治療中の糖尿病患者では，両側 ITA 使用の手術後に胸骨創の合併症を起こす確率が高いので，周術期には血糖値を十分制御することが肝要である．ステロイドの長期使用例では創傷治癒が遅延するので，術中操作を注意深く行い，創の閉鎖も綿密に行う必要がある．

●特別な技術的事項

特別な配慮を必要とする技術的問題としては，ITA の採取，術後大量出血，出血再開創，ICU における緊急再開創，長時間人工心肺，術直後の重度低心拍出量症候群（LOS），および閉胸式心マッサージなどがあげられる．全

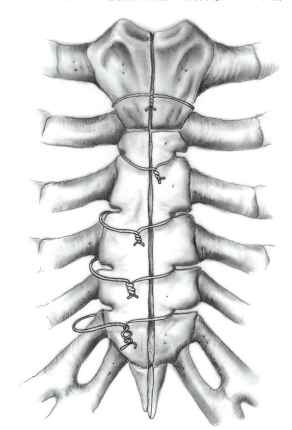

図 1-10　弛んだワイヤーによる胸骨の亀裂

身へパリン化を行う前に十分止血しておくと，人工心肺後の出血が少なくなる．一度 heparin が投与されると凝血しなくなるので，その前に毛細管出血は電気メスで，大きな血管からの出血は金属クリップで止血しておかなければならない．再手術の場合には剝離面積が広いので，大量出血の危険性も念頭におく必要がある．決して剝離を急がず，電気メスで一歩一歩止血しながら進むことが，術後の出血過剰を防ぐ唯一の方法である．しかしこのような予防策をすべて行っても，時には術後出血多量で再開胸が必要になり，場合によっては急性心タンポナーデのために ICU で開胸せざるをえないこともある．閉胸心マッサージは救命手段として用いられるが，胸骨閉鎖部が不安定となって創合併症を起こすおそれがあり，また術直後ではあまり有効でない．LOS や長時間人工心肺も創傷治癒に悪影響を及ぼす．術中，外科的無菌操作を厳密に実行し，細部まで気を配ることが，創合併症の予防に重要である．

胸骨閉鎖部の動揺の有無にかかわらず，創からの滲出液流出は，胸骨創感染の最初の徴候である．患者は悪寒を訴え熱発する場合もあるが，滲出液の他は無症状の場合も少なくない．胸骨創感染の診断がつき次第，ただちに患者を手術室へ移送し，全身麻酔下に創を完全に開いて壊死組織をすべて搔爬・除去する．胸骨断端も正常な骨組織と骨髄が露出するまで搔爬する．細菌培養と抗菌薬感受性試験のための検体を採取した後，0.5〜1% イソジン®希釈液

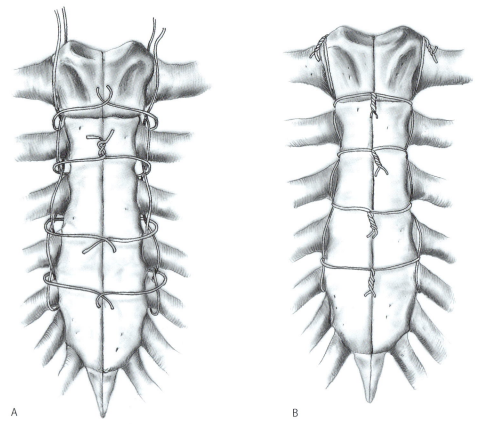

図 1-11　Robicsek 変法による胸骨閉鎖
（訳注：本文では 6〜8 本となっているが，4〜6 本が妥当と思われる）

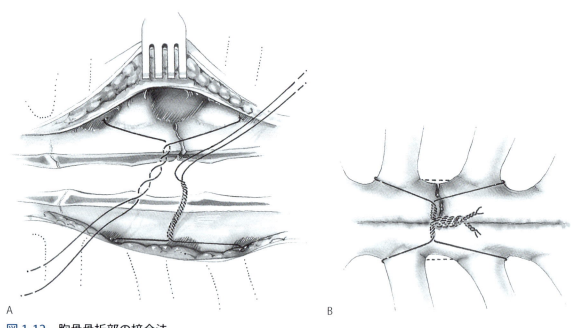

図 1-12　胸骨骨折部の接合法

（Betadine）または生理食塩水で創を洗浄する．患者が敗血症性でなく，創も比較的きれいな場合には，通常の方法で胸骨を閉鎖する．胸骨がワイヤーで切れていたり，デブリドマン後で狭くなっていたりする場合には Robicsek 変法を用いる．胸骨後部に太い 2 本のドレーンを留置し，閉鎖式ドレナージ装置に連結し，低圧で 7〜10 日間吸引する．その後，気胸にならないように注意しながら，胸腔ドレーンを抜去する．

虚血性創壊死

近年は高齢者の手術が増加しているが，その多くはさまざまな合併疾患を有しているので，虚血性創合併症を起こすことも少なくない．この場合には感染の明らかな証拠はなく，壊死に陥った骨および軟骨が認められるのみであり，注意深い掻爬を必要とする．

チューブの留置

チューブ類は局所を刺激・侵食し，血管に穴が開いて致命的大出血を引き起こすおそれがあるので，大動脈や静脈グラフト，ITAグラフトなどに直接接触させてはならない（図1-13）．吸引による損傷や出血を避けるため，チューブ類の開口部は心臓やグラフトのほうには向けない．ドレーンは胸骨下面で，上方は胸腺の上，側方は心膜胸膜間溝に留置すべきである．

重症感染で広範な壊死組織が存在する場合には，デブリドマンを徹底的に行う．感染の再発を抑えるため，感染のある胸骨や軟骨は広範に掻爬することが肝要である．強力な洗浄装置を用いて創全体を洗浄すると，細菌数を減らすことに役立つ．創がきれいになり，一見明らかな感染がなくなったら，大胸筋弁または筋皮弁を用いて二次的閉創を行う（次項参照）．もし皮下組織の性状に疑問が残る場合には，創の表層はガーゼを詰めて開放したままにしておき，数日後に閉鎖する．いずれにせよ，抗菌薬の全身投与は少なくとも7日間，患者によっては6週間続ける必要がある．

閉鎖式吸引装置

閉鎖式吸引装置（VAC療法，KCL社，San Antonio, TX）は，胸骨創や縦隔下部創の二次的閉鎖にきわめて有用である．持続的に滲出液を除去し，創縁の密着を促すことにより二次治癒を早める．この装置の有利な点は，創の処置が2～3日おきでよいことである．

軟骨壊死

壊死して感染している肋軟骨は，残しておくと慢性の瘻孔形成に至るので，切除する必要がある．

●大胸筋弁
【手術手技】

正中創の皮膚および皮下組織を外側に牽引して，大胸筋の表面を順次露出していく．大胸筋を外側から正中方向へ胸壁から剥離し，通常，胸骨外縁から2～3cmのところ

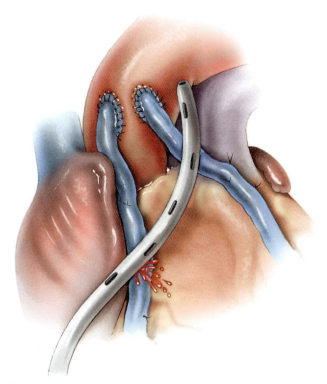

図1-13 ドレーンの不適切な留置

にある傍胸骨穿通動脈枝が出る付近まで進める．筋肉の自由縁下端を確認し，そこから大胸筋と小胸筋の間を鈍的に剥離する．次に筋付着部に小皮切を加えるが，このとき将来必要になるかもしれない，永久ペースメーカ植込みの際に用いる橈側皮静脈を傷つけないように注意する．上腕骨付着部で筋肉を切断し，断端を内側に移動させて正中創から出す．筋肉を折り曲げて正中切開創まで十分届くように，胸肩峰動静脈は切離して可動性を良くする．両側の大胸筋を用いる場合には，多少突っ張る程度に正中部で縫い合わせる．片側の筋弁だけで十分な場合には，反対側の胸骨の骨膜に筋肉を縫着する．最後に皮弁を寄せ合わせて，一期的に閉鎖する．

筋肉弁の選択

どの筋肉弁を選択するかは，手術を始める前に十分検討しておく必要がある．縦隔再建に最も適しているのは大胸筋である．ITAから分枝する傍胸骨穿通枝を軸として大胸筋弁を折り返すと，最大の筋肉塊が利用できる．中等度以上の大きさの傷の場合は，正中創の死腔を埋めるのに両側の筋弁を必要とすることが多い．欠損が小さい場合には，片側の筋弁で間に合う．

内胸動脈の欠如

ITAはしばしばバイパスグラフトとして用いられる．この場合には傍胸骨穿通枝がすでに切断されて

いるので，胸肩峰動静脈を軸として大胸筋弁を利用しなければならない．

 縦隔下部の創被覆

大胸筋弁法を用いても，正中創下部は最も修復しにくい．筋弁を折り返しても，縦隔の下1/4～1/3は十分に被覆できないからである．VAC装置はこのような部位の創縁を密着させるのに有効である．大網を用いる方法もあるが，大網を縦隔に引き上げるには開腹する必要があり，その結果新たな合併症を起こしたり，感染を腹部にまで拡大させたりする危険がある．

● **上腹直筋弁**

縦隔下部創を被覆するのに有効なもう1つの方法は，上腹直筋を筋弁として用いることである．

【手術手技】

正中の皮切を下方へ臍まで延長する．一側の上腹直筋上の皮下組織を臍部まで全面的に剥離し，そこで筋肉を横に切断する．筋切断時に上腹壁動静脈は結紮切離し，血腫の形成を防止する．それから筋肉を腹直筋後鞘から持ち上げ，肋骨縁まで剥離する．

 内胸動脈の欠如

上腹壁動脈はITAから連続している．したがって上腹直筋を利用する際には，ITAが無傷で開存していることが重要である．この動脈は冠血行再建術に使用していたり，胸骨再閉鎖により損傷していたりする場合もあるので，事前に選択的血管造影を行っておく必要がある．

 腹壁動脈の損傷

肋骨縁の下から出て腹直筋へ入る上腹壁動静脈を損傷しないよう注意する．

次に腹直筋弁を上方に折り返し，縦隔の下1/3に植込む．腹直筋を大胸筋弁や胸骨縁に縫着して固定し，腹直筋前鞘は非吸収性縫合糸で修復する．

 血腫と漿液腫（seroma）

本法の最も多い合併症は，大胸筋にせよ腹直筋にせよ，筋肉内の血腫あるいは漿液腫の形成である．

● **筋皮弁**

感染した胸骨創を被う目的で，大胸筋が筋皮弁として用いられることもある．

【手術手技】

胸骨創を掻爬して，前述したように生理食塩水とイソジン®希釈液で洗浄する．両側の大胸筋皮弁を，上方は鎖骨の高さまで，側方は前腋窩線まで，下方は腹直筋後鞘まで，電気メス使用下あるいは鈍的に胸壁から剥離し，穿通動脈枝は切離する．

筋皮弁を中央に寄せ，2～3本の閉鎖式ドレーンの上で，吸収性縫合糸を用いて正中線で接合する．そして皮膚はProleneで結節縫合するか，あるいは吸収性縫合糸を用いて二層に縫合閉鎖する．

開胸術

後側方開胸法では，大動脈縮窄，動脈管開存，胸部大動脈瘤に対する手術やシャント手術，あるいは閉鎖式僧帽弁交連切開術など多くの非開心心臓手術において，良好な視野が得られる．一部の手術は前側方開胸法で行うことが望ましい．実際には，まず側方開胸を行い，その後必要に応じて前方あるいは後方へ延長する．

患者は手術台上で側臥位の状態にしっかりと固定する．胸部には左右から小さな枕またはタオルを丸めたものを当て，腋窩にも小さな筒形の枕を置く．また両膝の間には普通の枕を挟み，下になる下肢を折り曲げ，その上に乗せた枕の上に他方の下肢を伸ばして置く．さらに安定させるために，患者の腰の位置で手術台の一方から他方へ幅広の粘着テープを渡して固定する．

 坐骨神経の損傷

粘着テープで固定する際には，テープがずれて坐骨神経を圧迫しないよう注意する．

皮膚の切開は，乳頭から約1～2横指下の位置で，前腋窩線を起点に行う．さらに背面へ向かい，肩甲骨下端の下方を通り，肩甲骨と脊柱の間を上方に進める．皮下組織を電気メスで切開すると，広背筋と前鋸筋が露出する．これらの筋肉を切離すると，肩とともに肩甲骨を持ち上げることができ，肋間筋が露出する．後方切開の程度により，菱形筋と僧帽筋の切離が必要な場合もある．

 筋枝からの出血

広背筋と前鋸筋は血管が豊富であり，特に病歴の長い大動脈縮窄患者では，それらの筋肉を切開するとかなり出血する．したがって血管を1本ずつ確認し，確実に止血することが重要である．多くの場合は電気メスによる凝固で十分であるが，太い血管は縫合・結紮する必要がある．

NB 胸壁筋の温存
前鋸筋は切離せず少し牽引するだけで，開胸に十分な視野が得られることもあり，特に乳児や小児の場合にあてはまる．

最初に指に触れるのは第1肋骨ではなく第2肋骨であることを念頭において，肋骨を上から数え，適切な肋間を選択する．動脈管開存と大動脈縮窄は，第4肋間開胸で十分な視野が得られる．肋間筋は，壁側胸膜が現れるまで電気メスで切開する．胸膜は，下にある肺組織を損傷しないよう注意しながら切開し，その後は直視下に肋間開胸を進める．

肺の損傷
胸膜を切開する際，麻酔科医は肺を一時的に虚脱させて，肺の実質が損傷しないように注意する．

肋間動静脈の損傷
肋間神経血管束は肋骨下部で保護されているので，肋骨上縁に沿って切開することにより肋間動脈の損傷を避けなければならない．

肋骨が折れないよう，肋間開胸器は徐々に拡げる．視野をさらに拡げる必要があれば，その肋間の上または下の肋骨を切離して切除する．後方の肋骨角付近で行えば，切離して部分切除しても同じような効果が得られる．

NB
骨折による術後の疼痛は，その部分を切除して骨同士の接触を避けることで，著しく緩和される．

胸腔内に1～2本のドレーンを留置し，前方に出す．肋骨は4～5本の太い糸で結節縫合する．前方では前鋸筋と広背筋，また後方では菱形筋と僧帽筋を，それぞれ正確かつ丁寧に結節縫合あるいは連続縫合する．その後，皮下組織と皮膚を縫合閉鎖する．

針の穿通による肋間動静脈の損傷
肋骨周囲の縫合では，肋間動静脈を傷つけないよう注意する．

NB
術後の疼痛緩和には肋間神経ブロックがきわめて有効である．切開創の最後部で，上下2～3肋間にある肋間神経の近傍に，長時間作用性の局所麻酔を注射する．

その他のアプローチ法

患者を早く元どおりの生活に戻し，手術創を目立たせず，術後の疼痛も緩和するために，多くの外科医は心臓へのアプローチ法を工夫している．手術創をきわめて小さくするだけでなく，胸骨を完全には切開しない，あるいは人工心肺を用いないという低侵襲手術が導入されつつある．究極の低侵襲手術として，大腿動静脈に送脱血管を挿入して人工心肺を確立し，内視鏡下に弁手術を行う方法もある．

低侵襲心臓手術には，美容的な皮切で胸骨全切開を行う方法と，胸骨下部あるいは上部を部分切開する方法，右乳房下の皮切で肋間開胸する方法がある．

NB 除細動
低侵襲心臓手術を行う場合は，心囊腔へのアプローチが制限されるため，体外式除細動電極パッドを切開部位に応じて適切な部位に貼るか，消毒した小児用の除細動パドルを術野で使えるように用意しておく．

●乳房下皮膚切開による胸骨全切開法
両側乳房下に皮切を加える方法は美容的に優れており，複雑な心臓手術で胸骨全切開を必要とする少女や若い女性に用いられる．

【手術手技】
両側乳房の下縁から0.5 cm離して，膨らみに沿って平行に皮膚切開を加える．2本の皮切線は，正中部においては胸骨と剣状突起の結合部でつなげる（図1-14）．

乳腺組織の下縁の決定
思春期前の少女では乳腺組織の下縁がわかりにくい．高い位置で皮膚を切開すると，成長後乳房の上を皮切線が横切ることになる．その代わりに剣状突起の高さで横切開し，正中部だけ多少上方にずらすのが賢明である．

皮膚と乳腺組織は，電気メスで胸筋からフラップ状に剝離する．その後，皮弁に1～2本の太い糸をマットレスにかけ，それをガーゼスポンジに結びつけ，麻酔科医側のクロスバーを超えて牽引する（通常2～5 kg）．

皮膚の損傷
太い糸の間にガーゼスポンジを挟むことにより，糸の牽引圧による皮膚損傷を防止できる．

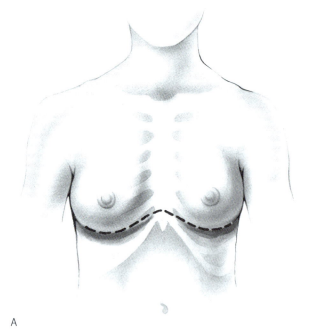
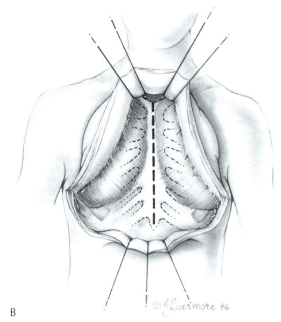

A

B

図 1-14　Brom の乳房下アプローチ法

　胸骨の切開と閉鎖は，通常の手順で行う．皮弁を大胸筋の上に戻し，自然な位置になるように数本の吸収糸で固定する．2本の平坦で軟らかなドレーンを皮弁の裏側に留置し，皮膚切開の外側端付近に小孔を開け，そこから外へ出して閉鎖式吸引装置に連結する．

NB　美容的に十分配慮し，乳房の形と乳首の向きが自然な状態に戻るようにしなければならない．

NB　胸部のドレーンは1本だけとし，臍の直上に小さな弧状切開をおいて外に出すと目立たない．

●正中皮膚小切開による胸骨全切開法

　胸骨全切開を行うと，大部分の心臓手術において心臓へ安全にアプローチでき，心臓外科の黎明期から用いられてきた．したがって，小さな皮膚切開で胸骨全切開を行うことは，きわめて魅力的な方法である．

【手術手技】

　胸骨柄下端の胸骨角から剣状突起に向かって，皮膚を正中切開する．長さは手術の種類や骨格の体型によって8〜12 cmとする（図 1-15）．僧帽弁の手術であれば8〜10 cmで十分であるが，大動脈弁の手術や冠状動脈バイパス術（CABG）では15 cmまで必要になるかもしれない．皮下組織は，胸骨前面を全長にわたって電気メスで剥離する．場合によっては，大胸筋縁から1〜2 cm 外側まで，また上方は胸骨上窩まで剥離する必要がある．そうすれば標準的な空気駆動の胸骨鋸を入れて，上から下へ切開すること

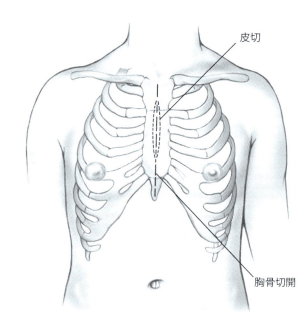

図 1-15　正中皮膚小切開による胸骨全切開法

ができる．またこのとき，小児用の胸骨鋸や銀杏葉形の鋸を使うこともある．

 皮切端の損傷

　銀杏葉形の鋸を使用する場合には，皮切部の両端を傷つけないよう，注意深く牽引しなければならない．同様に，標準的な空気駆動の胸骨鋸を用いて上から下へ切開する際も，皮切部の下端を牽引する必要がある．

第1章　心臓と大血管への外科的アプローチ法　15

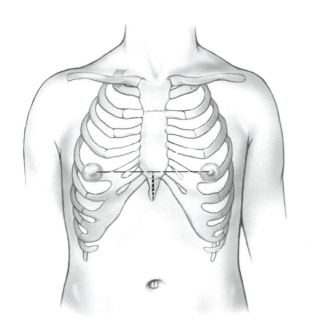

図 1-16　胸骨下部小切開術の皮膚切開

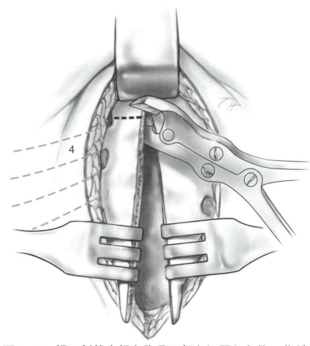

図 1-17　鋸で剣状突起と胸骨下部を切開した後，曲がった骨剪刀で右半分の胸骨を第3肋間で切離する

その後，小児用あるいは小さな Finochietto 胸骨開創器を用いて胸骨切開部を徐々に拡げていくが，十分な視野が得られる最小限度にとどめなければならない．心膜縁に針糸をかけてドレープや胸骨開創器の上に牽引することにより，できるだけ心臓を挙上して良好な視野を得る．

手術が終了したら，少なくとも6本のワイヤーを用いて胸骨を閉鎖するが，そのとき十分な固定が得られるよう，胸骨柄にはワイヤーを2本かけることが重要である．皮下組織と皮膚は層々に縫合する．胸骨の前方に空間が残りそうな場合には，液体が貯留しないよう，平たいドレーンを留置して吸引装置につなぐ．

NB　この切開創は，V ネックやかなり襟の開いた上着を羽織っても見えないので，美容的に優れている．

NB　この切開法は，ITA や肋軟骨を損傷することが少ない．

●胸骨下部小切開法

心房中隔欠損や心室中隔欠損の一部の手術では，皮膚小切開による胸骨下部切開でアプローチ可能である．この方法は，左内胸動脈（LITA）を用いたオフポンプ CABG にも適用できる．

【手術手技】

皮膚の正中切開は，左右の乳頭を結んだ線から下方に剣状突起の先端まで行う（図 1-16）．上方は第3肋間の高さまで皮下組織を剥離し，左右どちらかの胸筋を胸骨から剥離する（先天性心疾患の場合は右側，LITA 採取の場合は左側を剥離）．鋸を用いて第3肋間の高さまで胸骨下部を正中切開し，次に曲がった骨剪刀で，左右いずれか一方の胸骨を第3肋間で切離する（図 1-17）．

🚫 肋軟骨の損傷
骨剪刀を用いて胸骨の片側を2本の肋骨の間で切離する際，肋軟骨に切り込まないよう十分注意する．

🚫 皮膚切開の損傷
鋸で上方の皮切端を傷つけるおそれがあるので，細長い鉤で皮切創の上端を引き上げ，鋸が第3肋間の高さまで安全に届くよう注意する（図 1-17）．

1〜2本の爪のついた開胸器のクロスバーを下に向け，縦切開した胸骨の間に差し込み，ゆっくりと拡げる．心膜を切開した後，針糸をかけて牽引すると，右房，下大静脈，上大静脈の下部と上行大動脈の中枢側が十分露出する．この切開創から送血管を大動脈へ直接挿入できるが，大動脈遮断鉗子をかけることは難しい．二次孔型および静脈洞型心房中隔欠損の多くは，人工心肺・人為的心室細動下で安全に手術することができる．

NB 上大静脈の露出
右心耳の先端に糸を結びつけて下方に引くと，上大静脈を十分に露出できる．

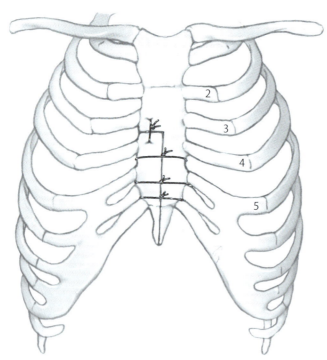

図 1-18　垂直に 1 本，水平に 3 本の針金を用いて胸骨下部を再接合する

🚫 **左上大静脈への脱血管挿入は不可能**
　左上大静脈が開存している場合には，このアプローチ法を用いてはならない．通常，術前の経胸壁心エコーや術中経食道心エコーで診断可能である．

🆕 　胸骨下部小切開法の利点の 1 つは，必要であれば切開部を延長して従来の胸骨全切開への切り換えが容易にできることである．

● **胸骨下部小切開の閉鎖**
　右側の胸骨の上部と下部は，ステンレス製ワイヤーを垂直に通して再接合する．胸骨下部の右半分と左半分は，胸骨の周囲にワイヤーを 3〜4 本回して閉じる（図 1-18）．すべてのワイヤーをかけ終わるまで，垂直のワイヤーを締めつけてはならない．

🚫 **右側の胸骨の変形**
　切離した右半分の胸骨の上下端を適切に接合しないと，第 3 肋間の高さで骨が変形してしまう．垂直のワイヤーを締めつける際に，上端と下端をきちんと押して，1 つの面になるよう注意する．

🚫 **切開創の上方の変形**
　上方の筋層をきつく寄せすぎると皮膚表面が陥没してしまうので，皮切創より頭側の組織は弛く寄せ合わせることが望ましい．

● **胸骨上部小切開法**
　大動脈手術を胸骨上部小切開法で行う外科医もいる．この方法では，大動脈と左室流出路が十分露出する．

【手術手技】
　胸骨上窩より 2〜3 cm 離れた部位から 6〜8 cm の長さにわたって正中に皮切をおく．皮下組織を上下に剝離して胸骨を露出する．空気駆動型あるいは銀杏葉形の鋸を用いて，第 3/第 4 肋間まで胸骨上部を切開し，曲がった骨剪刀で右・左あるいは両側の胸骨を肋間で切離する．Finochietto 胸骨開創器を用いると，良い視野が得られる．

🚫 **内胸動脈の損傷**
　内胸動静脈を損傷しないよう，開創器は注意しながらゆっくり拡げる．同様に，骨剪刀でもこれらの血管を損傷するおそれがある．

🚫 **肋軟骨の損傷**
　骨剪刀で胸骨を切離するときは肋間で行い，肋軟骨に切り込まないよう注意する．

🚫 **皮膚の損傷**
　鋸あるいは過度の牽引で皮切の上下端が損傷しないよう注意する．

🆕 **視野の改善**
　胸腺およびその周囲の脂肪組織を広範に摘除すると，良好な視野が得られる．

🆕 **逆行性心停止液の使用**
　逆行性心筋保護用カニューレの挿入は，脱血管挿入の前に行うほうが容易にできる．右心耳の下方に巾着縫合をおき，カニューレを右房内に挿入する．そのとき右心耳を軽く牽引すると，挿入が容易になる．経食道心エコーのガイド下に，先端を冠状静脈洞内に進める．

🆕 **左室からの空気の排除**
　このアプローチ法では，通常のやり方で空気を排除するのは容易でない（第 4 章参照）．皮切縁に固定した細い管から CO_2 ガスを術野に充満させて空気と置き換えると，空気塞栓の可能性が少なくなる．

　手術終了時には，軟らかいドレーンを縦隔内に留置し，剣状突起の下方から外に出す．ドレーンの留置は，人工心肺中の心臓が小さいときに行うのが最も良い．胸骨は 4 本

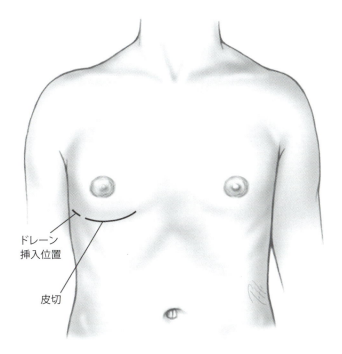

図 1-19　右乳房下開胸術の皮切
胸腔ドレーンの位置に注意．

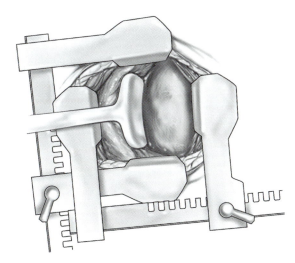

図 1-20　1 つ目の一爪開創器で肋骨を拡げ，2 つ目で筋肉を牽引し，T 字形肺鉤で肺を外側へ圧排する

のワイヤーで閉鎖するが，そのうちの 2 本は胸骨柄にかける．上下に離断した胸骨は，ワイヤーを縦方向にかけて寄せ合わせる．皮下組織と皮膚は層々に縫合する．

●右乳房下開胸術

この切開法は心房中隔欠損の閉鎖が必要な若い女性にとって，美容上の点から大変魅力的である．この方法は，上行大動脈に遮断鉗子をかけるのが多少難しいが，僧帽弁手術にも適用できる．

【手術手技】

皮切は，成人女性の場合は右乳房の下縁に，また思春期前の女性の場合は将来の乳房下縁と想定される位置に加える（図 1-19）．胸壁まで切開を進め，大胸筋と小胸筋の肋骨付着部を切離して第 4 肋間へアプローチする．次いで，肋間筋を第 5 肋骨上端で切開し，胸腔に入る．

2 個の一爪開創器を使用する．1 つ目は肋骨の間にかけ，2 つ目はそれと直角に置いて皮下組織と筋肉を拡げる．次に肺鉤を用いて，右肺を外側へ圧排する（図 1-20）．

心膜を切開して牽引糸をかけると，下大静脈，上大静脈および上行大動脈の中枢側が露出する．右心耳先端に結んだ糸を下方に引くと，上大静脈と上行大動脈への送脱血管の挿入が容易になる．

 左上大静脈への脱血管挿入不能

この手法では，左上大静脈にアプローチできない．

 上行大動脈への送血管挿入困難

年長児や成人では，この切開創から上行大動脈に送血管を挿入するのが困難な場合がある．上行大動脈がよく見えないときには，先細りのイントロデューサを用いると，安全に送血管を挿入できることがある．また，鼠径部を小さく横切開し，大腿動脈から送血管を挿入する場合も少なくない．

 右内胸動脈の損傷

右内胸動脈の損傷を避けるため，胸骨方向への肋間筋切開は注意深く行う必要がある．

【右乳房下開胸創の閉鎖】

切開創のすぐ外側に小さな刺創を加えて胸腔ドレーンを留置した後，肋骨を太い編み糸で寄せ合わせる（図 1-19）．筋肉，皮下組織，皮膚を順に閉鎖する．

NB　胸腔ドレーンの正しい位置

胸腔ドレーンは，皮膚切開創のすぐ外側に小孔を開けて挿入することが重要である．ドレーンを乳房下縁線より下に出すと，ビキニ水着やチューブトップでは傷跡が見えてしまう．

胸部を閉鎖する前に，胸腔の内側からいくつかの肋間に長時間作用性の局所麻酔を注射して，肋間神経をブロックする．これによって術後，鎮痛薬の静脈注射の必要性が減少する．

2 人工心肺の準備

心臓の露出

●手術手技

胸腺の遺残組織を心膜から剥離する．胸腺の血管はすべて電気凝固して，術中の血腫形成や厄介な微出血を防止する．太い血管は金属クリップで止血する．胸膜は乾いたガーゼで心膜下部から剥がし，開胸してしまわないように注意する．心膜切開および心膜切断端の止血は電気メスでもできるが，電気メスの刃が心臓に触れると心室細動を誘発するおそれがあるので，切開は剪刀かメスで行うことが望ましい．通常心膜は逆T字形に切開し，皮膚断端または開創器に吊り上げる（図2-1）．

胸骨開創器は，胸骨断端を傷つけないよう，ゆっくりと拡げる．このとき，開創器のクロスバーを正中創の上方に置くようにすると，人工心肺用のさまざまな管が錯綜して絡み合うことを防ぐのに役立つ．胸骨開創器の爪はできるだけ下方にかけ，露出に必要十分なだけ拡げるにとどめるほうが良い．これにより第1肋骨の骨折や腕神経叢の損傷を防ぐことができる（図1-2参照）．多くの外科医は，胸骨断端に過大な力がかからない，3～4つの水平方向に回転する爪を有する胸骨開創器を好んで用いている．

●大動脈周囲の剥離

大動脈後面に癒着があって，大動脈遮断鉗子が大動脈壁全体にかからないことがある（図2-2）．したがって，大動脈を確実に遮断するため，大動脈周囲を剥離する必要がある．初回手術の場合には，彎曲したあるいは直角に曲がった大きな鉗子が大動脈後方を通過するのに必要十分な範囲だけ，肺動脈と大動脈の間を剥離する．再手術の場合には，大動脈の後方も鋭的剥離を行う必要がある．通過が確認されたら，鉗子を用いてシロッカーテープを大動脈周囲に回す．シロッカーテープの先端を引き上げると，大動脈が後面から持ち上がる（図2-3）．

NB 動脈や静脈の外膜組織は血管壁の構成要素であり，できる限り剥離せず温存するように注意する．

大動脈切開創や，上大静脈や肺動脈を含む大血管への種々のチューブ類の挿入部位を閉鎖する際は，外膜組織を十分に縫い込むことが安全で有効な方法である．外膜組織はプレジェット同様，閉鎖部位の天然の補強材である．

⊘ 大動脈の損傷

大動脈後面を剥離して鉗子を通す際，大動脈後壁を損傷しないよう注意しなければならない（図2-4）．万一そのような合併症が発生した場合は，人工心肺の開始準備ができるまで，指またはガーゼの詰め込みで出血を抑えるのが最も良い方法である（図2-5）．人工心肺を開始したら大動脈を遮断して切開し，直視下に後壁の修復を行う（図2-6）．

⊘ 右肺動脈の損傷

まれに右肺動脈が正常よりも下方に位置していることがあり，その場合には大動脈周囲の剥離中に損

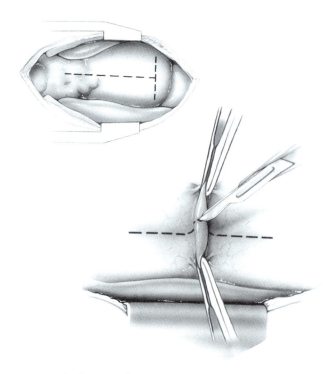

図2-1　心膜を切開する

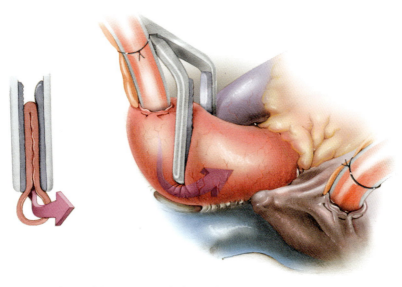

図2-2 大動脈鉗子による不完全な遮断

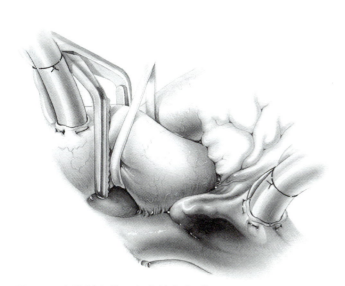

図2-3 大動脈を後面から持ち上げる

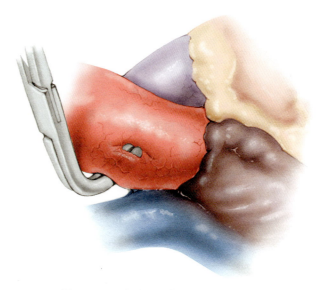

図2-4 鉗子による大動脈の損傷

傷を生じやすい．この場合も，まずガーゼを詰めて出血を抑え，完全体外循環下に心臓を減圧した状態として修復するのが最も望ましい．右肺動脈の損傷は，上大静脈の剥離中，特にテープを回すときにも起きやすい（図2-7）．

●大静脈周囲の剥離

完全体外循環に必要なテープを大静脈に回すための剥離は単純な作業であるが，時に大静脈を損傷することがある．大静脈の両側の壁側心膜を切開して剥離を進め，適当な曲がりの鉗子がスムーズに通るような空間を作る．次いで彎曲鉗子を用いて，上下大静脈にそれぞれテープを回す．

 横隔神経の損傷

大静脈周囲の剥離は，前回の手術で広範に癒着している場合などでは特に厄介である．右横隔神経は，大静脈および右房の外側で心膜の胸膜面を走っているので，鋭的剥離や電気メスの不用意な使用により容易に損傷するおそれがある．その結果，右横隔神経麻痺が生じて，術後の人工呼吸管理が難しくなる可能性があるので，術者は絶対に右横隔神経を傷つけないよう注意しなければならない．

 大静脈の損傷

大静脈を損傷してしまったら，まず指で出血を抑え，大動脈と下大静脈あるいは右心耳に送脱血管を挿入して人工心肺を開始した後，直視下に修復す

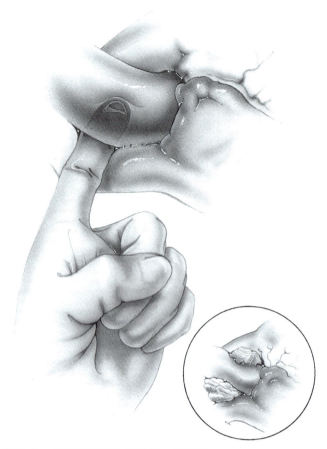

図 2-5　大動脈損傷の際の出血の制御

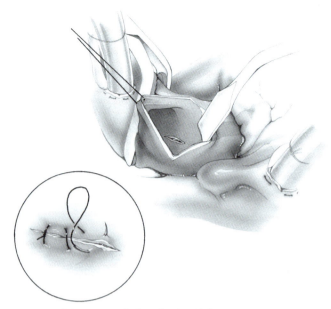

図 2-6　直視下での大動脈後壁の修復

る．亀裂部は，無鉤の組織鑷子でそっと大静脈を引き上げると見えるので，そこを細い Prolene で縫合する．まれではあるが大静脈の亀裂部がきわめて脆弱な場合には，補強のためにその周囲の正常な心膜を一緒に縫い込んで止血する．縫合部にかかる緊張は，心膜を弧状に切開することにより軽減できる（図 2-8）．また，自己あるいはウシの心膜を用いて大静脈損傷部位を修復することもある．いずれにしても，大静脈が血行動態的に狭窄しないように修復する必要がある．

送血管の挿入

●大動脈への送血管挿入
【手術手技】
　人工心肺用の送血管は，特別な場合を除いて大動脈から直接挿入する．できるだけ大動脈の上方で，丸針の付いた 2-0/3-0 Prolene を用いて外膜および中膜を小さくすくい，一重または二重に巾着縫合をおく．血圧を 90 mmHg 以下に下げてから，まず 15 番のメスで大動脈の外側壁を引っかくように切り目を入れ，次いで 11 番メスを刺入して，大動脈送血管の先端を静かに挿入する（図 2-9）．針穴からの出血を予防するには，縫合部位をフェルトか心膜のプ

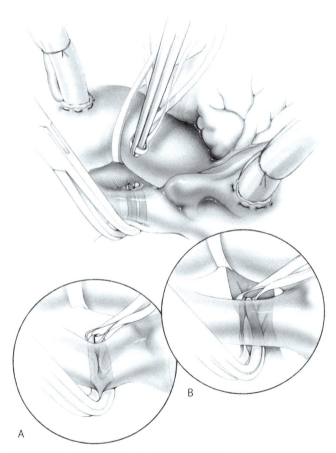

図 2-7　右肺動脈と上大静脈の損傷
A：鉗子が上大静脈後壁を挟んでいる．
B：鉗子が右肺動脈前壁を挟んでいる．

レジェットで補強しておくとよい．巾着縫合の糸は，細長いゴム管またはプラスチック管の中に通して締め上げる．次いで，その管を大動脈送血管と一緒に結紮し，必要ならさらに創縁に固定する（図 2-10）．送血管は逆行性に血液

第 2 章　人工心肺の準備　21

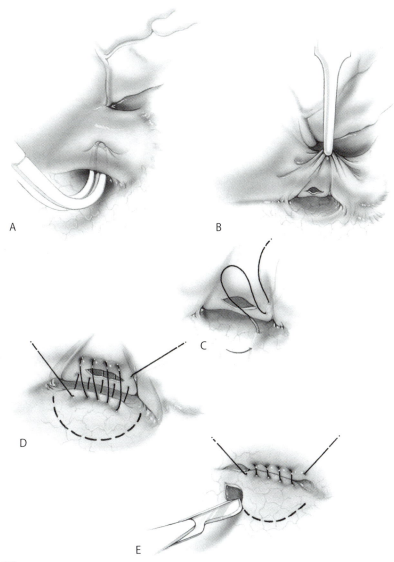

図 2-8
A〜E：大静脈損傷の修復法．

で満たした後，気泡が残らないよう注意しながら動脈回路と接続する．

NB　大動脈壁に瘢痕がある再手術の患者や小児の場合には，送血管を挿入する前に適切な太さの Hegar 拡張器を刺入部から挿入するのも有用である．

🚫 大動脈壁の粥状動脈硬化

以上述べてきた方法は一般的に安全な手技であるが，それでも重大な血管合併症が発生する危険性がある．経食道心エコー，あるいは術野から直接上行大動脈にエコープローブを当てると，動脈硬化病変の有無と部位が正確に把握できる．また，大動脈壁に部分的肥厚や石灰化病変がないか，必ず触診して確認しなければならない．送血管挿入部位は，できるだけ病変のないところを選ぶ必要がある．腕頭動脈分岐部直下の大動脈前壁および肺動脈に隣接した大動脈弓部の小彎側は，通常石灰化が比較的少ない．

NB　術野から直接大動脈にエコープローブを当てるのは，巾着縫合をおく前に行わなければならない．プローブは滅菌したプラスチックの袋に入れ，良い画像を得るため先端には潤滑ゼリーを塗っておく．心嚢腔内には温かい生理食塩水を満たし，上行から弓部の大動脈をスキャンする．

🚫 陶器様，鉛管状または卵殻状大動脈

陶器様，鉛管状または卵殻状大動脈とは，上行大動脈全体が石灰化した場合に使われる用語である．このような大動脈に送血管を挿入したり鉗子をかけたりすると，脳卒中や制御不能の大出血といった重大な合併症を引き起こす．このような症例では，大腿動脈や腋窩動脈および右房へ送脱血管を挿入し，

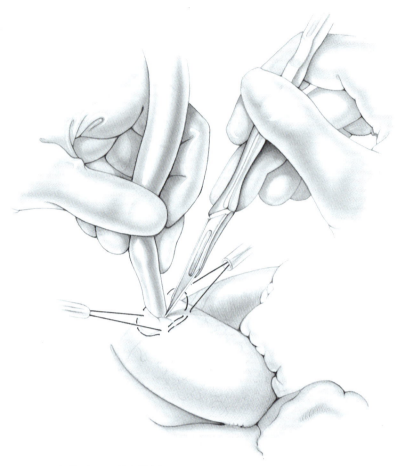

図 2-9　大動脈への送血管挿入

大動脈の人工血管置換を行うか，超低体温循環停止下に適切な処置を行う（第 5 章の「大動脈遮断ができない症例」の項参照）．

🚫 部分遮断鉗子

激しい出血などの合併症を抑える目的以外には，部分遮断鉗子の使用は控えるべきであり，特に大動脈圧が高いときには使用しないほうが良い．鉗子をかけると病変部を潰して内膜を裂き，大動脈壁の解離あるいは破裂による大出血を起こすおそれがある．

🚫 菲薄な大動脈壁

大動脈壁が菲薄で脆弱な場合には，Teflon または心膜のプレジェットを用いて送血管周囲の巾着縫合を補強し，大動脈壁の損傷や針穴からの出血を予防する（図 2-10）．

🚫 太すぎる大動脈送血管

太い大動脈送血管を小さな孔から無理やり挿入すると，大動脈壁が裂けて石灰化片が遊離し，送血管挿入部周辺に内膜の解離を起こすおそれがある（図

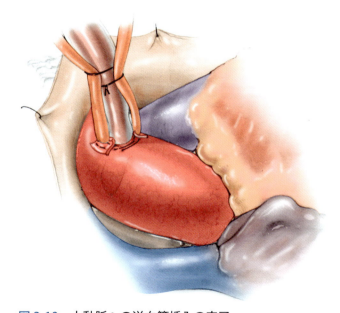

図 2-10　大動脈への送血管挿入の完了

2-11）．外膜下血腫の拡大が，外傷性大動脈解離の最初の徴候となる場合もある．ただちに送血管を抜去し，部分遮断鉗子を用いて（これによって解離が伸展してしまうこともあるが），挿入部位を注意深く隔離することにより，解離の伸展を阻止する必要

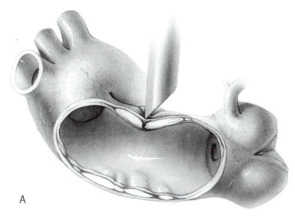 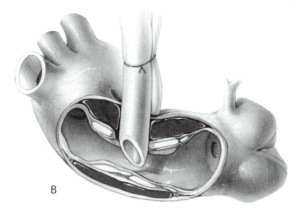

🚫 図 2-11　送血管挿入中の外傷性大動脈解離

がある．この場合には，大腿動脈からただちに逆行性送血を開始し，循環を制御した状態で大動脈の損傷を修復する．

🚫 細すぎる大動脈送血管

送血管が細すぎると，人工心肺回路内圧の有意な上昇をきたす．大動脈内の送血管先端部が長すぎると弓部主要分枝への血流を阻害するおそれがあり，特に先端が弓部分枝の1つに入ってしまうと起こりやすい．したがって，先端部が比較的太くて短い大動脈送血管が理想的である．市販されている送血管の多くはこのような特性に配慮して作成されているが，大動脈の径には個人差があるので，外科医は適切な長さと太さの送血管を選択しなければならない．

NB 細い大動脈

大動脈が比較的細い場合，通常の送血管では場所をとりすぎ，十分な灌流を阻害するおそれがある．プラスチック製の直角送血管は流量特性が良く，大動脈後壁に当たりにくい．

🚫 高い血圧

血圧が高いときに大動脈送血管を抜去するのは危険であり，厄介な出血を起こしかねない．静脈回路から一時的に脱血すれば血圧を自由に下げられるので，その後，動脈送血管を抜去して挿入部の巾着縫合を結紮する．それから動脈回路を静脈脱血管に接続すれば，自由に血液の補給ができる．

有効性ではやや劣るが，送血管抜去の際に肺動脈を指で圧迫して血圧を一時的に下げるのも有用な方法である．この手法は大動脈への送血管挿入のときにも役立つ．

NB 大動脈損傷部の修復

もし静脈脱血管を抜去した後であれば，一時的に大静脈を遮断することにより血圧を十分下げることができる．それから大動脈送血管を抜去して，軟らかく操作しやすくなった大動脈を修復する．その後，大静脈の遮断を解除して，右房へ静脈血を還流させる．しかし，できれば右房に脱血管を再挿入し，血流量を増減させて血圧を制御しながら，安全な状態で大動脈の修復をするのが望ましい．

●大腿動脈への送血管挿入
【手術手技】

総大腿動脈（場合によっては外腸骨動脈）を，深大腿動脈分岐部のすぐ上方で露出する．挿入予定部位より上方の総大腿動脈にシロッカーテープを回し，さらに浅大腿動脈と深大腿動脈にも回す．挿入部位の上下に動脈遮断鉗子をかけ，場合によっては深大腿動脈にも鉗子をかけるかテープで遮断する．動脈壁の性状が比較的良好な部位で横方向に小切開を加え，適切な太さの先細りの送血管を動脈内腔へ慎重に挿入し，固定する（図2-12A）．その他の方法として，巾着縫合をかけた中心部を刺入し，その小孔をやや硬いガイドワイヤーに沿って徐々に拡大して送血管を挿入するSeldinger変法があり，最近ではこの方法がよく使われている．その際，刺入孔を拡大する前に，ガイドワイヤーが下行大動脈内に見えるかどうかエコー検査で確認しておく必要がある．送血管を抜去する際には上下に遮断鉗子をかけ，結節縫合で動脈切開部を閉鎖する．

🚫 送血管の脱落

灌流圧の影響で送血管が脱落することがあるので，動脈の周囲に回したシロッカーテープと送血管を糸で固定する必要がある（図2-12B）．

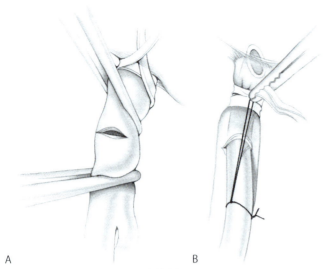

A　　　　　　　　B
図 2-12　大腿動脈への送血管挿入
A：送血管を挿入するための動脈の横切開.
B：シロッカーテープに送血管を固定する.

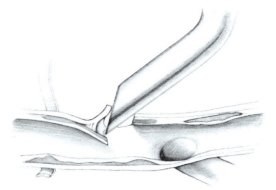

図 2-13　総大腿動脈の送血管による損傷から発生する逆行性大動脈解離

 ### 送血管による動脈壁の損傷

送血管の先端が動脈壁を損傷し，内膜プラークを離開して逆行性大動脈解離を引き起こすこともある（図 2-13）．したがって，送血管のサイズは大きすぎてはならないし，比較的病変の少ない部位から挿入する必要がある．

 ### 動脈閉塞による下肢虚血

送血管が動脈の内腔を完全に閉塞して灌流障害を起こしてしまうことがある．特に，動脈が細く側副血行が未発達の若年患者には発生しやすいので，送血管を挿入した後，末梢の動脈や足の血流をドップラエコーで確認しなければならない．もし血流が不十分であれば，5 Fr の細い灌流用カテーテルを動脈の末梢部へ Seldinger 法で挿入し，送血回路の側枝に接続する（図 2-14）．

 ### 大腿動脈の損傷

大腿動脈の近位部に回したシロッカーテープで送血管を締めつける際，ターニケットや鉗子によって動脈壁が損傷することもある．それを防ぐには，締めつける前にシロッカーテープの下に小さな綿球を入れるとよい．

大腿動脈の解離

大腿動脈に送血管を挿入した際には，管の中で血液が拍動性に動いているか確認しなければならない．もし拍動が見られなければ，送血管の先端が血管内腔にきちんと入っていないことを示唆する．

●腋窩動脈への送血管挿入

腋窩動脈は病変が少なく，露出も容易で安全な送血管挿入部位として，選択肢の 1 つになっている．循環停止を要する大動脈手術の際の順行性脳灌流では，右腋窩動脈送血が特に有用である．その場合，右橈骨動脈圧をモニターして循環停止中の脳灌流圧をチェックする．

【手術手技】

右鎖骨中央部の 1 cm 下方で，鎖骨に平行に 5〜6 cm の皮切をおく．小胸筋の起始部と三角筋胸筋溝に向かって皮下組織を剝離する．大胸筋を剝離して筋線維に沿って切離し，三角筋胸筋溝の筋膜を切開する．まず腋窩静脈そして動脈に達するが，その頭側には腕神経叢があるので，腋窩動脈にシロッカーテープを回す際に損傷しないよう注意しなければならない（図 2-15）．

 ### 腕神経叢の損傷

腕神経叢の損傷を防ぐため，それを引っ張ったり触ったり，近くで電気メスを使用してはならない．

多くの場合，腋窩動脈に直接送血管を挿入することもできるが，解離を予防するため 7〜8 mm 径の Dacron 人工血管を 5-0/6-0 Prolene にて（端側で）縫着し，それに送血回路をつなぐ外科医が多くなっている（図 2-15）．人工心肺が終了したら，人工血管の根部を大きめの金属クリップ 2 個で閉鎖するが，その直前に血液を噴出させて動脈内の血栓を飛ばしておく．さらに人工血管を 1 cm 残して切断し，断端を 5-0 Prolene で縫い閉じる．

腋窩動脈の解離

大動脈解離患者の場合には，腋窩動脈に解離が及んでいないか，挿入前に確認することが重要である．

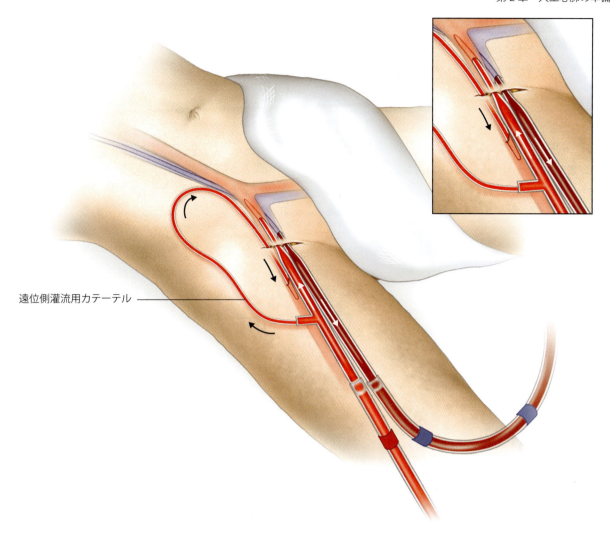

図 2-14　大腿動脈送血の際，同側肢の虚血を防ぐための遠位側灌流用カテーテル

遠位側灌流用カテーテル

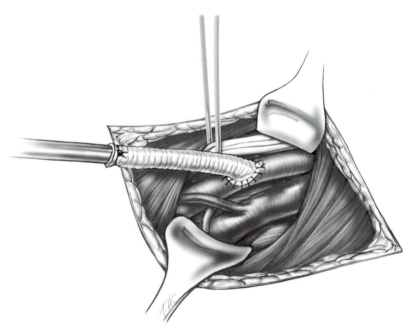

図 2-15　腋窩動脈への送血管挿入

●心尖部から大動脈への送血管挿入

A型大動脈解離の患者では，左室心尖部から大動脈へ送血管を挿入する方法もある．

【手術手技】

冠状動脈左前下行枝から離れた左室心尖部の前壁に，メスで1 cmの小孔を開ける．スタイレット付きの22 Frの大動脈送血管（たとえばEdwards Fem-Flex Aortic Cannula）をゆっくりと左室内に挿入する（図2-16）．さらに，経食道心エコーガイド下に大動脈弁を経由して大動脈内に進める．送血管を抜去した後は，プレジェット付き4-0 Proleneの水平マットレス縫合2～3本で刺入孔を閉鎖する．

NB 送血管の先端が大動脈の真腔内に入っていることを，経食道心エコーで人工心肺開始前に確認しておかなければならない．

循環停止の開始時に左室から送血管を抜去する．大動脈の遠位部と人工血管の吻合が終わったら，その人工血管に送血管を挿入し，人工心肺を再開する．

🚫 **高度の大動脈弁狭窄**
もし患者の大動脈弁が高度に狭窄している場合には，送血管が大動脈弁を通過できないので，この方法は禁忌である．

🚫 **左室壁の出血**
厄介な出血をきたすおそれがあるので，左室心尖部に送血管を固定するための巾着縫合は必要ない．

🚫 **左前下行枝の損傷**
送血部位は，左前下行枝から十分離れた心尖部の前壁に設定しなければならない．

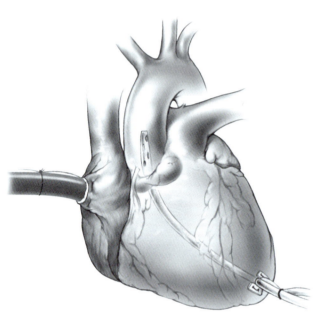

図2-16 心尖部からの大動脈送血
送血管は大動脈弁を通過している．

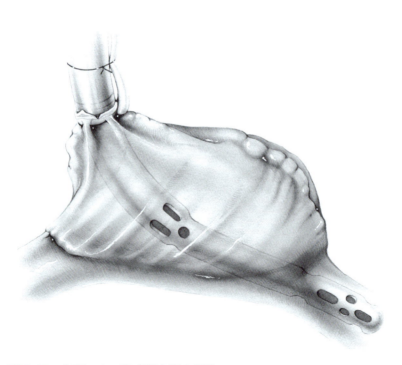

図2-17 右房への二段式脱血管の挿入

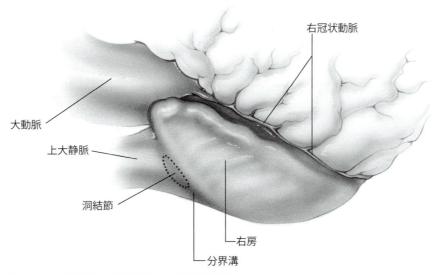

図 2-18 洞結節と周辺構造の外科的解剖

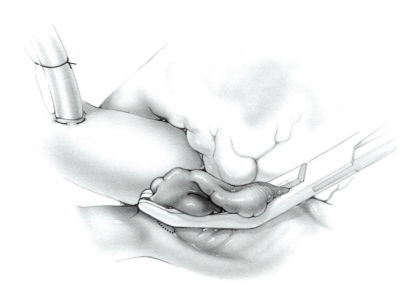

図 2-19 鉗子による洞結節の損傷

脱血管の挿入

●右房への脱血管挿入
【手術手技】
　心臓外科手術の多くは，1本の太い二段式脱血管で十分な静脈脱血が得られる．この脱血管は右心耳においた巾着縫合から挿入し，先端は下大静脈内に，途中の側孔は右房内に納まる（図 2-17）．

洞結節の損傷
　洞結節は，大静脈と右房の移行部の分界溝上端に位置している（図 2-18）．洞結節の損傷（図 2-19）は一過性伝導障害を引き起こし，術直後に心房の一時的ペーシング電極の使用あるいは isoproterenol や dopamine の投与が必要となる．しかし永続的に心房ペーシングが必要となることはまれである．

右冠状動脈の損傷
　右冠状動脈は右房室間溝を走行する．右心耳を遮断するのは脱血管挿入時が多いが，洞結節や右冠状動脈を損傷するおそれがあり，特に再手術では危険性が高い（図 2-20）．右冠状動脈を損傷したときには，大伏在静脈グラフト（SVG）を用いて損傷部をバイパスし，大動脈と右冠状動脈中央部をつないで修復する（図 2-21）．

脱血管挿入部位
　右心耳が非常に脆弱な場合には，右房壁の他の部位から挿入する．右心耳の裂け目からの出血は，細い Prolene で修復するが，小さなプレジェットによる補強を必要とすることもある．

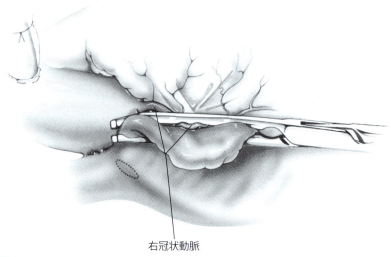

図 2-20 鉗子による右冠状動脈の損傷

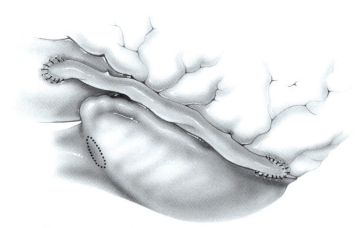

図 2-21 鉗子による右冠状動脈損傷時の治療

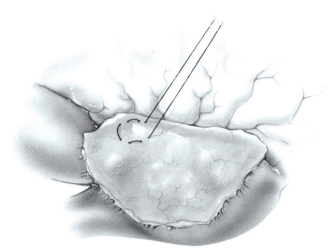

図 2-22 剥離せずに残しておいた心房壁上の心膜を利用した脱血管挿入

再手術時の心房への脱血管挿入

再手術の際には心房壁が薄く脆いことがあるので，時間がかかるうえ，無理な剥離は危険である．この場合には心房壁上の心膜を剥離せずに残しておき，心膜の上から脱血管を挿入するほうが安全・確実である（図 2-22）．

●上下大静脈への脱血管挿入
【手術手技】

心房中隔欠損，心室中隔欠損，三尖弁の手術など右房切開を必要とする場合は，上下大静脈へ2本の脱血管を挿入する必要がある．その際，脱血管は右心耳および右房下部においた巾着縫合から挿入する（図 2-23）．最近では上下大静脈に直接脱血管を挿入することが多い（図 2-24）．この方法では心房内の解剖学的構造がよく見えるので，特に小児例には望ましい（「大静脈への脱血管直接挿入」の項参照）．

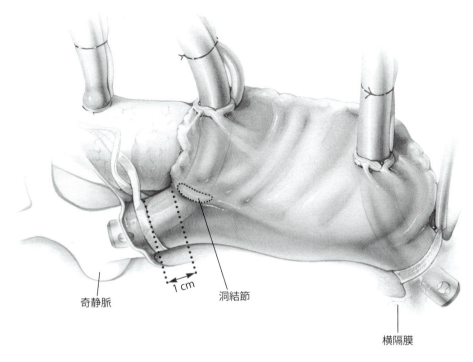

奇静脈　洞結節　横隔膜

図 2-23　上大静脈・下大静脈へのテーピング

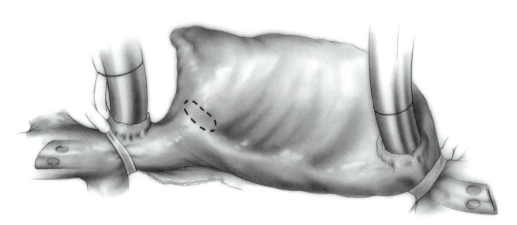

図 2-24　大静脈への脱血管の直接挿入

🚫 **上大静脈へのテーピング位置**
　洞結節の損傷を防ぐため，上大静脈へのテーピング位置は大静脈と右房の移行部より十分上方（~1cm）で行う必要がある（図 2-23）．

🚫 **大静脈へのテーピング**
　上下大静脈に直角鉗子を通す際，後壁を傷つけないように注意する．鉗子を安全に通すために，鋭的剥離が必要な場合もある．シロッカーテープを大静脈に回すときには，静脈壁を巻き込まないようゆっくりと引き抜く．

🚫 **脱血管の過剰挿入**
　上大静脈への脱血管挿入が深すぎると，奇静脈や無名静脈の血流障害を惹起し，上半身からの静脈灌流を阻害するおそれがある．上大静脈圧を常にモニターしておけば圧の上昇が捉えられ，外科医の注意を喚起できる．通常，脱血管を少し動かすだけで血流障害は解除されるが，さもないと中枢神経系がうっ血して脳障害を起こす危険性がある．

NB **左上大静脈**
　左上大静脈があって無名静脈が見当たらない場合には，左上大静脈にも脱血管を直接挿入する必要がある．

●大静脈への脱血管直接挿入
【下大静脈】
　下大動静脈と右房移行部に 4-0/5-0 Prolene で巾着縫合をおく．

脆弱な下大静脈壁
　下大静脈壁が脆弱な場合は，横隔膜を被っている壁側心膜も一緒に縫い込むように巾着縫合をおいて補強する．もし心膜に緊張がかかりそうなら，縫合糸から1〜2cm離れた心膜に弧状の切開を加える．

　巾着縫合の中央にメスを刺入し，開口部をペアン鉗子で拡げる．そこから適切なサイズの直角脱血管を挿入し，巾着縫合を脱血管の周囲に固定する．

【上大静脈】
　上大静脈の心膜反転部を切離して，大静脈を十分授動する．無名静脈起始部に近い上大静脈の外膜に，5-0/4-0 Proleneで長方形または楕円形の巾着縫合をおく．巾着縫合内の外膜を剝離し，静脈壁を確認してメスで切開する．開口部はペアン鉗子で拡げる．適切なサイズの直角脱血管を挿入し，巾着縫合を締めつけて固定する．胸郭が厚い患者の場合には，輪状鉗子を用いて脱血管の方向を決め挿入する．

　あるいは，まず上大静脈に脱血管を挿入して部分体外循環を開始し，右心系を減圧する方法もある．下大静脈脱血管の挿入は前述したとおりに行うが，この手法は特に幼児や血行動態が不安定な患者に有用である．

 大静脈狭窄
　上大静脈への脱血管挿入における巾着縫合は，静脈が狭窄しないよう，管が入るだけの小さい範囲にとどめなければならない．狭窄は，大静脈が比較的細い場合，小児や幼児の場合に起こりやすい．時には，管を抜去した後に針糸をかけて止血する必要がある．もし出血が続くようであれば，何針も針糸をかけるのではなく，人工心肺下・直視下に修復するほうが良い．もし大静脈狭窄が疑われる場合には，前後の圧を直接測るか経食道心エコーで評価しなければならない．有意な狭窄が確認されたら，右心房に直接脱血管を挿入して人工心肺を再開し，視野を確保したうえで出血部を修復する．

●**大腿静脈への脱血管挿入**
　再手術時に人工心肺が必要な場合には，大腿静脈に脱血管を挿入する．これは低侵襲心臓手術のときにも有用である．

【手術手技】
　大腿静脈は，経皮的に脱血管を挿入することもできるが，同時に大腿動脈にも手術操作が及ぶ場合には，鼠径靱帯の下方に小切開を加えて直接露出することが多い．大腿静脈の前面に5-0 Proleneの巾着縫合をかけ，その中央を穿刺してまずガイドワイヤーを挿入し，それに沿って複数の穴が開いた長い脱血管を挿入する．先細りの拡張管（ダイレータ）に被さった脱血管を，経食道心エコーガイド下に，手術の内容に応じて右房または下大静脈まで，ガイドワイヤーに沿わせて進める．手術が終了したら，脱血管を抜去して巾着縫合を結紮する．

 腸骨静脈の損傷
　脱血管の挿入時にガイドワイヤーを用いないと，仙骨隆起で止まってしまい，脱血不良になる．もし下大静脈へ無理に進めようとすると，腸骨静脈が裂けて重大な合併症を引き起こすおそれがある．

 　脱血量を十分確保するには，遠心ポンプで脱血するか，陰圧をかける方法も有用である．

●**適切な人工心肺**
　人工心肺開始時には，当初酸素運搬能のない晶質液が流入し，急激な血液希釈で血圧が低下し，さらに非拍動流となることなどから，臓器灌流が障害される．脳を含む各臓器が常温であれば，その問題はより大きくなる．したがって，徐々に灌流量を増やすことにより，悪影響を最小限にとどめなければならない．送血量と脱血量を増加させる間に，人工心肺に何らかの異常がないかチェックする．この段階であれば，必要に応じ人工心肺を中止することで，問題を容易に解決できる．

【大動脈解離の徴候】
　送血回路圧が異常に高いのに動脈圧が低い場合は，大動脈解離の徴候である（「逆行性大動脈解離」の項参照）．

 　術中の経食道心エコーは解離の診断にきわめて有用である．

　この異常に早く気づいて迅速に診断し，ただちに人工心肺を停止することが，患者を救う唯一の方法である．送血管挿入部位を上行大動脈から大腿動脈に変更し，できるだけ迅速に人工心肺を再開すれば，手術を続行することが可能である．動脈の真腔の血流方向を逆にすれば偽腔の血流は消失し，急性大動脈解離を何んとか抑え込められる．そうすれば上行大動脈の損傷は落ち着いた状態で修復できる（「上行大動脈の外傷性破裂と解離」の項参照）．

【大静脈脱血管の位置不良】
　静脈脱血の減少は心臓の膨満を惹起する．この減少は，静脈回路の屈曲や二段式脱血管側孔の心房壁への密着，あ

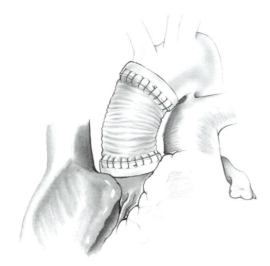

図 2-25　大動脈の破裂部を Hemashield 人工血管で置換する

るいは大静脈に直接脱血管を挿入した際の先端位置不良などが原因となる．下大静脈の脱血管が深すぎると肝静脈の血流を阻害し，術後肝機能障害を引き起こす．上大静脈の脱血管が深すぎると無名静脈や奇静脈の血流を阻害する．前にも述べたように，頭部や頸部の静脈還流が不十分であると脳浮腫や術後神経障害を引き起こす．したがって 2 本脱血で行う場合には，まず上大静脈脱血だけで人工心肺を開始し，脱血量と中心静脈圧をチェックして脱血が適切であることを確認する．もし中心静脈圧が高いままであれば，0（ゼロ）付近に低下するまで上大静脈の脱血管を動かしてみる．次いで下大静脈脱血管の遮断を解除すれば，完全な静脈脱血が達成される．

●逆行性大動脈解離

逆行性大動脈解離は，大腿動脈または外腸骨動脈への送血管挿入の際の，まさに破滅的な合併症である．病変を有する動脈，誤った挿入手技，および高速灌流ジェットによる損傷などが，内膜に亀裂を生じて中膜の解離を起こす主な原因となる．適切な太さの，先端が斜めになった滑らかな送血管を，比較的性状の良い動脈に慎重に挿入することが肝要である．人工心肺はゆっくりと開始し，外科医は常に大動脈解離発生の可能性を念頭においておかなければならない．解離の最も重要な診断的特徴は，低灌流量でも送血回路圧が高くなることである．動脈血が偽腔に送り込まれると，回路内圧は著しく上昇するにもかかわらず実際の患者の循環は著しく低くとどまり，静脈還流の減少をもたらす．この合併症が発生した場合には灌流をただちに停止する．対側の大腿動脈または外腸骨動脈に解離が及んでいなければそこから送血管を挿入し，もし及んでいる場合には上行大動脈あるいは鎖骨下/腋窩動脈に挿入する必要がある．

●上行大動脈の外傷性破裂と解離

術中の上行大動脈の外傷性解離や破裂は，開心術におけるまれではあるが重大な合併症である．大動脈送血管の挿入部，A-C バイパス術における SVG の近位側吻合部，および大動脈弁手術の際の大動脈切開部などが破裂しやすい．再手術例では特に危険である．手技上の過誤も常に合併症発生の原因となるが，組織の性状不良および感染の存在が，この破滅的出来事の最も多い重要因子である．唯一の予防手段は，この合併症の存在に留意し，組織を扱う際の手術操作を慎重に行うことである．多くの場合，大動脈破裂部位は循環停止下に切除し，Hemashield 人工血管（Meadox Medicals 社，Oakland，NJ）で置換する（図 2-25）．

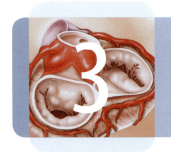

3 心筋保護

　心筋保護法の開発により，開心術は明らかに安全かつ再現性のある手術手技となった．心停止液の処方や最適温度（常温か低温か）および注入経路（順行性か逆行性か）については，まだ多くの修正が続けられている．心筋保護や手術手技に関するさまざまな考え方に対応して，心停止液の注入用カニューレや装置などが各種考案されている．

大動脈基部注入法

　大動脈基部に半円針付き 4-0 Prolene で小さな巾着縫合をおいて注入管を挿入し，ターニケットを締めた後に固定する．太い針かカニューレなら何でもよいが，トロッカー方式で挿入でき，さらに大動脈内圧を直接測定可能な側管付きのカニューレが望ましい．この側管はベントとしても使用できる．

 ### 不十分な注入圧
　大動脈基部が捻れていたり，注入圧が不十分であったりすると，大動脈弁閉鎖不全の場合と同様に弁尖が完全に接合しない．その結果，心停止液が弁から逆に左室内に注入されて左室を過膨張させ，心筋を直接障害するおそれがある．大動脈弁輪の高さの右室流出路を指で圧迫すると，弁尖の接合が良くなり，心停止液の逆流を防ぐことができる．

 ### 過大な注入圧
　注入圧が高すぎると冠状動脈が損傷する可能性があり，その結果，虚血性心筋障害が発生する．特別に設計された側管付きのカニューレを用いれば，大動脈基部の注入圧を正確に測定することができる．

空気塞栓
　冠状動脈に空気塞栓が起きると重大な心筋障害を惹起することがある．したがって，心停止液注入回路から気泡を完全に除去するよう十分注意しなければならない．現在，心停止液注入回路内には気泡除去装置が組み込まれており，空気塞栓の可能性はきわめて少なくなっている．

 ### 心停止液中の不純物
　心停止液中に不純物や粒状物が存在すると，冠状動脈の末梢を閉塞して心筋障害を起こすおそれがある．心停止液を作成するときに十分注意すれば，このような合併症を防止することができる．

温まった心停止液
　注入と注入の間に回路内の心停止液は温まってしまう．したがって，2回目以降は冠状動脈へ注入する直前に，Y字形の連結管の一方から，あるいはベント回路へ温まった心停止液を流出させて捨てる必要がある．

 ### 均等な冷却の維持
　冷却心停止液注入により心筋を均等に冷却することは，心筋保護上最も重要な点である．したがって，術中，心室中隔や自由壁など数ヵ所に温度計プローブを刺入して心筋温をモニターする施設もある．われわれは，均一な冷却のために，中等度の全身冷却を行い，断熱パッドを心臓に当て，さらに右室表面を局所冷却している．

不十分な右室保護
　十分注意して心臓の低温維持に努めても，おそらく室温や手術室内の照明の放射熱などの影響で，心臓の前面は温まりやすい．心臓の上に冷却生理食塩水に浸したガーゼや氷を置くことで，右室をより一層保護することができる．

 ### 局所冷却
　心臓の後面に断熱パッドや市販されている冷却用「ジャケット」，冷やしたタオルなどを当てると，心停止中に下行大動脈の温かい血液により心臓が温まるのを最小限に抑えることができる．その際，左横隔神経に低温障害が起きないよう注意しなければな

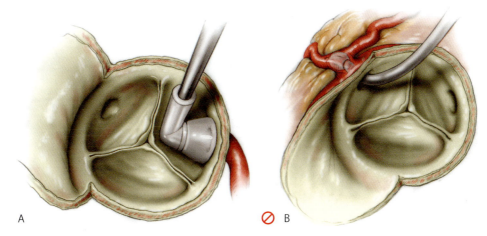

図 3-1
A：手で操作する注入管により冠状動脈へ直接注入．
B：冠状動脈内まで進めた注入用カニューレが分枝部を閉塞．

冠状動脈直接注入法

　大動脈弁置換術など大動脈基部を切開する症例では，各々の冠状動脈へカニューレを用いて心停止液を直接注入する（図 3-1A）．この方法は，中等度以上の大動脈弁逆流を有する患者にも役立つ．

🚫 注入用カニューレによる冠状動脈口の損傷

　カニューレにより冠状動脈口へ過大な圧がかかると，内膜が損傷して後に入口部狭窄を生じる危険性がある．

🚫 注入用カニューレの大きさ

　注入用カニューレは，そっと当てるだけで漏れないような適切な大きさでなければならない．カニューレの先端が大きすぎたり，冠状動脈口に過大な圧がかかったりすると，冠状動脈内に注入液が十分行き渡らないばかりでなく，冠状動脈口を傷つけるおそれがある．

🚫 短い左冠状動脈主幹部

　左冠状動脈主幹部が短い場合も，カニューレが心停止液の十分な注入を阻害することがある．左冠状動脈口にきわめて近いところから分枝が出ていると，その分枝がカニューレの先端によって閉塞してしまう（図 3-1B）．この解剖学的異常があらかじめわかっていれば，外科医は注意して分枝を閉塞しないよう対処できる．側孔のあるカニューレを用いれば，この合併症は予防可能である．曲げやすく，手で持って操作でき，先端が軟らかく，かつ先端に縁のついた注入用カニューレ［例：DLP cannula (Medtronic 社，Minneapolis，MN)］を用いると，心停止液を冠状動脈に直接うまく注入することができる（図 3-1A）．先端の縁を大動脈壁と冠状動脈口に押しつけると，心停止液が大動脈へ漏れるのを防止できる．

逆行性注入法

　心停止液を逆行性に冠状静脈洞内に注入する方法は非常に効果的であるが，右房や右室，左室の下壁には十分注入されない場合がある．一方，重症冠状動脈疾患患者において，順行性回路で十分行き渡らない一部の心筋にも，この逆行性経路では均等に注入できる．ほとんどの施設では，確実に最適な心筋保護を行うために，順行性と逆行性を併用した方法で心停止液を投与している．

　心停止液の注入と同時に冠状静脈洞内圧を測定するために，ほとんどの逆行性注入管は内腔が二重構造になっている．注入管の先端から約 1 cm 離れた，注入口のすぐ手前の部分にはバルーンがついており，手で膨らませたり，心停止液を注入すると自然に膨らんだりする構造になっている．また，正しい位置に挿入しやすいように，スタイレットが中に入っている．

●手術手技

　右房中央においた 4-0 Prolene による巾着縫合の中心部に小孔を開け，そこから特殊な逆行性注入用カニューレを挿入し，冠状静脈洞内へ進める．カニューレの正しい位置は，触診あるいはエコー検査で確認する．カニューレが適切な位置に入ったらスタイレットを抜去し，ターニケットで巾着縫合を締めつけ，カニューレに結紮・固定する．

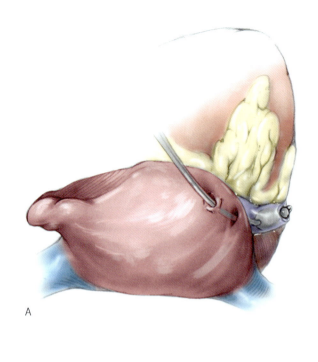
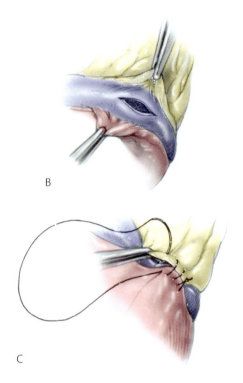

図 3-2
A：逆行性注入用カニューレによる冠状静脈洞の穿孔．
B：冠状静脈洞の裂傷．
C：冠状静脈洞の裂傷を心外膜組織で縫合閉鎖する．

NB 　逆行性注入用カニューレを非直視下に挿入することが困難な場合は，人工心肺下で減圧された心臓を持ち上げ，冠状静脈洞の位置を肉眼で確認しながら，カニューレの先端を導く．

NB 　術中の経食道心エコーは，逆行性注入用カニューレが冠状静脈洞内を進み，正しい位置に入ることを確認するのに役立つ．低侵襲心臓手術で小さな切開創から行う場合には，特に有用である．

🚫 **冠状静脈洞の穿孔**
　スタイレットとカニューレを冠状静脈洞に導く際はゆっくりと行い，何か抵抗を感じた場合はただちに止めなければならない．冠状静脈洞壁は非常に菲薄なので，スタイレットやカニューレの先端で穿孔することがある．

　冠状静脈洞の裂傷は，その直上の心外膜を細い Prolene で丁寧に閉じなければならない（図3-2）．患者が完全体外循環下にある場合には，冠状静脈洞の狭窄や閉塞を避けるために，自己心膜片を当ててパッチ形成することもある．

🚫 **注入圧の測定**
　心停止液を心筋に十分行き渡らせ，かつ冠状静脈洞の破裂を避けるために，注入回路の圧は常時モニターして 20～45 mmHg に保つ必要がある．そのため，カニューレの位置や注入速度を調整しなければならない．

NB **注入温度の測定**
　体外循環技士は注入回路内の心停止液の温度をモニターする．特殊な注入用カニューレを使用して，注入液が冠状静脈洞に入る直前の温度を測定してもよい．

🚫 **心停止液の右房への漏出**
　バルーンを膨張させると，心停止液の右房への漏出を最小限にとどめることができる．バルーンを手動で膨張させる型のカニューレでは，右房への漏出は起きにくい．

🚫 **心停止液の右冠状静脈への不十分な注入**
　注入管を冠状静脈洞へ深く挿入しすぎると，膨張したバルーンが右冠状静脈と冠状静脈洞の合流部を閉塞し，その結果，右冠状静脈への心停止液注入が妨げられてしまう．

●直視下手技による逆行性注入
上下大静脈へ脱血管を別々に挿入する場合，右房を切開

した後，心停止液を冠状静脈洞から直接注入することもできる．心停止液が右房に漏出しないよう，冠状静脈洞の開口部に4-0/5-0 Proleneで巾着縫合をおき，注入用カニューレのバルーンを固定する（図3-3）．この方法は，小児心臓手術において特に有用である．手動で膨張させるバルーン付きのカテーテルにて代用することもある．バルーンを適切な大きさに膨張させて逆流を防ぎ，適切な位置に固定する．

刺激伝導系組織の損傷

伝導系組織の損傷を防ぐため，巾着縫合は冠状静脈洞の開口部内におかなければならない．

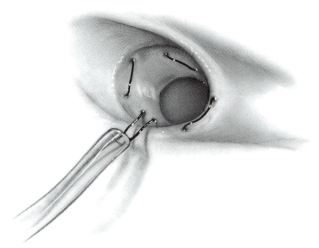

図3-3　冠状静脈洞内に巾着縫合をおき，カニューレを直接留置する

4 ベント挿入と心臓からの空気除去

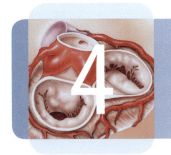

　左心系へのベント挿入は心臓の減圧と空気除去に有効な手法であり，心内病変を正確に修復するのに無血視野が必要な場合には，特に有用である．

左室心尖部からのベント挿入

　左室心尖部はベント挿入に都合の良い部位であり，特に左室内に残った空気を排除するのに有効であるが，今日ではほとんど行われていない．しかし，胸骨再切開の前に左室のベント挿入が必要になったときには重要な方法である（第1章の「胸骨再切開」の項参照）．

●手術手技

　左室心尖部付近は壁が薄く，脂肪組織で被われていることが少なくない．ベントの挿入は，冠状動脈の分枝から離れていて，しかも疎な脂肪組織がない部位を選ぶ必要がある．そうしないとベントカテーテル抜去後に厄介な出血が起きるおそれがある．

　左室心尖部の適切な部位に，矩形のTeflonフェルトを補強片として，両端針付き2-0非吸収糸でU字縫合を行う．Teflonフェルトにかける糸の間隔は，ベントカテーテルの外径と等しくする．縫合糸の断端は細いプラスチック管に通してターニケットとする．

　11番の尖刃メスで，U字縫合の中央部に3〜4mmの切開を加える．左室心尖部の開口部を止血鉗子で拡げ，ベントカテーテルをゆっくりと左室内へ挿入する．ターニケットを締めつけた後，ベントカテーテルに固定する．このときカテーテルの側孔が心臓の外に出ていると，ベントは有効に働かない．

　心臓が拍動しているときは，重力によるサイフォンの原理を利用するだけで，十分心臓の減圧や気泡の除去ができる．心室細動または心静止の状態，特に心停止液投与後には，心臓減圧に十分な陰圧でベントをゆっくりと吸引する．カテーテル抜去後はU字縫合をきちんと結紮し，さらに必要に応じて2〜3本の単純結節縫合で補強する．

⊘ 心室内のカテーテルの長さ

　ベントカテーテルを左室内の奥深く挿入しすぎると，先端が大動脈弁を越えてしまい，大量のポンプ血が脱血される事態に陥る．乳幼児例では特にこのような問題が発生しやすい（図4-1）．

⊘ 吸引による損傷

　吸引が強すぎると左室の内膜を傷つけるおそれがある．このためベントの中には，内腔が二重になっていて，一方の内腔を大気圧に晒したままにする構造のものもある．また，もっと安全な方法として，一方向弁のついたベントを挿入してもよい．

⊘ 裂傷と出血

　左室心尖部が裂けたり大出血したりした場合には，脱血して心臓を減圧する．そして左室瘤切除術と同様に，細長いTeflonフェルトを補強片とし，非吸収糸で縫合して破裂部を修復する（図4-2）．

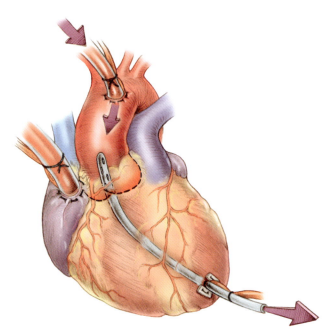

図4-1　左室内のベントカテーテルが大動脈弁を越えると，ポンプ血が吸引されてしまう

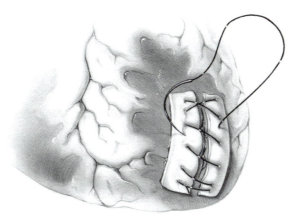

図 4-2　左室心尖部の裂傷修復

これは心停止液による心静止下で行うのがおそらく最も安全である．

🚫 心室内の空気
吸引が強すぎたり心尖部の切開口が大きすぎたりすると，ベント挿入部位の周囲から空気が左室腔内に吸引されてしまうことがある．

右上肺静脈からのベント挿入

右上肺静脈も左心系のベント挿入部位として便利かつ有用で，われわれはこの方法を用いている．大動脈を遮断した後，右上肺静脈においた長方形か楕円形の巾着縫合の中央を切開し，ベントカテーテルを左房から僧帽弁を経由して左室内へ挿入する．巾着縫合糸は細いゴム管に通して締めつける（図 4-3）．

🚫 巾着縫合部における心膜の剥離
ベントカテーテルが円滑に挿入できるよう，右上肺静脈においた巾着縫合部の心膜は剥離しておく必要がある．

🚫 横隔神経の損傷
右上肺静脈に巾着縫合をおくとき，右上肺静脈の前外側面に沿って壁側心膜上を走っている横隔神経を避けるよう注意しなければならない．これは再手術の際に起こりやすい．

NB 巾着縫合部の補強
組織が菲薄で脆弱な場合には，巾着縫合をおく際に Teflon フェルト片で補強する．

🚫 空気塞栓
ベントカテーテルを挿入する際の空気塞栓を防ぐ

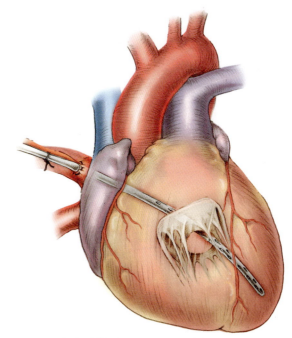

図 4-3　右上肺静脈からのベント挿入

には，あらかじめ大動脈を遮断するか心室細動にしておけばよい．

🚫 ベントカテーテルによる損傷
僧帽弁の損傷や左房・左室の穿孔を防止するには，カテーテルをゆっくりと挿入し，無理な力を加えないようにして僧帽弁口から左室へ進める必要がある．この合併症は，冷却心停止液の注入により心臓が軟らかくなっている場合に最も発生しやすい．心囊腔への予想外の血液の貯留は，このような事態発生の徴候と考えられる．手術を続行する前に破裂部位を確認し，プレジェット付きの縫合で修復しなければならない（図 4-4）．

NB 左房へのベント挿入困難
時に，左房へのベント挿入が困難な場合がある．そのときは，まず心臓を開けて直角鉗子を心房中隔欠損口または開存卵円孔から右上肺静脈上の開口部へ通し，そこからベントを左房内へ引き込んで，適切な位置に固定する．

左房上部からのベント挿入

左心系のベントは，大動脈と上大静脈の間の左房上部からも挿入することができる．この方法は前述した右上肺静脈からの挿入方法に類似しているが，手技的に難しく，出血したときの止血が困難なため，現在はほとんど用いられていない（図 4-5）．

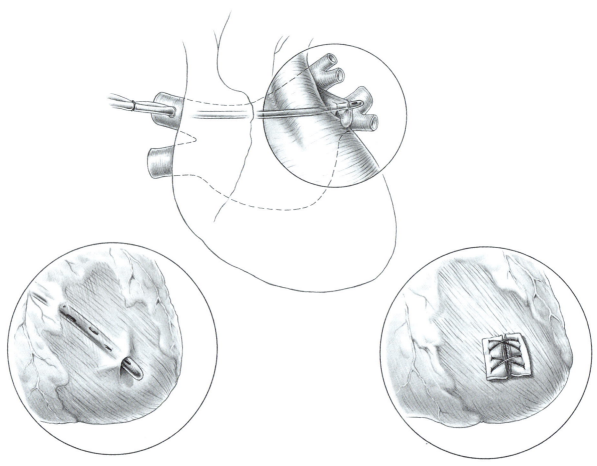

図4-4 ベントカテーテルによる左室や左房の損傷

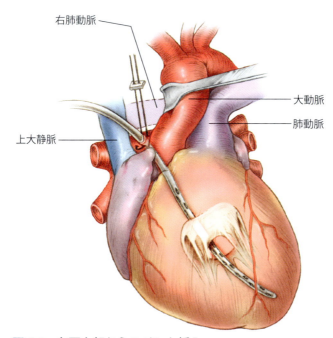

図4-5 左房上部からのベント挿入

肺動脈からのベント挿入

　簡単で，しかもきわめて有効な心臓減圧法は，肺動脈の前面に巾着縫合をおいて，そこからベントカテーテルを挿入する方法である（図4-6）．この方法では，空気塞栓の危険なしに，右心系と左心系双方の過膨張を防ぐことができる．

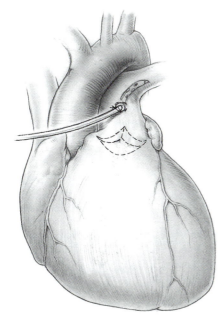

図4-6 肺動脈からのベント挿入

 肺動脈の裂傷

時に肺動脈壁が紙のように薄くて脆く，ベント挿入部位が裂けることがあるが，巾着縫合時のプレジェット使用で防止できる．もし肺動脈が裂けた場合には，やはりプレジェット付きの糸で直接縫合することにより，容易に修復可能である．

卵円孔からのベント挿入

先天性心疾患患者の場合，卵円孔から左房と左室にベント挿入すると便利である．この方法を用いると，心内病変を正確に修復する間，無血視野を確保できる．

●手術手技

右房を切開した後，卵円孔から小さな直角のベントを挿入し，低圧で吸引する．卵円孔が開存していない場合は，卵円窩にメスで穴を開ける．最後にベントを抜去し，開口部を細い糸で縫合閉鎖する．

心臓内の空気除去

空気塞栓は心臓手術のきわめて重大な合併症であり，その防止のためあらゆる注意を払う必要がある．空気塞栓の発生を最小限に抑えるには，術野を二酸化炭素で充満させるのが非常に効果的である．それには滅菌チューブを挿入して心膜に固定し，そこから炭酸ガスを送り続ければよい．二酸化炭素は空気（主として窒素）と入れ替わり，心臓を血液で満たしたときは，血液中に速やかに溶解する．

通常，大動脈遮断鉗子を外すとまもなく心臓は拍動を再開する．ところが，大動脈弁置換術の大動脈閉鎖時や僧帽弁手術の心房閉鎖時に，逆行性に温まった血液が注入されると，大動脈遮断解除前に心臓が自発的に拍動を再開することがある（第5章参照）．中に閉じ込められた気泡があれば，拍動するたびに心臓から駆出される．脱気の方法は外科医の好みによりさまざまであるが，われわれは以下の方法を用いている．

ベントを使用していれば中止し，脱血量を減らして心臓を血液でゆっくりと満たす．大動脈の心停止液注入部位，または大動脈切開の残存開口部を直角鉗子の先端で開いた状態に保ち，血液とともに空気を排除する．左室にベントが挿入されていれば，そこから生理食塩水や血液をゆっくりと注入し，大動脈開口部から空気を排除してもよい．心臓を揺らすとともに，左心耳を注意深く左房に内翻して気泡を除去する．

 血栓と左心耳

左心耳には血栓ができやすく，特に僧帽弁狭窄症や慢性心房細動を有する患者ではしばしば認められる．左心耳の血栓は経食道心エコーにより容易に検出が可能であり，もし存在すればそれを除去する必要がある．

非常にゆっくり人工呼吸を開始する．心臓はしばしば自然に拍動を再開し，大動脈開口部から血液の駆出を開始する．側孔付きベント針を大動脈開口部から挿入し，強く吸引する．心臓が血液で満たされたら，大動脈遮断を解除する．経食道心エコーをルーチンに用いて左室機能をモニターし，心臓内の空気残留だけでなく，左室機能や弁の修復状況も評価する．左室機能が改善すると，残留した空気も排出される．時にはこれらの操作をしてもまだ，左室心尖部に小さな空気の塊が残っていることがある．その場合は，患者の体位をTrendelenburg位とし，太い針を左室心尖部に刺入して血液とともに気泡を吸引する．右上肺静脈，左心耳，そして上大静脈と大動脈の間にある左房の天井部も，針による吸引が必要なことがある．

 針による左室損傷

左室が拡張して菲薄で，組織が脆弱な場合は，左室心尖部からの針による吸引は危険で出血のおそれがあり，縫合閉鎖が必要なときもある．

残留した空気を安全かつ効果的に吸引するには，14〜16Gの長い針を右室の前面から刺入し，心室中隔を経由して左室心尖部付近まで通すとよい．Protamine投与後も出血が続く場合は，右室の穿刺部位を縫合閉鎖する．

心嚢腔に溜まった血液内に左室ベントの開口部を留置

し，そこから左室の血液を排出させる方法も有用である．これにより心室や心房に残留したすべての空気は徐々に排出される．

 この手法は，心臓に血液が充満して駆出していることが条件で，さもなければ空気は心臓内に吸引されてしまう．

第II部

後天性心疾患の手術

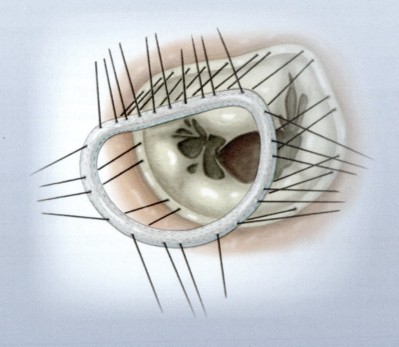

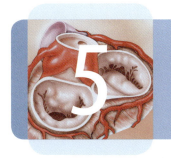

5 大動脈弁膜症

　石灰変性，先天性二尖弁，またはリウマチ熱による二次的な大動脈弁狭窄症は大動脈弁置換術の最も一般的な適応疾患である．大動脈解離，感染性心内膜炎，またはバルーン大動脈弁切開術によって起きる急性大動脈弁閉鎖不全症は，早急な外科的介入が必要である．大動脈基部の緩徐な拡張や大動脈弁尖の機能異常によって引き起こされる慢性大動脈弁閉鎖不全症は，二尖大動脈弁などの先天性奇形，リウマチ疾患，感染性心内膜炎，弁尖の石灰変性，大動脈壁の変性疾患などでみられる．不可逆的な左室機能不全を防ぐためには，手術のタイミングが重要である．

大動脈弁の外科的解剖

　大動脈弁は3枚の椀状の弁葉または弁尖，すなわち無冠尖，左冠尖および右冠尖からなっている．これらの弁尖は，拡張したValsalva洞内の3つの半月状の弁輪から突き出ている．大動脈弁輪は，左室腔と大動脈の分界線を形成している．

　大動脈弁の左室流出路への付着部は，筋性部と膜様部の2つがある（図5-1）．3つの線維性弁輪は，すべて少しずつ異なった構造物と隣接している．無冠尖弁輪は冠状動脈が起始していないという特色があり，左室とは膜様部のみで接している．左冠尖弁輪と無冠尖弁輪の相接している半分ずつとその交連部の下方の小部分，すなわち，線維性大動脈弁下組織（fibrous subaortic curtain）は，僧帽弁の前尖に続いている．無冠尖弁輪と右冠尖弁輪およびその交連部の下方には中心線維体と膜性中隔があり，この膜性中隔は三尖弁の付着により房室部と室間部に分けられる．この膜性中隔は通常無冠尖弁輪の下で円を描いており，僧帽弁前尖と一体化する．His束は膜性中隔直下の筋性心室中隔の中を走っており，その後左脚と右脚に分かれ，左脚は左室流出路の内側に沿って下方に伸びている．したがって，この刺激伝導組織は，無冠尖と右冠尖の弁輪部に近接している．無冠洞の背後には，心房間溝と左右心房の一部が接している（このことから無冠洞のValsalva洞動脈瘤が左右の心房へ破裂する理由が説明できる）．

　右冠尖弁輪の一部は，前述したように中心線維体を介して筋性心室中隔に直接結合している．そして右室流出路に沿って左冠尖弁輪と交連部で接続しており，そこは肺動脈弁輪に隣接している．右冠状動脈は右Valsalva洞の上部から起始しており，右房室間溝を下方に向かう．左冠尖弁輪の左側あるいは前方の部分は，大動脈基部の中でどの心腔にも接していない唯一の場所である．左冠尖弁輪の右側あるいは後方の半分は，左房と接している．左冠状動脈は左冠洞の上部から起始し，その後方を少し走行した後に分岐する．

　大動脈弁形成術や自己弁温存大動脈基部置換術を考慮する場合には，大動脈弁の機能的解剖を理解することが重要である．大動脈基部は4つの部分，すなわち大動脈弁輪，大動脈弁尖，Valsalva洞，そしてsinotubular junction（ST junction）からなっている．大動脈弁輪の周径の55％は心室中隔と線維組織に接しており，45％は心室心筋に接している．大動脈弁尖は半月状で，基部の長さは通常自由縁の長さの1.5倍である．

　交連部は2つの弁尖が相接する最も高い点で，ST junctionのすぐ下にある．大動脈弁輪はホタテ貝状に波打っており，若年者の大動脈弁輪径は通常ST junctionより15～20％大きい．高齢者では，これらの径はほぼ等しい．大動脈弁尖の自由縁の平均的な長さは，ST junctionの1.5倍である．一般的に無冠尖は他の2つの弁尖より少し大きく，左冠尖が最も小さい．

大動脈弁へのアプローチ法

　大動脈弁手術は，全または部分皮膚切開による胸骨正中切開，あるいは胸骨上部小切開で行われる（第1章参照）．通常，上行大動脈遠位部に直接送血管を挿入し，二段式の脱血管を右房に留置する．大動脈の広汎な石灰化や動脈硬化性病変，または大動脈解離の場合は，送血管の挿入方法や手術手順を変更する必要があるかもしれない（「大動脈遮断ができない症例」の項参照）．

●心筋保護

　心筋保護法の詳細については，すでに第3章で述べたと

第 5 章 大動脈弁膜症

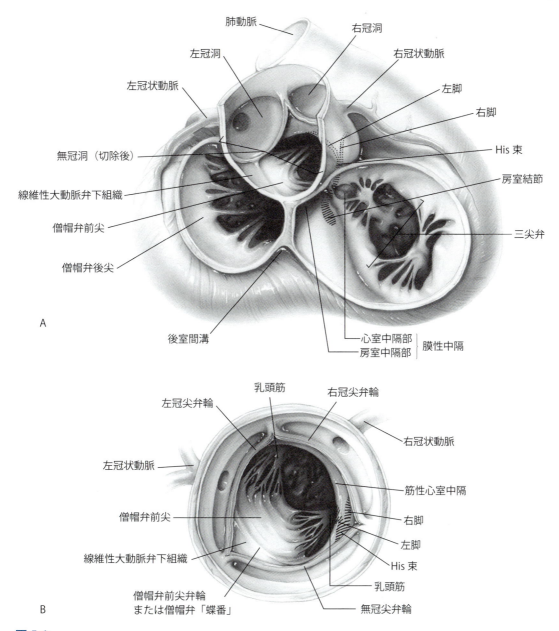

図 5-1
A：大動脈および肺動脈を Valsalva 洞部の直上で横断したときの心臓の前後像．心房は房室弁の高さで切り取られている．無冠洞は弁輪まで切り取られ，大動脈弁も切除されている．
B：大動脈基部を上から見た図．弁は切除されている．

おりである．弁手術では，特に大動脈弁疾患において，われわれは順行性・逆行性注入を併用した心筋保護法を用いている．

●手術手技

　冠状静脈洞に逆行性注入用カニューレを，大動脈基部に順行性注入用カニューレを挿入した後に人工心肺を開始し，軽度低体温（32℃）とする．次に大動脈を遮断して，冷却血液心停止液（4〜8℃）500 mL を大動脈基部に注入した後に，冠状静脈洞からもう 500 mL を追加する．心筋の電気的活動は停止し，心電図モニターの線が平坦になる．

 左室の膨満
　血液心停止液の大動脈基部からの順行性注入は，大動脈弁の逆流が少ない場合に限って成立する（第 3 章参照）．高度の大動脈弁閉鎖不全があると，心停止液は拍動していない左室腔内に流入してしまう．心停止液の灌流圧により左室は大きく膨らみ，心筋が傷害される．したがって，大動脈弁逆流がある場合には，逆行性に心停止液を注入しなければならない．さらに，左室ベントを右上肺静脈経由で挿入する必要がある．大動脈を切開した後，冠状動脈口に直接心停止液を注入することで心筋保護を補助できる．

冠状静脈洞への注入用カニューレ挿入困難
まれに逆行性注入用カニューレを冠状静脈洞へなかなか挿入できないことがある．この場合には，上下大静脈に脱血管を挿入し，冠状静脈洞へ直視下にカニューレを挿入する（第3章参照）．

逆行性心停止液による心停止
特に肥大した心臓の場合，逆行性注入法のみでは心停止に時間がかかる．このようなときには，大動脈切開後，冠状動脈へ直接心停止液を注入する必要がある．

石灰化大動脈弁
大動脈弁が石灰化で著しく変形している場合には，心停止液注入用カニューレを冠状動脈へ物理的に挿入できないことがある．この場合には左冠尖を素早く切除し，左冠状動脈口へのカニューレ挿入および心停止液注入が円滑にいくようにする．右冠状動脈への注入は，心臓が停止して大動脈弁を完全切除した後に行う．

冷却した血液心停止液を逆行性に注入（通常約10分間隔）することで，心筋の電気的活動を完全に停止できる．大動脈基部の良好な無血視野が不必要な場合（たとえば人工弁の縫合輪に糸を通すとき）には，冷却した酸素加血液を逆行性注入用カニューレから連続注入する．右室保護の最も良い方法は，右冠状動脈に血液心停止液を20分ごとに直接注入し，ガーゼでくるんだ氷を心臓の上に乗せて表面が温まるのを最小限に抑えることである．

大動脈弁を固定して糸の結紮が完了したら，全身を加温する．冷却した血液または血液心停止液の冠状静脈洞からの逆行性注入は継続して行い，心筋活動を完全に停止しておく．そして大動脈切開部の閉鎖が始まったら，加温した血液を冠状静脈洞から逆行性に注入する．しばしば大動脈切開部の閉鎖と同時に，正常な心臓の拍動がみられる．もちろん同時に冠状動脈バイパス術（CABG）を行った場合には，血液心停止液または冷却血液を，静脈グラフトからは順行性に，冠状静脈洞からは逆行性に同時注入する．

右冠状動脈への空気塞栓
遮断鉗子を解除した後も数分間，加温した血液の逆行性注入を継続し，大動脈基部に閉じ込められた気泡が右冠状動脈に流入する危険性を最小限にとどめる．

●大動脈横切開による大動脈弁の露出
大動脈基部を横切開することは最も一般的な方法であり，多くの外科医が好んで用いる方法である（図5-2）．右室流出路の脂肪組織や肺動脈の外膜組織が，大動脈切開予定線に覆い被さっていることがあるが，これらの組織は剝離して，2～3針のプレジェット付き縫合糸をかけて牽引すればよい（図5-2A）．右冠状動脈起始部より10～15 mm上方の切開予定線の両側で，大動脈壁の外膜に細いProleneを2本かける．上行大動脈を遮断したら，この2本の糸の間で大動脈壁に小切開を加える．小さな大動脈弁鉤を大動脈内腔に挿入し，大動脈弁を露出する．

大動脈弁鉤による損傷
特に狭窄後拡張のある高齢患者において，大動脈壁は拡張して菲薄になっているため，強引に牽引すると大動脈基部に裂傷を起こすおそれがある（図5-3）．この場合，上行大動脈置換術あるいは大動脈壁のパッチによる修復が必要になることがある．

次に直視下に大動脈切開部を左右に拡大するが，このときには大動脈弁の交連部より約10 mm上方に離して切開するように配慮する（図5-2B）．あるいは切開部を斜め上方および下方に延長して斜切開に変えるなど，最適な露出が得られるよう調整する（図5-2C内の点線）．

右冠状動脈口に近すぎる大動脈切開線
大動脈の狭窄後拡張は大動脈弁狭窄症や先天性大動脈二尖弁の患者によくみられるが，大動脈基部に捻れを起こして右冠状動脈口を上方に移動させる原因となる可能性がある．この場合には通常の大動脈横切開では低位すぎ，右冠状動脈口に切り込んでしまう危険がある．このような患者においては，大動脈切開を行う前に右冠状動脈起始部を注意深く確認する必要がある．

●大動脈斜切開による大動脈弁の露出
斜切開あるいはJ字形の切開は，大動脈左側高位から始まり，斜め右下方に進んで無冠洞の弁輪より10 mm上方にとどめる（図5-4）．この切開法は大動脈基部の小さい患者において特に有用である．

大動脈下方への過剰切開
人工弁置換に際して弁輪への糸かけが困難になるので，切開の下端があまり大動脈弁輪に近づきすぎないよう注意する．そうすれば大動脈壁の縫合閉鎖も容易である．

右室の血腫
右室を被っている心外膜の脂肪組織は脆弱なた

第5章　大動脈弁膜症　45

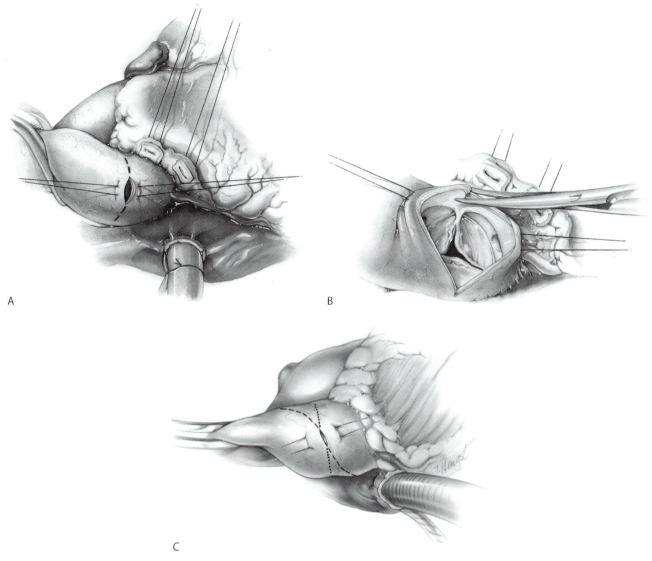

図 5-2
A：大動脈弁露出のための低位横切開．
B：横切開の延長．
C：大動脈の最初の小さな横切開は横にも斜めにも延長できる．

め，heparin 投与中に損傷すると，大きな血腫になることがある．脂肪組織は，大きなフェルト片付きの牽引用縫合糸で術野からそっと脇に避けるとよい（図 5-2A）．

大動脈弁置換術

　大動脈弁置換術はほとんどすべての大動脈弁狭窄症と多くの大動脈弁閉鎖不全症の患者で必要である．人工弁の選択は，患者の年齢，併存疾患，生活スタイル，そして解剖学的要因などによって決まる．現在用いられている機械弁は二葉弁で，再弁置換術は通常必要ないが，抗凝固療法が必要で血栓塞栓症の危険性が高い．ステント付き生体弁にはウシ心膜弁やブタ大動脈弁があり，長年にわたって抗凝固療法を必要としないが，構造劣化が起こるので再手術が必要となる．ステントレス生体弁は，特に狭小弁において優れた血行動態を示すが，植込み術は技術的により難しく，組織変性が起こると再手術が必要となる．同種大動脈弁はステントレス生体弁と同様の利点があり，通常はさらに耐久性が高いが，手に入りにくいのが問題である．自己肺動脈弁は，成長可能で，長い間大動脈弁の再手術が必要ないため，幼児や小児には最も優れた置換弁である．しかし，2つの弁に対する手術であり，肺動脈弁位の置換弁に対する再手術が必要となる．

●大動脈弁の切除

　弁輪から 1～2 mm 離して，病変を有する弁葉を剪刀で切除する（図 5-5）．弁輪の石灰化部分は下垂体切除用ロンジュールで破砕した後，石灰片をそっと取り出すか切除する（図 5-6）．

46　第Ⅱ部　後天性心疾患の手術

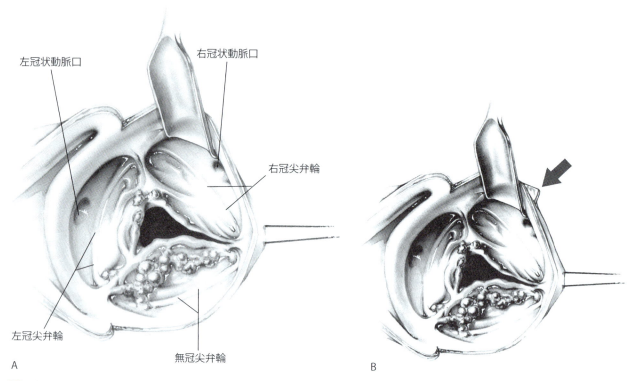

図 5-3
A：病変を有する大動脈弁の術野．大動脈は交連部より約 10 mm 上方で切開する．
B：大動脈弁鉤による大動脈壁の損傷．

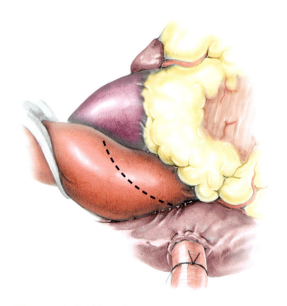

図 5-4　大動脈弁露出のための斜切開

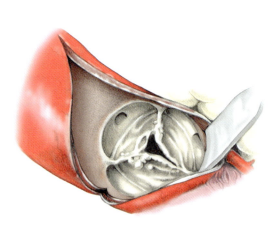

 切除限界
　あまり弁輪近くで大動脈弁を切除すると，弁輪に切り込んで縫合糸をしっかりかける余地がなくなってしまう．したがって弁葉の縁は切除しないで残しておき，どうしても必要なら後で切り足すのが望ましい．

 石灰片の脱落
　石灰片が左室腔内に落ち込むと塞栓症を起こす危険性があるので，落とさないよう注意する．弁を切除する際には，助手は破片をすべて吸引除去するように十分注意する．弁を切除した後，さらに大動脈弁輪の石灰除去を行う前に，折りたたんだガーゼやタンポンを左室内に挿入することもある（図 5-7）．タンポンは中で膨らんで，左室流出路全体に拡が

第 5 章　大動脈弁膜症

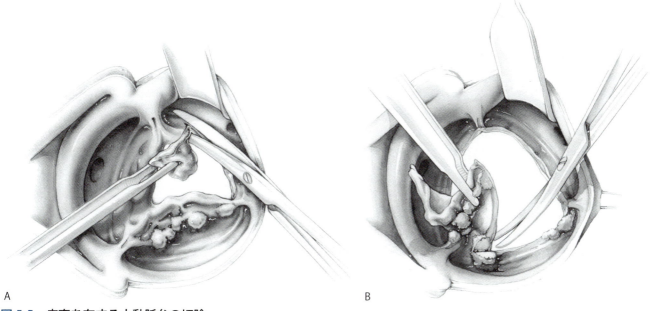

図 5-5　病変を有する大動脈弁の切除
A：右冠尖．
B：無冠尖．

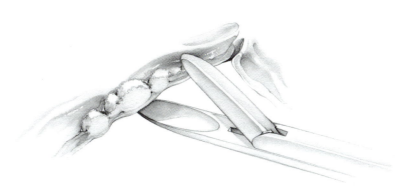

図 5-6　病変が及んでいる弁輪から石灰化片を破砕・切除する

る．石灰片は左室腔内に入り込まないで，タンポンやガーゼの上に落下する．左室腔内を冷却生理食塩水で勢いよく洗浄した後，タンポンやガーゼを取り出す．

　施設によっては，タンポンやガーゼを放射線不透過性にしている．

　冠状動脈口の保護

　石灰除去やガーゼ取り出しの際，冠状動脈に破片が入らないように，綿球や手持ちの心停止液注入管，あるいは吸引管の先端で，冠状動脈口を一時的に塞ぐとよい．このような予防法は，左冠状動脈口の保護には特に有用である．右冠状動脈口は前方に位置し，また大動脈弁鉤で被われることも多いので，塞栓は起こりにくい．

　僧帽弁前尖の離開

　大動脈弁と僧帽弁の一部は連続しているので，大動脈弁切除の際に僧帽弁前尖が弁輪から離開してしまう危険性がある．したがって，左冠尖や無冠尖付近の大動脈弁輪の石灰除去やトリミングの際には十分注意しなければならない（図 5-8）．僧帽弁前尖は特に無冠尖切除の際に分離しやすく，大動脈基部に欠損が生じて直接左房も開いてしまう．このような事態は，大動脈弁の著しい石灰化が僧帽弁にまで及んでいる場合に最も発生しやすい．裂開した僧帽弁前尖の断端は，プレジェット付きのマットレス結節縫合で弁輪に再固定する必要がある（図 5-9）．

　脆弱な弁輪

　石灰を大動脈弁輪から除去する際に，石灰組織をあまり強く引っ張ると裂孔ができてしまうことがあり，心臓の外か，心臓の他の腔内へ穿孔を起こす．

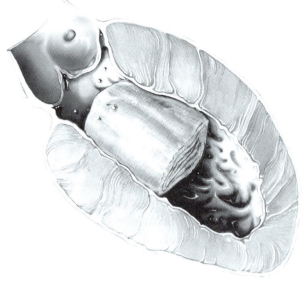

図 5-7　石灰化片が左室腔内へ落ちないようガーゼを使用する

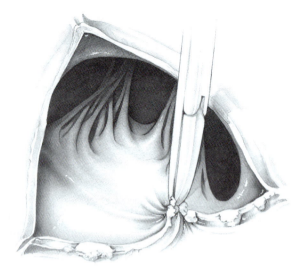

図 5-8　大動脈弁輪の石灰化部分を不用意に引っ張ると，穴が開いて大動脈基部から他の心臓腔あるいは心囊腔に交通してしまう（図 5-4 参照）

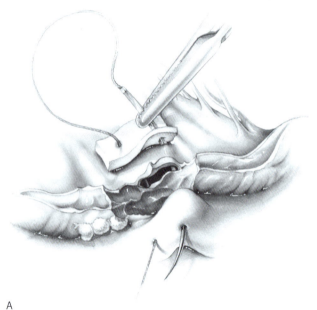

図 5-9
A：僧帽弁前尖が部分的に離開すると，穴が開いて左房に交通してしまう．
B：この欠損孔はプレジェット付きの針糸で閉鎖し，同じ糸を人工弁の縫着にも利用する．

その場合には脆弱な部分を確認し，プレジェット付きの縫合糸で閉鎖しなければならない（図 5-9）．

●大動脈弁輪径の測定

大動脈弁置換術の際に用いる人工弁は，弁輪にぴったり納まらなければならない．まず 3 本の糸を，各交連部（図 5-10A）あるいは各交連部近くの弁輪（図 5-10B）にかける．この 3 本の糸を牽引することにより，大動脈弁輪径は最大に拡がる．場合によっては，2 つの交連間の弁輪の底に糸をかけるほうが左室流出路を拡げやすく，弁輪径の測定が容易になる（図 5-10C）．サイザー（弁口測定器）は小さな径から順に大動脈弁輪口に挿入して，適切な大きさの人工弁を選ぶ．

 小さすぎる人工弁

人工弁が小さく弁輪にゆとりがある場合には，患者は人工弁が有する最適な血行動態の恩恵を受けられない．

 大きすぎる人工弁

人工弁が大きすぎると，弁輪に余裕がなく人工弁が適正に納まらないことになる．また，大きすぎる

第5章 大動脈弁膜症　49

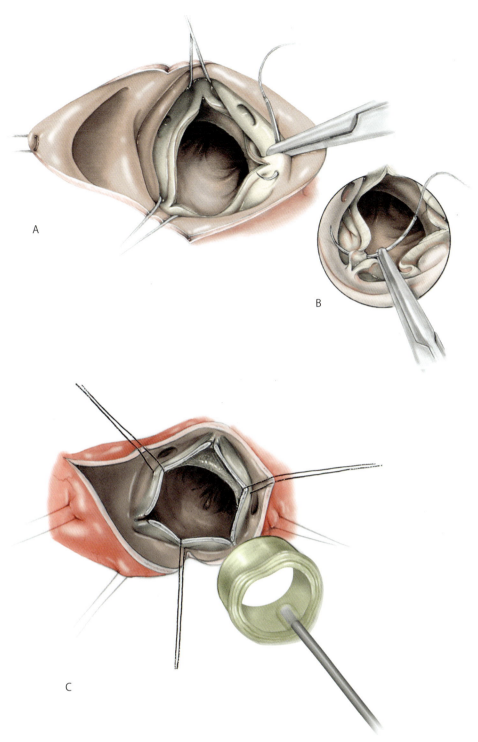

図 5-10
A：大動脈弁輪の各交連部に1本ずつ計3本の針糸をかける．
B：あるいは針糸を交連部付近の弁輪にかけてもよい．
C：最適な大きさを測定するために，弁輪の底部に針糸をかける．

人工弁は，大動脈弁輪を断裂したり，大動脈切開部の閉鎖を困難にしたりする．

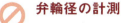 **弁輪径の計測**

サイザーはそれぞれの人工弁の正確な模造品なので，弁輪径の計測は各々の人工弁付属のサイザーを用いて行う必要がある．このことは，弁輪上での縫着用に設計された人工弁を用いる場合に，特に重要である．

適切な人工弁の大きさを測定するには，左室流出路と大動脈弁輪およびST junction を見分けることが重要である．大動脈弁閉鎖不全のみの場合はともかく，高度の大動脈弁狭窄の場合には心室中隔の肥大から左室流出路が狭くなる

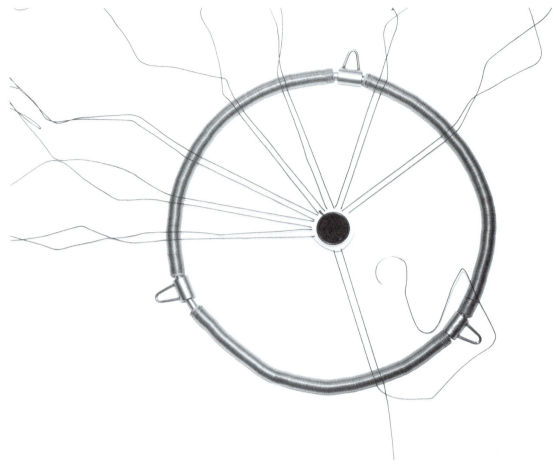

図 5-11　縫合糸を順番にとめておくためのリング

ことがあり，さらに狭窄後拡張のため ST junction が不明瞭になることもある．その結果，各レベルにおける内径が異なり，適切な人工弁の決定にかなり手間取ることになる．大動脈弁輪に見合う適切なサイズの人工弁を選択するためには，左室流出路と大動脈弁輪および ST junction をそれぞれ慎重に計測しなければならない．

大動脈基部の石灰化

大動脈基部に高度の石灰化が認められたり，大動脈壁に石灰化した突起があったりした場合には，サイザーを大動脈基部に挿入することが困難である．このときには，術者は自身の目で人工弁のサイズを判断する必要がある．

NB　大動脈基部の石灰除去

大動脈の石灰化が，Valsalva 洞から冠状動脈口内まで伸展していることがある．経験を積むと，大動脈基部壁の特定箇所を脱灰することで，適切な大きさの人工弁を容易に移植できる．まず，石灰化した内膜部内をロンジュールでそっと砕いて大動脈壁から除去し，手術をやりやすくする．ステントレス大動脈生体弁や同種弁をサブコロナリー変法にて移植

すると，大動脈壁の脆弱な部分を強化できる．

大動脈壁の裂傷

大動脈壁に穴を開けないためには，大動脈基部壁から石灰片を引き剥がさないことが重要である．石灰部分と内膜の結合部は，剪刀で鋭的に離断する．

●縫合糸のかけ方

人工弁は結節縫合で縫着する．最も多用されている縫合糸は，両端針の付いた 2-0 Tevdek または Ticron である．まず弁輪にしっかりと針をかけ，その糸の両端は助手が持ってぴんと張るか，円形のリングへ順に挟み込んでいく（図 5-11）．弁輪にすべての糸がかかったら，次に人工弁の縫合輪に順序正しく，単純結節あるいは垂直マットレス様式で糸を通していく．また，それぞれの糸を弁輪と人工弁の縫合輪の双方に一気に通していく方法もある（図 5-12）．時には弁輪の一部が十分に見えないこともあるが，前にかけた糸を引っ張ることで視野が得られる（図 5-13）．この縫合糸は術者が手で持つか，あるいは円形のリングにかけて張っておくとよい．

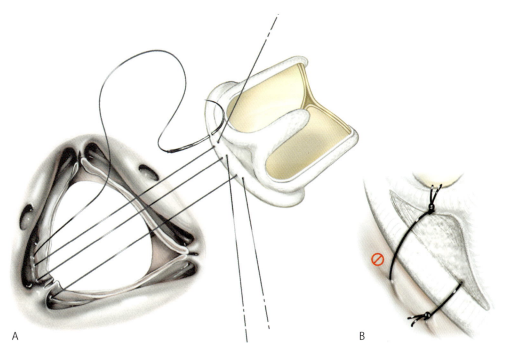

図 5-12
A：弁輪と人工弁の縫合輪に一気に縫合糸を通す．
B：結び目が弁から離れた位置にくるような，縫合輪への適切な針糸のかけ方．

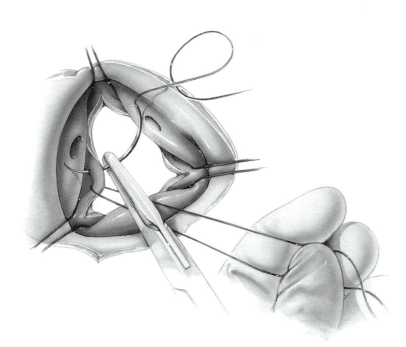

図 5-13　大動脈弁輪への糸かけのための視野展開

NB 埋没した石灰片の除去

縫合針の先端を用いて，心筋深くに埋没した石灰片を除去することができる（図 5-14）．

🚫 縫合糸の保持

縫合糸をかけたら，弁輪にしっかりとかかっているか，1本1本確かめなければならない．糸が弁尖にだけ，あるいは弁輪にほんの少ししかかかっていなければ，組織が裂けてしまう．もし糸の把持が不確実と思われたら，糸を切ってかけ直すか8の字縫合に切り換え（図 5-15），人工弁の縫合輪には水平マットレス様式で糸を通す．

NB プレジェット付きの縫合糸

弁輪が石灰化しているか，きわめて脆弱で縫合糸の把持が不確実な場合には，プレジェット付きの縫

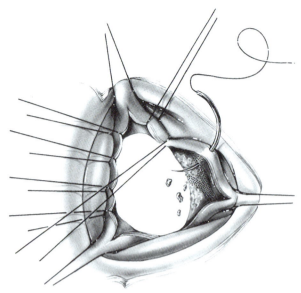

図 5-14 縫合針の先端を用いて心筋内に埋没した石灰を除去する

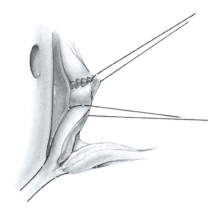

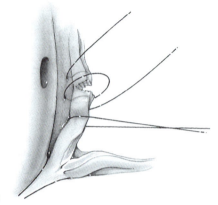

図 5-15 不確実な縫合（A）を 8 の字縫合（B）に変更する

合糸（2-0 Ethibond か Ticron）を使用するのが良い．プレジェットが大動脈弁輪の上部に乗って外翻するように糸をかける方法は，技術的に容易である（図 5-16A）．プレジェットが左室側の弁輪下にくるように弁輪の下から針糸をかける手法は，安全でより確実な固定が可能となる（図 5-16C）．この手法は人工弁を弁輪上に留置するために使用される．円板型人工弁で使用される場合には，どのプレジェットも人工弁の正常な動きを妨げていないことを確かめなければならない．また，縫合糸が結紮中に切れた場合には，外れたプレジェットを回収しなければならない．そのプレジェットを見つけて取り除くためには，しばしば人工弁を外す必要がある．プレジェット付きの縫合糸を，弁輪の上からかける場合にも下からかける場合にも，糸は人工弁の縫合輪へ水平マットレス様式で通す（図 5-17）．プレジェットの常用により，人工弁周囲逆流の発生頻度は著しく減少した．

心臓ブロック

無冠尖弁輪と右冠尖弁輪の近傍で針糸を深くかけると，刺激伝導系を損傷して種々の心臓ブロックを発生するおそれがある（図 5-18）．著しい石灰化が心室中隔にまで及んでいる場合や，心内膜炎あるいは膿瘍形成により組織が脆弱になっている場合には，この合併症の発生が避けられないことがある．術直後からペーシングが必要となることもあるので，一時的ペーシング電極の心室への縫着は，大動脈弁置換の全症例に行うことが望ましい．手術が終了した後もまだ完全房室ブロックの状態であれば，

房室順次ペーシングのために一時的ペーシング電極を心房にも縫着しなければならない．もし房室伝導が回得しない場合には，退院前に永久ペースメーカの植込みが必要となる．

左冠状動脈の損傷

針糸の正しい刺入部位は，病変や石灰化の存在あるいは変形によりしばしば不明瞭となる．左冠尖弁輪付近で針糸を深くかけると，大動脈基部の後方を走っている左冠状動脈主幹部を突き刺してしまうことがある（図 5-19）．これはきわめて重大な過失であり，術者は常にこの可能性を念頭において，発生防止に最大限留意しなければならない．心筋虚血や心筋傷害を防ぐため，ただちにその縫合糸を取り除く必要がある．もし左冠状動脈主幹部の構造的あるいは機能的保全が少しでも危ぶまれる場合には，すべての主要な枝に CABG を行う必要がある．

生体弁の乾燥

生体弁は乾燥した環境では湿り気を失いやすく，特に手術室の無影灯から発する熱により促進される．もし生体弁が乾燥すると弁組織は永続的損傷を受け，早期に人工弁機能不全が起こることになる．

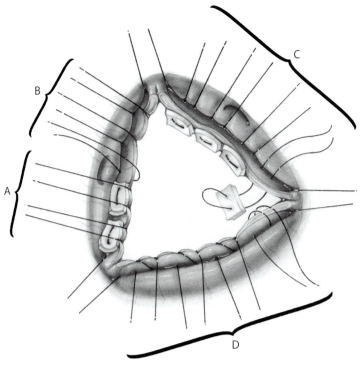

図 5-16
A：プレジェットが大動脈弁輪の上にくる外翻縫合法.
B：単純縫合法.
C：針糸を下からかけ，プレジェットを弁輪下に留置する方法.
D：8の字縫合法.

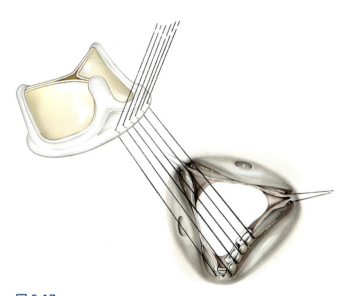

図 5-17 プレジェットを弁輪下に留置した形で水平マットレス縫合とし，そのまま人工弁の縫合輪に水平マットレスで針糸をかける.

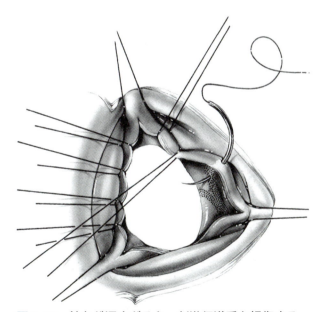

図 5-18 針糸が深すぎると，刺激伝導系を損傷する

したがって，生体弁は室温の生理食塩水で間欠的に濡らして湿り気を保つよう注意する.

🚫 人工弁の縫合輪への糸かけ

針糸は人工弁の縫合輪の下から上に向けて通し，縫合輪の内側に寄りすぎないよう中央部から外に出す（図5-12B）．生体弁の縫合輪には，生体組織との境界から十分離して糸をかけ，生体弁尖組織の損傷や穿孔が起こらないようにしなければならない．同様に，機械弁の場合には縫合糸の結び目を弁の開口部から離し，円板や弁葉との接触を避ける．

🚫 生体弁の支柱の位置

生体弁に針糸をかける前に，生体弁の支柱が絶対

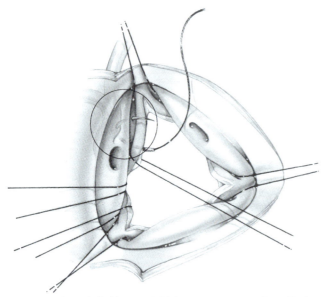

図 5-19　左冠尖弁輪で深く針糸をかけると，左冠状動脈主幹部に刺さってしまう

に冠状動脈口を閉塞しないように，弁の向きに細心の注意を払う必要がある．二尖大動脈弁の患者では左と右の冠状動脈口は通常互いに離れるように偏位している．そのような場合には，1つの支柱は両冠状動脈口の真ん中に置くようにする．この方針であれば，他の2つの支柱が左右の冠状動脈口を塞ぐことはない．

●人工弁の固定

すべての縫合糸が縫合輪に正確にかかったら，人工弁をゆっくりと下ろし，弁輪へきちんとはめる．多くの外科医は，糸が縫合輪を滑らかに通るように縫合糸に生理食塩水をかける．

狭い sinotubular junction
上行大動脈の ST junction が大動脈弁輪よりも狭い場合，適切なサイズの人工弁では大きすぎて通過できない．このような場合は弁をホルダー（支持器）から外し，人工弁（low-profile 弁）を斜めに下ろすことによって，大動脈弁輪にきちんと固定できる（図 5-20）．

生体弁の化学物質または熱による損傷
抗菌薬その他の化学物質溶液は，glutaraldehyde と反応して生体弁に不可逆性の損傷を与える可能性がある．したがって，これらの生体弁は室温の生理食塩水だけで洗浄する．

人工弁の変形
生体弁の中には柔軟な弁輪を有するものがある．比較的小さな大動脈弁輪に大きな人工弁を無理やり押し込むと，弁が変形して逆流を生じるので十分注意しなければならない．

障害物
余分な組織片や石灰化片，あるいは弁輪下のプレジェットなどが左室流出路に突出して，弁の良好な開閉を妨げるおそれがある（図 5-21）．弁が正常に動くことをチェックし，人工弁を最終的に固定する前に，障害となるような物はすべて除去する必要がある．

人工弁がきちんと納まったら，糸をしっかりと結紮して短く切る．

結紮の方向
結紮の方向は，常に縫合輪の方向と平行でなければならない（図 5-22）．そうしないと縫合糸や術者の指先が当たって，生体弁を損傷するおそれがある．

長い縫合糸断端
結紮した縫合糸は短く切り，断端を縫合輪の外側に向ける．断端が長いと生体弁の弁葉をこすり，慢性的刺激から損傷を起こし，遂には弁穿孔を生ずる．また長い断端は機械弁の弁口に突出し，弁の正常な開閉を阻害することがある．

冠状動脈口の位置異常
左冠状動脈主幹部の開口部が，大動脈弁交連部のすぐ近くに位置することがある．この場合，生体弁の支柱が冠状動脈口へ向かないように，生体弁の位置を変えなければならない（図 5-23）．

人工弁機能不全のチェック
大動脈切開部を閉鎖する前に，人工弁の開閉が正常で何ら障害がないことを目で確認するのはきわめて重要である．

心室中隔の肥大
大動脈狭窄が長期に及ぶ患者では，著しい心室中隔の肥大がみられる．同様に高血圧性心疾患では，中隔も含めた左室の求心性肥大を引き起こす．術者は左室流出路と大動脈弁輪の大きさの不一致に留意し，その場合には人工弁の種類によって特別な配慮を必要とする．

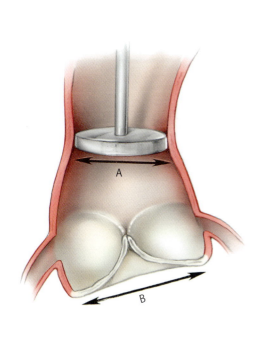
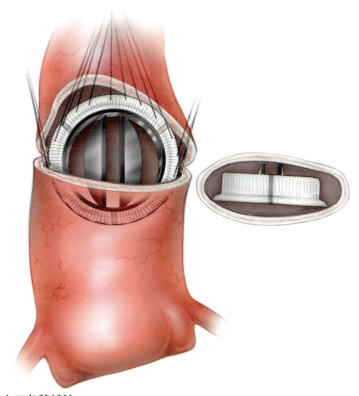

図 5-20 上行大動脈が狭い場合の至適サイズの人工弁移植法
A：ST junction の内径.
B：弁輪の内径.

　Medtronic-Hall 弁のような円板型の一葉弁は，回転できるという利点がある．術者はこの弁の特性を活かして人工弁の向きを上手に調整し，円板の自由な動きを確保しなければならない．左室の中に入る円板の小さいほうの弁葉は，中隔に引っかからないよう中隔から離す必要がある．二葉弁の多くも回転可能であり，同じ原理に従って弁葉が自由に動く．弁葉は中隔と平行におかれることが多い．中隔肥大が極端な場合は，中隔付近や中隔と平行にある弁葉からの流出量が多少減少することもありうるが，この理論上の可能性が全身の血行動態に実際に影響することは少ないと思われる．
　左室流出路が中隔肥大により著しく狭くなっている場合には，中隔心筋を一部切除することもある（図 5-24）．その他，心筋を何ヵ所か縦切開して左室流出路を拡張する方法もある．

●大動脈切開部の閉鎖

　大動脈切開部の閉鎖は，通常 4-0 Prolene の連続縫合を両端から二重に進めることにより行う．それらの糸は前方で結紮する（図 5-25）．

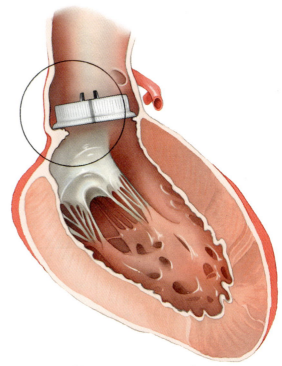

図 5-21 弁輪下に石灰化部分やプレジェットが突出すると，人工弁の動きが妨げられる

 大動脈切開端からの出血の防止
　　大動脈切開端からの厄介な出血は，切開線に沿って縫い進める前に，一針縫い戻って切開されていな

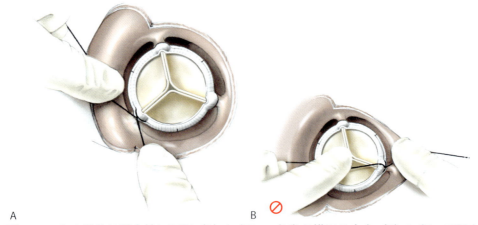

図 5-22 糸の結紮は縫合輪に平行（A）に行い，弁尖を横切る方向（B）に行ってはならない

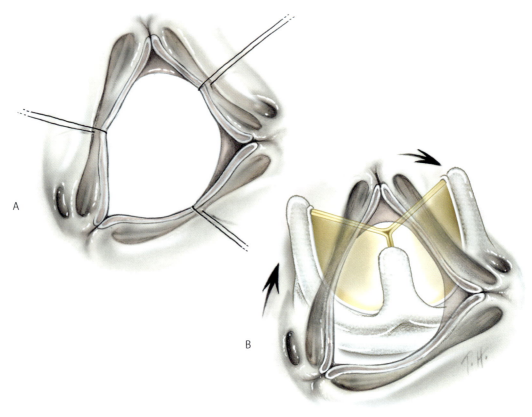

図 5-23
A：冠状動脈口が交連部にある位置異常．
B：支柱が冠状動脈血流の妨げにならないよう，生体弁を回転させる．

い大動脈壁へ糸をかけることにより，防ぐことができる（図 5-25：挿入図）．

冠状動脈の空気塞栓

冠状動脈の空気塞栓は，特に右冠状動脈では左室から血液が駆出される際に生じやすく，その防止には最大限の注意を払わねばならない．まずポンプ流量を十分下げ，右冠状動脈を助手が指で押さえる．次に術者が大動脈遮断鉗子をわずかに弛めて，大動脈基部に残った空気を血液と一緒に大動脈切開口から噴出させる．心臓に血液が充満して人工呼吸を開始したときに気泡が出てくるので，すべて大動脈基部へ刺入した溝付きのベント針から強い吸引力で持続的に除去する（第4章参照）．空気がすべて排除されてからベント針を抜き，大動脈縫合糸を結紮する．

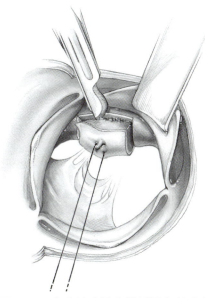

図 5-24　左室流出路を拡げるための心筋切除

🚫 脆弱な大動脈壁

大動脈壁が脆弱な場合は，プレジェット付き針糸による補強縫合を追加する必要がある．また大動脈壁の外膜が剝がれてしまった場合や大動脈壁が菲薄または脆弱な場合には，大動脈切開部の縫合線を自己心膜片で補強する方法もある（図 5-26）．

🚫 大動脈切開端からの出血に対する処置

大動脈切開線の端からの出血を止める場合には，大動脈を一時的に遮断するか，ポンプ流量を一時しっかり落とすのが賢明である．これにより出血部位がよく見えるようになり，プレジェット付きの針糸を正確にかけることによって完全な止血が得られる．

NB 大動脈斜切開の閉鎖

人工弁を据え付ける前に，大動脈切開線の下端の無冠洞の部分の閉鎖を開始し，縫合糸を結紮する．縫合は5，6針進め，弛めたまま止めておく．次に人工弁を据え付け，縫合糸をしっかりと結ぶ．その後，神経鉤で大動脈縫合糸の弛みを取り，最後まで縫合する．

NB 大動脈切開部の拡大

時には生体弁の支柱が大動脈切開部に突き出て，縫合線に緊張が加わることがある．このような場合には，glutaraldehyde で処理した自己心膜またはウシ心膜パッチで大動脈切開部を拡大すると，人工弁の支柱の周囲にゆとりが生まれ，安全な閉鎖が確保できる（図 5-27）．

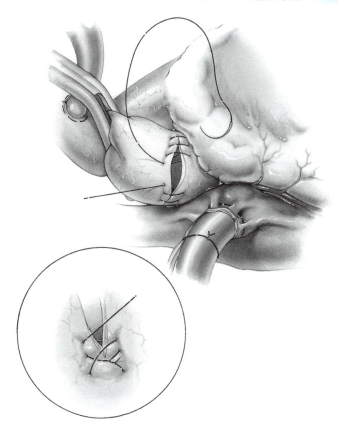

図 5-25　大動脈切開部の閉鎖の際は，切開端からの出血を防止するために特別の注意を払う

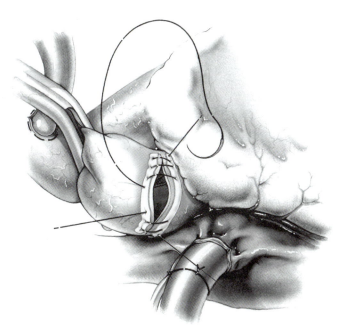

図 5-26　大動脈切開部の心膜片による補強

🚫 大動脈壁の損傷

ごくまれに，大動脈切開部を閉鎖する際に，生体弁の支柱が大動脈基部を突き破ってしまうことがある（図 5-28）．このときには損傷した上行大動脈を切除して人工血管で置換することが必要となる．大動脈閉鎖に際しては，縫合糸が生体弁の支柱に引っ

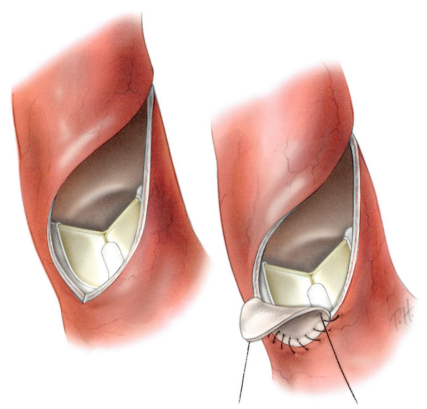

図 5-27　大動脈切開部のパッチ拡大

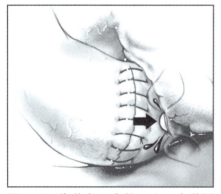

図 5-28　生体弁の支柱による大動脈壁の穿孔

かからないように気をつけるのも大事である．もし引っかかると，人工弁の逆流を引き起こすだけでなく，縫合線を弱くすることになる．

● **手術手技**

大動脈を再度遮断し，冷却血液心停止液を逆行性に注入して心臓を停止させる．右上肺静脈にベントを置き，心臓を減圧する．断裂した大動脈壁は切除する．大動脈壁の状態が良好な場合は，glutaraldehyde処理心膜パッチで欠損部を閉鎖する．逆に，もし大動脈壁が薄く拡張して脆弱であれば，大動脈を肺動脈から剥離して交連部の直上で横切開する．大動脈壁をフェルト片で補強し，適切な大きさの人工血管に吻合する（第8章参照）．その後，人工血管の遠位端と大動脈遠位側を同様の方法で再縫合する．

大動脈弁置換術における同種弁，自己弁およびステントレス弁

臨床現場で用いられる機械弁と生体弁は，高度に洗練された非常に有効な代用弁であることが証明されている．それにもかかわらず，機械弁には生涯，抗凝固療法が必要となる不便さと危険がつきまとい，一方生体弁には耐久性の問題がある．ロンドンのDonald Rossとオークランド（ニュージーランド）のSir Barrat-Boyesは，約50年以上も前に大動脈弁置換術に同種大動脈弁を導入した．Rossはこの考えをさらに発展させ，大動脈弁に自己肺動脈弁を用いた．同種大動脈弁も自己肺動脈弁も小児や若年成人に対する置換弁としては良い選択肢である．最近では，ブタのステントレス大動脈弁も使用されるようになった．ブタのステントレス弁は同種大動脈弁と同様の血行動態が得られることが明らかになっており，さらに手術時にどのような大きさの弁でも入手可能であるという点でより優れている．しかし，これらの弁の長期耐久性については，いまだに不明である．

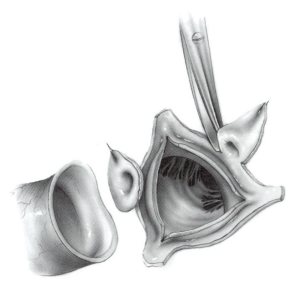

図 5-29　大動脈を離断する．冠状動脈口はボタン状に大動脈壁から切離する

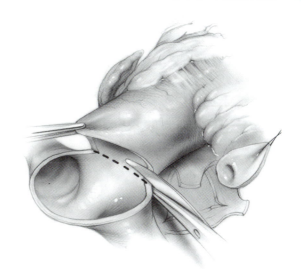

図 5-30　肺動脈は左右肺動脈の分岐部で離断する

●自己肺動脈弁による大動脈基部置換術（Ross手術）

　胸骨正中切開下に，送血管はできる限り遠位の大動脈に挿入する．1本の二段式脱血管で通常十分であるが，上下大静脈に2本の脱血管を挿入してもよい．右上肺静脈から挿入した左室ベントにより心臓を減圧し，術野を無血に近い状態に保つ．人工心肺開始後，全身冷却を開始し，大動脈を遮断して血液心停止液を順行性に注入する．さらに冷却血液心停止液を逆行性に連続注入して心筋保護を補完する（第3章参照）．

　肺動脈弁が完全に正常であることが絶対条件であることはいうまでもない．自己肺動脈弁による大動脈基部置換術を受ける患者はすべて術前に徹底的な検査を受けているが，それでもなお術者は最初に肺動脈弁が正常であることを目で見て確認してから，この術式を選択する必要がある．

　左右肺動脈の分岐部近傍で，主肺動脈の前面を横切開する．肺動脈弁を観察し，それが正常な三尖弁葉で病変がないことを確認する．

 異常な肺動脈弁

　もし肺動脈弁に，心内膜炎の既往，二尖弁，あるいは弁葉に穿孔を有するなどの何らかの病変がみられた場合には，弁はそのままにして 4-0 Prolene で肺動脈切開部を縫合閉鎖する．そして大動脈弁には，同種弁かブタのステントレス弁，あるいは他の適切な人工弁で代用する必要がある．

　肺動脈弁を十分に精査した後，大動脈を低位で横切開する．冷却血液心停止液を冠状動脈口に直接注入する．右室を十分保護するため，特に右冠状動脈には直接注入することが望ましい．

 冠状動脈の先天的異常

　冠状動脈の大動脈基部からの起始異常がある場合には，手法が複雑になり，いくつかの技術上の修正が必要となる．

　大動脈弁を切除し，弁輪の石灰化組織も前述したように除去する．大動脈を切離し，左右の冠状動脈口は大きなボタン状に大動脈壁から切離する．冠状動脈ボタンは，可動性を高めるため冠状動脈に沿って剥離する（図 5-29）．

 冠状動脈の分枝異常

　異常な冠状動脈を損傷しないよう，特別な注意を払う必要がある．

　肺動脈は分岐部直下で完全に切離する（図 5-30）．低出力の電気メスで切開を続け，肺動脈基部を大動脈基部から右室筋まで剥離する（図 5-31）．細い血管からの出血はすべて電気凝固する．

 左冠状動脈主幹部の損傷

　左冠状動脈主幹部は肺動脈およびその基部に接して走行しているので，この部分の剥離には最大限の注意が必要である．

NB　冠状静脈洞に血液を逆行性に灌流することで，見逃すおそれのある少量の出血を確認できる．手術が完了して大動脈遮断を解除した後では，この付近からの出血は制御困難なため，この段階における止血が大事である．

肺動脈を十分剥離したら，肺動脈弁から右室に直角鉗子を挿入する．肺動脈弁輪から6～8 mm下方に当てた直角鉗子に向かって右室流出路を切開する（図5-32A）．

肺動脈弁の損傷
大動脈弁として使用する肺動脈弁を損傷しないよう注意することはきわめて重要である（図5-32B）．

それから，右室流出路を横切るようにこの切開を水平に延長する（図5-33）．さらに肺動脈弁輪から6～8 mm下方で右室流出路の後面の心内膜をメスで切開する（図5-34）．左前下行枝の第1中隔枝を損傷しないよう刃の角度に注意しながら，Metzenbaum剪刀を用いて肺動脈を摘出する（図5-35）．

第1中隔枝の損傷
左前下行枝の第1中隔枝には多様な経路があり，時には非常に太いものもある．前述した方法を用いると，大きな中隔梗塞を引き起こす第1中隔枝の損傷を避けて，肺動脈基部を安全に摘出することがで

きる．一部の外科医は，Ross手術を用いる可能性のある患者に，術前に冠状動脈造影を行い，冠状動脈の明確な解剖図を得ている．第1中隔枝の分岐部が非常に高位にあり，かつかなり大きい場合は，Ross手術は適応外となるかもしれない．

この時点で自己肺動脈は右室流出路から摘出されるので，余分な脂肪組織を除去し，右房横の血液溜りの中に置いておく．

肺動脈のボタン穴状損傷
肺動脈壁のボタン穴状損傷を予防するには，心外膜の脂肪組織を除去する際に，指を注意深く肺動脈内から肺動脈弁の向こうまで挿入する．

その後，自己肺動脈は右房の横の心内に血液を満たして浸しておき，理論上良いとされている血液環境で組織の鮮度を維持する．弁輪のレベルでかつ交連部より下方に，4-0 Ticronを用いて密に単純結節縫合を行うため，一平面上に縫合糸の輪を作る（図5-36）．つまり大動脈下縁と左室流出路の膜性部および筋性部に針糸をかける．次に大動脈弁輪の縫合糸を，自己肺動脈弁の弁輪の直下にかける．

自己肺動脈と大動脈基部を，4-0 Prolene の連続縫合で吻合する方法もある．縫合線は左右冠状動脈洞の交連部から始め，大動脈弁輪は内側から外側に，また自己肺動脈は外側から内側に針糸をかける．後面の縫合線が完了すれば，次に別の針糸を用いて前面の吻合を行う．2本の糸を結紮する前に，神経鉤を用いて縫合線に弛みがないことを確認する．

自己肺動脈の方向
自己肺動脈を正しい方向に置くことがきわめて重要である．左冠状動脈主幹部の移植が容易に行えるように，自己肺動脈洞が本来のValsalva洞に重なるようにする必要がある．

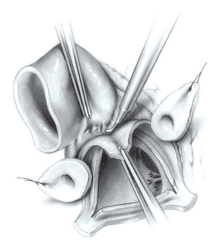

図5-31 低電流の電気メスで，肺動脈を大動脈基部から剥離する

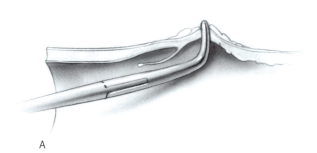
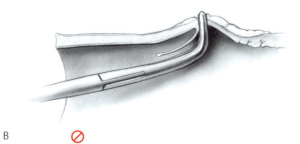

図5-32 直角鉗子の先端は肺動脈弁輪の6～8 mm下方に当てなければならない
A：肺動脈基部を右室から切離するのに最適な位置．
B：心室切開の位置が高すぎると，肺動脈弁を損傷するおそれがある．

自己肺動脈弁葉の損傷
　自己肺動脈に縫合糸をかける際，弁葉に針糸を突き刺さないよう注意しなければならない．

　自己肺動脈弁を定位置まで下ろし，glutaraldehyde処理した自己心膜片の上で結紮する（図5-37）．連続縫合の場合にも心膜片を中に挟み込む．
　次に，左冠状動脈主幹部のボタンの移植予定部位に切開を加え，4.0 mmのパンチを用いて開口部を拡張する．左冠状動脈ボタンは，5-0/6-0 Proleneを用いて自己肺動脈に連続縫合で縫着する（図5-38）．
　同様の方法で，右冠状動脈のボタンも自己肺動脈に縫着する．

 左冠状動脈主幹部の捻れ
　左冠状動脈主幹部が捻れてはならない．適切な大きさのプローブを左冠状動脈に挿入し，血流を阻害するものがないことを確認する．

NB　遠位の大動脈吻合を完了してから右冠状動脈を縫着するほうが，賢明な場合がしばしばある．しばらくの間，大動脈遮断を解除して大動脈基部を膨張させると，右冠状動脈の正確な吻合位置を確認できる．その後，大動脈を再び遮断して，右冠状動脈の吻合を完了する．

　自己肺動脈は，切離された遠位上行大動脈に吻合しやすいように切り揃え，4-0/5-0 Proleneの連続縫合で吻合する（図5-39）．この時点で，大動脈遮断を解除し，患者が加温される間に右室流出路の再建を完了する．

　適切な大きさの凍結保存同種肺動脈を選び，解剖学的な位置のとおりに，後壁に1つの洞が，前壁に2つの洞がくるよう向きを定める．正確な長さに調整し，4-0/5-0 Proleneを用いて遠位側吻合を行う．

 同種肺動脈の捻れ
　同種肺動脈を長くしすぎると，心臓に血液を充満させた際に，遠位側の縫合線が捻れてしまう．

 遠位側縫合線の圧較差
　遠位側吻合部は狭窄してくる傾向がある．これは免疫反応が原因であったり，連続縫合による縫縮効果であったりする．この合併症を予防するには，小さなバイトで縫合する必要がある．さらに，もし吻合部狭窄が起きても圧較差を最小限にするために，大きめの同種肺動脈弁を使用すべきである．

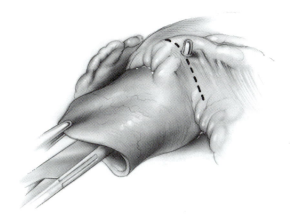

図5-33　直角鉗子の先端が，点線に沿った右室の切開線の位置を表している

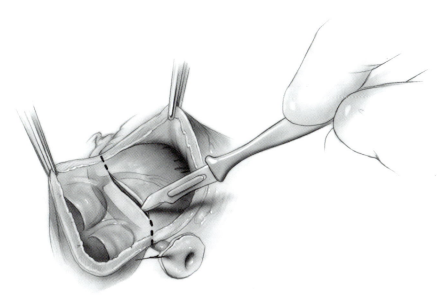

図5-34　右室流出路の後面の心内膜を肺動脈弁輪から6〜8 mm下方で切開する

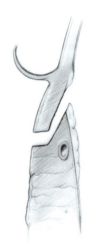

図5-35 冠状動脈第1中隔枝を損傷しないように肺動脈基部を摘出する

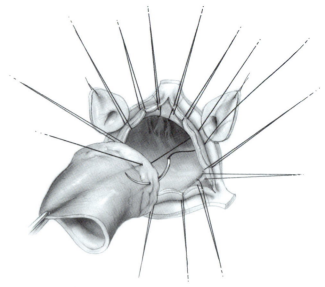

図5-36 弁輪と自己肺動脈に結節縫合をおく（本文参照）

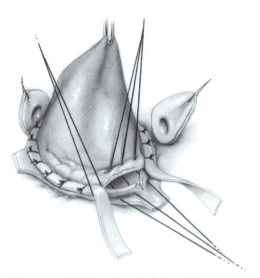

図5-37 心膜片の上で縫合糸を結紮する

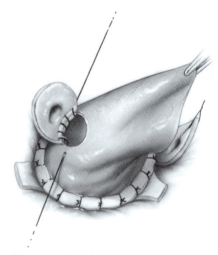

図5-38 左冠状動脈主幹部のボタンを自己肺動脈に吻合する

4-0 Proleneを用いて，右室流出路の切開部後面から近位側吻合を開始する．まず後面内側を縫い合わせた後，左前下行枝の中隔枝を避けるため，心内膜に浅く糸をかけながら後面外側の縫合を進める（図5-40B）．縫合線の残りの前方部分を完了する（図5-41）．心臓を満たし，空気抜きを行い，人工心肺から離脱する．

🚫 中隔枝の損傷

右室の後方に深く糸をかけると高位の中隔枝を損傷する危険性がある．

NB まず右室と肺動脈の間に同種肺動脈を縫着してから，自己肺動脈による大動脈基部置換を行ってもよい．

NB 自己肺動脈弁の拡張

幼児や小児において，大動脈基部に移植された自己肺動脈は成長することが示されている．問題は，大動脈基部が拡張して，大動脈弁逆流を生じることである．左と右のValsalva洞を完全に切除し，この大動脈組織で自己肺動脈弁の対応する洞部を置換し，自己肺動脈弁の無冠洞になる部分を残った大動脈壁で補強すると拡張を防げる可能性がある（図5-42）．自己肺動脈の拡張を防ぐもう1つの方法は，Hemashield人工血管で被覆することである（図5-43）．年長児や成人に基部置換をする場合，大動脈弁閉鎖不全を防ぐために大動脈と肺動脈基部の大きさを合わせる必要がある．このため，交連部にプレジェット付き水平マットレス縫合をおくことで弁輪を縫縮したり，ST junctionの径に合わせる

第5章 大動脈弁膜症

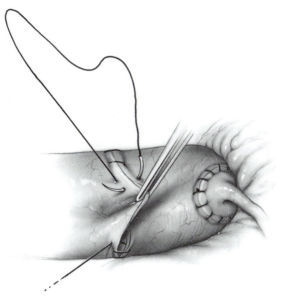

図 5-39 自己肺動脈を大動脈に縫着する

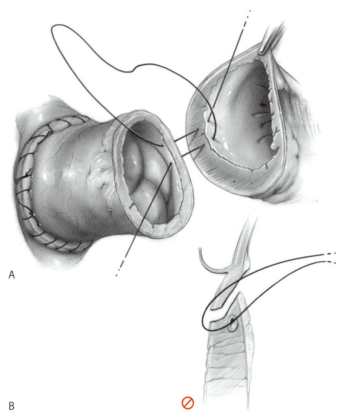

図 5-40
A：凍結保存同種肺動脈を右室流出路に吻合する．
B：縫合糸を深くかけすぎると中隔枝を閉塞するおそれがある．

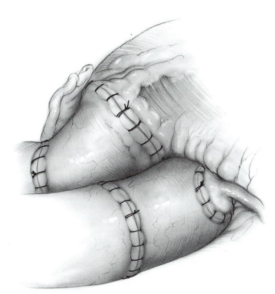

図 5-41 自己肺動脈弁による大動脈基部置換術の完了

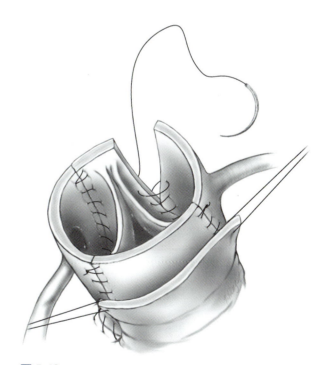

図 5-42
大きな冠状動脈のボタンで大動脈洞部を完全に置き換える．温存した無冠洞部を組み込んで縫合することにより，自己肺動脈弁の無冠洞部を補強する．

ために人工血管を間に入れたりする．多くの施設においては，年長児や成人に自己肺動脈弁を移植する場合，Rossが最初に行ったサブコロナリー変法を選択するようになってきている．その手技はステントレス生体弁移植法に類似している．

● ステントレス生体弁または同種大動脈弁を用いた大動脈弁置換術

　大動脈基部全体を同種大動脈弁またはステントレス生体弁で換すれば，大動脈基部の正常な形をより良く保持できることは明らかである．3本の牽引糸を大動脈の前壁におく（図 5-44）．大動脈に小さな横切開を加え，直視下に斜め上方と下方へ延長し，大動脈基部の良好な視野を得

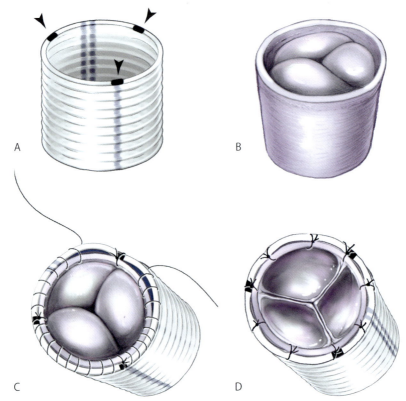

図 5-43　自己肺動脈弁を Hemashield 人工血管で被う

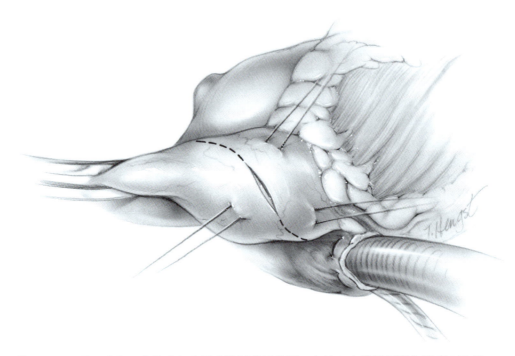

図 5-44　ステントレス生体弁による大動脈弁置換術のための大動脈切開と視野の確保

る．大動脈弁を切除し，それぞれの弁輪の最下部に 3 本の 4-0 Ticron 糸で単純縫合をおく．これらの縫合糸を牽引すると大動脈弁輪と左室流出路が最大に開き，大きさを正確に測定できる（図 5-45）．

 低すぎる大動脈切開線

大動脈切開線が心臓に近すぎると，人工弁や同種弁の交連部を十分な高さに吊り上げることができない（後述参照）．まず右冠状動脈口から最低 1 cm 以上高位の大動脈に小さな横切開を加え，この切開部から大動脈基部を露出する．切開が弁の交連部に

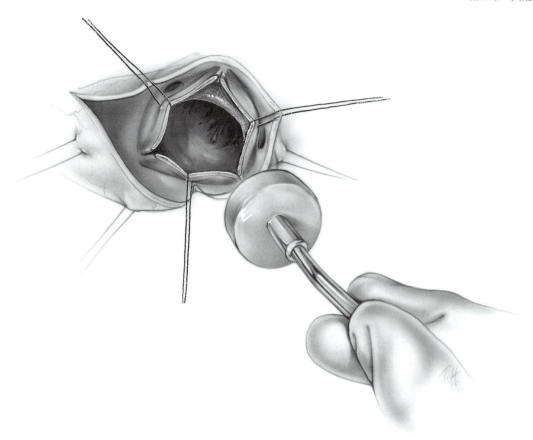

図 5-45　左室流出路の内径の測定

近すぎた場合は，いったん閉鎖した後，より遠位側の大動脈に新たな切開を加える必要がある．

弁輪径の過小評価

弁のサイザーは大動脈弁輪にちょうどぴったりと合うようにし，移植弁のサイズは 1〜3 mm 大きく見積もるとよい．弁尖の表面積が広ければ，弁葉組織との接合部分が大きくなり，弁逆流が起きにくくなる．

Sinotubular junction と大動脈弁輪の内径の不一致

ST junction の内径が弁輪内径よりも 2 mm 以上大きい場合は，サブコロナリー変法を用いるべきではない．これは，大動脈が狭窄後拡張を呈している患者にみられ，もしステントレス人工弁または同種大動脈弁をサブコロナリー手法で移植すると，大動脈基部に血圧がかかって移植弁の交連部が外側に圧排されたときに，弁逆流を招く結果となる．このような症例では ST junction を縫縮すればよいという意見もあるが，大動脈基部置換（前述参照）またはステント付き人工弁置換のほうが，おそらくより安全である．

NB 各種の大動脈切開法

大動脈基部が十分な大きさの場合，本来の交連部より数 mm 上方に大動脈横切開を加えなければならない．これにより代用弁のサイズを正確に決定し，交連部をきちんと吊り上げることが可能となる．大動脈基部が小さい場合，大動脈斜切開を加えて，無冠洞内まで下方に延長すると，良好な術野が得られて縫合糸をかけやすくなる．しかし斜切開により大動脈基部の形に歪みが生じ，交連部の吊り上げがやや困難になる．

弁輪のレベルでかつ交連部より下方に，4-0 Ticron による 2〜3 mm 間隔の単純結節縫合をおき，1 つの平面上に針糸で輪を描く．つまり，大動脈下縁と左室流出路の膜性部および筋性部に針糸をかける．大動脈弁輪の最底部に最初においた 3 本の縫合糸を，適切な大きさのステントレス生体弁の Dacron 縫合輪の弁尖最下部の直下に通す（図 5-46）．

弁葉の損傷

針糸は，弁葉の縫着部の辺縁から十分離してかけることが重要である．生体弁の弁葉組織が針糸で穿孔すると修復不能である（図 5-47）．

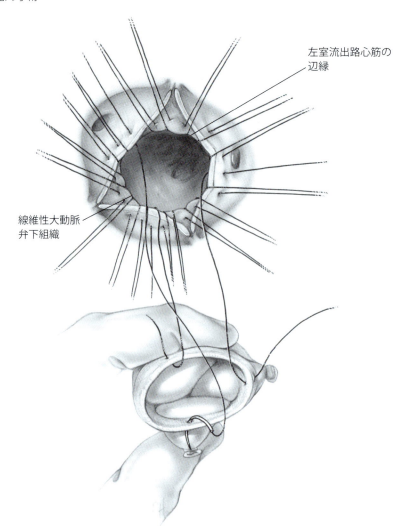

図 5-46　大動脈弁輪，線維性大動脈弁下組織および左室流出路筋性部と生体弁との間の単純結節縫合

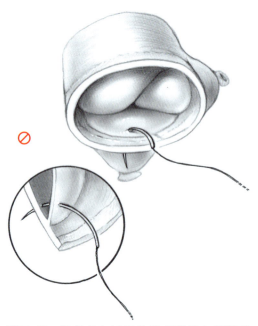

図 5-47　針糸をかける位置を誤ると弁葉を損傷する

残りの縫合糸も同様の方法で，縫合輪に通す．人工弁を所定の位置まで下ろし，縫合糸をしっかりと結紮した後，短く切る．

NB　同種大動脈弁を用いる場合，人工弁を内翻させて逆向きに左室内に入れ，弁輪と連続縫合する手法を好む外科医も多い．これにより時間が短縮するだけでなく，とても良好な結果が得られる．しかし，ブタの大動脈生体弁は同種弁ほど柔軟性がないため，左室流出路に内翻させて挿入したり大動脈へ引っ張り出す過程で損傷するおそれがある．多数の単純結節縫合をすると，変形や縫縮を起こすことなく正確な近位側縫合を行うことができる．

ステントレス生体弁を大動脈基部内に固定した後，弁の左右のValsalva洞部分を，辺縁を4～5 mm残して患者本来の冠状動脈口と一致するようU字形に切除する（図5-48）．ST junctionより下方の無冠洞部分だけは残して，

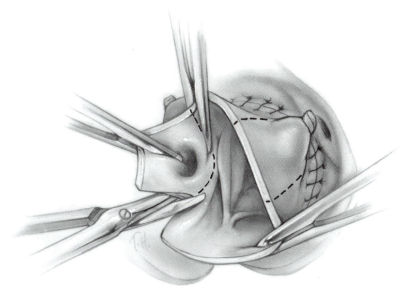

図 5-48　人工弁の Valsalva 洞の切除

余分の組織をすべて切除する（図 5-49）．3ヵ所の交連部を本来の交連部より 2～3 mm 上方に引き上げ，プレジェットで補強した 4-0 Prolene を用い，大動脈壁に等間隔で縫着する．これらの縫合糸はこの段階では結紮しない．縫合糸をかけておくことにより，代用弁を適切な向きに維持し，大動脈壁へ正確かつ安全に縫着することができる（図 5-50）．あるいは目印の糸をかけず，遠位側縫合を行っている間，生体弁の交連部の位置を頻回に確認してもよい（図 5-51）．

 生体弁の交連部をできるだけ高い位置に吊り上げることが重要である．これにより弁が上方に引っ張られ，拡張期に弁葉のより広い部分が接合して，大動脈弁中心部からの逆流を予防する．

代用弁の U 字形に切除された部分を，患者の弁輪と平行になるように大動脈壁へ縫着する．この手技により，冠状動脈口から十分離れた位置に，正確かつ確実に漏れのない縫合ができる．縫合は各冠状動脈口直下の底部から始め，上方に向かって左右の交連部の先端まで進める（図 5-52）．そして左右交連部先端の縫合糸を大動脈外で結紮する．交連部にあらかじめ糸をかけている場合は，それも大動脈外で結紮する．

低位にある右冠状動脈口

ブタのステントレス生体弁の右冠洞部分には，Dacron 布で被われた心筋部分があるが，これを切ってはならない．したがって，人工弁の心筋部分が歪まないように，右冠洞に沿った遠位側の縫合は弁輪から数 mm 上方で行う必要がある．患者の右冠状動脈口が特に低位にある場合には，心筋部分が

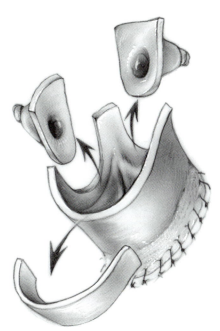

図 5-49　ステントレス弁の冠状動脈口と余分な無冠洞壁の切除

無冠洞内に位置するように人工弁を 120° 回転させる．そのときには人工弁の 3 個の洞壁をすべて切り取る．

大動脈斜切開部の縫合閉鎖による交連部の変形

人工弁の無冠洞部を被う部分の大動脈壁を閉鎖するとき，左〜無冠洞交連部と右〜無冠洞交連部が接近しすぎる場合には，人工弁の無冠洞をパッチに用いて患者の大動脈基部を拡大する必要がある（図 5-53）．大動脈切開線を無冠洞の中央部まで延長する．V 字形の切開線の辺縁に切離した生体弁のパッ

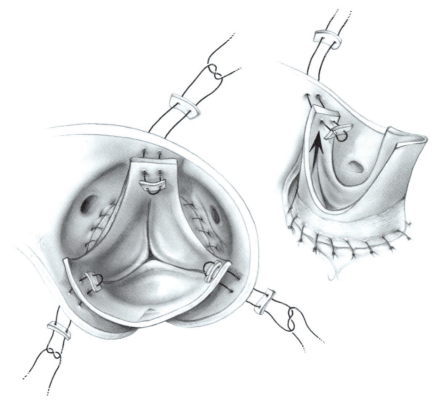

図 5-50　人工弁の交連部を本来の大動脈交連部より上方に吊り上げる

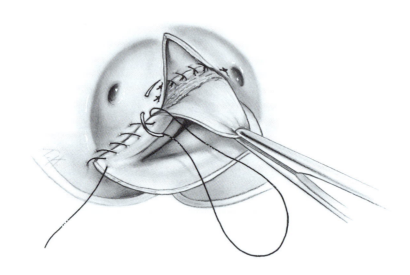

図 5-51　交連部の位置を頻回に確認しながら，左冠状動脈口下方の遠位側縫合を行う

チを 4-0 Prolene で縫合する（図 5-54A）．それから大動脈切開の末梢側をパッチの上方に縫合し（図 5-54B），大動脈切開壁同士を縫合する．その場合，長さの違いを補正するため，大動脈切開の末梢側にパッチの幅の半分の長さの切開をおくか（図 5-54C），小三角形の Hemashield Dacron パッチを用いて（図 5-54D），大動脈切開部の閉鎖を完了する．

 大動脈の内腔に突出した残存無冠洞壁

　大動脈切開閉鎖により人工弁の無冠洞が大動脈内に突出し，しかし交連部自体は適切な位置にある場合には，他の冠洞と同様に無冠洞を切り取り，大動脈壁に再縫着しなければならない．もし，突出部があまり大きくなければ，本来の大動脈壁に別の糸で縫着してもよい．

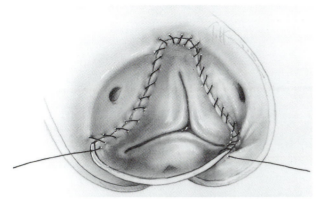

図 5-52　左右冠状動脈口下方に完成した遠位側縫合線

NB 大動脈横切開の閉鎖

　大動脈横切開を行った場合には，縫合閉鎖の右側部分に人工弁の残存無冠洞の上部が組み込まれることが多い．大動脈切開部の右側端のさらに後方に 2〜3 針追加縫合を行うと，大動脈にほぼ環状の縫合線ができる．これにより ST junction が補強され，将来の拡張や弁逆流の発生を予防できる．

　生体弁の無冠洞部分は，別の 4-0 Prolene で本来の大動脈壁に固定する．両者の間の死腔は，1〜2 本の 4-0 Prolene を内側から外側にかけ，Teflon プレジェット上で結紮して閉鎖する．大動脈斜切開を行った場合には，代用弁の無冠洞を元の大動脈壁に縫着する前に，切開部の近位側を閉鎖しなければならない．

大動脈弁形成術

　大動脈弁形成術は，膜様の大動脈弁下狭窄や弁尖逸脱を伴う心室中隔欠損などの先天性心疾患患者で行われてきた（図 5-55）．成人患者では大動脈弁形成術の対象は限られている．大動脈弁狭窄は大動脈弁形成術に向かない．大動脈弁形成術は，大動脈基部の 1 つまたは複数の部分の拡張か弁尖逸脱によって起きた弁閉鎖不全で，弁尖が肥厚しておらず，可動性が良く，石灰化していない場合にのみ可能である．

🚫 超音波手術器による石灰化除去

　大動脈弁狭窄症に対する超音波手術器（CUSA）による石灰化除去は，その後瘢痕形成と弁尖の引きつれが起こるため行われていない．

NB

　大動脈弁が三尖の成人患者で，一弁のみ逸脱が起きることはまれである．弁形成術は第 21 章で述べる方法で可能である．

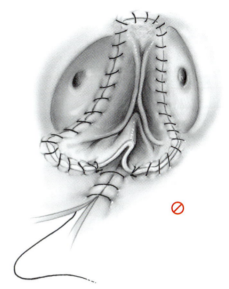

図 5-53　大動脈斜切開は通常の閉鎖法では交連部の形状を歪めるおそれがある

● 手術手技

　大動脈弁の機能不全の機序を完全に理解していなければ，大動脈弁形成術を成功させ，長持ちさせることはできない．経食道心エコーによって，弁尖の質，高さ，接合部分を描出させるだけでなく，弁輪部，洞部，ST junction，上行大動脈のそれぞれの径が計測できる（前述の「大動脈弁の外科的解剖」の項参照）．ST junction の拡張または大動脈基部の瘤で大動脈弁閉鎖不全を合併し，弁尖が正常な場合には，自己弁温存大動脈基部置換術の対象となる（第 8 章参照）

　治癒した感染性心内膜炎や医原性の弁穿孔に対しては，glutaraldehyde で処理した自己心膜によるパッチ閉鎖が行われる（図 5-56）．欠損部よりも少し大きく切ったパッチを，5-0/6-0 Prolene の連続縫合にて欠損部に縫着する．

　成人においては，一弁の逸脱を伴う大動脈二尖弁が，最も良い大動脈弁形成術の適応になる．一般的には，右冠尖と左冠尖の交連部に raphe がある前尖が，延長して逸脱する．後尖が正常であれば，前尖は形成できる．2 つの交連部の直上に大動脈壁を貫いて支持糸をかけ，それを引っ張ることによって弁尖の自由縁の長さがわかる．前尖の raphe を切除し，6-0 Prolene の結節縫合で縫い合わせることにより，前尖の自由縁の長さを後尖に合わせて短くする（図 5-57）．患者の多くは大動脈弁輪拡張症を伴っているため，2 つの交連下三角も狭める必要がある．そのため，それぞれの交連の下 2〜3 mm のところで大動脈の外側から内側に 4-0 Prolene を通し，次にそれぞれの弁尖の弁輪に通し，そして再び交連の 2〜3 mm 下で大動脈壁を貫いて，フェルト片で補強した水平マットレス縫合を行う．

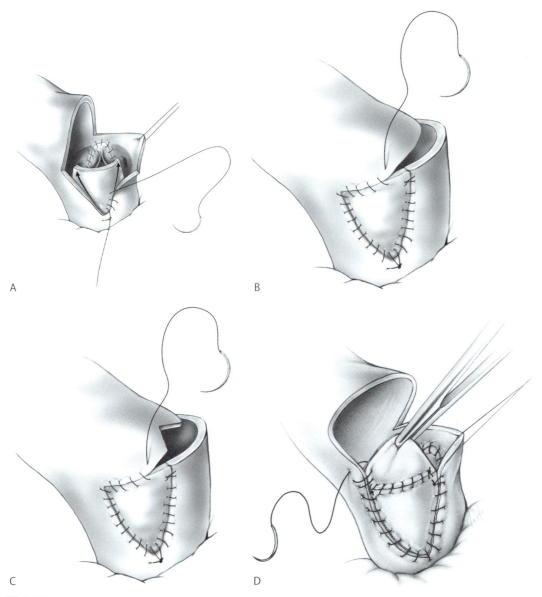

図 5-54
A：ステントレス弁の無冠洞部の一部を使って交連部が正しい位置にくるように大動脈切開を拡大する．
B，C：自己大動脈壁で大動脈閉鎖を完了する．
D：人工血管のパッチで大動脈閉鎖を完了する．

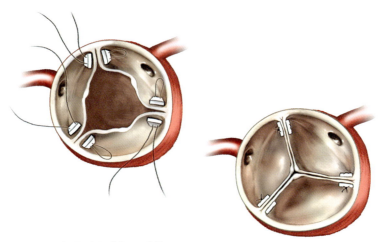

図 5-55　大動脈交連部形成術

第5章　大動脈弁膜症

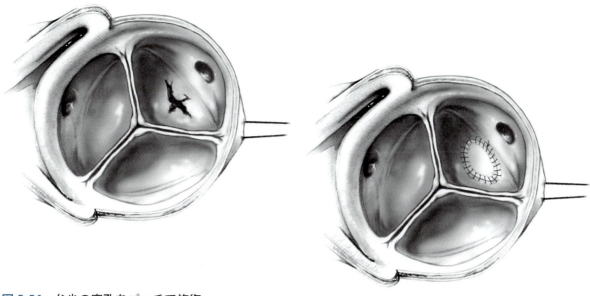

図 5-56　弁尖の穿孔をパッチで修復

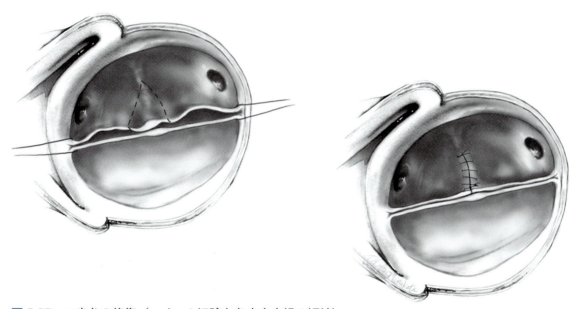

図 5-57　二尖弁の修復（raphe の切除と弁尖自由縁の短縮）

🚫 Raphe の切除

後尖との接合を確実にするため，raphe の切除は弁尖の中央部まで進めず，小さい三角形のみにとどめるべきである．もし raphe の中央部が軟らかい場合は，Prolene の連続縫合によって折りたたむこともできる．

NB　大動脈基部の径が 45 mm 以上の二尖大動脈弁患者では大動脈基部置換術を施行すべきである．

NB　短縮させた弁尖の自由縁は，短くなりすぎないように気をつけながら，6-0 Gore-Tex の 2 重連続縫合で補強し，大動脈壁の外側で結ぶこともある．

🚫 大動脈弁の狭窄

交連部を縫縮しすぎると機能的大動脈弁狭窄になる．術者は，サイザーを用いて大動脈弁が適切に開いていることを確認しなければならない．

問題となる症例

大動脈遮断ができない症例，大動脈基部が狭小な症例，および大動脈弁位の感染性心内膜炎は心臓外科医にとって特別な挑戦であり，さまざまな外科的アプローチやテクニックが必要である．

●大動脈遮断ができない症例

人々が長生きするようになったため，弁や冠状動脈手術が必要で上行大動脈に動脈硬化性病変を有する多くの患者に心臓外科医は出会うようになった．いくつかの動脈硬化性プラークがあるだけのものから，陶器様大動脈と呼ばれる全大動脈の石灰化まで程度はさまざまである．そのような病変がある大動脈に送血管を挿入したり遮断したりすることは危険で，脳梗塞を起こし，さらに死亡にもつながることがある．大動脈の動脈硬化や石灰化の有無は，術前の胸部X線やCTで見つけることができる．

術中の経食道心エコーでは，上行大動脈や下行大動脈の動脈硬化性変化が描出できる．しかし，大動脈の送血管挿入と遮断が可能な場所を同定するには，術野の大動脈エコー検査が最もふさわしい診断法である．大動脈硬化の重症度と範囲を知ることにより，最も良いアプローチを選ぶことができる．

近位部と遠位部ともに高度に石灰化している場合には，上行大動脈全体を人工血管置換する（第8章参照）．大動脈弁置換術と人工血管の近位側吻合を行うため，大動脈基部は残して内膜剥離術を行うことも多い．さらに病変はまだら状のことが多く，このような患者ではより低侵襲に取り扱うことができる．

【手術手技】

術中大動脈エコーで安全な場所が確認されたら，そこに送血管を挿入する．腋窩動脈は軟らかいことが多く，送血管を挿入する場所として好まれる（第2章の「腋窩動脈への送血管挿入」の項参照）．その他，大腿動脈も送血部位として使用される（第2章参照）．右心耳から二段式の脱血管を挿入した後，人工心肺を開始し，18～24℃にゆっくり全身冷却する．右上肺静脈または肺動脈ベントによって心臓を減圧する．

冷却が終了したら患者をTrendelenburg体位にしてポンプを止める．大動脈切開して横断した後，Hemashield人工血管を遠位側に吻合する．この縫合線はフェルト片による補強を必要とすることもある．局所止血剤を使用して確実に止血する．縫合にあたって遠位側の大動脈壁の石灰化を取り除く必要があるかもしれない．吻合が終了したら，患者はTrendelenburg体位のまま，人工血管を血液で満たして遮断し，順行性の血流を（腋窩動脈の送血管から）開始する．止血が確認できるまで縫合線を修復・補強する．加温の間に前述の方法で大動脈弁置換術を行い，人工血管の中枢側吻合を完成する．

まれに，大動脈の遮断を避けるため超低体温循環停止下に大動脈弁置換術を行うことがある．

NB　低体温循環停止

低体温循環停止自体が神経学的合併症を引き起こす可能性があることを心にとどめておく必要がある．そのため，循環停止は遠位側吻合を行うか血管内膜摘除を行うのに必要な時間だけにとどめておくのが望ましい．

大動脈を遮断できないか内胸動脈グラフトが胸骨下を走行している高齢者において，心尖部-下行大動脈バイパス術は安全な選択肢の1つである．

●心尖部-下行大動脈バイパス術

心尖部-下行大動脈バイパス術は新しい概念ではない．この術式は，長年成人や小児の特別な症例に対して行われてきた．人工心肺を使用することも使用しないこともあるが，生体弁付きの人工血管を心尖部と下行大動脈の間に留置する．

【手術手技】

ダブルルーメン気管内チューブを使用して左肺を虚脱させ，術野を露出する．左第5または第6肋間開胸で心尖部と下行大動脈にアプローチする．下行大動脈への手術操作を容易にするため，下肺靱帯は結紮切離する．下行大動脈周囲の壁側胸膜を切開し，牽引する．病変がない部分の大動脈を特定し，大きなSatinsky部分遮断鉗子をかける．弁付き人工血管の遠位側を大動脈開口部に3-0/4-0 Prolene で吻合する．人工血管を遮断した後，部分遮断鉗子を開放する．

NB　大動脈を遮断する前に全身へパリン化する．

 下行大動脈の石灰化

この術式を考慮する場合は，下行大動脈に動脈硬化性病変や石灰化がないことを確認すべきである．通常，術前にCTで評価する．

心膜を横隔神経の前方でそれと並行に切開し，牽引糸で吊り上げる．左室前面で弁付き人工血管を縫着する部位を選ぶ．数本の軟らかいTeflonフェルト付きの2-0 Ticronを肥厚した心筋に深くかけ，コネクターの縫合輪に通す．切開創から筋肉を切除する器具を挿入して流出路を作り，固い曲がった心尖部コネクターを素早く留置する．すべての糸をしっかり結び，3-0 Prolene連続縫合を追加して補強する．

 左前下行枝の損傷

弁付き人工血管は，冠状動脈や心尖部の壁の薄い部分から十分に離さなければならない．

左室内の血栓
　左心室心尖部と心室中隔に沿う血栓を確認するため，心エコーで詳しく調べる必要がある．血栓が遊離すると，全身の塞栓症や脳血管障害を引き起こす．

 乳頭筋の位置
　術中経食道心エコーで乳頭筋の位置を確かめ，弁付き人工血管がその付着部から離れていることを確認する．

　弁付き人工血管とコネクターの接続部分を適当な大きさに切り揃え，3-0 Prolene 連続縫合にて縫着する．十分に空気抜きをしてから，人工血管の遮断を解除する．

NB 　止血のために生体糊や止血剤をすべての縫合線に使用する．

NB 　この術式は，大腿動脈-大腿静脈（F-F）バイパスを使用することで，より安全に施行できる（第2章参照）．そうすれば，心臓を挙上し，心尖部をくりぬく器具と硬いコネクターを挿入するときに心室細動下に行うことができる．

NB 　これらの患者には，ステント付きブタ心膜弁を縫着した人工血管が最もよく使用されるが，フリースタイルブタ大動脈弁も心尖部のコネクターと下行大動脈の人工血管の間に使用されている．

●大動脈弁輪狭小例の手術

　患者本来の心臓弁と血行動態的に同等な人工弁など存在しないことは明白である．したがって弁置換術が行われると，患者にとって最適とはいえない代用弁が移植される．線維化や石灰化，あるいは単に大動脈基部が非常に細い場合でも，大動脈弁輪部の最大径が制限される．したがって弁輪にぴったり合う人工弁では小さすぎて，血行動態的に満足できないことがある．特に，大動脈基部が狭小にもかかわらず体格が大きい患者にとっては重大な問題である．患者-人工弁不適合は，移植された人工弁の有効弁口面積が患者の体格に対して小さすぎる場合に生じる．このような患者と人工弁のサイズの不適合は，弁圧較差をより大きくし，左室肥大の退縮を小さくし，合併症発生率や死亡率の上昇につながる．このような不適合を克服するために，これまで多くの術式が考案されてきた．

【人工弁傾斜縫着法】

　人工弁の種類によっては，弁を5～10°傾けることで，より大きな弁を大動脈基部に挿入することが可能となる．左冠洞と右冠洞の弁輪には単純結節縫合で人工弁を縫着する．無冠洞の弁輪では，いずれか一方の端から上方に弧を描いて中央では弁輪より 5～8 mm 上方となるように縫着線を設定する．両端針付きの糸（2-0 Ticron）を，まず水平においた人工弁の縫合輪に上から下に通し，次いで大動脈に通す．針は最後に大動脈外側で，小さなプレジェットか Teflon フェルト片に通す（図 5-58）．それから人工弁をこの傾斜した位置に下ろし，前述の方法で糸を結紮する．無冠洞側の糸は，大動脈外側の Teflon フェルト上で結紮する．

NB **大動脈切開部位**
　大動脈切開の右端は無冠洞の上方で通常より高い（1.5～2 cm）位置とし，人工弁の傾斜縫着が容易となるとともに，大動脈切開口の閉鎖がきちんとできるようにする．

 縫合糸の保持
　弁輪上方の大動脈壁に直接人工弁を固定するすべての縫合糸は，Teflon プレジェットか Teflon フェルト片，あるいは心膜片で補強する必要がある．大動脈壁は弁を固定する十分な支持力がないからである．

 円板型人工弁の開放角度
　円板の開放角度は製造元により異なる．Medtronic-Hall 弁の円板は最大 75°まで開放する．これは注意すべき重要な点で，この場合は人工弁の傾斜縫着角度と円板の開放角度の合計が 80～85°を超えてはならない．さもなければ円板が開いたまま閉じなくなる危険性がある．

　傾斜縫着法という概念により，無冠洞の弁輪に沿って通常より大きな人工弁を弁上縫着することが可能になった．

 二葉弁の使用
　二葉弁は血行動態的に優れており，大動脈基部が小さい症例に対しては，多くの外科医が好んで使用している．この弁を傾斜位で縫着する場合に，弁葉が大動脈壁にぶつかって動かなくなることがある（図 5-59A）．弁葉の自由な動きを確保するためには，弁を正しい向きに縫着しなければならない（図 5-59B）．

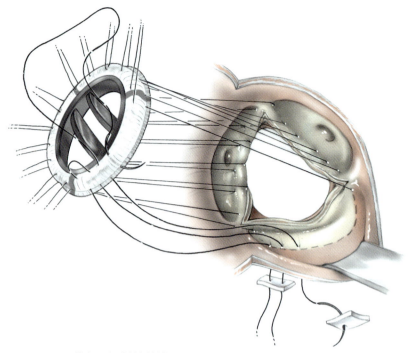

図 5-58　二葉弁の傾斜縫着法

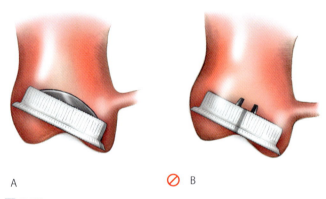

図 5-59
A：傾斜縫着法を用いた場合の大動脈二葉弁の円板の正しい向き．
B：円板の向きが不適切であると弁の動きが阻害される．

🚫 不適切な人工弁のサイズ

　左室流出路や大動脈弁輪の内径よりも大きな弁口を有する人工弁を挿入することは無意味である．左室流出路が狭すぎる場合，人工弁傾斜縫着法が役立たないことは明らかである（図 5-60）．

NB 中隔心筋切除術

　高度の大動脈弁狭窄例では，心室中隔が著しく肥大し，左室流出路が大動脈基部より狭くなっていることがある．肥大した中隔は機械弁の正常な機能を妨げるおそれもある．左室流出路に突出している中隔心筋を削り落とすことで内腔を拡げ，人工弁の正常な機能を確保できる（図 5-24）．

【パッチ拡大法】

　弁置換術を行う際には，できるだけ大きな弁を使用することが望ましい．しかし大動脈弁輪径より大きい人工弁を挿入しても，左室と大動脈の間の圧較差はなくならない（図 5-60）．したがって，大動脈弁輪が主な血流障害因子である場合には，大きな人工弁を縫着するだけでなく，弁輪自体を切開して拡大する必要がある．線維性大動脈弁下組織はかなり幅広いことが多いので，大動脈斜切開を下方へ延長して無冠尖と左冠尖の交連部から線維性大動脈弁下組織へ切り込み，僧帽弁輪の手前まで切開すれば，大動脈弁輪の十分な拡大が得られる（図 5-61A）．Glutaraldehyde 溶液に浸した自己心膜やウシ心膜を適切な大きさと形のパッチ状に切り，5-0/4-0 Prolene の連続縫合で縫着する（図 5-61B）．

　もし線維性大動脈弁下組織が小さくてさらに拡大する必要がある場合には，僧帽弁輪を越えて切開を延長し，僧帽弁前尖にもある程度切り込む．この場合，僧帽弁輪から同じ程度，左房壁も必然的に切開される（図 5-62A）．次に，適当な大きさと形の glutaraldehyde 処理した自己心膜やウシ心膜のパッチを，5-0/4-0 Prolene の連続縫合で左房壁と僧帽弁前尖に縫着する（図 5-62B）．左房が小さい症例では，まれに僧帽弁が歪むことがある．この際には，左房の開口部に別の心膜パッチを当てて拡大してもよい（図 5-62C）．本法による大動脈弁輪拡大術は，大動脈弁輪のみならず左室流出路も相当拡大できるという，もう１つの利点がある．最後に，前述した方法に従って選択した人工弁を縫着する（図 5-63）．

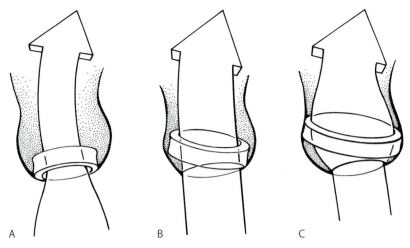

図 5-60
A：大動脈基部より人工弁の内径が小さいと血流が阻害される．
B：同じサイズであれば最大血流量が確保される．
C：人工弁の内径が大動脈基部より大きくても，血流増加は得られない．

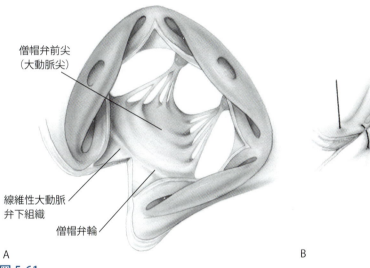
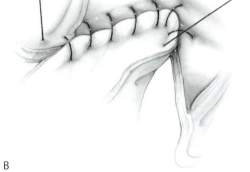

図 5-61
A：大動脈切開を線維性大動脈弁下組織まで延長する．
B：心膜パッチを用いた大動脈基部の拡大．

人工弁の傾斜縫着

前述したように人工弁は軽度傾けて縫着し，弁輪より 4〜5 mm 上方でパッチの外側で縫合糸を結紮するのが良い．その後このパッチは，4-0 Proleneの連続縫合による大動脈切開部閉鎖を補うために用いる．自己心膜が菲薄で安全でないと思われる場合は，Gore-Tex パッチで補強してもよい．

溶血反応

Gore-Tex パッチや Dacron 人工血管を用いるときは，自己心膜で裏打ちすると術後に生じるおそれがある溶血反応を予防できる．

狭小な左室流出路

前述の方法は，大動脈弁輪を拡大するには非常に有効である．しかし左室流出路が非常に狭い場合にはこれが制限因子となって，大きな人工弁を挿入したり大動脈弁輪拡大を行ったりしても，基本的な血行動態上の問題は解決しない．

同種大動脈弁やステントレス生体弁の使用

同種弁やステントレス生体弁を狭小大動脈弁輪症例に使用すると素晴らしい血行動態をもたらし，弁輪拡大術なしに満足な結果が得られる可能性がある．

小さな大動脈基部に通常伴う血流障害は，多くの場合前

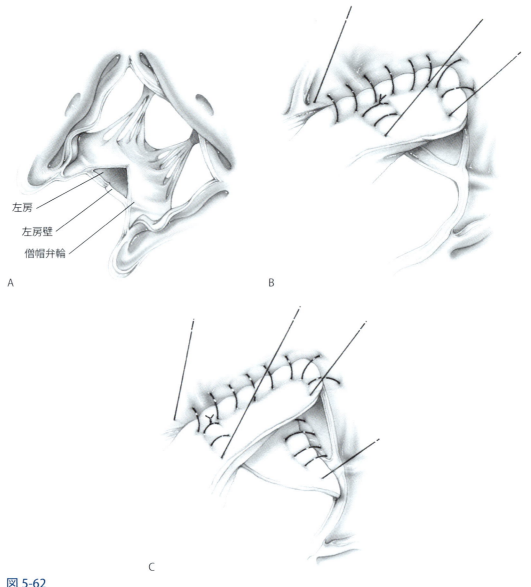

図 5-62
A：大動脈切開を僧帽弁輪から僧帽弁前尖まで延長する．左房の開口部に注目（本文参照）．
B：心膜パッチを用いた大動脈基部の拡大．左房壁と僧帽弁尖を取り込んでいることに注目（本文参照）．
C：別のパッチを用いた左房開口部の閉鎖．

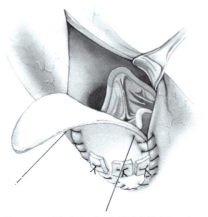

図 5-63 拡大した大動脈基部に人工弁を挿入する

述した術式の1つを用いることにより十分解決される．Rastan-Konnoの大動脈心室中隔形成術（第24章参照）は，単なる大動脈弁輪狭小例にはほとんど用いられない．

●感染性心内膜炎

感染性心内膜炎は高い死亡率を伴う消耗性疾患である．自己大動脈弁が感染し，感染は弁輪や周囲組織に及び，弁輪周囲や大動脈基部に膿瘍を作る．人工弁の患者では，心膜弁やブタ大動脈弁の弁尖や縫合輪が感染する．機械弁の縫合輪も感染する．同種弁や自己肺動脈弁も自己大動脈弁と同様に感染する．弁尖に疣腫を形成することがよくあり，全身塞栓症を起こして重大な結果を招く．

NB 抗凝固療法では疣腫による塞栓症は防げないことを念頭におく必要がある.

正確な診断と迅速で積極的な薬物療法が重要である. 血液培養が得られ次第, 適切な抗菌薬治療を開始し, 6週間続ける. 適切な抗菌薬治療を始めて3~4日経っても敗血症の徴候を示す場合は, 早期外科治療の適応である. 難治性のうっ血性心不全, 繰り返す全身塞栓症, 大動脈弁尖の急な裂開, 弁輪周囲膿瘍などは緊急手術の適応となる.

NB 黄色ブドウ球菌による感染性心内膜炎は, 非常に強力で激しい組織破壊を起こす. したがって, この起炎菌の場合は, 早期外科治療の適応となる.

NB **疣腫の大きさ**
細菌の中は, 塞栓しやすい大きな疣腫を形成するものがある. 大動脈弁の疣腫の大きさが1cm以上であれば, 手術の適応である.

手術適応となる大動脈弁位感染性心内膜炎の患者の多くは, 多臓器障害を起こしている. 心不全, 進行性の敗血症, 腎機能不全がしばしばみられ, 多くの患者は敗血症性塞栓による急性脳梗塞の所見を示す. これら易感染性の患者においては, 感染組織をすべて除去し, 大動脈基部を再建し, 大動脈弁を修復するために時間がかかるので, 心筋保護がきわめて重要である.

🚫 **疣腫の遊離**
大動脈基部へ心停止液を順行性に高圧で注入すると, 大きな疣腫が遊離して冠状動脈に塞栓する可能性がある. このような場合には, 心停止液を逆行性に心収縮が止まるまで注入した後, 大動脈を切開し, 直視下に冠状動脈へ心停止液を注入する.

🚫 **二次感染**
心内膜炎の再発の可能性を減らすため, 二次感染を防ぐあらゆる努力をすべきである. 感染組織を術野から除去するために使われる手袋や局所のドレープ, そして手術器具の交換も重要である.

NB **完全なデブリドマン**
最も重要な点は, 大動脈基部全体と周辺組織の切除が必要になろうとも, すべての感染組織を完全にデブリドマンすることである.

大動脈弁輪の破壊された部分は, 左室流出路と大動脈はウシの心膜またはglutaraldehyde処理された自己心膜を用いて修復する. 時には, 大動脈と左心室流出路を2枚の心膜で挟み込んで, 新しい弁輪を作ることが必要になる. その後, 通常の手法で大動脈弁置換術を行う.

🚫 **弁輪下部の膿瘍腔**
弁輪下部から壊死組織を除去すると小さな空間が生じることがあり, 周囲の脆弱な組織は縫合糸を十分支えることができない. 心膜のプレジェット付き縫合糸を深くかけて, これらの空間を閉鎖する. 結紮した後の縫合糸は, 後で新しい人工弁を固定するために用いてもよい.

感染が広範囲にみられ, 大動脈弁輪を越えて膿瘍が形成されている場合は危険な状況である. デブリドマンを徹底的に行うと, 大動脈と左室流出路の連続性を再建することが難しくなることがある. 前に述べたように大動脈基部や大動脈弁を同種大動脈弁あるいはステントレス生体弁で置換するのは有効な方法である.

NB **自己肺動脈弁の使用**
多くの外科医は, 右室流出路に感染をもたらすことをおそれて, 大動脈弁の感染性心内膜炎にRoss手術を行うのをためらうが, 自己肺動脈弁は若年の感染性心内膜炎患者に対する選択肢の1つである.

弁周囲逆流

弁の離開による大動脈弁周囲逆流は, ほとんどの場合不完全な手術手技が原因である. 弁輪の石灰化や変性(この場合は縫合糸が組織を切り裂いてしまう)など, その素因についてはすでに述べたとおりである. 弁周囲逆流は, 一般的には無冠尖弁輪とそれに隣接した左冠尖弁輪の半分に発生する傾向がある. 大動脈弁と僧帽弁の結合部における広範な石灰化により弁輪が不明確になり, 弁縫着用の針糸を正確な位置にかけることが困難となる. さらに術者側(患者の右側)から無冠尖弁輪の十分な視野を得るのが困難なこともある. 不注意から, 弁輪の縫合糸が弁輪より上方の性状不良な大動脈壁にかかってしまうことも少なくない. 早晩これらの縫合糸は大動脈壁を切り裂いて, 弁周囲逆流を生じる. 大動脈弁置換術を行う際, これらの細々とした点に留意すれば, 遠隔期の弁周囲逆流を防ぐことができる.

●修復のための手技
縫合輪の離開部位は直接見れば確認できる. 離開孔周囲の組織は通常, 2~3ヵ月後には線維化している. プレジェット付きの針糸を離開孔周囲の組織に深く刺入し, 次に人工弁の縫合輪に通して結紮する(図5-64).

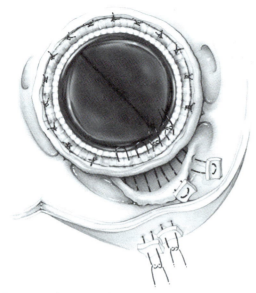

図 5-64　弁周囲逆流の修復法（本文参照）

離開孔周囲の組織が十分強くない場合は，針糸をまず人工弁の縫合輪にかけ，次に弁輪付近の大動脈壁に内側から外側へ深く糸をかけて大動脈壁外に出す．それらの糸をフェルト片に通して結紮する（図 5-64）．

弁周囲から複数の逆流がみられる場合や，逆流部を明確に同定できない場合は，人工弁を取り外し，新しい人工弁を再移植する必要がある．その際，すべての縫合糸が健常な組織にかかっていることを確認する．

NB　弁周囲逆流のカテーテル的閉鎖

最近いくつかの施設では，カテーテル室で心房中隔欠損や動脈管を閉鎖する器具を用いて弁周囲の欠損部を閉鎖した．これは，特に高齢者や重症の患者に対して有用である．

経カテーテル的大動脈弁置換術

有症状の大動脈弁狭窄症に対する外科治療成績は向上し続けているが，高齢で虚弱な患者にとって外科的大動脈弁置換術は死亡率と合併症発生率が高い．経カテーテル的大動脈弁置換術（TAVR）の技術は，このようなハイリスク患者に対する必要性を満たすために進化した．米国では現在，予想死亡率が 7.5％以上（STS リスクスコア），または虚弱，肝臓疾患，上行大動脈石灰化などの危険因子を有する患者に対して TAVR が認められている．

●患者の選択

従来の心臓手術と同様に，多くの患者の因子とデータを評価して TAVR の適応を決めなければならない．患者は（圧較差にかかわらず）重症の石灰化大動脈弁狭窄症で，少なくとも 1 年以上の余命が期待でき，外科手術をするにはリスクが高くなければならない．

弁輪の大きさ，冠状動脈の高さ，および石灰化を評価するため，大動脈基部に対する多種類の画像検査が必要である．TAVR の適応を評価するため，心エコーとマルチスライス CT は相補的に行われる．弁輪の大きさは通常 CT で測定して心エコーで確認するが，冠状動脈の高さは CT の中心線距離で測定する．左室内血栓，二尖大動脈弁，左室瘤，大動脈弁下狭窄，そして心内膜炎の有無なども評価する．一般的に，19 mm 以下か 31 mm 以上の大動脈弁輪径の場合は，現在市販されているデバイスの相対的な非適応とみなされる．

デリバリーシースの挿入経路を評価するためには，大動脈全体，腸骨動脈，および大腿動脈の画像が必要である．第一世代の器具は 24 Fr と外径が大きかったが，新しい拡張可能なシース（14 Fr）は，石灰化の程度にもよるが 6 mm 径の細い血管まで適応できる．

合併症の危険性を最小限にする適切なアクセス部位を選ぶためには，患者の血管の詳細な評価が重要である．現在市販されている TAVR のデリバリーシステムにおいて，鼠径部の血管合併症は 12〜19％の患者に起こる主要な合併症で，腸骨動脈や大腿動脈の解離，まれには裂開・大出血などが起こる．推奨される大腿動脈の最小内径は，弁の大きさによって 7〜8 mm であるが，血管の石灰化や捻れが合併症の発生率に影響する．

●手術手技

TAVR は外科的処置とインターベンションがともにできるハイブリッド手術室で行うのが最も良い．透視下に一時的ペーシング用電極カテーテルを右室に挿入し，作動するかテストしておく．両側の鼠径部で大腿動脈にアクセスし，太いほうの動脈はデリバリーシース（18〜24 Fr）を挿入するのに使用し，もう一方には 5 Fr のピッグテールカテーテルを挿入する．これらの血管は外科的に切開する場合もあるが，経皮的にアクセスすることが多い．通常，より大きなシースを挿入する前に，2 つの閉鎖用デバイスを配置する．長いシースを下行大動脈内に挿入した後，上行大動脈と大動脈基部に先端だけは軟らかい硬いワイヤーを挿入する．さらに，大動脈弁を越えて左室内にワイヤーを進める．患者をヘパリン化した後，対側のピッグテールカテーテルを 1 つの Valsalva 洞内に進めておく．次いで，高頻度ペーシング下にバルーン弁拡張術を施行する．この時点で適切な大きさの弁をデリバリーシステムに装着し，左室内まで挿入した硬いワイヤーに沿って進める．ピッグテールカテーテルを介して造影を行い，すべての Valsalva 洞の最底部まで見える適切な大動脈基部の画像が重要である（図 5-65）．弁が冠状動脈を閉塞しないことを確認する

ため，これらの方法によって弁の寸法を評価する．それから，高頻度ペーシング下に弁を注意深く留置し，拡張させる（図5-66）．大動脈造影や心エコー，循環動態の計測により，特に弁周囲逆流に注意しながら弁機能を評価する．弁の機能に問題ないことが確認されたら，ワイヤーを引き抜き，大腿動脈を閉鎖する．

NB シース抜去

大きなシースは，血管損傷に備えてワイヤーに沿って抜去する．その際，対側からアクセスできるようにしておく．

経心尖部アプローチ法では，本来の心尖部の側方に安全なデリバリーシース挿入部位をみつけることが大事である．このようにすると左前下行枝を傷つけずに済む．通常，心臓にアプローチするために左前側方小開胸が用いられる．指の圧迫と心エコーによって，大動脈弁と一直線になる適切な挿入部位を同定する．徐々に穴を拡大して挿入した26 Frのシースを心筋に固定するため，2つの同心円状の大きなフェルト片付きの巾着縫合をかける．残りの手順は前述したとおりに行う．循環動態が安定した状態で，高頻度心室ペーシング下にシースを抜去する．

NB 脆弱な心筋組織

心筋組織が脆弱な場合や再手術の場合には，心室の巾着縫合を自己心膜にもかけて補強する．

NB 心肺補助

肺高血圧，心室機能低下，未治療の冠状動脈有意病変を有する患者では，大腿血管からの人工心肺による循環補助がすぐに導入できるよう準備しておく．

大動脈弁輪が硬いけれども脆弱な場合には，強くバルーンで拡張をしたり人工弁を拡張したりすると，弁輪破裂を起こす可能性があり，心タンポナーデを引き起こすこともある．心タンポナーデを起こす患者は少ないが，ワイヤーによる心房や心室の穿孔，心尖部のアクセス部位からの出血，弁輪破裂，大動脈解離なども原因となる．これらの合併症では，経皮的にドレーンを留置し，最終的には外科的修復が必要となることもある．外科手術が必要になる弁輪破裂や解離の予後はきわめて不良である．

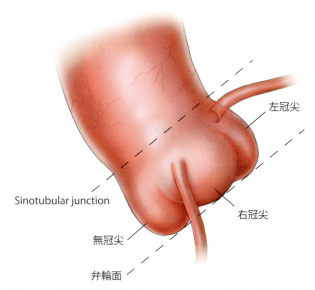

図5-65 最適な透視画像面では3つの大動脈弁尖すべての最底部が揃う

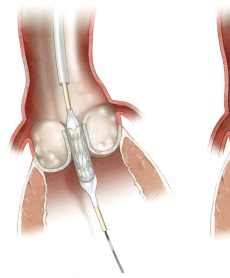
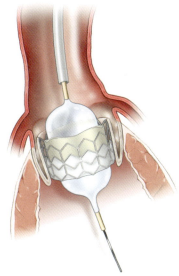

図5-66 拡張によって冠状動脈口が閉塞しないように弁の位置を決める

TAVR患者の1%に弁塞栓症，あるいは留置不良が起きる．位置不良の弁を直す治療方針は，部位，患者の循環動態，全体の危険性によって決める．血管内のスネアを使用して弁を大動脈内に引き戻すことができることも多い．下行大動脈内まで戻れば，別のTAVR弁を留置し，順行性の血流を確立することができる．弁による左室塞栓では開心術が必要となる．

大動脈弁尖の大きな石灰化や，冠状動脈口と大動脈弁輪の距離が10 mm以下，Valsalva洞部が浅い場合には，冠状動脈の閉塞が起こる可能性がある．幸い多くの場合は，緊急の冠状動脈インターベンションとステント挿入で対処できる．しかし，チームが必要と判断した場合には，人工心肺による循環補助や，さらに外科的血行再建術も行われる．

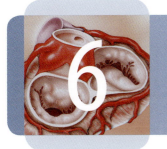

6 僧帽弁膜症

　今日，北米や西欧諸国においては，粘液変性が僧帽弁疾患の最も一般的な原因である．この変化は弁尖と弁下組織に及び，僧帽弁閉鎖不全を引き起こす．社会が高齢化するにつれて，外科医は僧帽弁石灰化に伴う僧帽弁閉鎖不全を目にすることが多くなった．

　世界的にみれば後天性弁疾患の主因はリウマチ熱であることに変わりはない．リウマチ熱は全心臓炎を引き起こすが，病理学的変化は主として心内膜と弁，特に僧帽弁に認められる．心筋炎の急性期には左室が拡張し，その結果僧帽弁輪が引き伸ばされる．このようにして生じた僧帽弁逆流は一過性で，左室機能が正常化すると消失するが，リウマチ性心臓病は慢性的，進行性に経過する．最も早く認められる永続性変化は交連部の癒合であり，続いて弁尖の肥厚と線維化が起こる．これらの病理学的変化は乱流を引き起こし，リウマチ性変化の継続と相まって疾患の進行をさらに促進し，やがて弁下組織にも病変が及んでくる．腱索や乳頭筋が肥厚・短縮し，さらに互いにあるいは僧帽弁尖と癒合する．このようにして病理学的変化の進行と乱流増加による継続的な悪循環回路が形成され，ついには重症の僧帽弁膜症，特に僧帽弁狭窄症，あるいは狭窄兼閉鎖不全症を引き起こし，石灰化を伴うこともある．

　機能的僧帽弁閉鎖不全は，虚血性または非虚血性の心筋病変から起こる．弁尖と弁下組織は正常であるが，弁輪拡大，左室壁運動の異常，全般的な心腔拡大，乳頭筋の機能不全などによって弁尖の接合が妨げられる．虚血性心疾患，特に心筋梗塞は，乳頭筋と腱索の障害により虚血性の僧帽弁逸脱を引き起こす．

　感染性心内膜炎は正常な弁も異常な弁もどちらも冒す．感染は深く入り込んで，僧帽弁輪まで及ぶこともあり，まれに大動脈弁や僧帽弁の弁下組織まで及ぶ．僧帽弁の構造を破壊する結果，著しい僧帽弁閉鎖不全が発生する．

僧帽弁の外科的解剖

　僧帽弁は左室の流入部を形成しており，それは2枚の弁尖，つまり前尖（大動脈尖）と後尖（壁側尖）からなり，これらは僧帽弁輪に直接，さらに一次および二次腱索を介して乳頭筋に付着している．一連の腱索は，乳頭筋の線維性先端から起始して僧帽弁の弁縁や下面に連なっており，これにより弁尖が収縮期に左房へ逸脱するのを防ぎ，僧帽弁の逆流防止に寄与している．弁尖の弁輪への付着部は，前外側および後内側の交連部で連結している．僧帽弁輪1/3には前尖が付着し，残りの2/3から後尖が起始している．厳密な解剖学的見地でいうと，僧帽弁は2枚の弁尖からなっているが，後尖にはいくつもの裂け目がある．これらの裂け目は弁尖をホタテ貝状に波打たせ，これが逸脱して僧帽弁閉鎖不全につながる．ほとんどの外科医とエコー専門医は，前尖と後尖をそれぞれ3つに分けるCarpentierの分類を採用している（図6-1）．

　後尖弁輪を解剖学的立場から厳密に検討すると，これは幅の狭い膜を介して左室心筋に付着しており，実際には左室の開口部より若干上がっていることになる．この弁輪下の膜は後尖弁輪の下方を完全に取り巻き，左右の交連部にまで達して心筋の線維骨格と連結している．前尖は大動脈弁の左冠尖弁輪と無冠尖弁輪の相接した半分ずつと連結しており，さらに大動脈弁交連部直下の小部分，つまり線維性大動脈弁下組織（fibrous subaortic curtain）に連なっている（図6-2）．

　僧帽弁輪は多くのきわめて重要な構造物に取り巻かれている．左冠状動脈回旋枝は，後房室間溝内で僧帽弁輪周囲を横走している．冠状静脈洞も同じ房室間溝の内側部分を走っている．房室結節への動脈枝は通常右冠状動脈の分枝

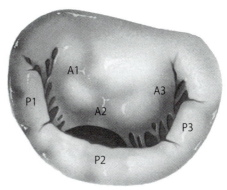

図6-1　Carpentierの機能的僧帽弁成分

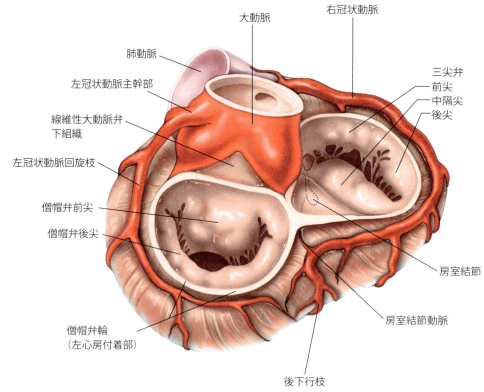

図 6-2　僧帽弁の外科的解剖

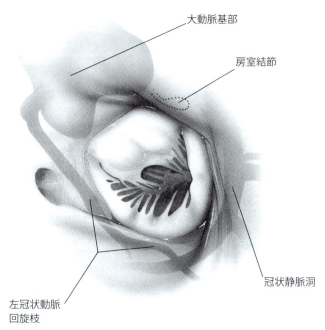

図 6-3　僧帽弁輪周囲の重要構造物

であるが，僧帽弁の後内側交連部付近の前尖の弁輪に平行に近接して走っている．先ほど述べたように，前尖弁輪の残りの部分は大動脈弁に隣接している．僧帽弁手術の際，これらの関係は臨床的に重要な意味を持つ（図 6-3）．

機能的僧帽弁閉鎖不全は，弁尖と弁下組織は解剖学的に正常であるが，弁輪と左室に変化が起きると発生する．病因の 1 つは左室の拡大に伴う単純な弁輪拡大である．この場合，弁尖の動きは正常であるが，弁尖は互いに離れ，正常な接合が妨げられる．もう 1 つの病因は局所的な左室壁運動の異常で，乳頭筋の偏位を引き起こす．これは弁尖を心尖部方向に引っ張り，収縮期に弁尖の動きを制限する．また，両方の機序が機能的僧帽弁閉鎖不全の原因となる患者もいる．

●手技上の考察
【切開法】
　最も一般的に用いられているのは胸骨正中切開である．標準的には大動脈と上下大静脈に送脱血管を挿入する．右開胸と大腿動脈送血でも僧帽弁の良好な視野が得られ，胸骨正中切開を回避することができる．

【心筋保護】
　完全体外循環が確立されたら大動脈を遮断し，大動脈基部から冷却血液心停止液を注入して速やかに拡張期心停止を得る．心停止液の追加は，逆行性に行うことが多い（第 3 章参照）．

 大動脈弁閉鎖不全
　大動脈基部へ心停止液を注入して満足な結果を得るには，大動脈弁逆流がないことが条件となる．もし大動脈弁閉鎖不全があると，心停止液は左室腔内

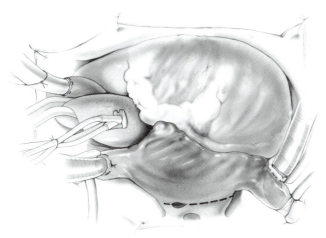

図 6-4 僧帽弁への外科的アプローチ法

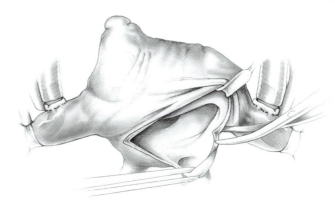

図 6-5 切開を下方に延長し，心臓の後方に達する

へ向かってしまい，左室は拡張して心筋が傷害される危険性が生じる．これは，心停止液をすべて逆行性に注入することで防止できる（第 3 章参照）．

【僧帽弁の露出】

左心房を開けて僧帽弁を露出する方法には多くの異なったやり方がある．

心房間溝からのアプローチ法

心房間溝のすぐ後方を切開して左房に達する（図 6-4）．左房の後壁まで切開線を延長すれば，切開口を下方に拡大できる．

 脂肪組織片

心房間溝にはさまざまな量の脂肪組織がある．心房間溝を切開して左房を開けた場合には，付近の脂肪組織片が左房腔内へ入る可能性がある．同様に左房を閉鎖する際も，脂肪片が閉鎖部から心房腔内へ迷入してしまうおそれがある．

 切開口の拡大

切開を上方に延長して上大静脈の後方に回るのは，閉鎖するのが難しいので避けるほうが良い．切開線を十分下方に延長して心臓の後側まで切開すれば，大部分の症例で僧帽弁がよく見えるようになる（図 6-5）．後方へ延ばした切開部は，直視下で心房の内腔側から閉鎖する．

 心停止液の排出

心停止液注入の間，大静脈ターニケットの少なくとも 1 つは弛めて，冠状静脈洞から還流した心停止液が体外循環回路の中へ流れ込むようにする必要がある．もし両方のターニケットを締めたままにする

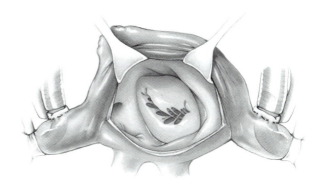

図 6-6 心房壁が裂けないように，小さな鉤を 2 つ使用する

と，心停止液により右心系が膨満してしまう．右房を切開しない場合には静脈脱血は問題なく行われるので，必ずしも大静脈にターニケットを回す必要はない．

 空気塞栓

空気塞栓の発生を防止するため，左房を切開する前に心臓を停止させて大動脈を遮断しなければならない．

心房牽引用の鉤を左房内に挿入する．助手が僧帽弁輪から少なくとも 1 cm 離れた左房壁に鉤を当て，上方かつ患者のやや左方へ引くと良好な視野が得られる．僧帽弁の視野をさらに良くするための特殊な自在鉤が多数あり，特に手術の助手が不足している場合に役立つ．

 鉤による損傷

心房壁は脆弱なので，鉤を強く引きすぎると心房壁の切開口付近が裂けて，閉鎖が困難になる．多くの場合，1 つの大きな鉤より 2 つの小さな鉤を用いたほうが，より良好で安全な視野が得られる．それは，助手が術者の視線の方向に合わせて 1 つの鉤か

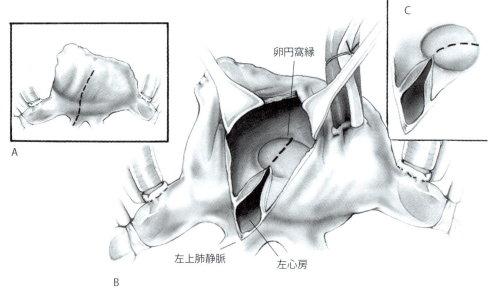

図 6-7
A：右上肺静脈の切開口を右房に延長する．
B：心房中隔切開．切開線を延長して心房中隔を横断し，卵円窩の前縁まで切開する．
C：より良い視野を得るには，心房中隔切開を卵円窩に沿って延長する．

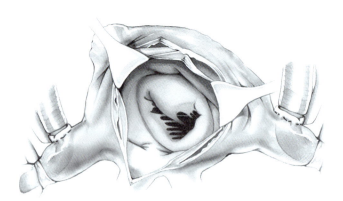

図 6-8　僧帽弁が変形せずに見えるように，中隔の切開縁を鉤で引く

ら他の鉤へ，引く力を変えられるからである（図6-6）．

経心房斜切開によるアプローチ法

左房が小さい場合には，心房間溝からの到達法では僧帽弁をうまく露出することが難しい．再手術例では，高度な癒着があると特に心房間溝付近の剝離が危険である．このような場合に経心房斜切開を行うと，僧帽弁がとてもよく見える（図6-7）．大動脈を遮断して心停止液を注入した後，長い柄のついた15番のメスで，右上肺静脈から斜切開を始める．温かい血液が大量にあふれ出て左房が減圧され，これにより心臓は速やかに冷却されて心停止を得る．

大静脈のターニケットを2つとも締めつける．右上肺静脈の切開口は，右房壁を斜めに延長する．右房壁切開縁を軽く牽引することにより，切開線を延長して心房中隔を横切し，卵円窩前縁の直下まで卵円窩を切開できる（図6-7B）．このとき心停止液の逆行性注入のためのカニューレを，冠状静脈洞から直視下で挿入してもよい．この場合，冠状静脈洞口内で伝導系組織から十分離れた位置に，細いProleneによる巾着縫合をおいて固定することもある（第3章参照）．この方法で逆行性に心停止液を注入し，順行性注入手技を補うことができる．

 心房中隔の過剰切開

心房中隔の切開を卵円窩の前縁を著しく越えて進めると，僧帽弁輪を離断してしまって僧帽弁置換術が困難になるおそれがある．また，心房外の心膜横洞に穿通してしまう可能性もある．したがって心房中隔切開は，卵円窩の前縁付近までにとどめるべきである．より良い視野を得るには，心房中隔切開を卵円窩の下方に延長するとよい（図6-7C）．

中隔の切開縁は2本の小さな鉤で牽引すると，僧帽弁が変形しないできわめてよく見え，僧帽弁形成術を行う際には大きな利点となる（図6-8）．

経心房中隔縦切開によるアプローチ法

前回の手術で高度な癒着が生じている場合，心房中隔縦切開によるアプローチ法を用いると僧帽弁がよく見える．右房の大きさによって異なるが，右房壁を斜切開または縦切開すると，右房腔内と心房中隔がよく見える．卵円窩の後縁に沿って中隔を縦切開し，さらに上方と下方に延長すると，僧帽弁の良好な視野が得られる（図6-9A）．

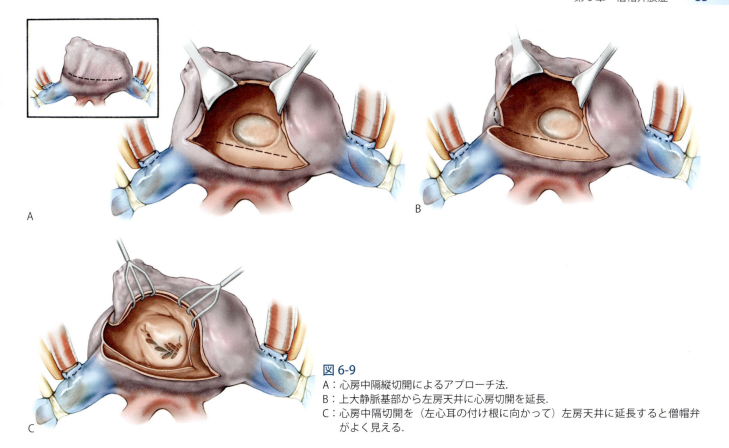

図 6-9
A：心房中隔縦切開によるアプローチ法．
B：上大静脈基部から左房天井に心房切開を延長．
C：心房中隔切開を（左心耳の付け根に向かって）左房天井に延長すると僧帽弁がよく見える．

　右房切開線は上大静脈の基部を横切って，左房の天井まで延長できる（図 6-9B）．同様に，心房中隔切開線も，左房の露出を良くするために（特に左房が拡大していないときに）左房天井まで延長できる（左心耳の基部まで）（図 6-9C）．

 　右房切開線が上大静脈の基部を越えると（上大静脈の横断），洞結節動脈を切断するおそれがある．術後，多くの患者は洞調律を回復するまでの数日間結節調律となるが，7〜10 日後も洞調律が回復せずにペースメーカが必要となる患者は少ない．

 僧帽弁輪との距離
　僧帽弁輪は，卵円窩の最も前方にある筋性中隔壁に位置する．したがって，心房中隔縦切開は卵円窩後方に加え，切開口と僧帽弁輪の間にある程度の中隔壁を残しておく．中隔のこの部分を牽引すると，僧帽弁がよく見える．

直視下僧帽弁交連切開術

　長年のリウマチ熱に引き続く僧帽弁狭窄症は，世界中で多くの人々が罹患する主要な僧帽弁疾患であった．リウマチ熱が少なくなった米国や西洋諸国では，この病気は移民者に多くみられるようになっている．

　僧帽弁交連切開は，直視下に安全かつ正確に達成できる．人工心肺が使用できるようになったので，発展途上国を除いては，非直視下の方法は滅多に使われなくなった．
　僧帽弁は右開胸あるいは左開胸でもアプローチできるが，通常胸骨正中切開が選択される．次いで，前述した手術手技の 1 つを用いて左房を切開し，僧帽弁を露出する．僧帽弁尖を確認し，これに 2 本の細い Prolene をかけた後，それらの糸を左房腔側へゆっくりと引き上げる．神経鉤を使用しても同様の効果が得られる．このようにすると弁尖が引っ張られて拡がり，交連の癒合部が一条の溝として明確になることが多い．弁口からの視野が十分良好な場合には，腱索や乳頭筋の短縮あるいは相互の癒合，特に弁尖下面への癒着具合も観察する．
　僧帽弁口から直角鉗子を挿入し，癒合した交連部の直下に当てる．次に鉗子を弁尖の下で少し開くと，腱索付着部を切断することなしに，15 番のメスで容易に交連切開を行うことができる（図 6-10）．時には乳頭筋が弁尖下面に癒着していて，交連切開術が危険な場合がある．この場合には直角鉗子を開いて当てながら，まず弁輪付近の交連部を切開し，鉗子の方向に切開を延長して，乳頭筋および肥厚・癒合した腱索も垂直に切開する．

 乳頭筋の障害
　僧帽弁の下面に癒着した乳頭筋の上部を切開するときは，その長軸に沿って真っすぐ切開する．斜め

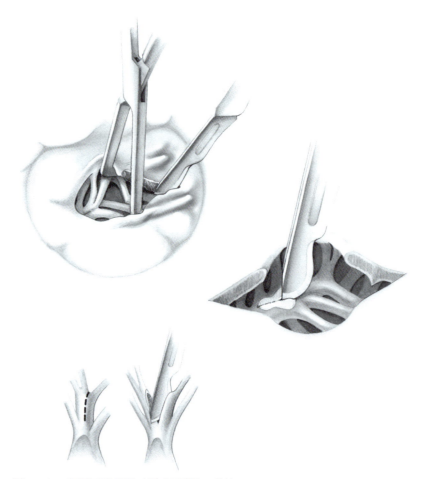

図 6-10　直視下僧帽弁交連切開術の手技 (本文参照)

に切開すると，乳頭筋が脆弱になったり一部切断されたりして，修復や再移植，あるいは弁置換も必要になることがある．

 交連部の過剰切開

交連切開は，弁の逆流を起こさない範囲で，できるだけ完全に行う必要がある．しかし弁輪付近まであまり長く切開しすぎると，弁輪形成術が必要になる（後述の「僧帽弁形成術」の項参照）．

閉鎖式僧帽弁交連切開術

閉鎖式僧帽弁交連切開術は，欧米諸国では現在ほとんど行われなくなっている．その結果，現在活躍している心臓外科医の大多数は，本術式に対する十分な経験を持っていない．一方，発展途上国の国々では，開心術に比べ単純で経費も安い理由から，本術式は今でも好まれている．ある特定の症例に限れば閉鎖式僧帽弁交連切開術は今でも良い術式であり，遠隔成績も一貫して満足すべき結果を得ている．

● **手術手技**

第5肋骨床で左後側方または前側方開胸を行う．肺を後下方に牽引した後，左横隔神経の前方でそれに平行に，心膜を大きく切開する．その後，心膜に牽引用の糸をかけて吊り上げる．左心耳を確認し，部分遮断鉗子をかける．左心耳の周囲に 2-0 Prolene で巾着縫合をかけ，次いでプレジェットで補強したもう1本の巾着縫合を，左室心尖部にかける．左心耳の巾着縫合の中央部を切開し，術者の右示指を左房内へ挿入する．僧帽弁を触れて，石灰化や狭窄の程度，あるいは閉鎖不全による乱流の有無を調べる（図6-11）．

 左心耳の裂傷

示指は，無理な力を加えずゆっくりと挿入しなければならない．心耳が裂けると激しい出血が起きる．

血　栓

術前には必ず心エコー検査を行い，僧帽弁の病変形態と左心耳内の血栓の有無を調べる．それでもなお，鉗子をかけたり指を心房内に挿入したりする前に，左心耳を注意深く触診して血栓の有無を確認し

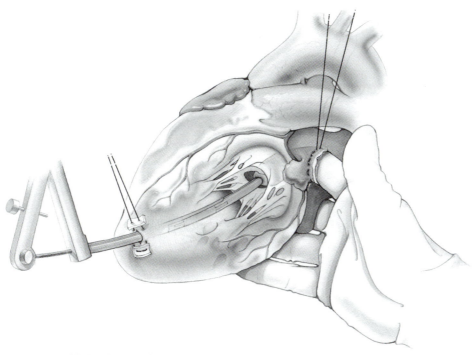

図 6-11　閉鎖式僧帽弁交連切開術の手技

なければならない．もし血栓が疑われる場合には，心房切開口から血栓を押し出す必要がある．もしこれができなければ閉鎖式手術をあきらめて，人工心肺による直視下僧帽弁交連切開術に変更しなければならない．

 僧帽弁口の閉塞
　重症不整脈や心停止の危険を避けるため，2〜3心周期以上の間，示指で僧帽弁口を塞いではならない．

　右示指を左房内に挿入したら，心臓を右の手掌および残りの3本の指で持ち上げて，左室心尖部が見えるようにする．11番のメスを左手に持って，心尖部の巾着縫合の中央に小さな心室切開を加える．必要ならばこれは助手が行ってもよい．この切開口は，一連のHegar拡張器でTubb弁裂開器の外径に合うまで拡大する．次に術者の左手で弁裂開器を持って左室内に挿入し，僧帽弁を越えて左房内まで先端を進める．次にそれをあらかじめ設定された3.5〜4.5 cmの長さまで素早く開き，再び閉じて抜去する．最後に術者の指を抜き，左室心尖部の巾着縫合を締めてプレジェットの上で結紮する．

 弁裂開器の早すぎる開大
　左房内にある右示指が先端を触れるまで，弁裂開器を決して開いてはならない．その前に弁裂開器を開くと，弁下構造が損傷したり裂けたりして，僧帽弁閉鎖不全を引き起こすおそれがある（図6-12）．

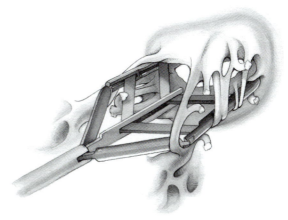

図 6-12　弁裂開器の開大を早すぎるタイミングで行うと，弁下組織を損傷して閉鎖不全を起こす

弁裂開器の不十分な閉鎖
　弁の裂開が完了した後，弁裂開器は抜去する前に完全に閉じなければならない．弁裂開器の閉鎖が不十分であると，抜去する際に左室切開口を引き裂いてしまう．

 十分な弁裂開の確認
　弁の裂開が十分であること，および僧帽弁逆流のジェットが触れるか否かの確認は，術者の示指が左房内にある間に行う必要がある．

 空気塞栓
　術中に空気が左房内または左室内へ入らないよう十分注意する．

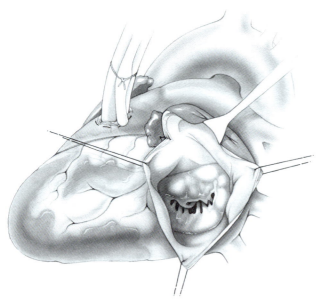

図 6-13　万一，人工心肺が必要になったら，左房を切開して僧帽弁を露出する

●閉鎖式僧帽弁交連切開術から直視下手術への移行

若年の成人症例では僧帽弁病変が石灰化を伴わず，線維化しているが弾力性が残っていることがある．その場合，術者が弁裂開器で弁口を最大限に拡げることは可能であるが，弁裂開器を引き抜くと，再び弁口が以前の狭窄状態の大きさに戻ってしまうことになる．このような症例では直視下僧帽弁交連切開術を行う必要がある．

NB　人工心肺の用意

必要になったときすぐ使用できるように人工心肺を用意しておくことは，本術式を行う場合に賢明な注意事項である．静脈脱血は，主肺動脈に脱血管を挿入すれば可能となる．動脈送血は，下行大動脈か大腿動脈に送血管を挿入して行う．左房を切開すると，僧帽弁が非常によく見える（図6-13）．

僧帽弁形成術

僧帽弁構造には，弁尖，弁輪，腱索，乳頭筋，左室が含まれる．僧帽弁閉鎖不全は，弁輪拡大，弁尖の異常，腱索の延長や断裂，乳頭筋の障害や偏位，左室の大きさや形や壁運動の変化によって発生する．したがって弁形成術を行って満足すべき結果を得るには，僧帽弁複合体をあらゆる方向から詳細に観察して評価する必要がある．弁輪の形と大きさを観察し，弁尖の柔軟性と動きを確認するために神経鉤や鑷子を用いる．弁尖の動きは，正常（I型），逸脱（II型），拘束（III型）に分類される．次いで腱索と乳頭筋を評価する．僧帽弁形成術の戦略は，弁の接合を保つすべての要素（弁輪，弁尖，腱索，乳頭筋，心室）を加味し，最近の手術法は，特に弁輪，弁尖，そして腱索に焦点を当てている．

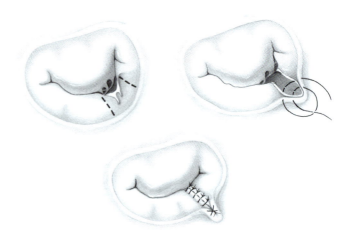

図 6-14　弁輪形成を伴う弁尖切除術

前述した僧帽弁アプローチ法のどれでも良好な視野が得られる．しかし経心房中隔アプローチ法は，過剰な牽引で歪めることなく，正常な解剖学的位置関係で弁を評価できるという利点を有する（図6-8）．このことは，再建術を行う場合に重要な点である．

●僧帽弁尖の形成術

軽度の無症候性僧帽弁逸脱症が，臨床的に重度の僧帽弁閉鎖不全へと進行することがある．これはしばしば腱索に粘液変性が起こり，さまざまな程度の弁尖の異常を伴うものである．P2部分に最もよくみられ，矩形切除と弁輪形成術が行われる．弁輪の再縫合を避けて術式を単純にするため，三角切除を行う外科医もいる．他には，逸脱した部分を新しい腱索で支持することもある．

●矩形または三角切除

逸脱部分を含む後尖を矩形または三角形に切除する．矩形切除した部分の後尖弁輪は，2-0 Ticronで2〜3針結節縫合して縫縮する．この手順は，三角切除の場合は不要である．弁尖の断端は5-0 Ticronで寄せ合わせ，弁尖の心室面または心房面で結紮する（図6-14）．後尖弁輪は弁輪形成器具のいずれかを用いて補強する（後述）．

 弁尖組織の過剰切除

余分な弁尖組織を切除するには適確な判断が必要である．切除範囲が大きすぎると適切な修復ができなくなるおそれがある．比較的大きく切除した場合は，残った弁尖と弁尖をスライドするように寄せ合わせると，接合がとても容易になる．これは残存し

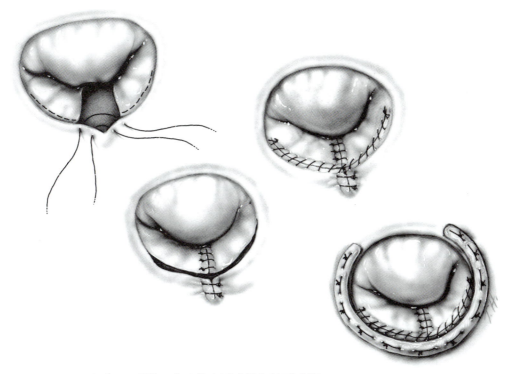

図 6-15　スライディング法による後尖形成兼弁輪形成術

ている後尖部分をある程度弁輪から分離し，弁輪縫縮術を施した後に再び弁輪に縫着する方法である．後尖弁輪は，修復部分の引きつれを避けるために，いずれかの弁輪形成器具で補強する必要がある（図6-15）．

🚫 **弁尖の接合不全による僧帽弁逆流**

弁尖断端を縫合する際，縫い代を大きく取りすぎると弁の面積が小さくなり，弁尖同士の正しい接合が阻害されて僧帽弁逆流を生ずる．

🚫 **薄い弁尖組織**

弁尖組織が非常に菲薄で脆弱な場合は，縫合糸によって切れて，僧帽弁閉鎖不全が再発することがある．縫合糸の補強に心膜プレジェットを用いることもあるが，このとき弁尖が変形しないよう注意する．

🚫 **糸の弛み**

細い Prolene は正しく結ばないと弛むことがある．こうなると修復部位が裂壊して，著しい弁逆流を生じるおそれがある．細い Gore-Tex は弛みがさらに生じやすいので，弁尖の修復に用いるのは避けるべきである．

🚫 **僧帽弁輪拡大の合併**

僧帽弁輪拡大の合併は常に認められる．したがって，後述する弁輪形成器具のいずれかを用いて，後尖弁輪を補強する必要がある．

◉ 人工腱索の作成

逸脱部と断裂した腱索を切除する以外に，人工腱索で当該部を支える方法がある．現在，人工腱索の作成にすぐ使える市販の製品がある（W.L.Gore & Assoc 社，Flagstaff, AZ）．

◉ Gore-Tex 人工腱索移植術
【手術手技】

断裂または延長した前尖の腱索の移植には，細い両端針付きの 5-0 Gore-Tex を用いる．まず病変を有する腱索の起始部の乳頭筋先端へ針を通し，縫合糸をそこで固定する．

Gore-Tex の一方の針を，前尖の断裂腱索付着部に通す．次に前尖を神経鉤を用いて左房内へ引き上げ，残りの腱索をピンと張らせることにより，糸の長さが他の正常な腱索の長さに近づくよう調節する．そして Gore-Tex をそこで二重に通して固定する．これによって人工腱索の長さが決定する．Gore-Tex のもう一方の針もまったく同じ方法で少し離れた部位にかけ，長さも同様に調節して固定する．それから 2 本の針糸を結紮する（図 6-16）．

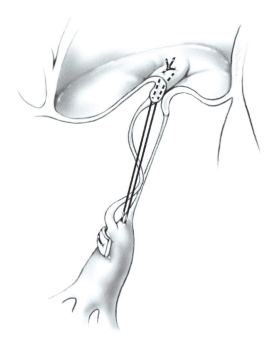

図 6-16 延長あるいは断裂した腱索を Gore-Tex 人工腱索で置換する

乳頭筋
乳頭筋の先端は通常，線維性でとても強靭である．乳頭筋の先端が筋性の場合は，Gore-Tex を心膜プレジェットで補強する．

ループ固定の重要性
人工腱索の正確な長さを保持するため，乳頭筋の先端と弁尖との付着部の両方で，Gore-Tex をループ状にくぐらせて固定することが，絶対に必要である．

Gore-Tex 糸の結紮
結び目が少なすぎると Gore-Tex は弛む．Gore-Tex を固定するためには，少なくとも 10〜11 回結ぶ必要がある．

人工腱索の短縮
もし Gore-Tex が確実にループ固定されていないと，結紮したときに引っ張られてしまう．その結果，人工腱索が短くなってしまい，僧帽弁前尖の動きを妨げて僧帽弁閉鎖不全を引き起こす．

断裂した腱索だけでなく，延長した腱索の治療にも本法を多少修正して適用することができる．

● Edge-to-edge 修復術
僧帽弁の複雑病変，すなわち前尖の逸脱や機能的僧帽弁閉鎖不全，交連部の異常，そして弁形成術後の残存逆流は，Alfieri の edge-to-edge 修復で修復できることがある．

【手術手技】
前尖の自由縁と相対する後尖の自由縁を，2〜3 針の 4-0 または弁尖が薄い場合は 5-0 Prolene で寄せる．これは重複僧帽弁口を作ることになる．異常が交連部付近にある場合は，近傍の前尖と後尖を寄せてやや小さい 1 つの僧帽弁口を作る．

NB この修復は，常に弁輪形成用のリングで補強する必要がある．

● 僧帽弁前尖の異常
僧帽弁前尖の腱索断裂や著しい延長は，高度の僧帽弁閉鎖不全を引き起こす．病変を有する腱索は，近接する後尖の腱索付着部を僧帽弁前尖に転位することにより補強でき，flip-over 法と呼ばれている．

【手術手技】
前尖の断裂腱索や延長腱索の対向部の後尖に正常な太い腱索が付着している場合，この部分の後尖をその他の後尖と後尖弁輪から矩形状に切離する．それを裏返し，多数の細い Prolene の結節縫合で僧帽弁前尖に縫着する．転位部分の二次腱索は，十分な可動性を得るためにすべて切離する．後尖の欠損部は前述したとおりに再建する（図 6-14）．

はるかに単純な手法として，僧帽弁の後尖や後尖弁輪を切除せず，断裂や著しく延長した腱索を 1 本の Gore-Tex で置換する方法もある．

● 僧帽弁輪形成術
【交連形成術】
一部の症例では，弁輪拡大が単独の原因である僧帽弁閉鎖不全もあり，その場合は拡大した弁輪を縫い縮めるのみで十分である．これは，両交連部で数個の 8 の字縫合を行って，後尖側弁輪だけを縫縮することで達成できる．

丸針付きの 2-0 Tevdek を交連部の弁輪に通し，さらに 1 cm 離れた後尖弁輪にかける．同じ針糸を，次に交連部から 0.5 cm 離れた弁輪（または初めの 2 針の中間）に通し，最後にそこからさらに 1 cm 離れた弁輪にかけた後，糸をしっかり結紮する．もし必要なら 8 の字縫合をもう 1 つ同様に加え，弁輪径をさらに小さくすることが可能である（図 6-17）．1 針 1 針の大きさを適切に判断してかければ，過剰修復の心配なく良好な形成術を達成できる．これらの縫合糸は Teflon フェルトのプレジェットで補強してもよい．

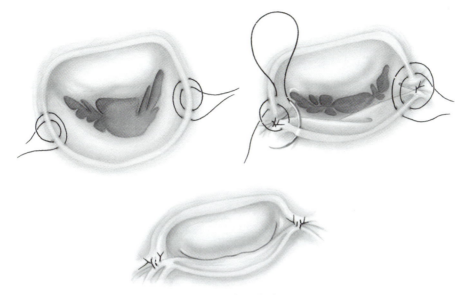

図 6-17　僧帽弁輪形成術における 8 の字縫合法
（訳注：本文の記載と一部異なっている）

🚫 **対称性を有する弁輪**
　弁輪は，解剖学的に対称性を有することが重要である．したがって本法は，弁輪の前外側と後内側の両交連部に対してまったく同様に行う必要がある．

🚫 **僧帽弁逆流の残存**
　弁輪縫縮が不十分であると弁逆流を満足に止めることができない．左室内に生理食塩水を注入して弁逆流による噴出状況を観察することにより，弁輪形成術後の僧帽弁逆流度を評価する．

🚫 **僧帽弁狭窄**
　過剰に修復すると僧帽弁狭窄を生ずる．適切な大きさの弁口があることを確認するために弁口を指で調べ，さらに適切な大きさのサイザーを挿入してみるのもよい．

🚫 **変性疾患**
　病理学的に変性疾患が原因である場合には，組織は菲薄で弱く，縫合糸によって組織が切れてしまう可能性がある．Teflon フェルトまたは心膜のプレジェットを使用すると，このような合併症の防止に役立つ．

🚫 **前尖弁輪の除外**
　拡張するのは通常後尖弁輪だけなので，弁輪形成術は前尖弁輪には行わず，後尖弁輪だけに行うべきである．弁輪の前尖部分まで形成術を行うと僧帽弁構造が捻れ，かえって弁逆流を生ずるおそれがある．

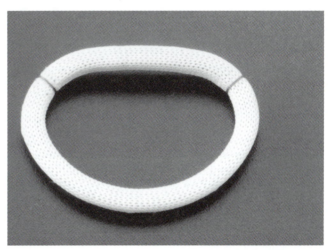

図 6-18　Carpentier-Edwards フィジオ弁輪形成用リング

🚫 **針糸のかけ方**
　針糸は線維性弁輪にかけるべきで，弁尖自体や弁輪を越えた心房壁にはかけないほうが良い．

【弁輪形成術】
　左室と僧帽弁輪の拡大が原因で軽度の僧帽弁閉鎖不全を発症している少数の患者に対しては，交連形成術は有用な手法である．しかし大部分の僧帽弁閉鎖不全では，完全または部分的な人工弁輪を使用することが有効であり，単独または弁尖や腱索の形成術に併せて行う．

NB　現在は多種類の人工弁輪が入手可能であり，僧帽弁閉鎖不全の特別な病因に対して特別に考案されたものもある．完全なリングと後尖用のバンド（部分的なリング）の植込み方法は，製品によらず同様である．

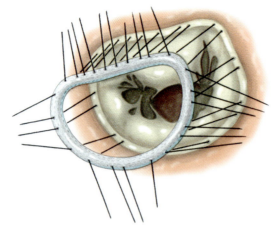
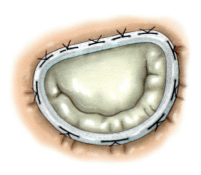

図 6-19　Carpentier リングによる弁輪形成術

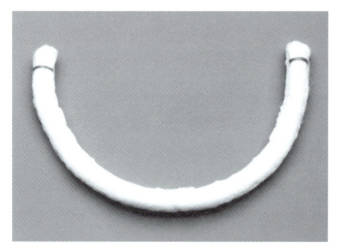

図 6-20　Cosgrove-Edwards 弁輪形成用不完全バンド

【完全な僧帽弁輪形成リング】

Carpentier-Edwards フィジオ II リング（Edwards Lifesciences 社，Irvine，CA）は部分的に硬くて完全な環状構造をしており，前尖弁輪と後尖弁輪を寄せ合わせるのに非常に効果的で，僧帽弁輪を元の正常な形状に戻すことができる（図 6-18）．

手術手技

弁尖や腱索の修復が必要であれば先に行い，次いで弁輪形成用のリングを固定する．2-0 Ticron を左右の線維三角の弁輪にかける．適切な大きさのリングを選択するには，まず直角鉗子で腱索を牽引し，前尖をゆっくりと拡げて表面部分を露出する．次いで前尖の面積と左右線維三角間の距離に適合したサイザーを選べばよい．後尖弁輪に約3〜4 mm の等間隔で約7〜10針の単純縫合をおき，同様に両線維三角の糸の間の前尖弁輪にも，2〜4針の縫合糸をかける．縫合糸はすべて均等にリングへ通し，その後弁輪に下ろして結紮・固定する（図 6-19）．

■ 針糸のかけ方

弁輪とリングの大きさの違いを念頭におきながら，縫合糸を適切な間隔にかけていく．リングを確実に適正な位置に固定するためには，後尖弁輪の縫い目は必然的に幅広くなる．

■ 繊細で脆弱な組織

左房と弁輪組織はしばしば浮腫状かつ脆弱である．その場合，単純縫合ではなくフェルト片を用いた水平マットレス縫合にしてもよい．これで縫合糸による組織の断裂を防止できる．

【僧帽弁形成用の不完全リング】

Cosgrove-Edwards 弁輪形成用不完全リングまたはバンドは，後尖弁輪だけを固定する（図 6-20）．弁輪形成用のリングの選択（完全型か不完全型か）は外科医の好みによる．機能的僧帽弁閉鎖不全の場合には，ほとんどの外科医は完全なリングのほうが望ましいと考えている．

手術手技

2-0 Ticron を各々の線維三角で弁輪に通す．前尖の面積と両線維三角間の距離に適合したサイザーを選び，適切な大きさのリングを決定する．後尖弁輪に約3〜4 mm の等間隔で約7〜9針の単純縫合をかける（図 6-21）．縫合糸はすべて均等にリングへ通し，正しい位置に下ろす（図 6-22）．次いで弁輪が正確に縮小するように，縫合糸をリングの型板がついた状態で結紮・固定し，その後型板は取り外す（図 6-23）．

■

針糸は正常で丈夫な弁輪組織に，しっかりと深くかけなければならない．針糸を心室側から後尖弁輪を経由して心房側に通す場合には，腱索の付着部を引っかけないように注意する（図 6-21）．

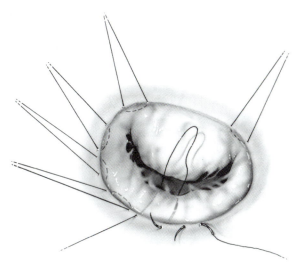

図 6-21　両線維三角と後尖弁輪に縫合糸をかける

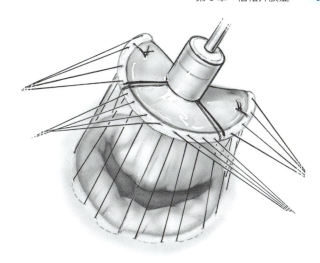

図 6-22　弁輪形成用バンドに縫合糸をかける

NB　僧帽弁輪や弁輪形成用リングにかける単純縫合は，等間隔にすることが重要である．後尖弁輪の余分な部分は，リングよりも幅の広い単純縫合を弁輪にかけることで縮小し，その結果，弁輪のひだはリングで抑え込まれる．

🚫 溶血反応
　修復が適切に行われても，軽度の閉鎖不全が遺残することがある．異物に当たるわずかなジェット血流でも，無視できない溶血反応を生じる場合があるので，このような合併症の予防に細心の注意を払わなければならない．

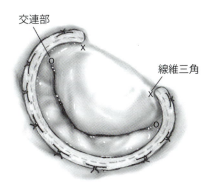

図 6-23　後尖弁輪形成用バンドの完成図

NB　小児にリングを使用するのは避けたほうが良い．その代わり心膜プレジェットで補強した多数の縫合糸をかけて後尖弁輪を縮小する．この方法を用いれば，僧帽弁輪が成長する余地を残すことができる．あるいは両端針付きの細い Prolene を，後尖弁輪に沿って交連部から交連部にかけ，適切なサイズの僧帽弁口に等しい大きさの Hegar 拡張器を挿入して結紮する方法もある．これは，小児が成長したとき Prolene が切れ，弁輪の成長が可能になると想定した方法である．

●腱索再建
　断裂または延長した腱索を修復する最も効果的な方法は，人工腱索を作成することである（前述参照）．腱索短縮術が有効な方法となる場合もある．腱索短縮術を始める前には，延長の程度を確認しなければならない．そのため，細い Prolene を 2 本かけるか，神経鉤を用いて弁尖を左房内へそっと引き上げる必要がある．僧帽弁輪の水平面と延長した腱索の弁尖付着部との距離を測ることにより，腱索延長の程度を詳細に評価できる（図 6-24）．そしてこの延長腱索の過剰分を弁尖の下面に縫着する（図 6-25）．

腱索の僧帽弁尖への縫着
　延長した腱索の短縮術には，両端針付きの 5-0 Prolene を用いる．最初の針は，僧帽弁輪面のレベルかそれよりやや下方で腱索に通す．2 番目の針は，最初に針をかけた部位と弁尖下面の中間に通す．2 本の針は次いで弁尖へ，下から上に互いにきわめて近接して通し，心房側できちんと結紮する．このようにすると過剰な腱索が弁尖下面に引き上げられ，弁尖は僧帽弁の水平面のレベルまで引き下げられ，もう一方の弁尖とのずれが消失する（図 6-25）．

NB　リングは一般に小さめのものを選択するほうが賢明である．僧帽弁狭窄が生じない範囲で，両線維三角間の後尖弁輪の長さをできるだけ短くすることが重要である．実際，最良の結果を得るには，左室に血液が充満したとき僧帽弁尖に十分余剰があり，僧帽弁口を余裕を持って塞いでいる必要がある．

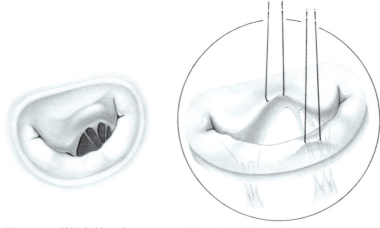

図6-24 僧帽弁輪の水平面と，延長した腱索の弁尖付着部との距離を測定することにより，腱索延長の程度を評価する

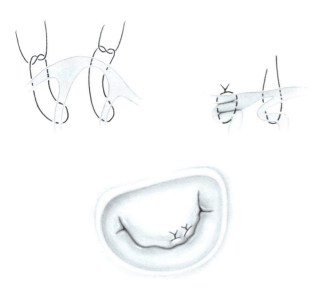

図6-25 延長した腱索の余過剰分は僧帽弁尖に縫着する

🚫 弁尖の裂傷

弁尖は多少肥厚しているか線維化していなければならない．正常な弁尖は腱索短縮術の縫合糸によって損傷したり裂けたりすることがあり，こうなると満足な修復が妨げられて最終的に弁を断裂してしまうおそれがある．

 腱索短縮術は，主に潜在的成長能力のある小児に対して行う．成人の場合は，Gore-Tex 人工腱索を用いた，より単純な方法を用いる（「Gero-Tex 人工腱索移植術」の項参照）．

【虚血性僧帽弁閉鎖不全】

虚血性僧帽弁閉鎖不全は，心筋梗塞に引き続く乳頭筋の延長や部分的または完全な断裂によって起こる．乳頭筋が完全に断裂すると，一般的に僧帽弁置換術が必要である．

1つの乳頭筋頭部の不完全な離開であれば，前述したとおり，腱索の交換か移動，あるいは弁尖の病変部位の切除によって修復することができる．

虚血性僧帽弁閉鎖不全患者の多くは，弁輪または左室の拡大と乳頭筋の偏位により，機能的僧帽弁逆流を起こしている．冠状動脈再建術を行う重症の虚血性僧帽弁閉鎖不全例では，僧帽弁置換術が最も良い選択である．中等度の虚血性僧帽弁逆流で心不全症状を伴ったり，弁輪が拡大していたり，側壁心筋が壊死している患者では，僧帽弁修復術が良い選択である．この場合，生きている心筋の血行再建とともに，小さいサイズの完全なリングを使用する．

僧帽弁置換術

僧帽弁形成術の経験が増えたことにより，僧帽弁の変性疾患や弁輪拡大の多くは，前述した形成術で非常に良好な結果を得られるようになった．しかし形成術では永続的に良好な結果が得られないと考えられる場合には，僧帽弁置換術を考慮しなければならない．

近年，実験や臨床研究により，左室の正常な形状と機能の保持には弁下構造が重要であることが立証された．したがって僧帽弁置換術が必要な場合，僧帽弁輪と乳頭筋の連続性を維持するために，あらゆる努力をして本来の弁下構造を維持する必要があり，場合によっては Gore-Tex 糸を用いることもある．

●手術手技

前尖は2つの交連部の間で弁輪と切り離す．病変が広範でない場合は前尖組織を楕円に切除し，主要な腱索が付着している弁尖組織の縁を，プレジェットで補強したマットレス縫合で前尖弁輪に再縫着し，同じ糸を次に行う弁置換の際にも利用する（図6-26）．弁尖に肥厚や石灰化が認め

第6章 僧帽弁膜症 95

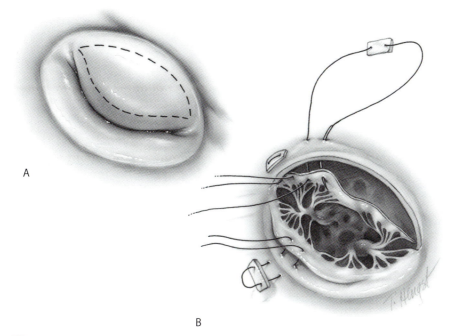

図 6-26
A：前尖を楕円形に切除する．
B：弁縁を前尖弁輪に縫着する．

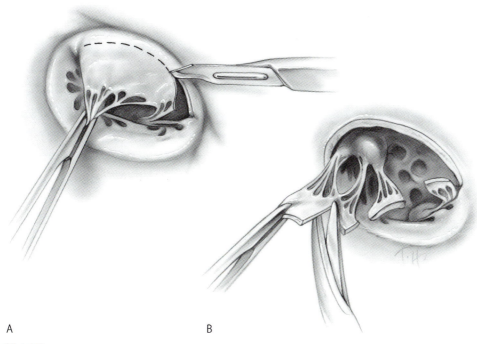

図 6-27
A：前尖を切離する．
B：腱索が付着した前尖の一部をボタン状に切離する．

られる場合には，弁尖のサイズに応じて，2〜4つに分割する．その後各部分の辺縁を切り揃え，腱索の付着した弁尖組織をボタン状にする．これらのボタンは，弁縫合糸で正しい位置に前尖弁輪と再縫着する（図6-27, 6-28）．あまり前尖を細かく分割しないほうが，正常な形状をより良く維持することができる．

後尖は，柔軟性があれば付着している腱索も含めて通常完全に保存できる．縫合糸を弁輪に通し，それから弁縁付近にも通すことにより，余分な弁尖組織を弁輪部に折りたたんで納める（図6-28B）．後尖に肥厚または線維化が認められる場合には，弁尖組織を2つの腱索付着部の間で切開あるいは楔状に切除し，より大きい弁を移植してもよい．

僧帽弁尖と弁下構造が著しい病変や石灰化を有していて，完全に切除しなければならないこともある．そのとき

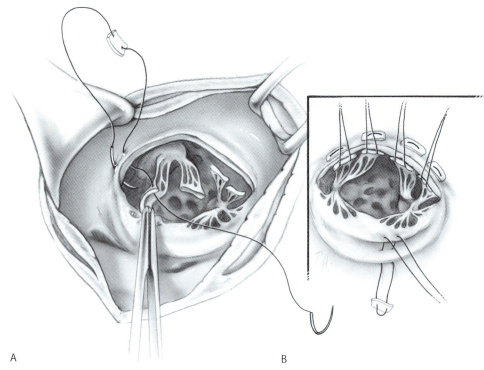

図 6-28
A：腱索のボタンは各々前尖弁輪に，正常な形状を維持できるよう再縫着する．
B：後尖はそのままにしておく．余分な組織は折りたたんで弁輪内に納める．

は弁尖に太い糸をかけるか Allis 鉗子で挟んで引き上げ，弁輪付着部がよく見えるように少し引き伸ばす（図 6-29A）．長い柄のついた 15 番のメスで，弁輪から 4〜5 mm 離れた円周に沿って僧帽弁を切離する（図 6-29B）．このとき，後内側交連部付近の弁輪に糸をかけて反対方向へ牽引すると，完全な弁切除のための視野が良くなる（図 6-29C）．この糸は後で人工弁の縫着に用いる．次いで腱索の線維性先端部を剪刀で切離する（図 6-29D）．

 弁尖の過剰切除

続いて行う人工弁置換のための縫合糸がしっかりかかるように，弁輪には弁尖組織を常に十分残さなければならない．弁尖を過剰切除すると弁輪が弱くなり，人工弁の縫着が不確実になったり，左房が左室から分離してしまったりすることがある．

 乳頭筋の切除

乳頭筋は線維性の先端部分を残し，腱索だけを切除する．乳頭筋を過剰に切除すると心室壁が脆弱になり，心室壁内に血腫が生じたり，さらには破裂したりするおそれもある（後述参照）．

 乳頭筋の過剰牽引

弁切除の際に弁組織を決して強く引っ張ってはならない．心停止液によって静止している心臓は脆弱で，乳頭筋を引っ張りすぎると左室壁が裂けてボタン穴状の欠損を生じてしまう危険性がある（図 6-30A, B）．もしそのような重大な事態が発生したら，ただちにプレジェット付きのマットレス縫合で修復する必要がある（図 6-30C, D）．この種の心室壁破裂は冠状動脈近傍に発生することが多いので，この破裂孔を修復する際には，冠状動脈を閉塞しないよう十分注意しなければならない．プレジェットで補強した両端丸針付きの縫合糸を，冠状動脈から十分離して深くかけ，もう 1 つのプレジェットに通した後にきちんと結紮する．数本の縫合糸をしっかりとかけてもまだ出血が続くようであれば，欠損部分全体をウシの心膜片で被い，3-0 Prolene の連続縫合で，周囲の正常な心筋層に注意深く縫着する必要がある．BioGlue を修復した壁に用いると，出血を制御するのに役に立つ．連続縫合の際に冠状動脈分枝の何本かが犠牲となることもあるが，これは致命的となりうる合併症を扱う場合にはやむをえないと思わなければならない．

 僧帽弁の石灰化

僧帽弁および弁輪の石灰化はしばしば認められる．弁輪が弱くならない範囲で，石灰片をできるだけ切除するよう心がける．時には石灰組織や変性組織の除去により，弁輪に窪みができてしまう．この

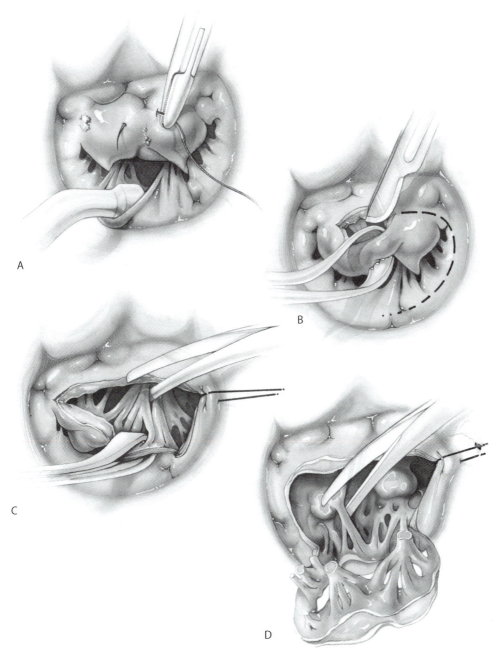

図 6-29　僧帽弁の切除
A：Allis 鉗子あるいは太い針糸をかけて弁を牽引し，弁輪付着部を露出する．
B：弁輪から 4〜5 mm 内側を，長い柄の 15 番のメスで弧状に弁を切離する．
C：後内側交連部付近の弁輪に糸をかけて牽引すると，良い視野が得られて弁切除が容易となる．
D：腱索および乳頭筋の線維性先端は，剪刀で切断する．

場合はただちに洗浄し，特製の軟らかいプレジェット付きの針糸でしっかり縫合閉鎖する．これらの縫合糸は，人工弁の固定に利用してもよい（図6-31）．

 弁輪の石灰化

僧帽弁輪は著しく石灰化することがあり，房室間溝および心室壁や心房壁へ伸びて全層にわたる場合もある．このように大きな石灰組織をあまり多く切除すると，房室間溝に穴が開いてしまうことがある．房室間溝周囲にはさまざまな組織が存在し，左回旋枝も走っているので，この欠損孔を修復するのはきわめて危険である．

 房室間溝の断裂

僧帽弁の後尖弁輪にある石灰組織を過剰に除去したり，大きすぎる人工弁を無理に縫着したりすると，房室間溝の断裂を招くことがある．この重大な事態は，人工心肺から離脱する際，術野に鮮血があふれて初めて気づくことが多い．

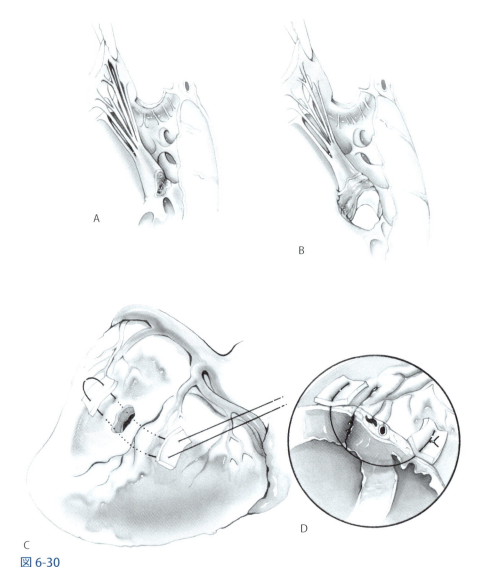

図 6-30
A〜D：左室にできるボタン穴状欠損の機序とその外科的修復法．

NB 　心臓の外側から，この損傷の修復を試みるのは危険である．ただちに人工心肺を再開し，心停止液を注入して心停止を得る．左房を開いて人工弁を取り外し，欠損の範囲を詳細に評価する．Glutaraldehyde で処理した自己心膜，またはウシ心膜の大きなパッチを適切なサイズと形に切る．欠損部の縁から十分離れた左室壁と左房壁，および左側の房室接合部に縫着する．縫合線は Teflon フェルトで補強した多数の結節縫合で強化する．より小さい人工弁を通常の方法で再縫着するが，縫着部位は後尖弁輪ではなく心膜とする．

🚫 左房後壁の損傷

　僧帽弁手術や Maze 手術の最中に左房から器質化または石灰化した血栓を過剰に取り除くと，剪断損傷と重大な出血を引き起こす．人工心肺を再開し，左房の内側から修復するほうが絶対に安全である．

これは手間がかかるかもしれないが，経験豊富な外科医は，どんなに出血が少なくても，僧帽弁手術の後に心臓を上方に脱転して，心臓の後方から出血を修復しようとは考えない．

●腱索置換術の手技

　リウマチ患者のように，腱索の癒合や短縮，あるいは乳頭筋の肥厚など，弁下構造に著しい病変が認められる場合には，本来の腱索は切除する．その後，4-0 Gore-Tex を乳頭筋の先端から弁輪まで通して人工腱索を作成し，僧帽弁輪と乳頭筋の連続性を維持する（図 6-32）．

　乳頭筋の線維性部分の先端に，両端針付き 4-0 Gore-Tex をかける．線維組織がない場合は，縫合糸を小さい軟らかなフェルト片や心膜片で補強し，しっかり結紮あるいはループ固定する（図 6-32B）．各々の糸の両端を僧帽弁輪の 2 時，5 時，7 時，10 時の位置に通し（図 6-32A），人工腱索の正確な長さを決めてループ固定を行って結紮す

る．Gore-Tex のループ固定は，引っ張っても腱索が短縮しないようにするためである．人工腱索を正しい長さにすることで，乳頭筋と Gore-Tex の双方を，きつすぎず，かつ弛すぎることもない，ほどよい張りにすることができる．人工腱索がたわんではならない．また，本来の後尖と腱索部分は温存し，前尖腱索のみを Gore-Tex で置換することもよく行われる（図 6-32C）．

●僧帽弁口径の測定

僧帽弁置換術で用いる人工弁は，できるだけ大きなサイズを選択する必要がある．サイザーを順に弁輪へ挿入して，適切な大きさの弁を選択する．サイザーは多少弛めに入るものでなければならない．

 サイザーによる損傷
　　サイザーを決して無理に弁輪へ挿入してはならない．

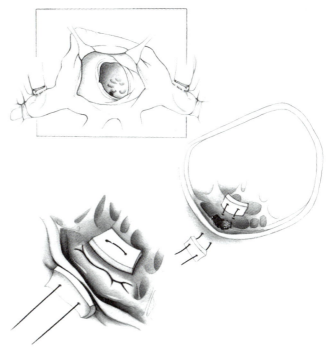

図 6-31　石灰組織や変性組織の除去
除去中にできた弁輪の窪みは，洗浄した後にプレジェット付きの針糸で縫合閉鎖する．

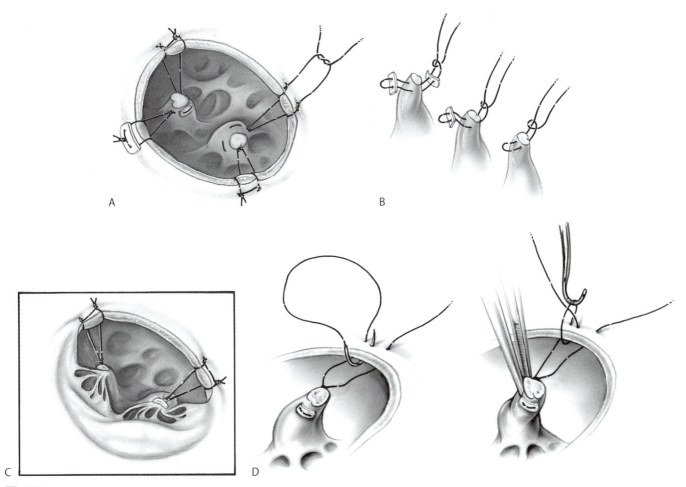

図 6-32
A：Gore-Tex 人工腱索を用いて，乳頭筋を僧帽弁輪の 2 時，5 時，7 時，10 時の位置に連結する．
B：Gore-Tex を乳頭筋にかける．Teflon フェルトで補強してもよい．
C：本来の後尖と腱索部分を温存して，前尖腱索のみを置換する．
D：弁輪の高さで，Gore-Tex をループ状にくぐらせて固定する．

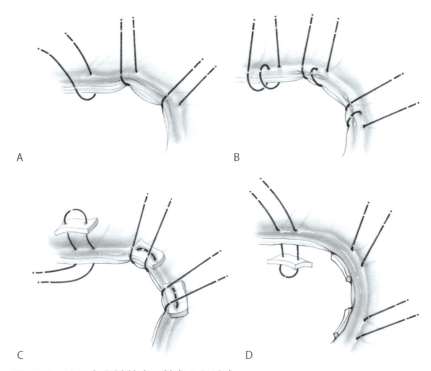

図 6-33　人工弁を縫着する針糸のかけ方
A：単純結節縫合．
B：8の字縫合．
C：プレジェット付き外翻マットレス縫合．
D：心室側プレジェット付きマットレス縫合．

 僧帽弁と大動脈弁の同時置換

　2つの弁置換を同時に行う場合，両方の弁が適切な位置に確実に納まるようにするには，小さめのサイズの弁を用いる必要がある．

●人工弁の選択

　今日まで数多くの人工弁が用いられてきたが，二葉弁や弁高の低い生体弁が僧帽弁に用いられるようになって，技術上の難易度は著しく軽減した．それは特に弁下構造を温存する術式で顕著である．

●縫合糸のかけ方

　僧帽弁置換術で人工弁縫着に通常用いられる縫合法には，単純結節縫合，8の字縫合，プレジェット付き外翻マットレス縫合，および心室側からのプレジェット付きマットレス縫合などがある．もし弁輪が境界明瞭で強固な場合には，2-0 Tevdek による単純結節縫合あるいは8の字縫合で十分である．一方，もし弁輪が変性している場合には，プレジェット付き水平マットレス縫合を行うと安全性が高い（図 6-33）．時には 2-0 Prolene による連続縫合のほうが好ましい場合もある．大多数の外科医はプレジェット付き外翻マットレス縫合（図 6-33C）を好む．

　単純結節縫合では，人工弁の縫合輪に1本の糸を通しても，垂直マットレス縫合のように2本とも通しても，どちらでもよい．8の字縫合やマットレス縫合では，水平マットレス方式で縫合輪へ糸を通す（図 6-34）．弁輪と人工弁の縫合輪の両方に糸がすべてかかったら，人工弁を静かに下ろして弁輪にはめ込み，糸をしっかりと結紮する．結紮の際には，残存している余分な弁下構造はすべて弁輪面上に引き上げ，人工弁の動きを妨げたり左室流出路の障害になったりしないようにする（図 6-35）．もし左房側に広範に弁尖組織が残存している場合には，安全のため 4-0 Prolene でその組織を左房壁に縫着して人工弁から遠ざける．

 縫合糸による損傷が発生しやすい部位

　僧帽弁輪のすぐ近くには，重要な解剖学的構造物が存在する（図 6-36）．左回旋枝は，後尖弁輪のすぐ外側の房室間溝を走行している．冠状静脈洞も弁輪周囲を横切っており，後内側交連部付近で遭遇することが多い．この位置関係に注意しないと，弁置換の縫合糸が逆行性心筋保護のカニューレを巻き込むおそれがある．冠状動脈の房室結節枝は，しばしば後内側交連部直上の弁輪に平行に走る．また，僧帽弁の前尖に連続している大動脈弁の弁尖にも針糸がかかることがある．

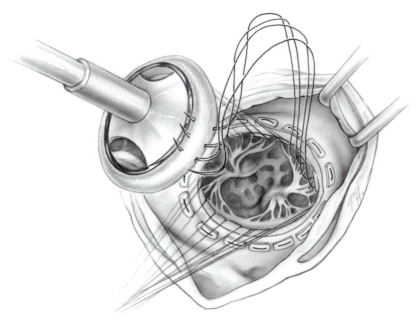

図 6-34　二葉弁の縫合輪への針糸のかけ方

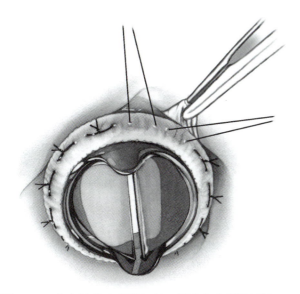

図 6-35　糸を結紮する際には，残存した腱索ボタン組織を弁輪面より上方に引き上げる

🚫 **変性した，あるいは脆弱な弁輪組織**

　変性した，あるいは脆弱な弁輪組織は，人工弁を支えるのに十分なほど強く縫合糸を保持することができない．このような場合，常にプレジェットを緩衝材として用い，縫合糸が脆弱な弁輪を切り裂いて弁周囲逆流などが発生しないように注意する．縫合糸がしっかり結紮されていない場合も弁周囲逆流を生じる原因となる．

🚫 **生体弁の取り扱い**

　生体弁は，常温の生理食塩水を間欠的にかけ，湿潤した状態に保つ必要がある．このきわめて重要な注意を怠ると，無影灯の熱ですぐに生体弁が乾いてしまい，永続的損傷が生じる．

🚫 **生体弁と抗菌薬**

　組織と化学物質の相互作用により永続的な線維化と石灰化を引き起こすおそれがあるので，決して生体弁に抗菌薬溶液をかけてはならない．

🚫 **機械弁の開閉機能の阻害**

　心室側にプレジェットを置くと，円板弁の正常な開閉機能を阻害することがある．

🚫 **長すぎる縫合糸断端**

　結紮した縫合糸は短く切らなければならない．糸が長すぎると，人工弁の種類によってはその開閉機能を阻害することになる．

🚫 **余分な残存腱索ボタン組織**

　弁輪面より上方にある余分な残存腱索や弁尖組織は，人工弁の開閉を阻害しないよう，縫合輪から離れた心房壁に縫着しておく必要がある．

🚫 **切れた腱索**

　切れた腱索がふらふらしていると人工弁に挟まり，弁の正常な閉鎖を阻害して著しい逆流を生じることがある（図 6-37）．

🚫 **石灰付着による開閉障害**

　心室壁の石灰組織が弁輪付近の心室腔内に突き出

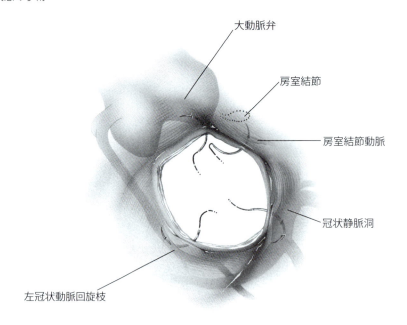

図 6-36 縫合時に損傷が起こりうる部位

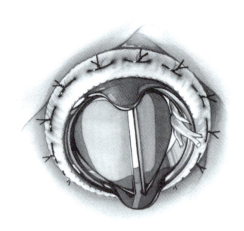

図 6-37 人工弁の円板の動きを阻害する石灰化組織あるいは腱索断端

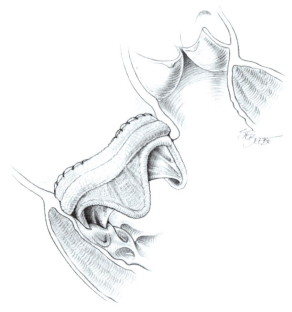

図 6-38 左室後壁にはまり込んだ生体弁支柱

ていると，円板の正常運動を著しく障害するおそれがある．

 支柱の突出

生体弁の支柱は，左室腔内で他と接触せず余裕を持って突き出ていなければならない．支柱が左室壁に接触したり，はまり込んだりしないよう十分に注意しないと，難治性の不整脈を誘発したり，正常な人工弁機能を阻害する危険性がある（図 6-38）．

 生体弁による左室流出路障害

生体弁を縫着する際には，支柱が付近の左室流出路を遮らないように注意する必要がある（図 6-39）．

現在，僧帽弁置換に使用する標準的な生体弁は，ステント付きブタ大動脈弁である．生体弁の縫合輪には，左室流出路で支柱が最も良い配列になるように目印がついている．

 支柱への糸の巻絡

人工弁の支柱に縫合糸が絡まり，弁尖が歪んで弁機能を障害する場合がある．したがって，縫合糸や弁下組織を巻き込まないように，生体弁を左室内に下ろす前に，生体弁の支柱を固く締めておくことが大事である．

針糸の刺入部位
　針糸は，常に弁輪と弁尖組織だけにかけなければならない．不用意に左室筋まで針糸がかかると，左室壁に亀裂が入り（図6-40），その結果，左室に血腫が生じ，心室の収縮再開後にこの血腫が大きくなって心臓外に破裂するおそれがある．

 ### 弁周囲逆流
　後尖弁輪が脆弱だったり裂けたりすると，術中および術後に人工弁縫着部の裂開を生じる危険性があり，その結果として弁周囲逆流が起きる．このような合併症に留意し，もし発生した場合にはプレジェットで補強した追加の針糸を，後尖弁輪のより丈夫な部分にかけて修復する必要がある．この方法により人工弁を確実に再固定できる．

NB　左心耳の閉鎖
　血液のうっ滞とその結果として起こる血栓塞栓症を予防するために，左心耳は閉鎖したほうが良い．これは心房細動例では特に重要である．左心耳を外側から結紮するか，左房内から巾着縫合をかけることにより閉鎖できる（図6-41）．

●小児における僧帽弁置換術
　乳幼児の場合，適切な大きさの人工弁を選択することは困難である．われわれは，大動脈弁用の二葉弁を僧帽弁の位置に上下逆に縫着することで対応している．この方法では，弁の開閉機構は僧帽弁輪より上方の，完全に左房内に位置するので，より大きい人工弁を安全に移植できる．
　僧帽弁輪が線維化したり患者の体表面積に比して小さすぎたりするなど，人工弁とのサイズ不適合による弁機能不全で再手術を行う際にも，この手法を応用できる．

 ### 大動脈弁輪上縫着用の二葉弁
　大動脈弁輪上縫着用の二葉弁は，絶対に僧帽弁位で上下逆に用いてはならない．それは，弁全体が左室内に入り込んでしまうからである．

 ### 二葉弁による少量の逆流
　二葉弁では構造上8〜10％の確率で逆流が生じる．小児の心臓は左室容積が小さいため，少量の逆流であっても心拍出量に比較すると過大となり，最適な血行動態を得られないおそれがある．

　乳幼児では，生体弁を縫着するその他の方法もある．まず支柱を僧帽弁輪内に挿入し，次に縫合輪を心房壁に縫着する．小児の場合，人工弁の石灰化はかなり速く進行するため，これはもちろん一時的処置である．患者の年齢が上がって身体が大きくなった時点で再手術を行い，より大きな人工弁と交換する．

 ### 肺静脈の閉塞
　縫合輪は肺静脈口から十分離れた心房壁に縫着し，肺静脈閉塞を防止しなければならない．

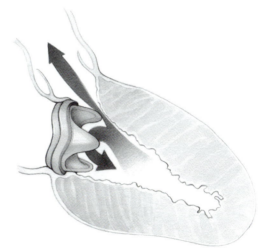

図6-39　生体弁による左室流出路障害

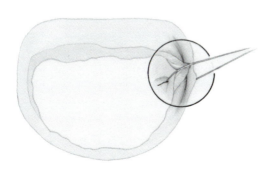

図6-40　針糸を深くかけすぎると，左室壁に亀裂が入ってしまう

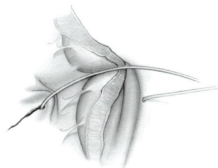

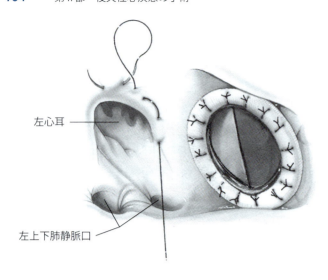

左心耳

左上下肺静脈口

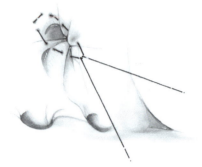

図 6-41　左心耳の縫合閉鎖

弁輪周囲の遠隔期合併症

●後尖弁輪下動脈瘤

　僧帽弁置換術の際に，後尖弁輪の弁下膜様部（前述の「僧帽弁の外科的解剖」の項参照）を不注意に損傷すると，弁輪下動脈瘤が発生しやすい．この種の損傷は通常，弁尖あるいは弁輪の石灰化物を過剰切除した場合に起こり，再手術が必要となる．まず人工弁を取り除くと動脈瘤の辺縁が明らかとなり，プレジェット付き水平マットレス縫合またはDacronパッチで閉鎖できる（図6-42）．次に動脈瘤縫合閉鎖に用いた糸，またはDacronパッチの上縁に通した糸を用いて，弁を再固定する．

●弁周囲逆流

　人工弁周囲に逆流が起きる弁離開の大部分は，不完全な手術手技が原因となる．石灰化あるいは変性した弁輪などいくつかの素因（これにより縫合糸が組織を切り裂いてしまう）は，すでに前に述べた．弁周囲逆流は後尖弁輪に沿って発生しやすい傾向がある．また大動脈弁と僧帽弁の連結部に著しい石灰化が及ぶと，弁輪が不明瞭になって針糸の正確な刺入が阻害され，さらに大動脈弁近傍の弁輪の露出が十分にできなくなる．弁輪ではなく心房壁や筋肉性の心室壁に縫合糸が不注意にかかってしまうこともある．

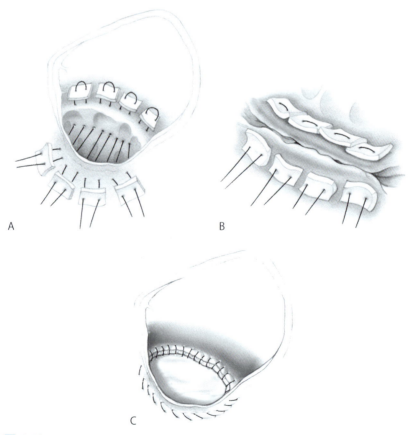

図 6-42
A，B：僧帽弁輪下動脈瘤の直接縫合閉鎖．
C：Dacronパッチによる僧帽弁輪下動脈瘤の閉鎖．

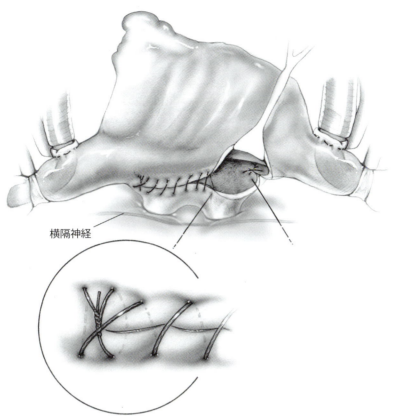

図 6-43　後心房間溝の閉鎖
拡大図：切開端を越えた部分の組織も縫合線に含める．

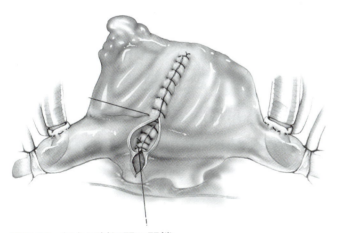

図 6-44　経心房斜切開の閉鎖

これらの縫合糸は，やがて筋性の壁を切り裂き，弁周囲逆流を生じる．したがって術者は必要な予防措置がとれるよう，十分留意することが重要である．

　弁周囲の離開部は，直視下に観察することができる．離開部の組織縁は，通常，前回の手術時より線維化が進んでいる．プレジェット付き針糸を離開部の組織縁に深く刺入し，次に人工弁の縫合輪にかけて結紮する．

　離開部の組織縁がしっかりしていない場合には，針糸をまず人工弁の縫合輪にかけ，続いて弁輪付近に深くかけて心房壁も全層に通す．最後に縫合糸を Teflon フェルト片に通して結紮する．もし弁輪縫合線の離開が広範な場合には，人工弁を取り除く必要がある．術者は前述した注意事項を考慮しながら，新しい人工弁を縫着しなければならない．

 回旋枝の損傷

　針糸を深くかけると，回旋枝を損傷する危険性がある．この場合，心筋傷害や出血を起こして人工心肺から離脱できなくなることもある．

心房の閉鎖

●心房間溝切開法

　大きな 1/2 サークルの針が両端についた 4-0 Prolene を用い，左房切開口の両端から開始する．確実に閉鎖するため，心房間溝の組織も一緒にかけてその保持力を利用する（図 6-43）．心房切開端からの出血を予防するためには，連続縫合を始める前に，切開端を越えた部分の組織も縫合線に含める必要がある（図 6-43：拡大図）．縫合は両端から反対方向へ進め，次にそれぞれの縫合線を，残しておいたもう一方の針糸で二重に縫合する．左房切開線が下方に伸びて心臓の後面まで達している場合は，縫合を左房の内側から直視下に始めると，閉鎖が容易となる（図 6-43）．

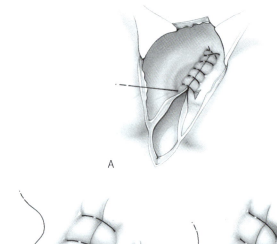
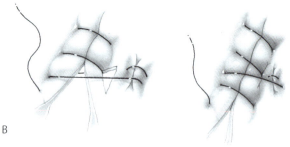
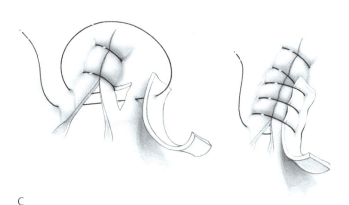

図 6-45
A：卵円窩の裂け目の修復法．
B：隣接した卵円窩組織による補強．
C：Teflon フェルトによる補強．

心房切開の閉鎖

一重の縫合でも十分であるが，二重に連続縫合を行うと確実に心房切開を閉鎖できる．

●経心房斜切開法

切開した心房中隔は，4-0 Prolene の連続縫合により，切開線の前端を越えたところから始めて，右上肺静脈へ向かって寄せ合わせる．次にもう1本の針糸で右房の切開口を閉鎖する．最後に右上肺静脈の端を3本目の針糸で寄せ合わせる（図 6-44）．

横隔神経の損傷

右上肺静脈の閉鎖時，横隔神経を縫い込まないよう注意する．

心房中隔にかける針糸の深さ

心房中隔は非常に厚い場合もあるので，針糸は中隔の両面の心内膜を含めて全層にかけるべきである．そうでないと縫合糸が筋性中隔を切り裂いて，中隔欠損を生じてしまうおそれがある．

縫合糸の補強

卵円窩は組織が脆弱で，縫合糸を十分保持できない場合がある（図 6-45A）．縫合糸の補強には，付近の卵円窩組織を用いたり（図 6-45B），あるいはTeflon フェルトや心膜片を用いたりする（図 6-45C）．

●経心房中隔縦切開法

心内操作が終了したら，4-0 Prolene の連続縫合で中隔を寄せ合わせる．右房壁も，もう1本の 4-0 Prolene で縫合閉鎖する．

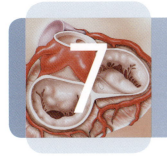

7 三尖弁膜症

　三尖弁に対する外科手術の最も多い適応は、機能的三尖弁閉鎖不全である．進行した僧帽弁疾患と肺高血圧症の患者で、機能的または二次的三尖弁閉鎖不全がよく起こる．僧帽弁形成術や僧帽弁置換術が成功すると，三尖弁閉鎖不全は消失するか有意に改善する．しかし現在の方針は，弁輪拡大や中等度以上の機能的三尖弁閉鎖不全の患者に対しては積極的に弁輪形成術を行う治療方針がとられている．

　リウマチ熱は，いまだに器質的三尖弁膜症の一番の原因である．少数の例外を除いては僧帽弁膜症に合併して起こり，また多くの症例で大動脈弁膜症も伴っている．単独疾患としてリウマチ性の純粋な三尖弁狭窄症はほとんどみられず，通常は狭窄と閉鎖不全が混在している．三尖弁の変性疾患は多くないが，三尖弁逆流が高度の場合には，何らかの修復術が必要となる．三尖弁位の感染性心内膜炎は，静脈注射による麻薬中毒患者や中心静脈カテーテルの長期留置患者，またまれに小さな膜様部型心室中隔欠損患者においてみられる．感染が弁尖組織を破壊し，三尖弁閉鎖不全を引き起こすことも多い．ペースメーカーリードによる逆流，三尖弁の退縮や石灰化をきたす放射線療法などが，医原性の三尖弁閉鎖不全の原因となる．カルチノイドは三尖弁と肺動脈弁を冒し，狭窄や逆流を引き起こす．

手技上の考察

●三尖弁と右室の外科的解剖

　三尖弁は右室の入口部に位置している．それは中隔尖と大きな前尖および小さな後尖からなっており，3つとも三尖弁輪に互いに連続的に付着している．これらの弁尖は線維組織で補強された心内膜の「ひだ」であり，小さな副弁尖が各交連部に存在することも多い．房室結節は中隔尖に隣接し，冠状静脈洞のすぐ前方の心房中隔にある．その正確な位置は，Kochの三角（中隔尖，Todaro索および冠状静脈洞の開口部で境界された三角形）の頂点である．房室伝導束あるいはHis束は，房室結節から伸びて中心線維体を貫通し，心室中隔膜性部の下方を心室内へ向かう．それは約2mmの太さで，細い筋線維束からなっている．房室伝導束以外には通常心房と心室の間に筋性の連絡はないが，調律障害を惹起する異常な伝導路が存在することもある（図7-1）．

　右室腔は三角形の管状で，円錐形の左室とは対照的である．その前壁と後壁は凹面形で，中隔壁は凸面形となっている．右室腔の内面には，少なくとも3つの乳頭筋が起始している．伸び縮みしない紐状の腱索は，乳頭筋から起始して三尖弁の自由縁あるいは心室面に付着している．各々の乳頭筋から起始した腱索群は，2つの弁尖の隣接する弁縁を制御する．したがって，大きな前乳頭筋から起始した腱索は前尖と後尖に付着し，しばしば2つ以上に分かれている後乳頭筋から起始した腱索は後尖と中隔尖に付着し，さらに小さな中隔乳頭筋群から起始した腱索は散開して前尖と中隔尖をつなぎ止めている．筋肉の橋の形をしたmoderator bandは中隔から起始し，右室腔を横切って自由壁につながっているが，そこから前乳頭筋が起始している．伝導系の特殊線維束はmoderator bandの中を走っている（図7-2）．

●切開法

　僧帽弁，大動脈弁および三尖弁のいずれも十分な視野が得られるので，後天性弁膜症の手術では胸骨正中切開が主に用いられる．下部胸骨正中切開法や乳頭下右開胸法でも三尖弁にアプローチできる（第1章参照）．

　歴史的には，人工心肺を開始する前に右心耳の巾着縫合から三尖弁の指診を行って，三尖弁逆流の程度を診査するのが慣例であったが，現在は術中経食道心エコーを用いて三尖弁の評価が行われる．三尖弁閉鎖不全は容量依存性なので，既往歴，術前心エコーや右心カテーテルのデータが，三尖弁に手をつけるかどうかの判断に重要である．僧帽弁手術を受けるすべての患者に対して三尖弁の検索を行い，弁輪の大きさを測定すべきと主張する外科医もいる．

●送脱血管の挿入

　三尖弁の手術を考慮する場合には，上下大静脈に脱血管を挿入する（図7-3）．上行大動脈にも送血管を挿入し，人工心肺を開始する．

　三尖弁単独手術の場合は，常温体外循環で心拍動下に行

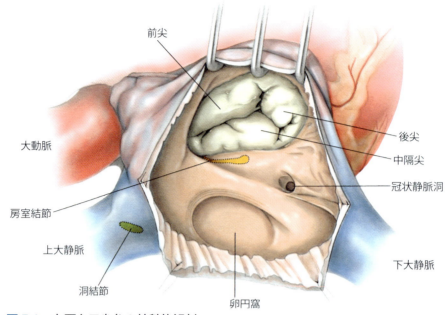

図 7-1　右房と三尖弁の外科的解剖

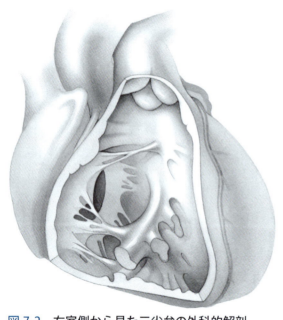

図 7-2　右室側から見た三尖弁の外科的解剖
三尖弁の弁下構造と凸状の中隔壁が見えるように、心室自由壁は取り除いてある．

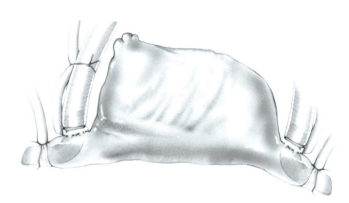

図 7-3　上下大静脈への脱血管直接挿入

🚫 洞結節の損傷

洞結節は，脱血管の挿入，上大静脈へのテーピング，あるいは心房切開などのとき，常に損傷するおそれがある．心房切開は洞結節から十分離して行い，上方の切開は右房の上端より約 1 cm 下方までにとどめるべきである．

うこともできる．しかし通常，三尖弁の手術は僧帽弁や大動脈弁手術の際の合併手術として行われ，冠状動脈バイパス術も併施されることがある．これらの手技が終了してから，大動脈遮断を解除し，左心系の空気抜きを完了する．三尖弁の手術は加温している間に施行する．

●三尖弁の露出

心房縦切開または斜切開は，房室間溝と平行にその約 1 cm 後方で行う．心房切開縁に針糸をかけて牽引し，さらに適切な大きさの鉤を用いると三尖弁は見やすくなる．

機能的三尖弁閉鎖不全

機能的三尖弁閉鎖不全の扱いに関する議論は，同じ病気の 2 つの段階，すなわち可逆性と不可逆性の機能的三尖弁逆流を正確に診断することの難しさを反映している．不可逆性の機能的三尖弁閉鎖不全は，慢性的な右室の拡大，永続的な右室容積の増加と三尖弁輪の拡大の結果である．確かに，重症の三尖弁閉鎖不全があるならば，有意な三尖弁の病理があるはずで，それはおそらく不可逆性である．しかしながら，三尖弁逆流がたとえ軽度か中等度であって

も，三尖弁の病理が不可逆性であることはありうる．これは，三尖弁逆流の程度の評価は，検査時の右室の前負荷と後負荷に依存しているためである．不可逆性のより良い指標は，弁輪径である．右房を開けて，前中隔尖交連部から前後尖交連部までの距離を直接測定し，もしその径が70 mm以上（正常の2倍）であれば，三尖弁輪は正常には戻らず，おそらく拡張し続けるであろう．

NB 左心系の弁手術の際に重症の三尖弁逆流がある場合，または経食道心エコーで弁輪径が40 mm以上（または21 mm/m^{2}より大きい）の場合は，三尖弁修復術が推奨される．

機能的三尖弁閉鎖不全に対しては，リングを用いた弁輪形成術が好まれている．DeVega弁輪縫縮術は，三尖弁閉鎖不全に対するもう1つの手術であるが，再発しやすい．三尖弁の二尖化は素早く施行でき，軽度から中等度の三尖弁閉鎖不全，または弁輪拡大が軽い患者で好まれる．リングを用いた弁輪形成術は，DeVega法や二尖化法より三尖弁逆流の再発が少ないという報告もある．

【手術手技】
DeVega法による弁輪形成術

右房を斜切開または縦切開し，三尖弁を観察する．通常両端針付きの2-0 TicronかProleneを用いて，後尖と中隔尖の交連部の弁輪から縫い始める．そこから反時計回りに，後尖，前後尖交連部，前尖，前中隔交連部の線維輪に，大きく（5〜6 mmずつ）針糸をかけていく（図7-4）．もう一方の針糸も，同じ場所の1〜2 mm外側に同じようにかける．縫合端にはどちらも小さなフェルト片を補強材として用い，予定した弁輪径まで確実に縫縮するために，適切な大きさの僧帽弁サイザーを当て，しっかりと結紮する．縫合の際，自己心膜片またはC字形のTeflonフェルト片を挟み込むと，さらなる安定性の向上が期待できる（図7-5）．

リングによる弁輪形成術

三尖弁の正常な形状と適合し，中隔尖弁輪部分を含まない，部分的リングまたは柔軟性のある弁輪形成用リングがいくつか利用可能である．大きさは線維性中隔弁輪の長さによって決定し，それより多少縮小することを目標にする．リングは，中隔尖以外の前尖と後尖の線維性弁輪を取り込み，多数の3-0 Tevdekを単純結節縫合またはマットレス縫合することで，所定の位置に固定する（図7-6A）．そのとき三尖弁輪よりも短い間隔で弁輪形成用リングに縫合糸をかけることにより，弁輪のサイズを縮小する（図7-6B）．次いで，リングを弁輪まで下ろし，縫合糸を結紮

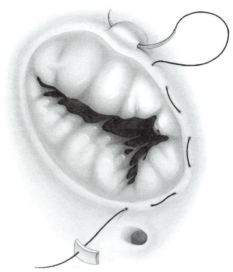

図7-4　DeVega法による三尖弁輪形成術における針糸のかけ方

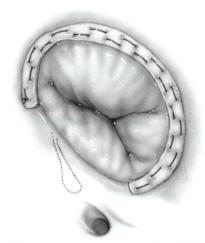

図7-5　Teflonフェルト片で補強した弁輪形成術

する．リングやバンドを用いた弁輪形成術により三尖弁口が縮小するだけでなく，弁の正常な形状が回復する（図7-6C）．バンドによる弁輪形成の利点は，心室収縮に合わせて弁口の形が変わることである．

 針糸の深さが不十分
針糸は弁輪に十分深くかけないと，組織が切れて弁輪形成が不完全になってしまう．

 房室結節の損傷
房室結節の損傷を避けるため，針糸は弁輪の中隔部分や冠状静脈洞の入口部から離す必要がある．

 弁尖の裂傷
針糸は線維性の弁輪に限ってかけるべきである．裂けると弁逆流が生じて修復が不十分になるおそれ

110　第Ⅱ部　後天性心疾患の手術

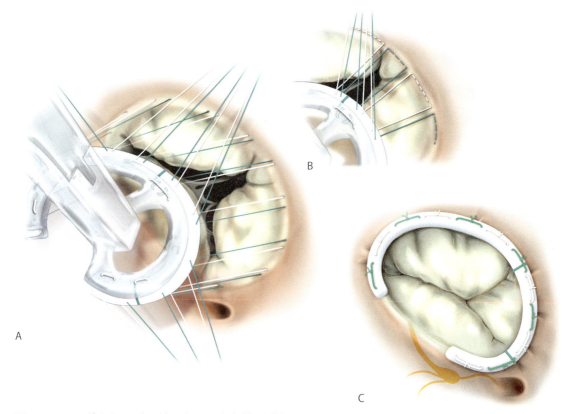

図 7-6　リングまたはバンドによる三尖弁輪形成術
A：マットレス縫合の針糸のかけ方．
B：弁輪径縫縮の仕組み．
C：弁の正常な輪郭の回復．

があるので，菲薄で正常な弁尖組織にかけてはならない．

三尖弁の二尖弁化

　三尖弁逆流修復の際に，前後交連部と後中隔交連部の弁輪形成術を行う場合もあるが，さらに後尖弁輪全体を除外して三尖弁を二尖弁にしてしまうことも少なくない．2-0 Ticron による 8 の字縫合を何回か行うが，術後の房室ブロックを避けるため，糸を冠状静脈洞から十分離してかける必要がある（図7-7）．あるいは，プレジェット付き2-0 Ticron による 2 対の水平マットレス縫合を，前後尖交連部から後中隔尖交連部まで同心円状にかけ，後尖弁輪部を縫縮する．

器質的三尖弁疾患

●リウマチ性三尖弁疾患

　リウマチ性三尖弁疾患は一般的に閉鎖不全と狭窄が混合しており，弁置換術が必要となることが多い（後述参照）．時に，交連部の癒合，弁尖の肥厚，さまざまな程度の線維化と腱索の短縮を伴う狭窄症が主体であることがある．このような場合は，交連切開術の適応となる．

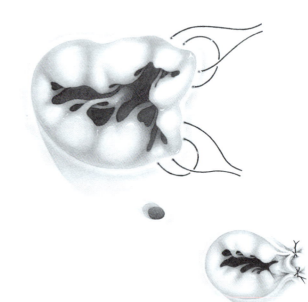

図 7-7　三尖弁の二尖弁化手術の手技

●三尖弁交連切開術の手技

　交連切開は，11 番のメスで交連線に沿って弁輪から 1～2 mm の部位まで慎重に行う．弁は三弁尖からなるが，交連切開は 1 つか 2 つの交連部にとどめて，逆流の発生を防止する（図7-8）．

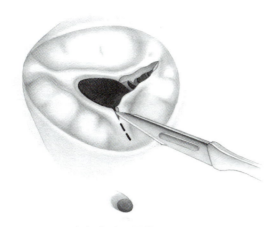

図 7-8 三尖弁交連切開術

 前中隔交連部

前中隔交連部は，逆流を起こしやすいので，切開することはほとんどない．

 三尖弁の形成

逆流が発生した場合には，弁輪形成用リングを用いて弁を形成しなければならない．三尖弁の二尖弁化手術は弁逆流を止めるのに有効であることが多い．

● **三尖弁の変性疾患**

三尖弁閉鎖不全症は三尖弁の粘液変性でも起こる．前尖が最も高頻度に変性し，腱索が延長すると逸脱し，また腱索が断裂すると激しく揺れ動く．正確な弁修復を行うためには，逆流の機序を詳細に確かめなければならない．僧帽弁形成術で述べたように，Gore-Tex による人工腱索がしばしば必要である（第 6 章参照）．すべての修復は，弁輪縫縮用のリングまたはバンドで補強する．

NB **Edge-to-edge 修復**

あらゆる修復の試みにもかかわらず重症の三尖弁逆流が持続する場合には，edge-to-edge 修復の追加を考慮する．この手技は，高度の肺高血圧症の患者では特に有効である．

【手術手技】

相対する前尖と後尖と中隔尖の中央で，一次腱索の付着部を数針の自己心膜のプレジェットで補強した 4-0 Prolene の U 字縫合で寄せ合わせる．その結果，3 つの弁口の三尖弁が形成される．生理食塩で遺残逆流と弁尖の捻れを調べる．少量の逆流が残った場合には交連部近傍の弁尖に edge-to-edge 修復を追加する．Hegar 拡張器で 3 つの弁口をそれぞれ測定し，合計すると十分な弁口があることを確認する．

● **ペースメーカリードによる三尖弁閉鎖不全**

ペースメーカの心室内リードが捻れて三尖弁の 1 つを巻き込むと，三尖弁閉鎖不全を起こすおそれがある．この場合，当該部の弁尖を切除して弁を修復することが可能であり，リードは抜去して心外膜リードを留置する．しかし，弁尖の病変が広範囲の場合は，弁置換術が必要となり，その際，ペースメーカリードは弁の縫合輪と患者本来の弁輪の間におく．

三尖弁置換術

三尖弁はほとんどの場合修復可能なため，弁置換術が必要になることはきわめて少ない．しかし弁の変形が高度で形成術が満足にできない場合には，弁置換術が必要となる．リウマチ性病変では時に弁置換術が必要である．カルチノイドや放射線被曝による三尖弁閉鎖不全で手術が必要なときも，弁置換術の適応となる．できれば弁下構造を温存し，弁尖組織は人工弁を弁輪に縫着する際に挟み込むとよい（第 6 章の弁下構造を温存した僧帽弁置換についての記述を参照）．しかし，三尖弁置換術が必要な場合には往々にして，弁下構造と弁尖組織は使用に耐えられないほど病変が進行している．このようなときには，三尖弁の切除はまず前尖と後尖から開始し，次に右室内の深部で腱索付着部を切離する．切離されて動くようになった弁を今度は右房側へ翻転し，心房側と心室側の両方から見ながら中隔尖を切離する．可能であれば中隔尖の辺縁とそれを支える腱索は，広い帯状に残す．中隔尖あるいは三弁尖とも完全に残して人工弁の縫着に利用できればさらに良い．慢性の三尖弁膜症例では，筒状で三角形という正常な右室の形状が失われていることが多く，拡張した右室には生体弁の支柱が容易に納まる．

中隔尖以外の部位では，Teflon プレジェット付きの 3-0 の針糸を弁輪にかける．中隔尖領域では，針糸は弁尖およびその支持組織のみにかけて，房室ブロックの発生を予防する．続いて人工弁の縫合輪に針糸を通し（図 7-9），人工弁を下ろして弁輪にはめ込み，糸を結紮して切る．人工弁を弛緩した心室内に挿入する際には，右室の心内膜を損傷しないよう注意しなければならない．僧帽弁置換術の際と同様に，サイズの選択は，房室弁輪径のみならず心室腔の大きさも考慮して行う必要がある．人工弁への糸かけの間隔を詰めて，弁輪径を縮めることはまったく問題ないが，逆にあまり大きな人工弁を選んでしまうと心室中隔に重大な損傷を起こす危険性がある．

 弁尖組織による円板弁の機能不全

右室機能を保持するために弁尖とその弁下組織を完全に残す場合には，機能不全が起きにくい二葉弁

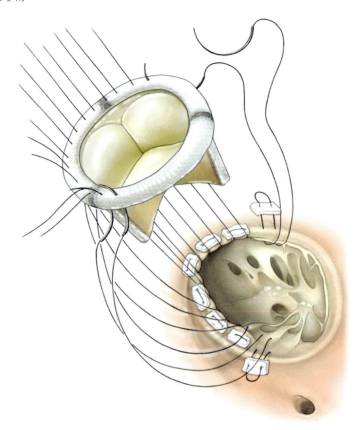

図 7-9　三尖弁置換術

または生体弁を選択する．

🚫 房室結節および伝導系組織の損傷

人工弁縫着の際に房室ブロックの発生を予防するため，伝導系組織から十分離して針糸をかけなければならない．

🚫 中隔の損傷

生体弁が非常に小さな右室腔内に突き出ると，中隔の損傷を起こすおそれがある．このような場合は，適切なサイズの二葉弁または弁高の低い生体弁を使用するべきである．

🆖 カルチノイド症例の弁の選択

カルチノイドの薬物療法の進歩によって，生体弁のカルチノイドのプラークは防止できる．生体弁を使用すると，肝機能不全と凝固障害を有するこれらの患者で抗凝固療法を回避できる．

🆖

三尖弁置換術の患者には，永久心室ペーシング用心外膜電極の留置を考慮する．将来永久ペースメーカ移植が必要となったときのため，左季肋部で腹直筋鞘の前面にポケットを作成し，これらの電極を埋設しておく．

●三尖弁位感染性心内膜炎

三尖弁位感染性心内膜炎で抗生物質や抗真菌薬療法に反応しない場合には，通常弁の摘除と弁置換術が必要となることが多いが，できるだけ自己弁を温存するように試みるべきである．疣贅は大きいことが多く，弁尖組織へ癒着しており，さらに弁尖や腱索の破壊を伴う．後尖に感染が及んでいる場合には，壊死部分だけでなく周囲の正常な組織も含めて広く切除する．自己心膜片で補強した 2-0 Ticron で後尖側の弁輪形成を行い，二尖弁化する（図 7-10）．中隔尖または前尖が感染している場合には，感染部を台形に切除する．さらに組織の性状により心膜片を使用して 2-0 Ticron による水平マットレス縫合で局所的弁輪形成術を行い，切除した弁尖断端は 6-0/7-0 Prolene による結節縫合で寄せ合わせる（図 7-11）．中隔尖の切除と修復は，時に完全房室ブロックを惹起するおそれがあるので，このような症例では永久心外膜ペースメーカ電極が必要となる．

三尖弁の感染性心内膜炎を合併している心室中隔欠損例においては，欠損孔を右房側から，心膜を用いて修復する（図 7-12）．まず欠損孔辺縁の壊死組織と疣贅を丁寧に取り除いてきれいにする．次に glutaraldehyde 処理した自己心膜パッチを欠損孔のサイズと形に合わせて切り，これを 4-0 Prolene の連続縫合，または 4-0 Ticron の結節水平マットレス縫合で欠損孔辺縁に縫着する．三尖弁中隔尖の下に位置する欠損孔上面では，このパッチは弁輪に隣接す

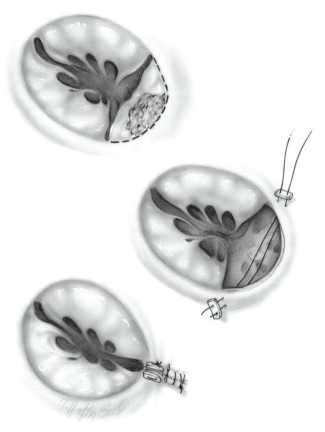

図 7-10 後尖切除と三尖弁の二尖弁化手術

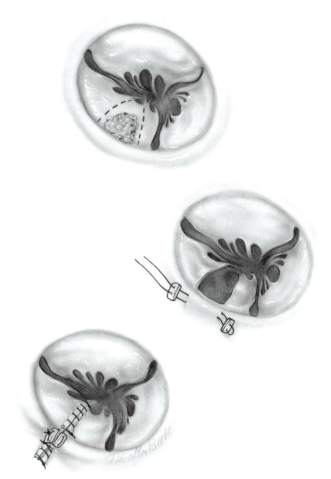

図 7-11 三尖弁中隔尖の部分切除ならびにその後の弁輪形成・弁尖再縫合術

る弁尖組織に固定する．房室結節を損傷しやすいので，縫合糸はこの部分の弁輪にできるだけ通さないように配慮する．この部分の中隔尖にも感染が及び，疣贅が認められて切除を要する場合は，弁輪に隣接する弁尖組織縁を残すように努める．欠損孔にパッチを固定した後，場合によっては心膜片を使用して中隔尖弁輪を 2-0 Ticron による水平マットレス縫合で寄せ合わせ，弁尖組織を 6-0 Prolene で結節縫合する（図 7-12）．感染性心内膜炎患者の三尖弁形成術の成績は良好である．

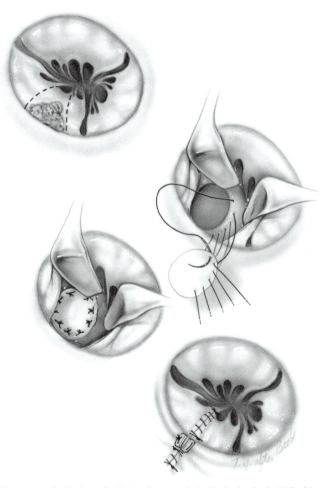

図 7-12 中隔尖の部分切除・再建を伴う心室中隔欠損パッチ閉鎖術

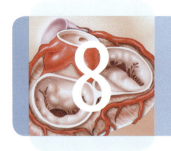

大動脈疾患

急性大動脈解離

　急性大動脈解離は突然発症するため，まさに外科的緊急性を有する．通常，内膜あるいは内膜と中膜の横方向の亀裂から発生し，中膜内に血腫を形成する．左室からの拍動性駆出による力は，大動脈壁の主に中膜内を縦方向に離開させる．この解離は，遠位側にも近位側にもどちらへも進みうる．大動脈弓部を越えて遠位側へ伸展すると，下行大動脈に沿ってさまざまな程度に進み，その分枝も巻き込む可能性がある．解離性血腫が中枢側へ伸展すると大動脈基部に達し，大動脈弁を変形させたり冠状動脈口を圧迫したりする．その結果，大動脈弁閉鎖不全や急性心筋虚血が生じるが，どちらも患者の生命を絶つ危険性がある．さらに，急性解離は大動脈から心内への破裂に至り，心タンポナーデを起こすこともある．そのため大動脈解離の症状は多彩であり，大動脈弁，大動脈壁あるいは大動脈分枝へ与える影響によって異なる．

　急性大動脈解離が発生する原因には，多くの因子がある．なかでも大動脈壁の中膜変性あるいは囊胞性中膜壊死は，特に重要である．常染色体優性遺伝する血管コラーゲンの異常であるMarfan症候群では，大動脈解離を高頻度に合併する．しかし，大動脈弁輪拡張症はMarfan症候群を有しない患者にも発生することがあり，やはり急性大動脈解離の原因となる．臨床的に大動脈解離例の多くは高血圧や大動脈二尖弁あるいは大動脈縮窄を合併している．

　現在用いられている分類法（Stanford分類）では，大動脈解離を上行大動脈との関連で2つの型に分けている．A型あるいは前方解離は，通常上行大動脈，それも大部分はsinotubular junction（ST junction）の約1〜2 cm上方から始まり，大動脈に沿ってさまざまな長さに伸展する．B型あるいは後方解離は，鎖骨下動脈起始部より遠位側の下行大動脈から始まる．解離は遠位側へやはりさまざまな程度に伸展するが，中枢側へ伸展してA型に変わることもある．

　DeBakey分類は，解離の解剖学的部位に基づいて行われている．したがって，Stanford A型はDeBakey I型およびII型と一致し，Stanford B型はDeBakey IIIA型およびIIIB型を含んでいる（図8-1）．臨床的にはStanford分類のほうが簡単で，初期治療法（外科的または内科的）と外科的手法（胸中正中切開または左後側方開胸）に関する情報を得ることができる．

　すべての急性大動脈解離に対する緊急処置は，患者の脳血流と腎血流が十分に確保できる最低レベル程度まで収縮期血圧を下げ，それを維持することである．急性大動脈解離の疑いがある患者には全員，ただちに造影CTを行うべきである．急性A型大動脈解離は，保存的療法がほとんどの場合無効なため，緊急手術が必要である．一方，急性B型解離の患者は，最初は降圧療法が行われる．時に，造影CTでは急性A型大動脈解離の診断ができないこともある．このような場合は，上行大動脈解離を除外するために，経食道心エコーを行う．これは，ICU（集中治療室）や救急部，手術室で施行可能である．

大動脈瘤

　大動脈瘤とは，大動脈壁の局所的な膨隆・拡大であり，大動脈のどの部位にも発生しうる．胸部大動脈瘤の罹患率は，過去20年間で3倍に増加した．この罹患率の増加は，一部は社会の高齢化，画像診断の進歩，または真の発生率の増加による．胸部大動脈瘤は現在，高齢者10万人あたり10人が罹患している．上行大動脈が最も発生しやすく（45％），下行大動脈がその次に発生しやすい（35％）．大動脈弓部（10％）は，単独で瘤を形成するか，上行大動脈あるいは頻度は落ちるが下行大動脈からの伸展として瘤を形成する．動脈瘤の進行性の拡大は，やがて破裂して患者を死に至らせるので，切除して人工血管で置換する手術の適応となる．

　上行大動脈や下行大動脈の瘤切除兼人工血管移植術は，A型あるいはB型大動脈解離の外科治療で述べる方法と類似している．さらに，陶器様大動脈または高度の動脈硬化病変の患者が大動脈弁置換術を受ける場合に，上行大動脈置換術が必要となる．

第8章　大動脈疾患

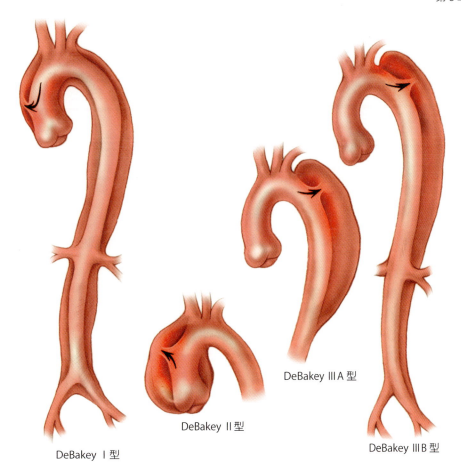

DeBakey Ⅰ型　　DeBakey Ⅱ型　　DeBakey ⅢA型　　DeBakey ⅢB型

Stanford A型　　　　　　　　　Stanford B型

図 8-1　大動脈解離の分類

上行大動脈置換術

　胸骨正中切開で上行大動脈に達する．両側鼠径部を露出し，大腿動脈あるいは外腸骨動脈から送血管を挿入する．上行大動脈瘤例では大動脈弓近位部から送血管を挿入することが可能な場合もあり，多くの施設では右腋窩動脈も好んで用いられている．

NB　右大腿動脈は動脈解離の頻度が低いので，送血管の挿入部位として右腕窩動脈の次に選択肢となる．

🚫 偽腔内の逆行性送血
　大動脈解離例において，病変はしばしば遠位側に拡大して，時には大腿動脈にまで及ぶこともある．したがって，大腿動脈の偽腔へ送血管を挿入して逆行性送血を行わないよう，注意する必要がある．

🚫 外腸骨動脈と大腿動脈の閉塞性疾患
　高度の粥状硬化性動脈瘤を有する高齢患者においては，大腿動脈や腸骨動脈の病変も著しいため，送血管の挿入に危険を伴うことがある．穿刺針とガイ

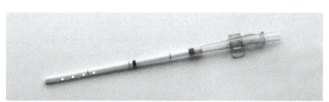

図 8-2　ガイドワイヤーで誘導・挿入できる数個の側孔つき大腿動脈用送血管

ドワイヤーを用いたSeldinger法で，経皮的または直視下にこれらの血管へ挿入できる送血管も多い（図 8-2）．非常に体格の大きい患者を除けば，ほとんどの患者において，20 Frの送血管で十分である．また，腋窩動脈を用いる場合もある．

　静脈脱血には二段式（心房-下大静脈）脱血管を通常用いる．

NB　上行大動脈が太すぎて，脱血管挿入のための右房が見えにくい場合は，大腿静脈へ脱血管を挿入する．

胸骨再切開
再手術の場合は，胸骨切開の前に大腿動静脈に送脱血管を挿入しておき，必要に応じて人工心肺を開始するのが望ましい（第2章参照）．

 ### 不安定な血行動態
血行動態が不安定な患者では，循環虚脱を予防するため，麻酔導入前に大腿動静脈から速やかに人工心肺を開始するのが賢明である．このことは，心タンポナーデが明らかであるか，その疑いのある場合は特に重要である．

この場合，良好な静脈還流が得られるように，数個の側孔が開いた，長い脱血管を大腿静脈へ挿入する．この器具の重要な特徴は，脱血管内にガイドワイヤーと先細りの太いダイレータが入っていて挿入しやすくなっていることである．ガイドワイヤーの助けにより，骨盤隆起も容易かつ安全に脱血管を通過させることができる．脱血管には数個の側孔があるため，右房まで進めれば十分な脱血量を得られる．

 ### 腸骨静脈の損傷
ガイドワイヤーのない静脈脱血管を使用すると，骨盤隆起で動きがとれなくなることが多く，十分な静脈還流を得ることができない．脱血管を下大静脈まで無理に進めようとすると，腸骨静脈の穿孔を招いて重大な結果となる．通常，脱血管は右大腿静脈から挿入するほうが，左大腿静脈よりも直線的なので容易である．

胸骨正中切開の後，必要なら右心房に脱血管をもう1本挿入する．右上肺静脈経由の左室ベントで心臓を減圧することにより（第4章参照），手術時間が短縮できる．大動脈弁閉鎖不全がある場合，ベントの挿入は特に重要である．

●逆行性脳灌流
超低体温循環停止を行う場合，膀胱温は通常18〜24℃まで下げ，患者の頭の周囲には氷を詰めた袋を置く．予想される循環停止時間が15〜20分であれば，中等度低体温（膀胱温26〜28℃）でも安全である．上大静脈の周囲にテープを巻き（第2章参照），上大静脈の心膜翻転部付近の外膜に，4-0 Prolene で巾着縫合をおく．巾着縫合内の外膜組織を上大静脈から剥離し，静脈を切開する．鉗子の先端または剪刀を用いて開口部を拡張し，長い直角脱血管を上大静脈に挿入し，無名静脈のさらに上方へ誘導する（図8-3）．そして，この脱血管を心停止液注入回路または

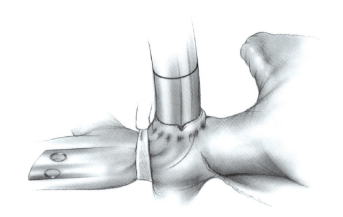

図8-3 逆行性脳灌流のための上大静脈への脱血管直接挿入

動脈回路と接続し，循環停止開始時にはいつでも冷却した血液を上大静脈に送れるようにしておく．上大静脈に巻いたテープを脱血管にきちんと締めつけ，灌流液が右房に逆流するのを防ぐ．

 ### 奇静脈の除外
上大静脈のテープは奇静脈の上方で締めつけ，冷却した血液が奇静脈系に流入しないようにする（図8-3）．

NB 冷却血液の逆行性灌流という概念を，脳だけでなく消化管やさらには全身にも拡大して考えてみる必要がある．その結果，場合によっては奇静脈を経由した冷却血液の灌流も可能とするほうが有利かもしれない．

中心静脈圧は，内頸静脈または鎖骨下静脈内のSwan-Ganzカテーテル用イントロデューサの側枝で測定し，30〜40 mmHgを超えないように調節する．灌流量は約400〜800 mL/分とする．逆行性脳灌流により脳に何らかの栄養的補助が与えられるかについては実証されていないが，脳が均一に冷却されることは明らかである．最も重要な利点は，空気や破片が大動脈弓の頭側へ流入して脳塞栓を起こすのを予防できる点である．このことは，酸素を失った青黒い血液中に浮いた多くの破片が，大動脈弓部から術野に流出するのを見ると理解できる．

循環停止終了後は逆行性脳灌流を停止し，脱血管を抜去して上大静脈の巾着縫合を結紮する．逆行性脳灌流が心停止液注入回路を用いて行われた場合は，人工心肺再開後の最初の1〜2分間は逆行性灌流を継続し，弓部分枝への空気塞栓を予防する．人工心肺を再開する前に大動脈基部を血液で満たし，空気を抜くことも大事である．

第8章　大動脈疾患

●選択的順行性脳灌流

逆行性脳灌流とは別の最近行われている方法は，右の腋窩動脈からの選択的順行性脳灌流である．腕頭動脈を遮断して順行性の右総頸動脈送血を行うことによって，循環停止中の効果的な脳保護をもたらす．右腋窩動脈送血は，人工心肺中の全身灌流にも用いられる．

胸骨正中切開前に，鎖骨の外側下方2/3でそれと平行に切開し，右の腋窩動脈を露出する．大胸筋は筋線維の方向に分け，鎖骨胸筋筋膜を切開し，小胸筋を外側に牽引する．腋窩動脈は腋窩静脈の上方に位置し，鋭的剝離でその近位部を露出する．

静脈内にheparinを投与し，小さな部分遮断鉗子をかける．長軸方向に動脈を1 cm切開し，8 mm Hemashield Dacron人工血管を腋窩動脈に5-0 Proleneの連続縫合にて端側吻合する．24 Fr送血管を人工血管に挿入し，空気を抜き固定する（図8-4）．人工血管からの灌流は腋窩動脈に直接送血管を挿入するよりも安全で，右橈骨動脈圧をモニターすることで，より正確に脳も灌流できる．低体温下循環停止中は，右橈骨動脈圧が50〜60 mmHgになるように腋窩動脈の血流を調整する．

NB 送血管挿入側の橈骨または上腕動脈圧をモニターするのは，上肢を失うような重大な合併症につながる上肢の過灌流を予防するために重要である．

●手術手技

体外循環を開始して心臓を減圧した状態で，まず予備的評価を行う．冠状動脈バイパス術（CABG）などを併施する場合はそのことを念頭におき，手術のすべての手順をきちんと決めておかなければならない．

鼻咽頭温が18〜24℃になったら，患者をTrendelenburg位にする．人工心肺装置を停止し，逆行性脳灌流または選択的順行性腋窩灌流を開始する．次いで，大動脈壁の前面を横切開または縦切開する（図8-5）．解離例ではまず偽腔に達することが多く，そのときは続いて真腔を切開する必要がある．

【大動脈の遮断】

上行大動脈に限局性瘤があり，かつ遠位側に正常な部分が十分にあるという，非常に限られた条件の場合のみ，大動脈を遮断するべきである．大動脈解離では全例，また上行大動脈瘤が弓部まで及んでいる場合も，大動脈遮断を避けて逆行性脳灌流を併用した超低体温循環停止で行う．

 大動脈遮断鉗子による損傷

急性大動脈解離例では，遮断鉗子をかけると大動脈壁をさらに損傷する．また，偽腔を圧迫して解離を伸展させ，大動脈分枝さらには大動脈自体の断裂の危険すら招く．

 大動脈瘤内の血栓

大動脈瘤内にはしばしば血栓が認められる．大動脈瘤例の血栓は旧く，器質化していることもある．血栓は粥状硬化の破片とともに丁寧に除去し，塞栓症の発生を予防する．

【心筋保護】

冷却心停止液は，必要であれば左右の冠状動脈それぞれに順行性に注入する．解離がいずれかの冠状動脈口に及んでいる場合には特に重要である．その理由は，血流遮断に

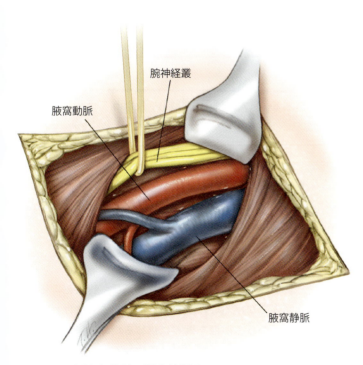

図8-4　右腋窩動脈の送血管挿入

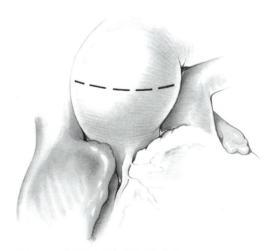

図8-5　大動脈瘤を横切開する

よりその血管の支配領域の心筋が十分に冷却しないおそれがあるからである．冠状静脈洞への心停止液の逆行性注入も行う必要がある．

NB 逆行性脳灌流のために心停止液注入回路を用いる場合は，心停止液の注入が完了し，心停止液が回路から除去されるまで待たなければならない．

大動脈解離のエントリー部位を確認する．解離は大動脈弓，および冠状動脈口（特に右冠状動脈口）を含む大動脈基部まで伸展しているかもしれない．大動脈は ST junction の少し上方から腕頭動脈の高さまで切除する．

NB 場合によっては切断した大動脈壁をそのまま残し，手術完了時にグラフトの上にざっと寄せておくと，その後の縦隔炎発生の予防にもなる．

一般的には，大動脈の病変部分を可及的に除去するため，大動脈弓の小彎側を含めて切除する．遠位側吻合のため，より正常な大動脈の遠位端を 1 cm 幅に剝離するが，その際，外膜組織はできるだけ無傷のまま残しておく．

NB **大動脈壁の補強**
遠位側の大動脈壁を剝離したら，BioGlue 外科用接着剤（CryoLife 社，Kennesaw, GA）を偽腔に注入して大動脈壁を補強する（図 8-6）．その際，真腔にはガーゼを入れて流入を予防する．

NB 真腔内のガーゼは冠状動脈口に近接した大動脈壁に向けてそっと押しつけ，接着剤が冠状動脈を閉塞するのを防止する．

🚫 **接着剤による塞栓症**
大動脈弓内にリエントリーがあるような場合，接着剤を遠位側の大動脈壁には注入しない．接着剤が剝がれ，遠位側のリエントリーから真腔に入って塞栓を起こすおそれがあり，それはこの手術の重大な合併症となる．

さらに補強するには，大動脈壁の内外両側または外側のみに，Teflon フェルト片を 4-0 Prolene 6〜10 針の結節マットレス縫合または連続マットレス縫合で縫着するとよい（図 8-7）．もちろん，大動脈壁が接着剤で十分強く見える場合には，Teflon フェルト片は必ずしも必要でない．あるいは，外膜を内膜よりも長めに切り，内腔に折り返して，結節縫合する方法もある（図 8-8）．

Hemashield 人工血管を弓部小彎側の断端に合わせて適

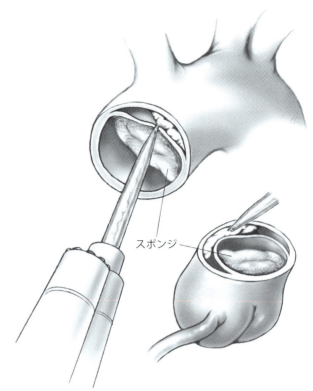

図 8-6　偽腔に接着剤を注入し，大動脈壁を補強する

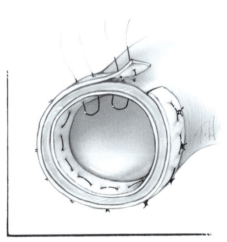

図 8-7　大動脈遠位断端に Teflon フェルトを二重に当てて補強する

切な大きさに斜めに切るか，腕頭動脈の高さの大動脈断端に合わせて真っすぐ切る．それから人工血管を 3-0 Prolene の連続縫合で，補強した大動脈断端に吻合する．

NB **縫合線の緊張**
助手はきちんと縫合糸を引っ張り，縫合線に適切な緊張をかけることが重要である．さもなければ，縫合部からの出血を確実に止めるため，何針も結節縫合の追加による補強が必要になる．

第8章　大動脈疾患　119

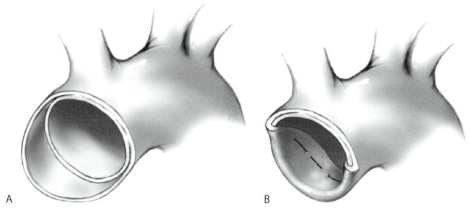

図 8-8　外膜による大動脈壁の補強

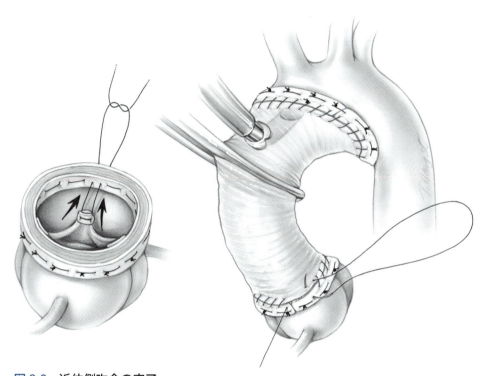

図 8-9　近位側吻合の完了
挿入図（左図）：大動脈弁交連部の吊り上げ固定．

　患者を Trendelenburg 位に傾けると，脳血流が逆行して大動脈弓内に血液を集め，充満させることができる．空気や破片はすべて人工血管から流出させる．次いで，別の送血管を人工血管に挿入し，そこから超低流量で順行性送血を開始する．吻合部から十分離れた送血管挿入部より近位側の人工血管に遮断鉗子をかけ，逆行性脳灌流を徐々に止めて静脈脱血を再開する（図 8-9）．正常な血流と血圧が次第に回復したら，患者を再び加温する．遠位側後面の縫合線を精査し，必要なら追加縫合を行って止血する．

NB　大動脈瘤例では，体外循環を再開するのに大腿動脈を用いる場合もある．この逆行性送血を徐々に増量して十分な灌流量になったら，復温を開始する．

このように順行性灌流は必須ではないが，別の送血管を用いて人工血管から順行性に灌流すれば，大腿動脈の送血管を早期に抜去でき，手術の残りの部分を仕上げている間に大腿動脈の修復も可能となる．

逆行性送血と大動脈解離

　大動脈解離症例では，血液はエントリー部位から大動脈壁内へ流出する．この解離は大動脈遠位側の内膜に再び亀裂を起こし，リエントリーを生じることもある．人工心肺を再開すると，逆行性の血流がこの遠位側のリエントリー部位から偽腔に入り，エントリー部位から真腔に再流入する可能性がある．しかし，大動脈を修復してエントリーが人工血管置

換により除去されていると，逆行性血流が偽腔に充満して大動脈解離を拡大させる原因となる．したがって，人工心肺を再開するときは，真腔内へ順行性に送血することが重要である．

NB　右腋窩動脈を使用した場合は，腕頭動脈の遮断を解除することによって人工血管を満たすことができる．次に人工血管を遮断し，全流量を再開する．

NB　人工心肺が再開された後は，逆行性および冠状動脈口から順行性に，10〜20分間隔で心停止液を追加注入する（第3章，第5章参照）．

もし大動脈が解離以外は正常で，大動脈弁逆流もない場合，大動脈弁交連部の高さの約1cm上方で離断した近位側大動脈は，遠位側と同様に，接着剤と一重または二重のTeflonフェルトで補強する．人工血管は適切な長さに調節し，4-0 Proleneの連続縫合で大動脈近位側に吻合する（図8-9）．

しかし，大動脈基部解離や弁輪拡張症が存在すると，しばしば大動脈弁閉鎖不全を合併する．弁尖に病変がなく，かつその他の大動脈基部が正常な場合は，大動脈弁を温存するために全力をあげるべきである．機能不全に陥った交連部はすべて，解離腔をBioGlueで接着して再び吊り上げ，フェルト片で外側から補強する．通常，プレジェット付きProleneを各交連のすぐ直上にかけて結び，交連部を引き上げる．大動脈弁逆流が起きないよう，吊り上げた交連部を取り込んで近位側吻合を行い，新たなST junctionを再建する（図8-9）．

大動脈基部置換術

大動脈基部に病変があって修復が不可能か，または解離が近位側のValsalva洞の奥深くまで伸展している場合には，大動脈弁も含む基部全体の置換および冠状動脈の移植が必要になる．

Bentallが最初に記載した大動脈基部置換術は，大動脈基部を含めた上行大動脈と大動脈弁の置換および冠状動脈の移植で，それらすべてを本来の拡張した大動脈の中で人工血管に置換し，その後人工血管を余った大動脈壁で被うというものであった．その結果，吻合部が大動脈壁で被われて見えなくなるため止血が不完全となり，仮性動脈瘤の形成が多いように思える．改良された人工血管や大動脈基部導管の導入，あるいは吻合方法や止血方法の改善により，今日では大動脈壁で被わない単なる基部置換術が選択されている．

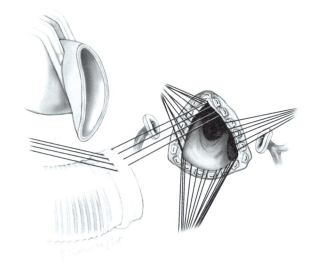

図 8-10　大動脈基部置換術（1）
弁付き人工血管弁輪に縫着する．

●弁付き人工血管を用いた手術手技

大動脈を交連部の約15mm上方で離断した後，病変を有する大動脈壁を，大動脈弓の小彎側付近まで切除する．冠状動脈口を含む大動脈壁を，約1.5〜2cm幅のボタン状に，電気メスで大動脈基部から切離する．大動脈弁尖を切除し，適切な大きさの弁付き人工血管を選択する．St. Jude Medical社（Minneapolis, MN）では，コラーゲン・コーティングの人工血管（Hemashield）と大きな縫合輪のついた二葉弁を組み合わせたものを販売している．大動脈弁輪にプレジェット付き2-0 Ticronを用いて密に結節縫合をおく（図8-10）．その後，弁付き人工血管の縫合輪下部に針糸をかけるが，その際縫合輪上部2〜3mmには糸をかけず残しておく．大動脈弁置換術と同様の注意を払って，人工弁を所定の位置まで下ろし，糸を結紮する（第5章参照）．

NB　大動脈壁の6〜8mmは弁輪につけたまま残しておく．次に，外膜組織を含むこの残された大動脈壁と人工弁の縫合輪上部を3-0 Proleneで連続縫合する（図8-11）．縫合は，外膜，弁輪，縫合輪，そして折り返された外膜の外側に戻るという順番で行う．場合によってはTeflonフェルトを用いて縫合部を補強する（図8-12）．これにより大動脈基部からの出血を減らすことができる．

冠状動脈ボタンの移植のために，眼科用の焼灼器具で人工血管に円形の穴を開ける．穴の位置は縫合しやすいよう縫合輪上方の，少し離れた部位にするのが望ましい．次に冠状動脈ボタンを，この開口部に5-0 Proleneの連続縫合で縫着する（図8-13）．

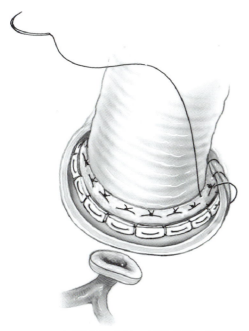

図 8-11 近位側縫合線の補強手技（Copeland 変法）

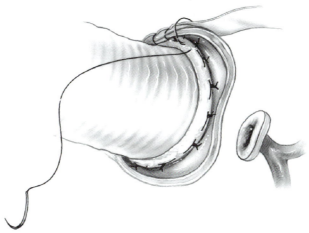

図 8-12 Teflon フェルトを用いた Copeland 補強術

NB しっかりと吻合するため，冠状動脈ボタンの上から自己心膜片または細いフェルト片で補強することも多い．

NB 大動脈遠位側の吻合が完了するまで，右冠状動脈ボタンの移植を待つほうが良い場合も多い．遮断鉗子を一時的に外すと心臓は血液で充満するため，右冠状動脈の正確な移植位置が明らかになる．

🚫 冠状動脈縫合部からの出血

冠状動脈ボタンの人工血管への移植は，細部まできちんと行う必要がある．針糸を密に細かくかけ，できれば心膜片で補強するのが望ましい．これらの部位，特に左冠状動脈の吻合部からの出血を後で止めるのは，非常に困難である．BioGlue を使用すると止血の助けになる．

次に人工血管を適切な長さに切断し，以前に述べたように大動脈の遠位側に縫着する．遠位側の縫着がすでに終わっている場合は，近位側と遠位側の人工血管の長さを調整し，3-0/4-0 Prolene の連続縫合で吻合する．

NB 弁付き人工血管と通常の人工血管間置による置換術の比較

これらの患者の多くは広範な大動脈壁の病変を有する．単独の大動脈弁置換後に ST junction より上方の大動脈の人工血管置換を行う術式よりも，弁付き人工血管を使用する術式のほうが望ましい．前者

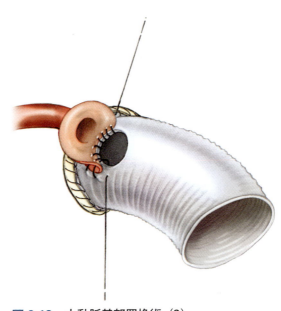

図 8-13 大動脈基部置換術（2）
冠状動脈ボタンの移植．

の方法では病変のある Valsalva 洞を放置しており，遠隔期に Valsalva 洞の動脈瘤に発展する危険性がある．

🚫 冠状動脈と人工血管の直接吻合が不可能な場合

弁付き人工血管による置換術は，冠状動脈の人工血管への移植を必要とする．この場合，大伏在静脈グラフト（SVG）により冠状動脈の主要分枝をバイパスする方法もあり，冠状動脈と人工血管の直接の吻合が安全に行えないときにはいつでも応用できる．このときには，冠状動脈口を縫い閉じなければならない．また，冠状動脈口とグラフトとの間に 8 mm 径の Hemashield 人工血管を間置する方法もある．この変法は，冠状動脈ボタンの授動が困難な一部の症例に有用である．

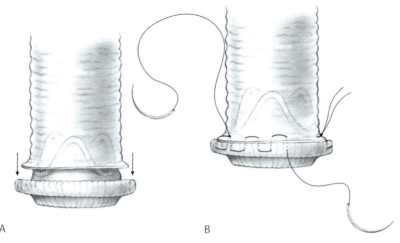

A　　　　　　　　　B

図 8-14　生体弁付き人工血管の作成

🚫 冠状動脈の移植

冠状動脈を移植する際，曲がったり捻れたりすると，正常な冠血流が阻害されて心筋虚血を引き起こすおそれがある．術者はこのことを念頭において，冠状動脈口と人工血管の位置関係に注意しなければならない．

🚫 冠状動脈口の狭窄

入口部狭窄の危険性を極力減らすため，吻合の際はそれぞれの冠状動脈口から十分離れた大動脈壁に糸をかける．人工血管に開ける側孔も，それに相応するよう大きくしなければならない（図 8-13）．

🆖 大伏在静脈グラフトによるバイパス術

冠状動脈疾患を合併する場合，大動脈手術と同時に SVG または適切な動脈グラフトを，病変を有する冠状動脈枝にバイパスする必要がある．

患者を加温し，すべての縫合部の止血が確認されたら，脱気を行い，徐々に体外循環から離脱する．

🆖

人工血管にかけていた鉗子を除去する前に，人工血管の近位側にベント針を刺入して脱気する．ベント針よりも遠位側の人工血管前面に部分遮断鉗子を再びかける（第 4 章参照）．

🚫 空気の除去

解離が再発するおそれがあるので，脱気用のベント針を人工血管より遠位側の大動脈に刺入してはならない．

●生体弁による大動脈基部置換術

弁と大動脈基部の同時手術で生体弁が望ましい場合は，ステント付きブタまたはウシ心膜弁を Hemashield 人工血管の中に縫い込む．一般的に生体弁よりも 3 mm 大きい人工血管が適合する．弁を人工血管に挿入し，4-0 Prolene の連続縫合で縫着する．人工血管の 0°，120°，240°の位置に印をつけるのが大事で，そこに生体弁の支柱を配列する．2 回結紮した後，縫合糸の一方で縫合輪を半周し，もう一方で反対側を固定する（図 8-14A，B）．この手製の弁付き人工血管を，機械弁付き人工血管で述べた方法で縫着する．

大動脈弁と大動脈基部をステントレス生体弁で置換する方法もある．交連部の下の弁輪の高さで平面になるように，一連の 4-0 Ticron 結節縫合を密にかける．次に，その縫合糸を，適当な大きさのステントレス生体弁の Dacron のスカート部分にかける．生体弁を下ろし，縫合糸を Teflon フェルトの上で結紮する．生体弁の冠状動脈断端を切除し，冠状動脈ボタンをそれぞれの冠状動脈口に 5-0 Prolene で縫着する．上行大動脈置換の必要がある場合は，Hemashield 人工血管でステントレス生体弁を延長することができる．

🆖

Freestyle 生体弁は，通常，そのままの解剖学的位置で，冠状動脈ボタンの吻合に緊張がかからない方向に向けられる．事実，生体弁の冠状動脈断端は外側に飛び出しているので，冠状動脈ボタンを広範囲に授動する必要性は少ない．しかし，先天性二尖弁のように，冠状動脈ボタンが 120°以上離れている場合には，ステントレス生体弁を 120°回転しなければならない．冠状動脈ボタンの再縫合用に，冠状動脈断端の 1 つだけ切除し，2 つ目の穴は 4 mm の大動脈パンチャーを用いて生体弁の無冠洞に開け

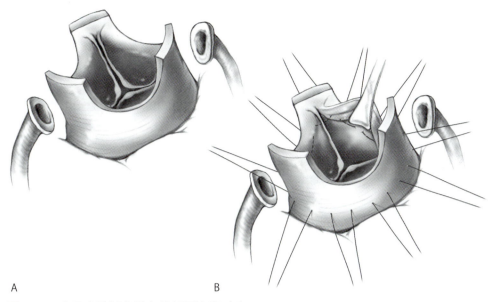

図 8-15 自己大動脈弁温存基部置換術（1）
A：冠状動脈をボタン状に切除．
B：中枢側の結節縫合．

る．残りの冠状動脈断端は，5-0 Prolene で補強しておく．

●自己弁温存大動脈基部置換術

Marfan 症候群のような大動脈基部病変の患者は，大動脈洞部と弁輪が進行性に拡大し，大動脈弁尖は正常であっても大動脈弁閉鎖不全になる．このような場合，病変のある大動脈基部を置換し，大動脈弁は Dacron 人工血管の中に再移植することによって温存できる．

大動脈は瘤状の拡大を越えた部分で切断する．前に述べたように，両方の冠状動脈は別々のボタンにして授動する．大動脈基部の周囲を大動脈弁輪の底部の直下まで剝離する．大動脈弁輪に連なる大動脈壁を約 5 mm 残して，すべての Valsalva 洞を切除する（図 8-15A）．大動脈弁の下で左室流出路に内側から外側に，一連の 12～14 針の 2-0 Ticron 水平マットレス縫合をかける（図 8-15B）．大動脈弁が左室心筋に連なっているところでは，縫合糸は左右冠状動脈洞の間の交連部の形に沿ってかける．大動脈弁が線維組織についているところでは，縫合糸は水平面上でかける．

Dacron 人工血管の径は，以下の式で計算された心室-大動脈接合部の外径に合わせて選択される．

直径 =（平均の弁尖の高さ × 1.33）+（2 × 大動脈壁の厚さ）

しかしながら，Valsalva 洞の自然な力学に合わせるため，実際にはそれより 4～6 mm 大きい人工血管が用いられる．理論的には，これらの偽 Valsalva 洞を作成すると，弁尖と人工血管の接触を最小限に抑え，拡張期に弁尖が閉鎖するストレスを減らし，いずれも弁の耐久性を上げることになる．人工血管の一方の端に等間隔で 3 つの印をつける．交連部を人工血管の印に合わせるように気をつけながら，すでにかけてあった水平マットレス縫合を Dacron 人工血管にかける．大動脈弁輪拡張例では，左室流出路の線維性部分にはより多くの縫合糸がかかっているため，人工血管にもそれだけ密にかかり，その結果，拡張を是正することになる．人工血管を大動脈弁まで下ろし，細いフェルトを縫合線に挟んで，結紮する．プレジェットで補強した 4-0 Prolene マットレス縫合で交連部を人工血管に吊り上げ，その 2～3 cm 上で人工血管を切断する．交連部が正しい方向にあり，弁が接合良好であることを確認するため，人工血管を生理食塩水で満たす．4-0/5-0 Prolene の連続縫合で自己弁を人工血管の中に再移植する（図 8-16）．大きい人工血管を使用すると，大動脈組織に皺が寄ることなしに弁を縫着するのに役立つ．冠状動脈ボタンを人工血管の新しい洞部に 5-0 Prolene で再移植する．それぞれの洞部で人工血管を 2～3 mm ずつ縫縮する目的で，交連の 1 cm 上で交連間に，5-0 Prolene の 8 の字縫合をおき，基部再建は完了する．上行大動脈も拡張している場合には，これらの縫縮はしない．その代わり，前記の式による心室大動脈接合部の外径に合わせた第 2 の，小さな人工血管を大動脈基部の人工血管の遠位端に吻合し，こうして新しい ST junction を効果的に小さくする．この第 2 の人工血管は，上行大動脈を置換するために使用する（図 8-17）．

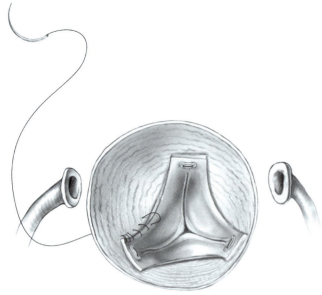

図 8-16　自己大動脈弁温存基部置換術（2）
遠位側の縫合線．

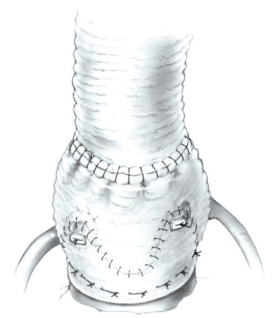

図 8-17　2 つめの小さい人工血管を使って自己大動脈弁温存基部置換術を完了する

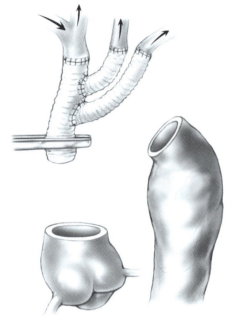

図 8-18　弓部置換術（1）
左鎖骨下動脈，左総頸動脈，腕頭動脈への 3 分岐人工血管の吻合．

弓部大動脈置換術

　弓部大動脈瘤が拡大している場合，あるいは上行大動脈または下行大動脈から弓部まで病変の伸展が見られる場合に，弓部置換術が必要となる．手術は超低体温循環停止と右腋窩動脈からの選択的順行性脳灌流による脳保護下に行われる．

　患者の頭部周囲に氷を詰めた袋を置き，18℃に達するまで循環冷却を続ける．循環冷却の間，大動脈弓と弓部分枝を剝離し，授動する．2 本の 8 mm Hemashield 人工血管を 12 mm 人工血管に吻合するか，2 本の 10 mm 人工血管を 14 mm 人工血管に端側吻合することにより，3 分岐人工血管を作成する．循環停止とし，弓部分枝を起始部から 0.5 cm 上で切断する．順行性脳灌流を開始し，50〜60 mmHg の橈骨動脈圧を維持する．3 分岐人工血管の枝を適当な長さに整え，左鎖骨下動脈から始めて，左総頸動脈，腕頭動脈の順に，5-0 Prolene で吻合する（図 8-18）．左鎖骨下動脈と左総頸動脈の遮断を外す．Willis 輪に異常がなければ，通常，黒い血液が出てきて，空気と残屑がこれらの側枝から主血管に押し流される．次に，空気抜きのため，最後に腕頭動脈の遮断を外す．主血管の側枝の中枢側で遮断し，頭部と上肢の順行性灌流を行う．

　弓部の再建のため，まず大動脈弓を横切開する．余分な弓部組織は破片や血栓とともに除去し，上行大動脈と下行大動脈を完全に分離する．適切な長さの Hemashield 人工血管を下行大動脈の内腔に挿入し（図 8-19），3-0 Prolene の連続縫合で正常な大動脈壁に縫着する．下行大動脈の外側を Teflon フェルト片で補強する場合もある（図 8-20）．縫合線の止血を BioGlue でさらに補強した後，人工血管を下行大動脈から引き出す（図 8-21）．

　送血管を大動脈弓部の人工血管に挿入し，人工血管を遮断する．弓部人工血管の空気を抜きながら，下半身の灌流を徐々に開始する．次に，上行大動脈の断端へ 4-0 Prolene を用いて弓部人工血管を縫合する．その後，弓部人工血管に穴を開け，灌流を中止せずに，斜めに切った 3 分岐人工血管を 5-0 Prolene で吻合する（図 8-22）．この吻合の最中に，逆行性心筋保護カニューレを通して暖かい

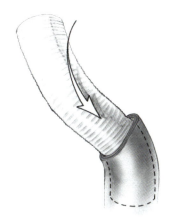

図 8-19　弓部置換術（2）
下行大動脈への人工血管の挿入.

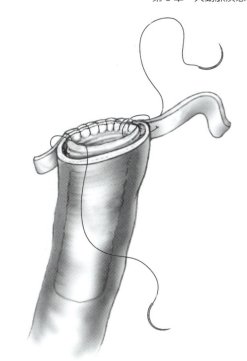

図 8-20　弓部置換術（3）
人工血管を大動脈壁に縫着.

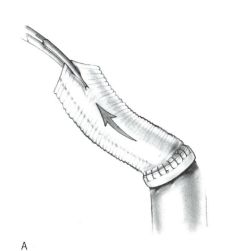

A
B

図 8-21　弓部置換術（4）
A：人工血管を遠位側の大動脈から引き出す.
B：外翻した遠位側の縫合線の拡大断面図.

血液で心臓を灌流する．空気抜きをして，すべての遮断を外す．

●エレファント・トランク法

下行大動脈にも病変が認められる場合には，二期的に下行置換術を行う必要があり，エレファント・トランク法を用いる．これは Hemashield 人工血管を長さ約 5 cm 反転して，下行大動脈内に留置する方法である．

NB　人工血管の反転
人工血管の短いほうを，長いほうの外側に折り返す．

二重に折り返した人工血管を，前述したのと同様に下行大動脈の管腔に挿入する（図 8-23）．外側を Teflon フェルト片で補強した 3-0 Prolene の連続縫合で，二重にした人工血管の断端を下行大動脈に縫着する．BioGlue を用いれば，吻合部をさらに補強できる．

NB　針糸は二重にした人工血管，大動脈壁，Teflon フェルト片のすべてにかける．

吻合終了後，人工血管の長いほうを下行大動脈から引き出し，長さ約 5 cm の「トランク」を下行大動脈内に残しておく．

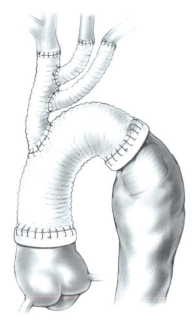

図 8-22　エレファント・トランク法による弓部置換術の完成

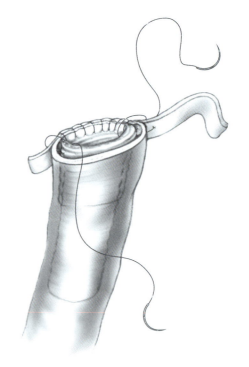

図 8-23　エレファント・トランク法
二重に折り返した人工血管を大動脈壁に縫着する.

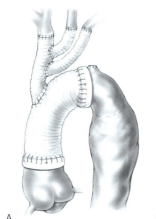
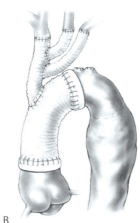
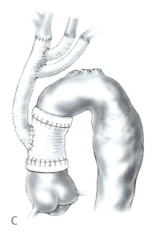

A　　　　　　　　　B　　　　　　　　　C

図 8-24　大動脈弓部や上行大動脈遠位部などさらに中枢側でのエレファント・トランク吻合

NB　数週間〜数ヵ月後に下行大動脈置換術を行う際，この「トランク」を別の人工血管と吻合する．

NB　エレファント・トランク吻合のための細い正常な部分が左鎖骨下動脈の遠位部にない場合は，末梢側吻合線は大動脈弓の狭い部分次第で，上行大動脈まで近づけることができる（図 8-24）．このとき，弓部分枝は 4-0 Prolene で縫い閉じる．

B 型大動脈解離の治療

下行大動脈が解離している B 型大動脈解離の初期治療は，高血圧に対する薬物療法である．緊急手術を要する A 型大動脈解離との際立った違いは，B 型大動脈解離例では薬物療法の予後が比較的良好であるという点である．しかし，待期手術が最良の治療であることに変わりはなく，他に合併症のない若年の患者では，より良好な遠隔成績をもたらす．したがって，慢性 B 型大動脈解離以外に問題のない若年患者と，拡大性下行大動脈瘤を有するより高齢の患者では，下行大動脈置換術を選択すべきである．その他，最大限の薬物療法によっても疼痛が持続したり，破裂の可能性があったりする場合，分枝解離で下肢や主要臓器に虚血がみられる患者などにも，外科治療を行う必要がある．

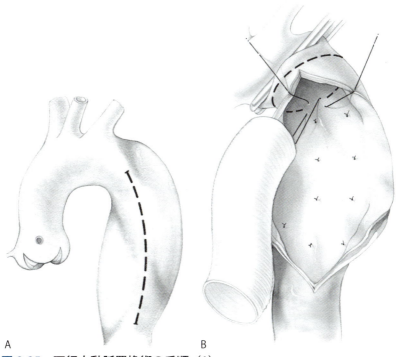

図 8-25 下行大動脈置換術の手順（1）
A：大動脈切開．
B：中枢側の縫合線．

NB 大動脈解離の患者管理に interventional cardiologists が重要な役割を果たすようになってきている．彼らはしばしば，内膜フラップに窓を開けたり，真腔や偽腔にステントを留置したりすることで，狭窄や閉塞している大動脈分枝への血行を再建することができる．これにより B 型急性大動脈解離の患者は安定し，待期手術を受けられるようになる．さらに最近では，急性解離した下行大動脈の切迫破裂部に対してステントグラフト挿入時も行われるようになっている（後述参照）．A 型大動脈解離の患者の中には，上行大動脈置換術後も 1 本以上の大動脈分枝に臨床的に有意な血流障害が継続する場合がある．これらの患者でも interventional cardiologists による治療が有効なことがある．

●下行大動脈置換術

第 5 肋間の後側方開胸により，下行大動脈の十分な露出を得る．時にはそれより下方にもう 1 つの肋間開胸を加えることによって，遠位側の吻合がやりやすくなる場合もある．癒着は最大限の注意を払って剝離し，肺や大動脈の損傷を予防する．適切な剝離面を確認し，ベッセルループあるいはシロッカーテープを左総頸動脈と左鎖骨下動脈間の弓部大動脈に回し，さらに左鎖骨下動脈と下行大動脈の遠位側にも回す．どのような症例でも，左鼠径部領域は常時消毒して術野に露出しておく必要がある．

われわれはほぼすべての下行大動脈の手術に，部分体外循環法を用いている．大腿動脈に送血管を挿入し，大腿静脈，肺動脈，肺静脈のいずれかを選んで脱血する（前述の「上行大動脈置換術」の項参照）．部分体外循環を用いることで血圧の管理が容易になり，さらに下半身の血流を維持し，脊髄も保護できる．

最初に，弓部と左鎖骨下動脈に遮断鉗子をかける．大動脈解離が横隔膜のずっと下方まで伸展している場合でも，大動脈の中枢側にかけた鉗子から少し離れたところで，遠位側の遮断鉗子をかける．大動脈を小切開し，その後十分な露出が得られるよう延長する（図 8-25A）．大動脈を開いて減圧してから，鎖骨下動脈起始部の下方かつ解離部位の上方で鉗子をかけ直すと，左鎖骨下動脈への血流を確保することが可能となる．これにより対麻痺の発生が減るかもしれないので，できるだけ試みることが望ましい．肋間動脈口は 3-0 Prolene で縫合閉鎖する．

適切な太さの Hemashield 人工血管を，大動脈の中枢側内腔に 3-0 Prolene の連続縫合にて縫着する（図 8-25B）．縫合線は，大動脈の外側または内側，あるいはその両方を Teflon フェルト片で補強する．それから人工血管に鉗子をかけ，中枢側の大動脈鉗子を解除する．縫合線からの出血の有無を確認し，必要な場合は追加縫合する．吻合部の外側に BioGlue を塗布し，縫合線をさらに補強する．人工血管を正確な長さに切断し，やはり Teflon フェルト片で吻合線を補強しながら，3-0 Prolene の連続縫合で遠位側

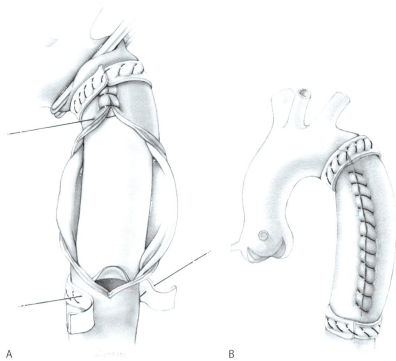

図 8-26　下行大動脈置換術の手順（2）
A：遠位側の縫合線.
B：人工血管の被覆.

の大動脈壁に縫着する（図 8-26A）．それから大動脈瘤壁を，人工血管を包み込むように縫い合わせる（図 8-26B）．場合によっては，大動脈を吻合部位で切離してもよい．十分な縫い代を残して大動脈を切離し，Teflon フェルト片によって補強しつつ，中枢側と遠位側を 3-0 Prolene の連続縫合で人工血管と吻合する．

NB 肋間動脈の移植

　慢性解離や動脈瘤例において，下部の肋間動脈が非常に大きいことがある．一般的にはそれらを縫い閉じてもよいことになっているが，対麻痺の発生を減らすためには再移植することも考慮すべきである．

手術手技

　肋間動脈の部位に相当する人工血管に，小さい楕円形の穴を開ける．それから肋間動脈の島状部分と人工血管に 3-0 Prolene の針糸を深くかけて，連続縫合する（図 8-27）．BioGlue で縫合線をさらに補強する．

　いわゆるエレファント・トランク法で，以前に上行弓部置換術を行った患者においては，中枢側の吻合部は容易である．人工心肺を開始後，血圧を一時的に 60 mmHg まで下げる．遠位側の大動脈を切開して人工血管の延長部分である「トランク」を確認し，この人工血管に遮断鉗子をか

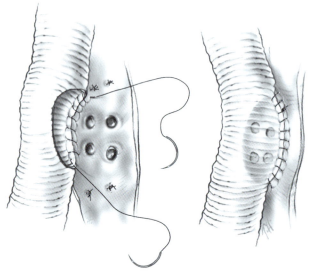

図 8-27　下行大動脈置換術の手順（3）
肋間動脈の人工血管への移植.

ける（図 8-28）．それから下行大動脈用人工血管の中枢側を，3-0/4-0 Prolene の連続縫合で「トランク」の断端に吻合する．遠位側の吻合は前述のとおりに行う．

　人工心肺を用いなくても，手術は可能である．中枢側の大動脈にのみ遮断鉗子をかけ，遠位側の大動脈からの出血は自己血回収装置で吸引し，再輸血する．この開放型手術手技では，鉗子に邪魔されることなく遠位側吻合ができる．

第8章　大動脈疾患　129

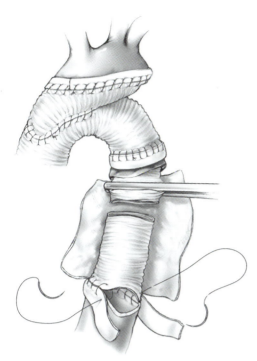

図 8-28　エレファント・トランク法後の下行大動脈置換術の完成
（訳注：中枢側吻合後に遠位側吻合を行っていると理解してほしい）

NB 上半身の灌流

部分体外循環下で下行大動脈瘤の切開後に，適切な中枢側吻合部位が，実は中枢側鉗子の向こうの大動脈弓内であることに気づくという場合がまれにある．このときには全身の循環停止を行う必要がある．胸部大動脈を遮断した状態で大腿動脈経由の逆行性灌流を行っても，頭部や上半身の循環は不可能であるため，上行大動脈から別の送血管を挿入しなければならない．体外循環で心臓が減圧されていれば，標準的左開胸のアプローチでも，これはきわめて容易に行うことができる．もしできなければ左開胸創を中央へ延長して，十分な露出を得る必要がある．上半身と下半身双方に十分な血流を確保できるよう，術者と体外循環技士は連携して，手術のやり方を工夫することが重要である．大動脈の連続性が再確立したら，その後の循環と加温は大腿動脈経由でもよいが，できれば大動脈送血管経由で行う．

NB 循環停止と順行性脳灌流

循環冷却の間に，左鎖骨下動脈を剥離する．小さな血管遮断鉗子を使い，1cm の長軸方向の動脈切開をおく．8mm の Hemashield 人工血管を左鎖骨下動脈に端側で 5-0 Prolene で吻合する．循環停止を始めてから，左鎖骨下動脈を近位部で遮断し，遠位部を 50〜60 mmHg の圧で灌流する．左椎骨動脈からの順行性脳灌流と Willis 輪を，左総頸動脈と腕頭動脈からの還流血によって確認する．

NB 遠位側の真腔と偽腔の連絡

慢性解離が遠位側に伸展している場合，真腔と偽腔の連絡を維持することが非常に重要である．これは遠位側の吻合部直近の内膜フラップを部分切除することで達成される．この方法によって，真腔だけでなく偽腔からも起始するすべての大動脈分枝への血流維持が可能になる．

🚫 食道の損傷

深部の縫合で，食道にも針糸をかけてしまうことがある．大動脈の後面を切離して剥離すると，縫合が正確になり，食道損傷の危険を防止できる．

🚫 大動脈遮断による高血圧

大動脈の遮断により，しばしば中枢側に高血圧が生じるので，降圧薬を用いて調節する必要がある．

🚫 脊髄の虚血

遠位側の灌流圧が著しく低下すると，対麻痺が発生するおそれがある．これは重大な合併症で，あらゆる手段を用いて予防しなければならない．左房や肺動脈から大腿動脈へ，あるいは大腿静脈から大腿動脈への部分体外循環法も含めた多数の手法が今までに用いられ，ある程度の成果を収めている．左心バイパス法のために，heparin をコーティングした体外循環回路も用いられている．しかし大動脈遮断時間を短縮することが，対麻痺を防止する最良の方法である．

●脳脊髄液ドレナージ

下行大動脈を遮断すると脊髄動脈を含む遠位側の血圧が著しく低下するが，逆に鉗子の中枢側では高血圧が発生する．これにより頭蓋内組織が溢血し，脳脊髄液圧が上昇して脊髄虚血の一因となることがある．脳脊髄液圧の降下が有用であることを裏づける明確なデータはないが，われわれは脳脊髄液を術中ドレナージし，術後も 1〜2 日間ドレナージを続けて，圧を約 10 mmHg に維持している．

NB 脊髄保護の方法

大動脈を遮断している間，脊髄機能をモニターしてもよい．体性感覚誘発電位のモニターとは，後脛骨神経を刺激して大脳皮質における反応を記録する方法である．多くの施設でこの方法が用いられているが，臨床上の妥当性は十分確立されていない．

下行大動脈瘤の血管内治療

　大部分の患者で下行大動脈の外科手術は安全に施行できる．人工心肺による遠位側灌流，さまざまな脊髄保護手段，そして肋間動脈の選択的再建などによって成績は改善した．しかし，左開胸と大動脈遮断によりかなり高侵襲な手術となっている．外科手術による累積合併症発生率は50％を超えると報告されており，ほとんどの患者は，完全な機能を回復するのに4～6ヵ月必要である．さらに併存疾患を有するかなりの数の患者が手術ができないようなリスクを有しているとみなされ，手術非適応となっている．そのため，下行大動脈の血管内治療（ステントグラフト内挿術）は魅力的な手段である．

　血管内治療の対象者は，いわゆるランディングゾーンに血栓や石灰化がなく，大動脈瘤近傍の大動脈内径が23〜37 mmでなければならない．デバイスの適切な固定のために，大動脈瘤の近位部と遠位部に少なくとも2 cmの正常な大動脈が必要である（図8-29）．多くのステントグラフトが市販されており，さまざまな頸部の形状や角度に対応している．

I型エンドリーク

　固定が不完全であると，I型エンドリークが起きる．I型エンドリークのある大動脈瘤は未治療とみなされる．I型エンドリークはステントグラフトの固定部分をバルーン拡張することで治療できる場合がある．しかし，大動脈瘤への血流を遮断するため，近位部または遠位部へ延長用カフの留置が必要となることが多い．

ステントグラフトのサイズの正確な測定

　胸部下行大動脈の血管内治療では，大動脈瘤の近位部と遠位部の頸部の径を術前に測定する必要がある．この情報は，3D-CT血管造影で得られ，中心線距離が，必要な人工血管の正確な長さを推測するのに用いられる（図8-30）．ステントグラフトが小さすぎると固定が不良となり，エンドリークが起き，あるいはデバイスの移動が起きる．逆にグラフトが大きすぎると皺を作り，グラフトの閉塞や大動脈の損傷，破裂を起こす．

●手術手技

　X線透視装置を備えた手術室または血管撮影室で行われる．ほとんどの血管内治療デバイスは，20，22，24 Frのシースから挿入できる．シースの大きさはデバイスの大きさによって決まる．術前の造影CTは，大腿動脈と腸骨動脈の大きさ，捻れ，および石灰化を評価するため，腹部と

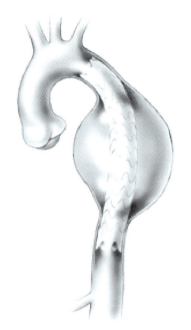

図8-29　ステントグラフトの遠位側および中枢側の適切な固定

骨盤も含めるべきである．24 Frのシースの外径は約9 mmである．大腿動脈に予定したシースが入らない場合は，Dacron人工血管を腸骨動脈に吻合する必要があり，側腹部の小さな切開から行う（図8-31）．

腸骨動脈の損傷

　腸骨動脈の径よりも大きいシースを挿入すると，腸骨動脈の損傷が起きるおそれがある．この損傷は，通常，デバイスを留置してシースを引き抜いた後で明らかになる．腸骨動脈の損傷と後腹膜の大量出血により重症の低血圧が起きる．もしガイドワイヤーが残っていれば，一時的に止血するため，バルーン閉塞カテーテル（CODA Balloon, Cook社，Bloomington, IN）を迅速に大動脈の末端まで挿入する．同側の後腹膜を開け，人工血管を間置して腸骨動脈を修復する（図8-31）．

　一般に，デバイスを挿入するか腸骨動脈に人工血管を吻合する前に，heparinを全身投与する．反対側の大腿動脈から5 Frのシースを挿入し，そこからガイドワイヤーを使ってピッグテール血管造影用カテーテルを挿入する．大動脈弓と腹部大動脈の分枝の位置を確認して治療計画を立てるため，大動脈弓，下行大動脈，腹部大動脈の造影を行う．大動脈を適切に描出するには，インジェクターを使って造影剤を急速に注入する必要がある．X線透視下に交換用の長いガイドワイヤーを使って，デバイスを大動脈まで挿入する．経路を確保するため，ガイドワイヤーを通して

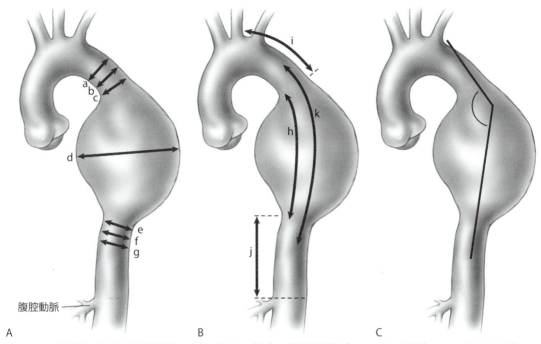

図 8-30 必要とする下行大動脈の径，長さ，角度の術前計測（Gore-Tex 訓練マニュアルより）

万能カテーテル（Glide catheter）を挿入する．硬いガイドワイヤーを通して先細りのダイレータ付きの大きなシースを挿入する（Lunderquist または Amplatz 超硬ワイヤー）．

NB 経路を間違えず，また内膜を損傷しないために，すべてのガイドワイヤー，カテーテル，シースの挿入は透視下に行わなければならない．透視下にステントグラフトのデバイスを硬いガイドワイヤーに沿って挿入し，留置する．通常，目的とする治療長を得るには，追加のデバイスが必要である．

NB 前に挿入したグラフトに重複するように同じ大きさか，1～2 サイズ大きいステントグラフトを留置する．

🚫 追加ステントグラフトの大きさの測定

大きいグラフトの中に不注意に小さいグラフトを挿入すると固定が不良になり，小さいグラフトは移動してしまう．小さいグラフトに大きすぎるグラフトを入れると大きいグラフトに皺ができ，閉塞してしまう．

NB 近位部の頸部が不適切な場合

左鎖骨下動脈の遠位側に径 23～37 mm の正常な大動脈部分が少なくとも 2 cm ない場合には，左総頸動脈と左鎖骨下動脈の間に留置することを考える．

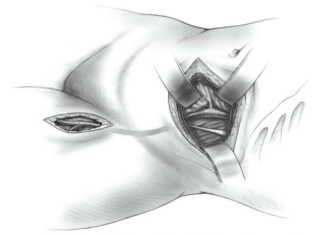

図 8-31 側腹部切開からの大動脈終末部，総腸骨・内腸骨・外腸骨動脈の外科的露出

🚫 左鎖骨下動脈の閉塞

一般的に，ステントグラフトによる左鎖骨下動脈の閉塞は，追加治療しなくても大丈夫である．しかし，鎖骨下動脈の順行性血流に依存している患者もいる．右椎骨動脈が小さく，左鎖骨下動脈が支配的な患者では，脳後部に血管障害を起こすおそれがある．左内胸動脈を用いて左前下行枝に CABG を受けた患者も，左鎖骨下動脈が開存していなければならない．これらの患者では，脳や心臓の合併症を避けるため，下行大動脈へステントグラフトを挿入する前に，左総頸動脈-左鎖骨下動脈バイパス術を行う必要があり，小さな鎖骨上切開で左総頸動脈と左鎖骨下動脈を露出して行う（図 8-32）．

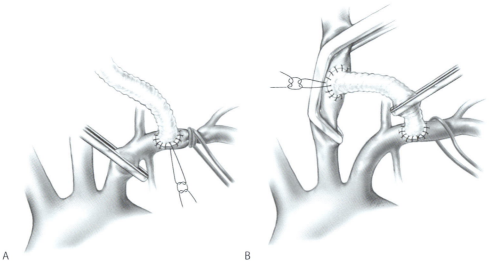

図8-32　鎖骨上切開による左総頸動脈と鎖骨下動脈のバイパス

NB 遠位部の頸部が不適切な場合

　大動脈瘤の遠位側が腹腔動脈幹の近位側2cm以内まで及んでいる患者がいる．この場合，これまでは胸腹部置換術が考慮された．外科手術のリスクが低いほとんどの患者では，胸腹部置換術を考慮すべきである．しかし，手術リスクの高い患者では，大動脈をdebranchして血管内修復のための適切な長さを得る．この手術と血管内治療を組み合わせた方法では，大動脈終末部か腸骨動脈から腹腔動脈と上腸間膜動脈へ，人工血管を使ってバイパスする．このとき腹部大動脈には，経腹的または後腹膜的にアプローチする必要があるが，その後，胸部大動脈はステントグラフトで治療できる．すなわちこの方法では，胸腹部切開と大動脈遮断を回避できる．

NB 脊髄虚血の危険性が高い患者

　以前に腹部大動脈瘤の手術を受けたり，内腸骨動脈が閉塞している患者がいる．また，大動脈弓部から横隔膜までの広範囲の大動脈瘤で，重複する多くのステントグラフトが必要な患者もいる．これらの症例は，胸部大動脈瘤に対する血管内治療で脊髄虚血が起きる危険性が高いことが知られている．左鎖骨下動脈を閉塞すると，椎骨動脈から前脊髄動脈への側副血行を障害するので，その危険性をさらに高める．このような場合，術前に脳脊髄液ドレナージを行うとリスクが減少する可能性がある．さらに，術中ならびに術後の低血圧を避けることが，脊髄の血流を維持するのに重要と考えられる．

NB エンドリーク

　血管内治療後も大動脈瘤内に血流が残存することがある．このエンドリークは，治療時の最後の大動脈造影で確認できる．エンドリークは造影CTのような経過観察の画像検査で判明することも少なくない．エンドリークの型と場所によってさまざまな治療法が選択される．

　Ⅰ型エンドリークは最も多く，近位部または遠位部の固定部分からのリークである．通常，グラフト延長カフの留置で治療する．

　Ⅱ型エンドリークは，肋間動脈や腰動脈などの側枝が大動脈瘤の中で開存し続けることによって起きる．通常，カテーテル的コイル塞栓によって治療する．

　Ⅲ型エンドリークは，グラフトの裂開，追加グラフトとの接合不良，グラフトの分離または分解によって起こる．これらは，通常，旧グラフトの中に新しいグラフトを挿入することで治療する．

　Ⅳ型エンドリークは，人工血管と金属ステントの縫合の穴から血液が漏れると起きる．持続する場合には，新しいステントグラフトをもともとのグラフトの中に挿入して治療する．

　Ⅴ型エンドリークまたは内腔圧上昇は，どんなリークも見つからず，おそらく人工血管の生地からの血液の漏れによって，大動脈瘤が拡張することである．大動脈瘤が拡張し続ける場合には，再度血管内治療が行われる．

　血管内治療を受けた患者は，胸部〜骨盤のCT検査を継続して行い，綿密に経過観察する．問題なく治療できた後は，通常最初のCTは術後2〜4週間で行い，以後毎年行う．経過観察の造影CTは注意深く読影し，術後のⅠ型と

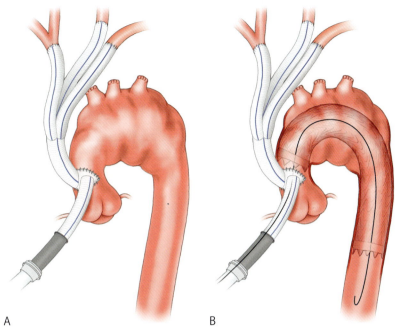

図 8-33　大動脈弓部の debranch
A：人工血管の遠位端は左鎖骨下動脈，左総頸動脈，腕頭動脈に吻合する．
B：ステントグラフトを留置する．

III 型エンドリークはすべて治療しなければならない．II 型エンドリーク（肋間動脈開存）は，大動脈瘤の拡張がなければ経過観察し，もし持続する場合は，原因となっている開存肋間動脈を詰める．

弓部大動脈瘤の血管内治療

大動脈弓の外科手術や循環停止の危険性が高い患者には，debranch 手術と血管内治療の併施も考えられる．この方法では，腕頭動脈，左総頸動脈と左鎖骨下動脈へ，上行大動脈から人工血管でバイパスする．次に弓部大動脈瘤にステントグラフトを挿入し，頸部分枝の起始部を閉塞する．

●手術手技

大動脈の病変によって，多くの debranch 法およびその変法がある．すべての方法は，頸部分枝の血流を変更し，大動脈病変をステントグラフトでカバーし，頸部分枝の起始部を閉塞する．手術は胸骨正中切開で，人工心肺を使用せずに行う．上行大動脈に病変がない場合には，上行大動脈の中央に部分遮断鉗子をかけ，2 分岐または 3 分岐人工血管の主幹部を吻合する．左鎖骨下動脈，左総頸動脈，腕頭動脈へ別々に，端々または端側で遠位側吻合を行う（図 8-33A）．最後に，前述したように，側枝から順行性，または大腿動脈から逆行性にステントグラフトを留置する（図 8-33B）．

NB　左鎖骨下動脈への到達不能

左鎖骨下動脈が剝離できない場合は，別の鎖骨上アプローチで左総頸動脈-左鎖骨下動脈バイパス術を行う（図 8-32）．

NB　上行大動脈の長さが不適当

Valsalva 洞部と頸部分枝の起始部の間の大動脈に十分な長さがない場合には，人工心肺下に大動脈を遮断して行う．

上行大動脈に病変があり，置換する必要がある場合には（陶器様大動脈または重症の動脈硬化性病変），ハイブリッド手術が循環停止時間と手術の複雑さを軽減する．この手術では，腋窩動脈または大動脈弓遠位部へ送血管を挿入し，通常の方法で人工心肺を開始する．全身冷却と大動脈遮断の後，上行大動脈を 4 分岐人工血管で置換する（図 8-34A）．適度に冷却した後，順行性または逆行性の脳灌流を行いながら，体循環を停止する．頸部分枝を剝離し，Dacron 人工血管の遠位端を大動脈弓近位部に吻合する（図 8-34B）．そして人工血管の第 4 分枝から循環を再開し，頸部分枝をそれぞれ人工血管の側枝に吻合する（図 8-34C）．1 つの吻合が終了したら側枝から空気を抜き，次の頸部分枝の吻合前に遮断を解除する．頸部分枝の起始部にステープルをかける．加温し，人工心肺から離脱し，最後に第 4 分枝からステントグラフトを留置する（図 8-34D）．

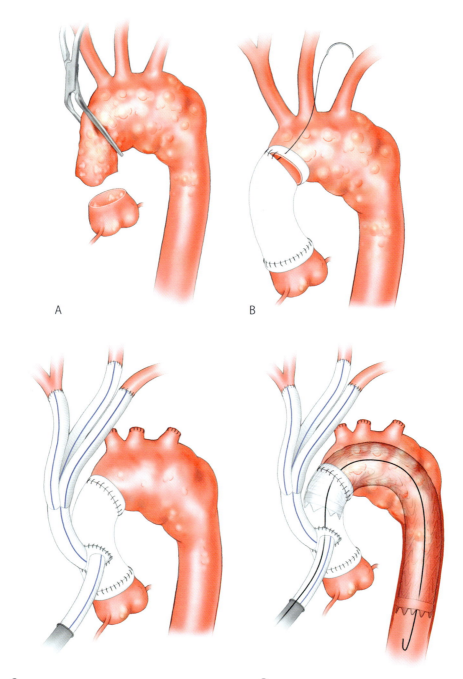

図 8-34　上行大動脈置換と大動脈弓部の debranch
A：人工血管の近位側吻合．
B：循環停止下の人工血管の遠位側吻合．
C：頸部分枝を人工血管の枝に吻合．
D：ステントグラフトの留置．

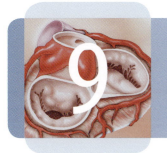

9 冠状動脈疾患

　心筋への外科的血行再建術は，今でも冠状動脈多枝病変例に対する有効かつ持続性を有する治療手段である．しかし冠状動脈ステントの発達により，interventional cardiologist が冠状動脈バイパス術（CABG）に迫る短期成績で冠状動脈疾患を治療できるようになり，外科に紹介される患者の数と質に影響を与えている．患者は，一般的により高齢で合併症が多く，左室機能低下もより重篤となってきており，さらに多くはすでにカテーテル治療を受けている．これらの患者は外科治療の危険性がより高く，バイパス標的血管の性状が不良であり，オフポンプCABG（OPCAB）や，経心筋レーザー血行再建術（TMR）のみならず，血管再生や細胞再生を含めた追加の技術を治療に組み入れる必要が生じつつある．

　結局，手術の目標は最良の長期開存性を有するグラフトを患者に提供することである．内胸動脈（ITA）はグラフト材料として最適であり，その15年開存率は90％以上で，生命予後も改善することが判明している．in situ 左 ITA は，左前下行枝（LAD）に対する第一選択のグラフトである．in situ 右 ITA の開存性は in situ の左 ITA に比べてやや低いが，若年者における中間枝，鈍縁枝の中枢側，および右冠状動脈の中央部から遠位部に対しては，最良のグラフトである．ITA の遊離グラフトは，in situ グラフトに比べて開存性が低い．

 右冠状動脈の虚血
　右冠状動脈が優位で太い場合には，右 ITA は適当でない．

 胸骨の合併症
　両側の ITA 使用は，インスリン依存性糖尿病患者では胸骨感染の発生率が高いので避けるべきである．

　下腹壁動脈や胃大網動脈，橈骨動脈など他の動脈グラフトも使用されている．下腹壁動脈は開存性が低いことが判明したので，きわめてまれにしか用いられない．胃大網動脈の採取には開腹する必要があるため，まれにしか用いられない．橈骨動脈は最近再評価され，第二選択の動脈グラフトと考えられている（ITA の次）．完全血行再建のために，一側あるいは両側の橈骨動脈が，一側あるいは両側の ITA とともに使用される．橈骨動脈の中枢側は大動脈に吻合したり，ITA に端側吻合してYグラフトを作成したり，静脈グラフトのフードに吻合したりする．

　大伏在静脈は，速やかに採取でき，扱いやすく，きわめて良好な血流が確保されることから非常に広く用いられてきた．内視鏡による低侵襲の採取法の開発により，このグラフトには再び期待が集まるようになってきた．大伏在静脈グラフト（SVG）の10年開存率は60〜70％であるが，抗血小板薬やコレステロール低下薬，アンジオテンシン変換酵素阻害薬の使用が普及することにより，開存率は改善する可能性がある．

内胸動脈の採取

　ITA は簡単に傷ついてしまう繊細な血管なので，非常に注意深くペディクル状に剥離すべきである．

　胸骨正中切開を行い，壁側胸膜と心膜を丁寧に圧排して，ITA の全長を第1肋骨付近の起始部から腹直筋鞘内の2分岐部を越えた終末部位まで確認する．Favaloro 開胸器によりきわめて良好な視野が得られる．Rultract System の開胸器でも良好な視野が得られ，おそらくより低侵襲である．腹直筋後鞘を胸骨の下面と肋軟骨から遊離すると，牽引が一層容易となり，ITA の良好な視野が得られる．

 肋骨と肋軟骨接合部の損傷
　開胸器で片方の胸骨を挙上しすぎると，肋骨骨折や肋軟骨離開を起こす．胸郭が変形した患者や高度の肥満者，骨粗鬆症の高齢者で起きやすい．

　開胸せずに ITA の剥離が可能であっても，われわれは通常，左胸膜を大きく開けており，それにより非常に良い視野を得て ITA の採取が容易になっている．

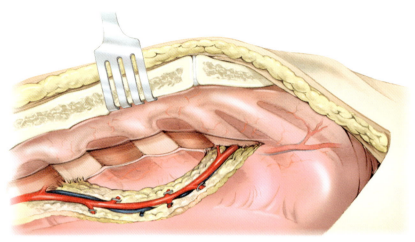

図 9-1　内胸動脈の採取

NB　胸膜を開放すると，左 ITA のペディクルが正中より離れた位置に移動する．これにより再開胸時の動脈損傷の危険性を減じることもできる．

その他の方法としては，胸骨下部小切開により左 ITA を採取することも可能である（第 1 章参照）．Favaloro 開胸器で胸骨左半を挙上すると，ITA を剝離するのに適切な視野が得られる．このアプローチで左 ITA を LAD にオフポンプでバイパスすることができる（後述参照）．

ITA は通常ペディクルとして採取する．電気メスは胸壁の止血には多用されるが，ペディクル自体の止血にはあまり使用しない．胸壁の内肋間筋膜上の壁側胸膜を，ITA の 7～10 mm 内側で全長にわたって切開する（図 9-1）．電気メスの刃を用いてペディクルを押し下げつつ剝離する．内胸動静脈の枝の止血凝固には最も弱い出力を用い，本幹から十分離れた部位で行う．その後，動脈の側枝は小さい金属クリップで閉鎖する．ペディクルを腹直筋鞘の高さから，ITA がもぐり込む鎖骨下静脈の高さまで剝離する．2 本の肋間動脈枝，すなわち鎖骨下静脈の前方を通る枝と，鎖骨下静脈の上面で側方に走行する第 1 肋間枝を確認して切離する．

🚫 不安定な血行動態
患者の状態が不安定な場合は，人工心肺を開始してから ITA を剝離するのが良い．

🚫 内胸動脈の損傷
ITA は繊細な構造をしているので，過度の牽引や不適切な遮断，位置を誤った金属クリップなどにより不可逆的な血管傷害を起こし，長期あるいは短期成績が不良となる．剝離中の過度の牽引は，血管壁の解離につながるため避けるべきである．

🚫 熱損傷
金属クリップをつけた後に ITA の枝の切離に電気メスを用いると，金属クリップを通じて熱や電流が本幹に及び，熱損傷を起こすおそれがある．このため，分枝は剪刀で切離するか，ITA に隣接した金属クリップから十分離れた部位で凝固しなければならない．

🚫 内胸動脈の最大長
ITA のペディクルは，その全長にわたり胸壁から剝離する必要がある．第 1 肋間の起始部近くから腹直筋鞘内の 2 分岐に至るのが最大長である．

🚫 内胸動脈盗流症候群
ITA の最初の肋間枝を確認して切離し，ITA からの盗流症候群を起こさないようにする．

人工心肺の開始前に，papaverine を丁寧にペディクル上に噴霧し，流量が適切であることを確認する．もし血流がなければ，1 mm の血管プローブ（Parsonnet）を注意深く血管の内腔に挿入する．このとき，内膜を傷つけないよう特別の注意を払う必要がある．通常は，良好な血流量が認められる．採取中に傷害されない限り ITA は十分な血流を供給するので，むやみに廃棄してはならない．

NB　高齢者では，ペディクルではなくスケルトナイズするほうが良いと思われる．これにより胸骨の虚血性壊死や感染の発生率を減少させることができる．

長さが適切かどうか判断するために，ペディクルを心臓の上に置く．鑷子でペディクルの端をつかみ，ITA を血液で膨張させる．動脈断端から周囲組織を鋭的に取り除いた後，斜めに切離するが，そのときペディクルの筋膜側を踵

にし，大きなフード状の開口部となるように準備する．

NB ペディクルの所々に筋膜切開を加えることで，ITA をかなり長くすることができる．また，スケルトナイズすると最大長が得られる．筋膜切開時には内胸静脈を切離しないよう注意する．ペディクルが短すぎたら ITA を中枢側で切離し，遊離グラフトとして用いる．

🚫 やせ現象
ITA の過度な伸展や緊張は，内腔の狭小化やグラフト不全を引き起こす．選択的動脈造影では「やせ現象」として観察される．

🚫 内胸動脈ペディクルの理想的な長さ
ITA の末梢端を切離する前に，正確な長さを確認する．心臓が充満し，肺も最大に膨張した状態で，ペディクルがちょうど良い位置でなければならない．さもないと動脈が伸展されて吻合部で外れかねない．

同様に長すぎても問題となる．ペディクルが曲がったり捻れたりして胸骨下面に入り込むと，再手術時に損傷する危険性が増すからである．

NB ペディクルが長くなるほど ITA 末梢の径は細くなり，血流抵抗が高くなる．また，ITA の走行が曲がりくねっていると，後日カテーテルインターベンションを行おうとしても困難になる．

🚫 内胸動脈内の血栓形成
ITA を完全に剝離して切離する際，血管内の血栓形成を予防するため，全身ヘパリン化した後に無傷性ブルドッグで遮断しなければならない．

NB 左回旋枝へのバイパスのための心膜切開
ITA のペディクルが横切るため，左横隔神経の1cm前方まで，電気メスで心膜を切開する．これにより ITA ペディクルはより側方に位置することができ，肺尖部をまたぐ代わりに肺の内側面に納まる．左 ITA を左回旋枝の鈍縁枝に吻合した場合には，特に重要である．

NB 右内胸動脈の走行
in situ の右 ITA は，対角枝や中間枝，および鈍縁枝の中枢側へ容易に届く．上行大動脈末梢の無名静脈に近い部分をペディクルが横切るので，胸腺組織や脂肪でペディクルを被う．右 ITA を LAD に吻合する場合には，上行大動脈のより中枢側を走行することとなり，再手術の際に損傷する危険性が高くなる．

橈骨動脈の採取

橈骨動脈採取のため，通常術前に利き腕でないほうを確認しておき，その腕への静脈内留置カテーテルや静脈採血を避ける．ドップラプローブを当てながら Allen テストを行い，尺骨動脈から手掌の血管弓への十分な血流を確認する．われわれは通常，術前にエコー検査とドップラを用いて橈骨動脈の太さと手掌の血管弓の開存を評価している．

🚫 橈骨動脈の石灰化
橈骨動脈の遠位部は石灰化しやすい．特別な長さが必要な場合以外は，動脈の遠位部は採取せずに残しておくべきである．

🚫 浅橈骨神経の損傷
浅橈骨神経は，母指橈骨側と手背の皮膚に分布する．腕橈骨筋の側方への過剰牽引はこの神経を障害し，母指の無感覚を引き起こす．橈骨動脈採取患者の5～10％に発生する．

NB 橈骨動脈スパズムの防止
採取後にグラフトをヘパリン血と papaverine で丁寧に洗い流す．さらに，カルシウム拮抗薬（nicardipine）静脈注射を術中に行い，術後も経口摂取可能まで持続投与する．橈骨動脈を使用したほとんどの患者は，退院時に isosorbide dinitrate が処方される．

◉内視鏡的橈骨動脈採取
手術室では，腕を90°外転し，側板の上に乗せて，消毒した後に布かけする．無菌の血圧計のカフを上腕に巻き，水銀計につなぐ．さらに小さなロール状の布を手首の下に置き，手を過伸展位にする．シャツの袖で隠れるように，長径1インチの皮切を橈骨動脈の上におく（図9-2A）．直視下に橈骨動脈を近位側と遠位側に向かって少し剝離する．血圧計のカフを患者の収縮期血圧より 20 mmHg 高くなるように膨らませる．トンネルを炭酸ガスで膨らませながら，内視鏡を皮切部から挿入する．最初に橈骨動脈の下面の組織を剝離し，続いて周囲を授動する．橈骨動脈を損傷することなく焼灼できるように，枝は十分な長さを丁寧に剝離する．次に，側枝をすべて切離するため，剝離器を焼灼器付きの剪刀に代える（図9-2B）．肘のところでもう

138　第Ⅱ部　後天性心疾患の手術

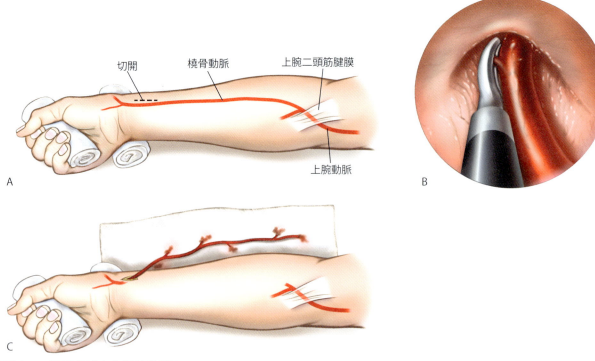

図 9-2　橈骨動脈の内視鏡的採取

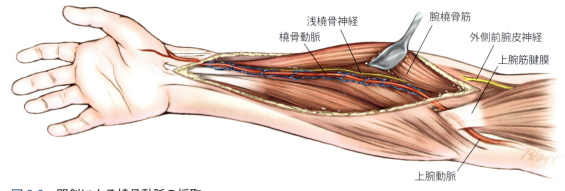

図 9-3　開創による橈骨動脈の採取

1つの皮切をおき，橈骨動脈の中枢側の端を切断する．あるいは，トンネルを通してエンドループを進め，中枢側を切断する．後者の方法では，中枢側皮切の追加は必要ない．橈骨動脈をトンネルから取り出してから，枝を金属クリップで止める（図9-2C）．遠位側の橈骨動脈を結紮し，切離する．内視鏡で見ながら，血圧計のカフの空気を抜き，止血を確認する．手首の創は二層に縫合し，無菌の圧迫包帯を巻く．橈骨動脈はヘパリン加生理食塩水で洗い流し，スパズムを防ぐために papaverine を撒く．

●開創による橈骨動脈の採取

　手術室では，腕を90°外転し，側板の上に乗せて，消毒した後に布かけする．腕橈骨筋上の前腕中央を切開する．腕橈骨筋と二頭筋の腱の間の溝に沿って，切開を中枢側に少し延長する（図9-3）．末梢側では，手首の皺に向けて延長する．経験を積むにつれて，前腕の切開を短くしても橈骨動脈を十分露出できるようになる．

　橈骨動脈の剥離は末梢側に向かって筋膜を切開することで始まり，中枢側へは腕橈骨筋と橈側手根屈筋の間に向かって進む．ベッセルループを橈骨動脈の周囲に回して剥離を容易にする．動脈は2本の伴行静脈とともに，枝をすべて二重にクリッピングして，切離しながら剥離する．橈骨動脈が完全に剥離されると，中枢側では橈側反回動脈が確認でき，末梢側では浅掌動脈が見える．この2本の太い分枝が剥離範囲を決めるのであり，これらは温存しなければならない（図9-3）．橈骨動脈は末梢側と中枢側で切離し，ヘパリン血と papaverine の溶液内に入れておく．腕の皮膚切開は，吸収糸による二層の連続縫合で閉鎖する．深層の縫合は，末梢側では皮下組織も一緒に縫合する．

第9章　冠状動脈疾患　139

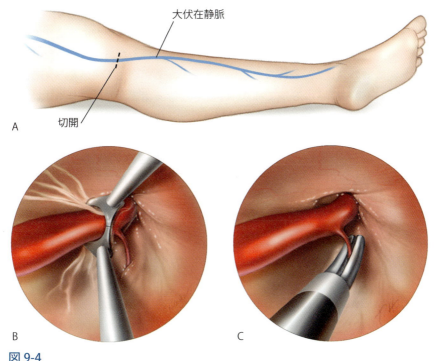

図 9-4
A〜C：大伏在静脈の内視鏡的採取．

NB　皮膚切開の遠位端は，術後の不快感を残さないために，手首よりも 3 cm 上方にすべきである．

🚫 血腫形成

皮膚と皮下組織にのみ電気凝固を使用する．橈骨動脈のすべての分枝は，切離前に中枢と末梢を小さい金属クリップで止血しなければならない．さらに，切離した橈骨動脈の中枢端は後出血と血腫形成防止のため，血管に縫合糸をかけて結紮閉鎖する必要がある．

🚫 コンパートメント症候群

コンパートメント症候群は橈骨動脈採取後まれに発生する．もし見逃して適切に治療しないと，広範な筋肉の喪失と末梢の虚血傷害が発生する．そのような重大な合併症を予防するには，腕に可動制限がなく感覚が正常であることを，術直後から一定の間隔で検査する必要がある．

橈骨動脈の末梢端から周囲の静脈や組織を取り除く．斜めに切開口を作り，踵部を縦に切って冠状動脈に合わせるように拡げる．

大伏在静脈の採取

連続した長い皮膚切開や，いくつかの不連続な切開による従来の大伏在静脈採取法は，感染や慢性の下肢浮腫を含む合併症の頻度がかなり高い．内視鏡による静脈の採取は，長い下肢切開の治癒に伴う問題を避けられるので，糖尿病や肥満，末梢血管疾患の患者には特に有用である．

● 内視鏡による大伏在静脈の採取

膝の内側直上で 2 cm の皮膚切開を大伏在静脈上におく（図 9-4A）．二酸化炭素を注入しながら内視鏡を挿入し，静脈より浅い層を剝離する．剝離器を用いて静脈を全周性に剝離する．側枝は，焼灼で損傷しないよう，少なくとも 5 mm は剝離する（図 9-4B）．剝離器の代わりに特殊な焼灼装置付きの剪刀を挿入し，静脈の分枝を切離する（図 9-4C）．必要な範囲まで中枢方向の剝離が終了したら，対側の皮膚切開を行って静脈を切離し，断端を縫合閉鎖する．静脈は膝の創部から丁寧に抜き取る．

2 本分の静脈が必要なときは，大腿部の静脈を前述のように採取する．グラフトがさらに必要なときは，同じ膝の創部から内視鏡を末梢方向に挿入することにより，下腿の静脈を採取できる．

両皮膚切開はいずれも二層に縫合閉鎖し，下肢を弾性包帯でしっかり巻いて 24 時間おく．

🚫 内腔の血栓

二酸化炭素注入法を用いる内視鏡による剝離は，静脈を圧迫して血流のうっ滞を引き起こす．静脈内腔に血栓ができるのを予防するため，静脈剝離前に heparin を投与しなければならない．

血腫形成

電気メスを用いて注意深く止血を行い，血腫の形成を予防する必要がある．剥離により大きな死腔が形成された場合には，閉鎖式のドレナージに接続した軟らかいドレーンを内視鏡の経路に沿って挿入し，24時間留置すべきである．

静脈の牽引損傷

静脈を剥離して内視鏡経路から引き出す際に強く引っ張りすぎると，内膜の損傷や分枝の断裂を引き起こす．電気メスと内視鏡用の剪刀で広範囲にしっかり剥離を行えば，このような損傷を避けることができる．

　内視鏡用器材の使用技術は習熟によって著しく向上するので，経験を積めば総手術時間の延長はほとんどなくなる．われわれは，2本以上の静脈グラフトが必要な症例では，内視鏡による静脈採取を選択している．

●開創による大伏在静脈の採取

　皮膚切開は，鼠径部で大腿動脈の拍動部位の1横指内側に加え，皮下組織を剥離して大伏在静脈を露出する．この大伏在静脈は，大腿筋膜の篩状筋膜を貫通して向きを変え，大腿静脈に合流する．その後，皮膚切開を静脈の走行に沿って下方に延長する．皮膚切開は，踵の内果の前方から始めて上方に延長することも可能であり，多くの外科医はこちらの方法が良いと考え，日常的に採用している．

　静脈は「ノータッチ」法で採取する．静脈は無傷性の血管鑷子で外膜のみをつかみ，注意深く剥離と分枝の切離を行って丁寧に摘出する．

皮膚感染および皮膚潰瘍

感染の可能性または潰瘍のある下肢からの静脈の採取は，できるだけ避けなければならない．

静脈の切断事故

術者の示指を大伏在静脈の上に沿って挿入し，鋭利な剪刀を使って皮膚切開を延長していく．この手技は皮下の浅い層を走行する大伏在静脈の損傷を防ぐとともに，不必要に死腔を拡げたり，過大な皮膚のフラップを作ったりしてしまうことを防止する．

神経損傷

大伏在神経は大伏在静脈と併走しているので，この神経を切って術後に知覚異常を起こさないよう，特に注意する必要がある．

膝に沿った皮膚切開

膝関節側方の皮膚切開創は，関節の動きによりいろいろな方向に捻れたり過伸展したりする．そのため患者に不快感を与えるおそれがあり，また満足する治癒が妨げられやすい．したがって，通常この部位での皮膚切開は行わないほうが良い（図9-5）．

NB **不連続の皮膚切開**

糖尿病や末梢血管病変を有したり，創傷治癒が不良な傾向であったりする患者については，皮膚切開を何ヵ所かに離して加え，切開しない部位を残すようにする．この方法は手術創の治癒に優れており，皮膚縁に沿う虚血を最小限にとどめる（図9-5A）．

手術創の治癒遅延

下腿の手術創は治癒が遅れる傾向にあり，高齢で末梢血管病変を伴っている糖尿病患者では特に著しい．組織を愛護的に取り扱い，注意深く手術創を閉鎖することが大切である．

NB 　高齢で糖尿病や末梢血管病変を合併した患者では，下腿からの静脈採取を避けたほうが良い．

　両側の大伏在静脈が静脈瘤のために抜去されていたり，以前のCABGで切除されていたりしたら，一側あるいは両側の小伏在静脈を探す必要がある．この場合でも，十分な長さの静脈を採取できることが多い．このような症例では，下腿の背側を露出できるように消毒して布かけする必要がある．

静脈瘤

静脈瘤のある大伏在静脈は避けなければならない．血管壁が拡張して障害を受けており，その大きな内径は流速を低下させ，早期にグラフトが血栓閉塞するおそれがあるからである．

限局した静脈瘤

静脈壁をゆっくりと拡張した後に，限局性の静脈瘤が見つかることがある．それらは静脈壁に平行に金属クリップをかけ，過剰な組織を部分的につぶして形成する（図9-6）．

内膜の損傷

剥離を容易にするために静脈を引っ張ったり伸ばしたりしてはならない．内膜層は非常に脆弱で亀裂を生じやすく，血小板凝集塊を形成してグラフトが早期に閉塞するおそれがある（図9-7A）．このよう

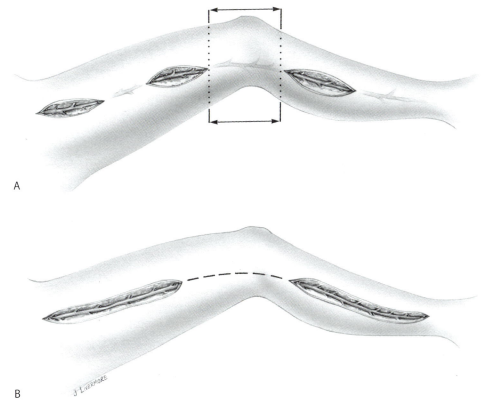

図 9-5　開創による大伏在静脈の採取
A：多数の皮膚切開．
B：膝関節部周辺の皮膚を橋状に残した長い切開．

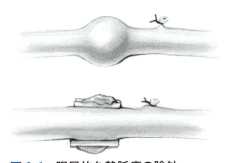

図 9-6　限局的な静脈瘤の除外

なことは，不連続な皮膚切開を複数おいて，切開しない部分の皮下から静脈を採取するときに起きやすい．

🚫 静脈の過伸展

　静脈グラフトは丁寧に膨らませる必要がある．少しでも過大な圧がかかると，内膜の亀裂と断裂を起こすおそれがある．内圧が 150 mmHg を超えないように工夫された器具が市販されている．

🚫 引き抜き損傷

　静脈を引っ張ると細い分枝に緊張がかかり，その結果引き抜き損傷を起こす．このような静脈壁の亀裂は，7-0/8-0 Prolene で縫合閉鎖することにより止血できるが，静脈の壁構造は損傷したままとなる．

　静脈は，もし必要ならベッセルループを用いて愛護的に持ち上げる（図 9-7B）．分枝を確認して結紮するか，あるいは金属クリップで閉鎖して切離する（図 9-8）．

🚫 分枝の断端

　分枝断端における血栓形成とそれによるグラフト早期閉塞を可及的に少なくするために，分枝は本幹から約 1 mm だけ離して結紮するか金属クリップをかけるべきである（図 9-9A）．断端に遊びが生じても，結紮糸の内側に静脈壁と平行に小さな金属クリップをかければ処理できる（図 9-9B）．

🚫 グラフトの狭窄

　他方，結紮や金属クリップは決して静脈壁の一部を巻き込んではならない．巻き込みは局所の狭窄の原因となるので（図 9-9C），結紮やクリップを丁寧に外す必要がある．大きな持針器を用いてクリップの盲端に圧をかけると，両端が離れて外しやすい．結紮またはクリップを適切にやり直す．

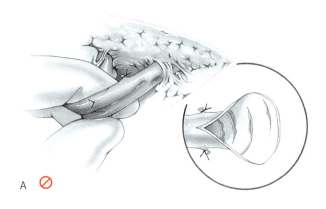

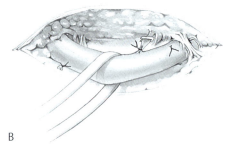

図 9-7
A：静脈の牽引や伸展によって内膜が損傷を受ける．
B：伸縮性のある紐（ベッセルループ）で愛護的に牽引する．

外膜による狭窄

外膜組織は，分枝を結紮するときに局所の狭窄を作る原因となりうる．外膜の引きつれは，Potts 剪刀で注意深く切離する必要がある（図 9-10）．

十分な長さの静脈を剝離できたら，両断端を切離して摘出する．その際，鼠径部と足首の静脈断端は確実に結紮する．

●皮膚の閉創

下肢の創部は，吸収糸を用いて層別に閉鎖する．鼠径部や手術創の深い部位では，さらに一層の追加閉鎖が必要となることがある．皮膚は，細い吸収糸を用いた皮内縫合法により閉鎖する．

手術創のドレナージ

手術創が深くて血液の漏出が続いている場合，24時間閉鎖式のドレナージを行うのが有用である．この方法は，感染をきたすおそれのある血腫の形成を防止する．

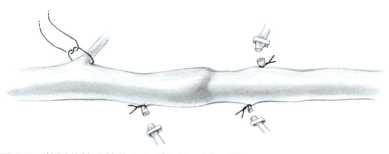

図 9-8　静脈分枝の結紮およびクリッピング

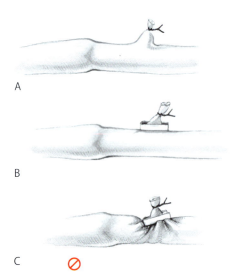

図 9-9
A：静脈分枝断端の長すぎる遺残．
B：金属クリップによる断端の処置．
C：静脈を狭窄しているクリップ．

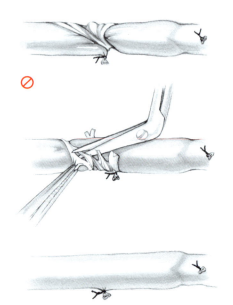

図 9-10　外膜の引きつれを切開して狭窄を解除する

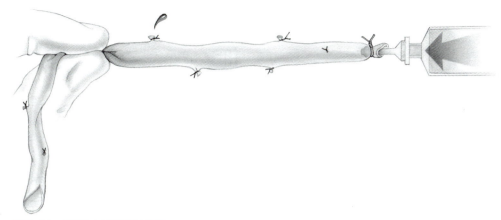

図9-11　静脈の愛護的拡張

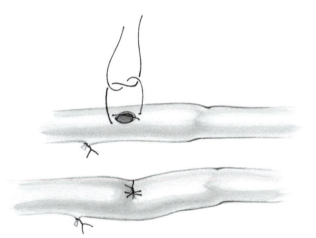

図9-12　引き抜かれた枝の横方向の閉鎖による静脈の狭窄

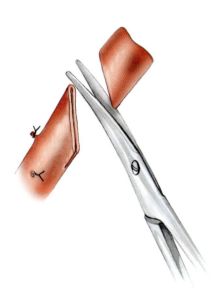

図9-13　フード状に静脈端を切る

手術創の感染

糖尿病や末梢血管病変を有する患者は，創感染の危険性が高い．したがって，創はどんな死腔も残さないように注意して閉じる必要があり，創閉鎖を始める前に完全に止血しておかねばならない．皮内縫合による皮膚の閉創は，創の治癒が完成する2, 3週間後まで残存するモノフィラメント糸を用いた，水平マットレス結節縫合により補強される．

採取の方法にかかわらず，先端がオリーブの形をしたカニューレを静脈の末梢端から挿入し，ヘパリン加自己血により丁寧に拡張していく．引き抜かれた分枝はすべて確認し，前述の注意点を考慮に入れながら，4-0絹糸で確実に結紮するか，7-0/8-0 Proleneで縫合閉鎖する（図9-11）．

静脈壁の縫合

静脈分枝の断裂部位が静脈壁自身であった場合には，縫合閉鎖が必要になる．静脈を拡張した状態で，7-0/8-0 Proleneを用い，静脈壁の長軸に平行に針糸をかけて修復する．静脈の横軸方向の縫合は，局所の狭窄の原因となる（図9-12）．

次いで，静脈弁が残らないように断端を切離し，冠状動脈との吻合口が滑らかでフードの形となるようにする（図9-13）．

静脈断端

静脈径が小さい場合，断端の踵の部分を切開して開口部を拡大する．

弁切開器による損傷

大伏在静脈内の弁を弁切開器で切除することを勧める外科医もいる．有用な場合もあるが，静脈壁にボタン穴状の欠損を作るおそれもある．したがって，弁切開器の使用には多大な注意が必要である．われわれは静脈弁が吻合部に局在しない限り，弁の切除は通常行わない．

NB **下腿と大腿の静脈**

　下腿から採取された静脈は冠状動脈の径と合致しやすく，静脈弁はあっても少なく，高い内圧に耐えられるため，従来から細い冠状動脈のバイパスに適しているとされてきた．しかし，細い静脈グラフトは，壁の動脈化の過程と内膜の肥厚により，早期閉塞の原因となりやすい．細い口径の静脈グラフトには多くの長所もあるが，その中枢側断端は標準的な大動脈吻合には細すぎることがある．この場合，中枢側吻合は大動脈壁をパンチアウトせず，小さく切開して行うべきである．

人工心肺を用いた冠状動脈バイパス術

　過去 10 年間，小開胸手術を含めて多くの試みが CABG に対して行われてきたが，今日ではほとんどの症例で正中切開が選択されている．最近では，人工心肺を使用しない CABG が一部の患者にとって有効な手術となっているが，大部分の CABG は人工心肺を使用して行われている．

　CABG の多くは，1 本の脱血管で行われる．上下大静脈への脱血管挿入は，合併手術のために右心系を切開する場合に採用される．酸素加された血液は上行大動脈に直接挿入した送血管から患者に返血する．上行大動脈瘤や大動脈壁の広範な石灰化など大動脈へ送血管が挿入できないまれな症例では，大腿動脈からの送血で代用する（第 2 章参照）．

　従来，右上肺静脈または肺動脈から左心系のベント挿入が行われてきたが，ほとんどの症例では不要である（第 4 章参照）．再手術で回旋枝に対する 1 本バイパスを行うようなまれな症例では，左開胸が代替のアプローチとして用いられることもある．この場合には大腿動静脈への送脱血管挿入により人工心肺を行う（第 2 章で述べた手術手技の解説参照）．

◉心筋保護

　大動脈遮断中は，冷却血液心停止液を大動脈基部に初回注入し，10～15 分ごとに再注入することにより心筋保護を行う．末梢側吻合の終了後は，静脈グラフトに直接心停止液を追加注入する．深部体温 34℃ の冷却と冷生理食塩水あるいは凍結生理食塩水による局所冷却で心筋保護を補完する．太い冠状動脈中枢側の高度狭窄症例では心停止液の一律な分布が阻害され，心筋の完全な停止が妨げられるおそれがある．冠状静脈洞カテーテルからの逆行性心停止液注入は，より良い心筋保護のための有用な追加手段である（第 3 章参照）．

　急性の冠状動脈閉塞や心筋梗塞を起こしかけている症例では，その責任血管へのバイパスをまず行って，傷害心筋

領域に静脈グラフトを通じて心停止液を供給する．

NB 　動脈グラフト使用例では，グラフトから心停止液が供給できないので，逆行性注入が特に有用と思われる．

NB 　開存しているが狭窄のある静脈グラフトを有する症例の再バイパス術では，グラフト内のプラーク破片が冠状動脈末梢に塞栓する危険がある．これらの症例では，逆行性心筋保護の適応がある．

NB 　*in situ* の動脈グラフトが開存している症例では，順行性の心停止液はこのグラフトの支配領域の心筋に到達しない．まず開存しているグラフトを確認して，これを無傷性の小さなブルドッグ鉗子で一時的にクランプする．次いで，血液心停止液の逆行性注入を行うことが有効である．

NB 　カリウム濃度がきわめて高い心停止液は，静脈の内膜を損傷するおそれがあるので，静脈グラフトから直接注入してはならない．

◉冠状動脈切開の一般原則

　人工心肺下に心臓が減圧された状態で静かに拍動しているときに，冠状動脈を触診して病変や石灰化の有無を確認し，動脈切開のための至適部位を選ぶ．切開はできるだけ病変のない部位に行う．特別な小円刃刀（例：Beaver Mini-Blade A6400：図 9-14A）を用いて，冠状動脈の直上にある心外膜を切開して左右に拡げる．この方法は，冠状動脈壁の観察に適している．動脈切開の正確な部位が決まったら，小尖刃刀（例：Beaver Micro-Sharp Blade A7513）を用いて動脈の前壁を切開する（図 9-14B）．

NB 　動脈造影で確認した冠状動脈の詳細な解剖を記憶しておき，グラフトを冠状動脈の閉塞部位より末梢で吻合するように留意しなければならない．

🚫 **動脈切開の部位**

　冠状動脈の中央を切開するように注意する．斜めに切開すると吻合部の踵や爪先の部分の変形をきたす．動脈切開の方向を修正しようとすると動脈壁の一部が鉤裂き状となり，完璧な吻合を阻害する（図 9-15）．

🚫 **動脈後壁の損傷**

　冠状動脈の後壁を損傷しないように特別な注意を払わなければならない．これは刃の角度を血管に垂

第 9 章　冠状動脈疾患　145

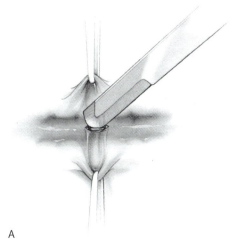

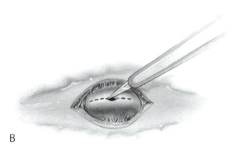

図 9-14
A：小円刃刀による冠状動脈の露出．
B：小尖刃刀による冠状動脈前壁の切開．

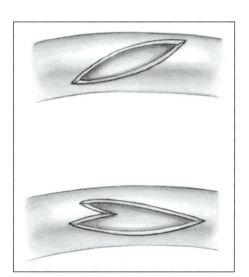

🚫 図 9-15　斜めの動脈切開と修復の試みによりできた動脈壁の鉤裂き

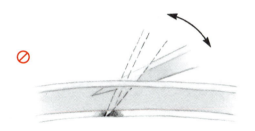

🚫 図 9-16　垂直方向に刃を向けて切開することによる冠状動脈後壁の損傷

直に当てたときに起こる．冠状動脈に対する角度は，常に約 45°とすべきである（図 9-16）．もしメスの刃が後壁の外膜まで切開してしまったら，細い 8-0 Prolene をかけて血管の外側で結紮して寄せておく（図 9-17）．

🚫 **石灰化した柔軟性のない動脈壁**
　動脈壁が柔軟でなく高度の石灰化を伴っている場合，有効な吻合のための十分な動脈切開口を開けるのが不可能なことがある．この場合には，切開部位の動脈壁を部分切除する必要がある．すなわち，吻合部の動脈前壁を三角形に切除して形成する（図 9-18）．さもないと，石灰化した動脈壁はグラフト吻合部の内径を狭くしてしまう．

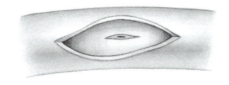

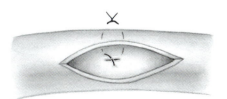

図 9-17　かけた針糸を血管の外側で結紮して行う後壁裂孔の修復

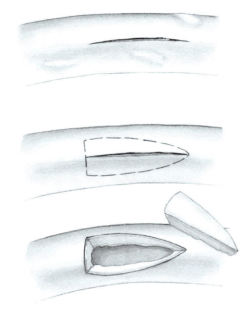

図 9-18 石灰化冠状動脈における三角形の壁の切除

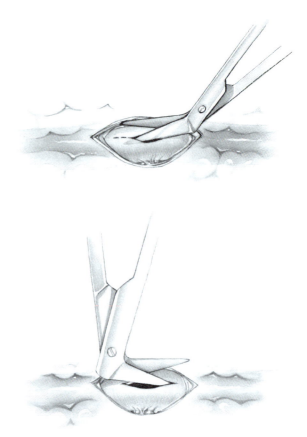

図 9-19 Potts剪刀による動脈切開の開大

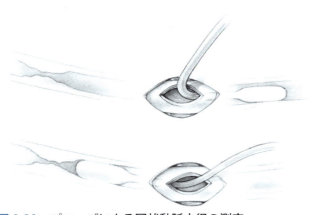

図 9-20 プローブによる冠状動脈内径の測定

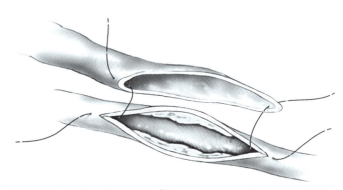

図 9-21 内腔を狭窄するプラークを越える動脈切開の開大

次いで，切開を中枢側と末梢側に拡大する（図 9-19）．特殊な角度のついた Potts 剪刃は，特に難しい位置にある冠状動脈切開口の拡大に有用である．その後，切開口から動脈内腔にさまざまな太さのプローブをゆっくりと挿入して内径を確かめ，さらに切開部近傍の末梢側に閉塞性病変があるか否かも確認する（図 9-20）．

🚫 末梢血流の障害となるプラーク

比較的正常な吻合部位を選ぶためにあらゆる努力を行うが，吻合の爪先部分に局所的なプラークがあって血流を制限し，グラフト早期閉塞の原因となることもある．したがって，その場合には，末梢の障害となるプラークを越えて動脈切開を延長する必要がある（図 9-21）．同様にグラフトの末梢側断端も拡大して，吻合を行う．もし病変部位が長すぎてこのような手法が不可能であれば，末梢例に第二のバイパスを加えなければならない．

🚫 内膜の損傷

太すぎるプローブを冠状動脈の内腔に無理に挿入すると内膜に亀裂が生じるので，丁寧に行う必要がある．

🚫 冠状動脈の心筋内走行

動脈は心筋内を走行していることがあり，その場合，走行部位を確認する必要がある．動脈の上に乗っている心筋は，細心の注意を払って切離しなければならない．心筋内の動脈に病変が認められることはほとんどない．心筋の切離は，吻合に必要十分な長さに限定することが大切である．心筋切離縁を

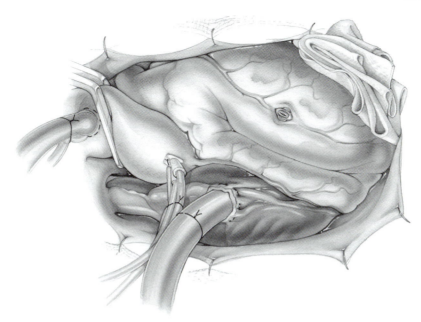

図 9-22　前方の冠状動脈枝を露出する際の心臓の位置

焼灼する際は，低出力の電気凝固を用いる．

 冠状動脈の確認が困難な場合

　患者によっては，冠状動脈に沿った心外膜下に脂肪組織が付着していて，血管の正確な把握が困難なことがある．この場合には動脈の枝をまず確認し，次いで，本幹に向かって走行をたどっていく．そこで動脈上の脂肪組織を剥離すると，うまく露出できる．LADが同定できないときには，後下行枝を確認して心尖部まで追いかけると有用なことがある．前下行枝の末梢はその近くにあるはずだからである．

●冠状動脈を露出するための心臓の位置

【心臓前面の視野展開】

　0℃近くに冷却した生理食塩水に浸した開腹用タオルを，減圧されて弛緩した心臓後面の心囊内に挿入する．この方法は，通常心臓前面の露出に非常に有用である．LAD，対角枝，そして（多少工夫すれば）中間枝の冠状動脈も容易に視野に入る（図 9-22）．

【右冠状動脈とその分枝の視野展開】

　右冠状動脈は通常太い血管で，右房室間溝の心外膜下の脂肪に被われている．後側枝や後下行枝の末梢分枝は，心尖部に向かうに従って走行が浅くなる．

　手術台を高く上げ，患者を軽いTrendelenburg位とする．右心室の鋭角縁を静かに持ち上げて，助手の手で保持させると，右冠状動脈の末梢と分枝の中枢側が視野に入る（図 9-23）．右冠状動脈遠位部は通常触知可能である．房

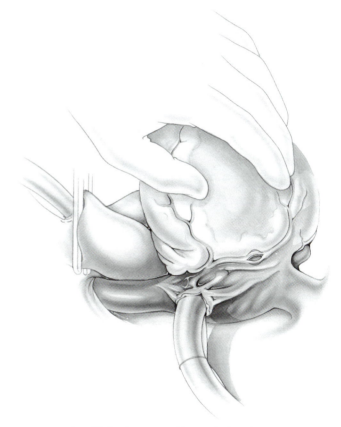

図 9-23　右冠状動脈とその分枝を露出する際の心臓の位置

室間溝の心外膜を切開し，右冠状動脈の末梢を同定し，必要な長さを剥離する．後下行枝や後側枝を露出するには，心尖部を患者の右肩に向かって挙上する（図 9-24）．

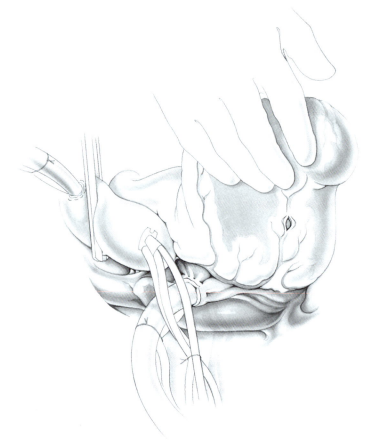

図 9-24　後下行枝と後側枝の露出

【左回旋枝とその分枝の視野展開】

　手術台を少し下げて，左側を上げる．虚脱して軟らかくなった心臓を，助手の右手でそっと持ち上げる．持ち上げ方を少し調整すれば，右冠状動脈，および回旋枝領域の鈍縁枝と後側壁枝すべてが視野に入る（図 9-25）．

【冠状動脈の吻合手技】

　すべての冠状動脈に対する吻合手技は，基本的には同じである．適切な部位に動脈切開を行い，約 5〜7 mm の長さに Potts 剪刀で拡大する．グラフトの末梢端は動脈切開より少なくとも周径で 25％ 大きくなるよう，斜めにフードの形に形成する必要がある（図 9-13）．末梢側吻合は，長さ 75 cm の両端針付き 7-0/8-0 Prolene で縫合する．最初の 1 針は，グラフトの踵から術者側に 2 mm 寄った部位に外側から内側へかける．次いで，同様に冠状動脈の踵より 2〜3 mm 右方で，内腔から外へ針糸を通す（図 9-26）．それから同じ針で，グラフトの外側から内側に向かって前の糸の隣に時計回りにかけていく．次いで，やはり時計回りに，前の動脈縫合の隣に内側から外側に再び通す（図 9-27）．ITA あるいは静脈グラフトに同様の縫合を計 4 回繰り返す．糸の両端をシーソーのように丁寧に引くことにより，グラフトを吻合部に下ろす（図 9-28）．

　通常は，静脈でも ITA でも，助手が 2 本の無傷性鑷子で保持する（図 9-26）．鑷子はグラフトの外膜を保持するのが理想である．困難な場合には内膜を含む壁の全層をつかむことになるが，壁の損傷からグラフトの早期閉塞の原因となるおそれがある．

　グラフトを術者の左母指と示指の間に保持することもでき，その場合，吻合は右手だけで行われる（図 9-29）．この手技は鑷子によるグラフトの損傷を避けることができ，また助手の熟練も必要としない．さらに一見不細工で困難に思えるが，経験を少し積めばこの手技は容易で，吻合操作が速くなる．また，吻合部の近傍にグラフトを冠状動脈に平行に置くこともある（図 9-30）．外膜に細い糸をかけてグラフトをドレープに吊り上げるのを好む外科医もいる．吻合の手順は既述の手技と同様である．

 踵の吻合部からの出血

　踵部の縫合は，出血の危険を最小とするため細かく行う必要がある．この部位に補強縫合を追加するのは困難で，吻合全体が危うくなるおそれがある．

 吻合の踵部における内腔の開存性

　適切な大きさの先玉付きプローブを，冠状動脈と ITA の内腔に少し挿入して，踵の部分におけるきちんとした吻合を確認する（図 9-28）．

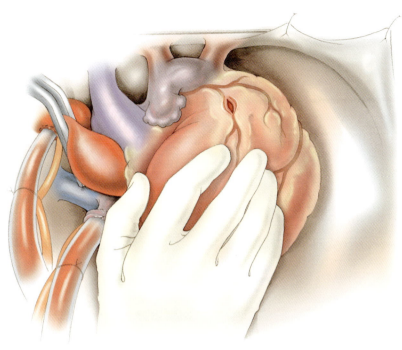

図 9-25　冠状動脈回旋枝とその分枝を露出する際の心臓の位置

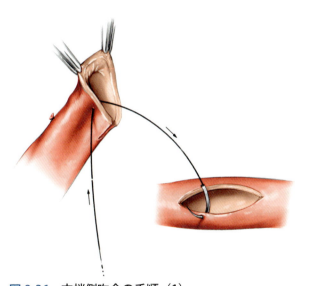

図 9-26　末梢側吻合の手順（1）

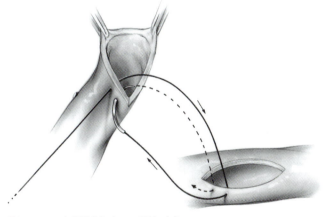

図 9-27　末梢側吻合の手順（2）

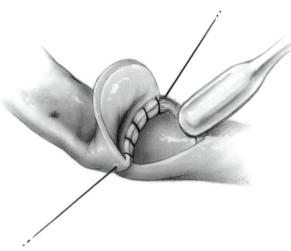

図 9-28　末梢側吻合の手順（3）

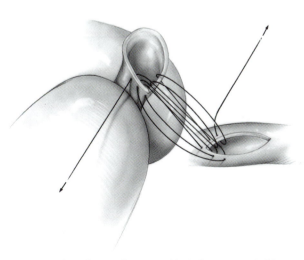

図 9-29　左母指と示指による静脈グラフトの保持

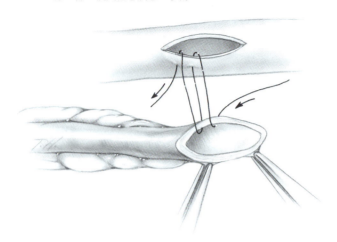

図 9-30　冠状動脈吻合部近傍へのグラフト留置

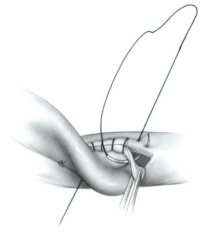

図 9-31　末梢側吻合の完成（1）

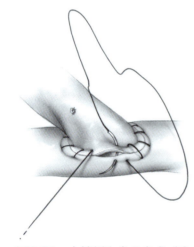

図 9-32　末梢側吻合の完成（2）

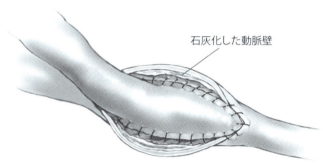

図 9-33　石灰化部位除外のため，動脈腔内へ静脈グラフトが入り込むように縫合する

NB　このプローブを冠状動脈の内腔に留置して血流を阻止すると，運針が正確に行える．

　左側の縫合糸をゴム付きの鉗子で挟んでゆっくりと牽引する．他端の針でグラフトを外側から内側へ，冠状動脈を内側から外側へ over-and-over 縫合を続ける（図 9-31）．この縫合を吻合の爪先を十分越えるところまで行う（図 9-32）．

　冠状動脈の爪先部分では運針を小さく浅く，そして互いに近接するように行う．

NB　吻合部の出血を少なくするために，周囲の心外膜に薄く針糸をかけてもよい．

　このときも適切な太さのプローブを吻合の爪先から挿入し，開存性を確認する．縫合は他端に達するまで継続する．

🚫 動脈壁の石灰化

　冠状動脈壁が高度に石灰化している場合は，ダイヤモンド・チップ針のついた 7-0 Prolene を吻合に用いる．この針は強いので，石灰化した病変でもそれほど困難なく貫通できる．冠状動脈壁の縁が石灰化している場合には，静脈グラフトを冠状動脈内に縫い込んで，石灰化部分を吻合から除外することもできる．静脈の内径は冠状動脈の内径より大きいので，吻合部の内腔は適切に保たれる（図 9-33）．

🚫 後壁の不注意な縫合

　吻合部の爪先部分は，グラフト流出路の血流量を決定づけるため，最も重要な部位である．動脈の内腔が非常に狭い場合，あるいは視野の展開が不十分な場合，針で動脈の後壁をすくい上げてしまうことがある（図 9-34）．適切なサイズの先玉付きプローブを動脈の末梢側に少し挿入すると，正確な縫合が可能になり，このような合併症の発生を防ぐことができる．

吻合部爪先の狭窄

吻合部の爪先部分では針を内側から通せば，動脈後壁の縫い込みの可能性を最小にできる．それでも針が動脈から出る正確な点を予測するのは難しく，より長く大きく動脈壁を縫い込んでしまうおそれがある．この場合，糸を締めると爪先に多少の陥凹や狭窄を作ってしまうので，十分注意する必要がある（図 9-35）．

吻合部爪先の外見

爪先部分では，グラフト側の縫合の間隔は冠状動脈より広くなくてはならない．そうすれば，血流が再開したときにグラフトが膨らみ，吻合部上でフードの形になる．

縫合糸を結紮する前に，グラフト内へ血液心停止液をゆっくり注入して吻合部から空気を抜き，冠状動脈へ空気塞栓が起こらないように配慮する．糸は慎重に締め，しっかり結紮する（図 9-36）．同様に ITA でもブルドッグ鉗子を外して空気を除去する．他の冠状動脈吻合が残っている場合には，糸を結紮した後にブルドッグ鉗子をかけ直す．

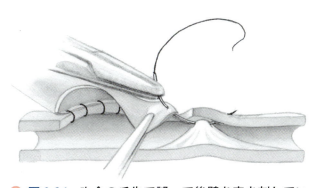

図 9-34　吻合の爪先で誤って後壁を突き刺している針

この手順の前に

この手順の前に，冠状動脈末梢からデブリと空気を洗い流すため，血液心停止液を逆行性に注入することも少なくない．

吻合への心外膜の縫い込み

吻合を確実にするため，しばしば動脈切開口の両側で心外膜組織を縫い込むことがある．

ITA ペディクルを吻合部の両側で 6-0 Prolene を用いて固定すると，ペディクルが捻れて血流障害が起きるのを予防する．

内胸動脈ペディクルの扁平化

ペディクルの固定糸が冠状動脈から離れすぎていると，心臓が充満したときにペディクルが伸展され，側方への牽引で ITA が押さえられ，グラフト流量を減らしてしまうことがある．

吻合部の出血

血液心停止液を静脈グラフトから注入すると，吻合部からの出血がよくわかる．この時点で止血するのが最も良く，吻合部の内腔を狭くしないよう注意しながら結節縫合を追加して止血する．この際，周囲の心外膜組織を一緒に縫い込むこともある．

● その他の末梢側吻合法
【結節縫合】

結節縫合でも吻合は可能であり，少なくとも理論的にはより優れた方法と考えられている．多くの外科医は連続縫合と結節縫合を組み合わせており，爪先の吻合にはしばしば後者を用いる．一般的な原則は先に述べた連続縫合法と同様であるが，吻合部から出血する率はかなり高く，追加の補強縫合が必要となる．

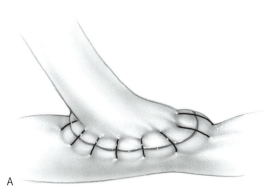
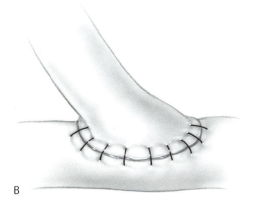

図 9-35
A：吻合の爪先が窪んで狭窄している．
B：小さくて密にかけた縫合は吻合部狭窄を予防する．

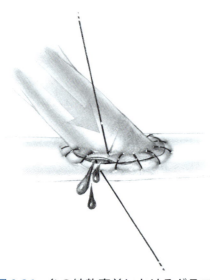

図 9-36 糸の結紮直前におけるグラフトからの心停止液注入

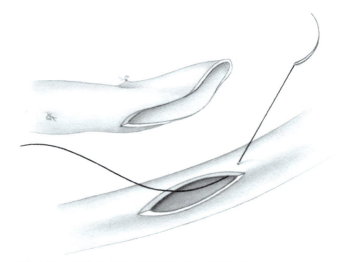

図 9-37 爪先からの末梢側吻合の手順（1）

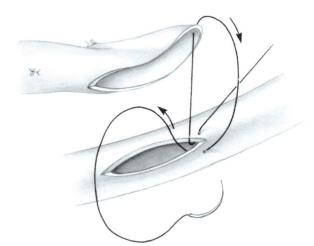

図 9-38 爪先からの末梢側吻合の手順（2）

【シクエンシャル吻合】

　採取できるグラフトに制限がある場合，シクエンシャル吻合は有用な方法である．しかしこの場合に限らず，血流特性が良いので，シクエンシャル吻合を好む外科医が多い．シクエンシャル吻合の手技はどのような血管の組み合わせにも適用されるが，LAD と対角枝，あるいは後下行枝と右冠状動脈末梢の組み合わせが最も良い．時には，たった 1 つの中枢側吻合で多くのシクエンシャル末梢吻合を行う場合があるが，これは一般的に理想的な手技とは考えられない．吻合手技は，すでに述べたのと同じである．

🚫 **大きな動脈切開**

　シクエンシャル吻合をするときは，吻合の扁平化を防ぐため大きな動脈切開は避けるべきである．

🚫 **グラフト末端部の閉塞**

　最も末梢の冠状動脈吻合の開存率は，より中枢側の吻合部の流量特性と関係する．最も遠位側の標的血管は，最も大きく最も流用の多い冠状動脈でなければならない．中枢側の冠状動脈の流量が末梢側の流量よりも著しく多ければ，末梢側のグラフト部分は次第に閉塞する．

🚫 **グラフトの屈曲**

　吻合間に介在するグラフトは，ぴったりと屈曲することなく心表面に乗るよう長さを調節しなければならない．

　以上に述べたすべての手技が正しく行われれば，シクエンシャル吻合で良好な長期成績を得られる．

【爪先から始める吻合操作】

　冠状動脈の走行により，特に右冠状動脈分枝に吻合する場合にこの方法は有用である．最初の運針は，動脈吻合部の爪先で外から内にかけ（図 9-37），次いでグラフトの内から外に通す．外科医側から見て前の縫合のすぐ右側の位置に，同じ針でやはり外から内に動脈の内腔へかけ（図 9-38），グラフトには内から外に通す（図 9-39）．この縫合糸を鉗子でとめて，グラフトを下ろす．適切な大きさのプローブを冠状動脈の内腔に挿入して，爪先吻合の開存を確認する．

　縫合糸の他端の針をグラフト壁へ外から内にかけ，次いで動脈壁を内から外に通す（図 9-40）．このように over-and-over 縫合で踵部を十分回り込んだところまで続け（図 9-41～44），鉗子でとめる．他端の針は動脈壁を外から内，グラフトを内から外に通す（図 9-45）．心停止液をグラフトに注入して空気を排除し，糸を結紮して吻合を終了する（図 9-46）．

第9章 冠状動脈疾患　153

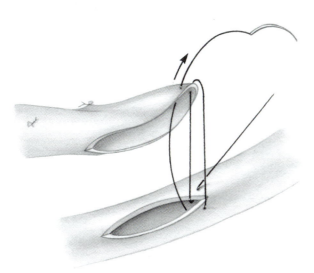

図 9-39　爪先からの末梢側吻合の手順（3）

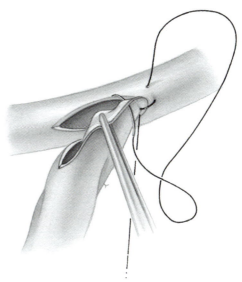

図 9-40　爪先からの末梢側吻合の手順（4）

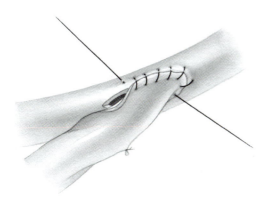

図 9-41　爪先からの末梢側吻合の手順（5）

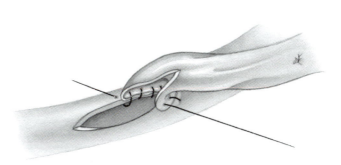

図 9-42

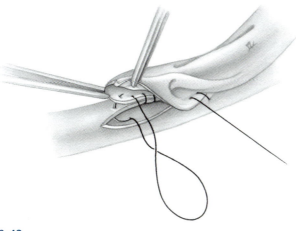

図 9-43

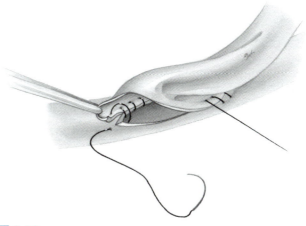

図 9-44

🚫 後壁の不注意な縫合

冠状動脈の後壁を針がすくってしまうことがあるが（図 9-47），グラフトに針を通す前に，爪先部の内腔が十分見えていれば予防できる（図 9-48）．この部位は結節縫合で仕上げることも可能である．

●内膜摘除術

冠状動脈疾患の中で内膜摘除術の果たす役割については，議論の余地がある．多くの外科医はこの手技で優れた結果を得ており，冠状動脈のすべての主要分枝にその方法を用いている．一方，右冠状動脈末梢に対してだけこの方法を採用している外科医や，まだ内膜摘除術の適用を差し

154　第Ⅱ部　後天性心疾患の手術

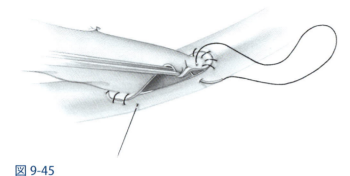

図 9-45

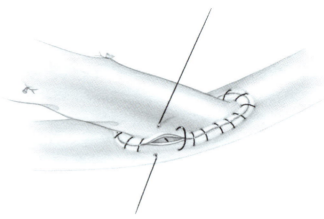

図 9-46

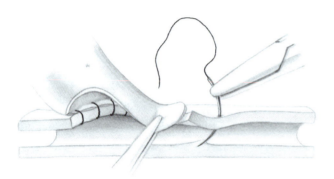

 図 9-47　爪先で冠状動脈後壁を拾ってしまっている針

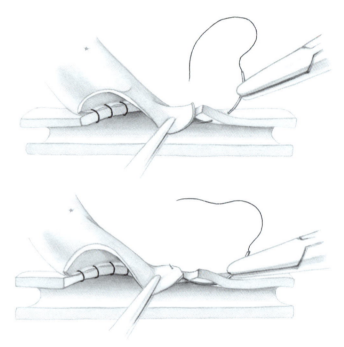

図 9-48　爪先における正しい運針

控えている外科医もいる．それでも内膜摘除術は，バイパスするのに適した内腔を得るための唯一の方法であることが多い．内膜摘除した冠状動脈は遠隔期の開存性が低く，さらに周術期の心筋梗塞が増える傾向であることはよく知られているが，それにもかかわらず有用な手技であり，適切に行われた場合には優れた結果が得られる．

【手術手技】

　冠状動脈の病変部の上で心外膜を切開する．通常の方法で動脈壁の前面を 1 cm 切開する．薄くて細い内膜剝離子を，冠状動脈壁の石灰化した中膜層と弾性外膜層の間に挿入し剝離面を作成する．石灰化した芯は，末梢側も中枢側も動脈壁から全周性に完全に剝離する（図 9-49）．ピーナッツ剝離子で押したり引いたりしながら，石灰化したプラークを鉗子または鑷子でそっと引き抜く（図 9-50）．芯の中枢側はある程度引き抜いて剪刀で切離する．末梢側はゆっくり引っ張り，自然に剝がれるまで引き抜く．

　冠状動脈壁の亀裂

　　しばしば石灰化片は，除去すると動脈壁に亀裂を生ずるほど強固に癒着している．そのため，剝離には最大の注意を払う必要がある．亀裂が生じた場合は，内腔が十分な大きさであれば直接縫合し，さもなければ傷害部位を動脈切開部と連続させて，静脈グラフトを吻合する．

　内膜摘除を行った冠状動脈の内腔は，破片をすべて取り除くように十分に洗浄した後，静脈グラフトを通常の手技で吻合する．

 吻合部の狭窄

　　吻合部は非常に長くなることが多いが，その場合は連続縫合で巾着縫合のような狭窄を作らないよう，注意しなければならない．

 中隔枝の閉塞

　　石灰化したプラークが遊離して中隔枝を閉塞することがあり，LAD に内膜摘除を行った場合，特に

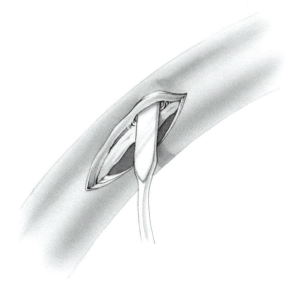

図 9-49 冠状動脈内膜摘除の手順（1）

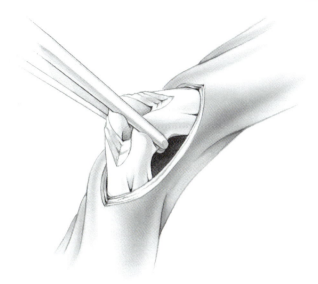

図 9-50 冠状動脈内膜摘除の手順（2）

重要である．中隔枝の完全閉塞により周術期心筋梗塞を起こすからである．

 内膜摘除術を行ったときは，ITAをグラフトとして用いないほうが良い．長い動脈切開が必要な症例では，ITAは踵で捻れて血流障害を起こしやすいからである．

●中枢側吻合

大動脈遮断中にすべての中枢側吻合を終える術式が広く採用されつつあり，その結果，大動脈遮断鉗子で遊離した石灰化プラークによる術中脳梗塞の頻度が減少してきている．人工心肺開始前の心臓の大きさを覚えておき，静脈グラフトがどのように走行すべきか予想するのは，外科医にとって重要なことである．心臓が脱血されて軟らかな状態では，静脈グラフトの正しい長さを推測することは困難である．心膜の形状により静脈グラフトの長さを推測するのも良い方法であり，また心臓に血液を充満させてグラフトの長さを確認することもできる．

大動脈遮断解除後に心臓を普通に拍動させた状態で，静脈グラフトを理想的な長さに切断し，大動脈に部分遮断鉗子をかけて中枢吻合を行う方法もある．

静脈グラフトの長さ

大伏在静脈は，時間が経過すると少し収縮する傾向がある．静脈の長さが少し短い場合，収縮により吻合部に緊張がかかり，早期のグラフト閉塞の誘因となる．静脈グラフトは，心臓が完全に充満したときに長さが十分であることを確かめ，その部位で切離すべきである．それには1〜2cm余分な長さが必要となる．

もしグラフトが短すぎる場合，大動脈吻合部位を変えるか，静脈を斜めに切離して別の静脈片を間置することにより，延長しなければならない（図9-51）．

静脈グラフトが長すぎる場合は，心臓が心内に戻ったときに，屈曲したり折り重なったりするおそれがある（図9-52）．グラフトの長さが適切に見えたのに，閉胸すると屈曲してしまうこともある（図9-52：挿入図）．このことは回旋枝のグラフトで最もよく起こる．このような場合には，グラフトの中枢側吻合をいったん外し，余分な長さを切離した後，再び上行大動脈に吻合する．また，大動脈の病変が広範囲な場合には，静脈を途中で至適な長さだけ切断し，捻れないよう注意して再び静脈同士を端々吻合することもある．グラフトが少しだけ長すぎる場合には，左心耳の後ろを回すと良い走行になり，サージセルの一片により固定がうまくいくこともよくある（図9-53）．

グラフトの捻れ

全長にわたって捻れが起こらないよう，グラフトの走行に十分注意する必要がある．特に心臓後面の静脈グラフトに起きやすい（図9-54）．まれにこのような捻れが起きた場合には，中枢吻合をやり直さなければならない．再吻合できないときには，静脈グラフトを切離して捻れを直した後に再吻合する．捻れ予防のために，メチレンブルーで静脈グラフトに線を引くことを好む外科医もいる．

静脈の断端は，開口部が大きく広いフードの形となるよう形成する（図9-13）．これは長軸に対して30°斜めに静脈を切離し，さらに大動脈の開口部より少なくとも20％大きくなるように，踵の部分を十分に切開することで達成される．

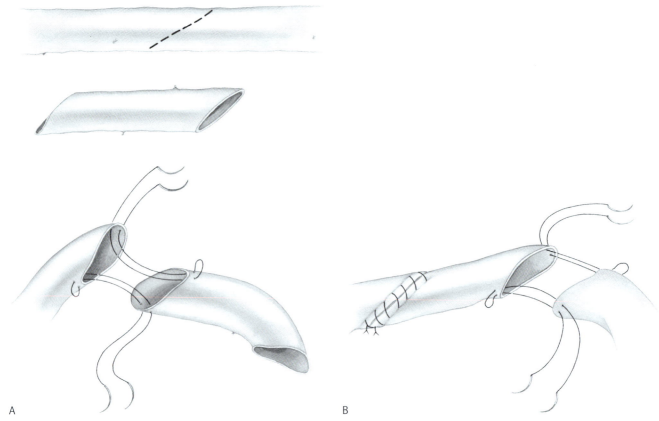

図 9-51　追加の静脈片による静脈グラフトの延長

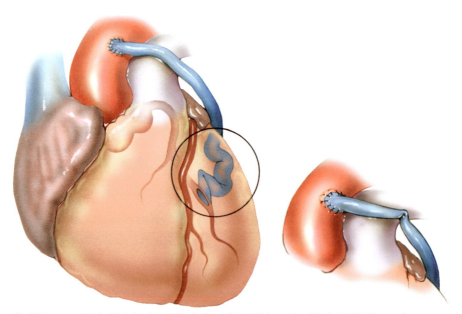

🚫 図 9-52　長すぎるために屈曲したり折り重なったりした静脈グラフト
挿入図（右図）：閉胸したときに起きるグラフトの屈曲．

🚫 **静脈グラフトと大動脈開口部のミスマッチ**
　静脈グラフト周囲の長さは，大動脈開口部より少なくとも20％長くしなければならない．そうでないと静脈は平らに引き伸ばされ，内腔を狭窄してしまう（図9-55）．

🆖 もし静脈が小さく細い場合，大動脈壁はグラフトの踵の切開口と一致するよう小さい幅で切開すべきである．

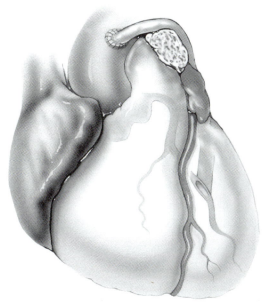

図 9-53 若干長いグラフトを，サージセルを用いて左心耳の後方に移動させる

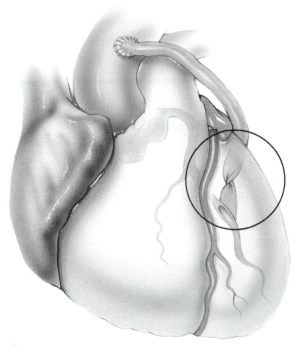

図 9-54 静脈グラフトの捻れ

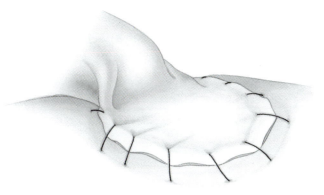

図 9-55 大動脈開口部が大きすぎるため，静脈グラフトのフードが扁平化している

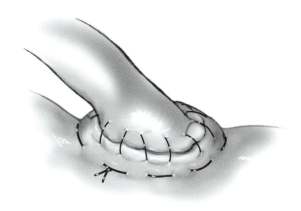

図 9-56 大きすぎる大動脈開口部を巾着縫合で縮める

 不注意にも大動脈の開口部が大きくなりすぎた場合には，4-0 Prolene の巾着縫合により適切な径に縮める（図 9-56）．

各々の中枢側吻合部の正確な位置に，11 番のメス（尖刃）で 3〜4 mm の細長い切開を加える．小さな鑷子の先端で開口部を少し開大する．使い捨ての穴開け器（パンチャー）をスリット状の開口部から挿入し，4〜4.8 mm の円形に大動脈壁を切除する（図 9-57）．

内膜の離開

大動脈の内膜の離開が起きると，その結果として大動脈解離となるので，大動脈の内腔に穴開け器を挿入するときには細心の注意を払わなければならない．大動脈壁が厚くて石灰化している場合には，大動脈壁の離開部分も縫い込む必要がある．

【中枢側吻合の手技】

LAD あるいは対角枝に吻合した静脈グラフトは，大きな弓なりの走行をとって大動脈のほぼ 2 時の方向から斜めに接合するのが望ましい（図 9-58）．このようなグラフトの踵を 3〜5 時の方向にすると，心臓が充満したときに肺動脈によって静脈が屈曲するおそれがある（図 9-59）．側枝や鈍縁枝のグラフトは，大動脈へ水平に 3 時の方向に吻合する．右冠状動脈本幹の末梢に吻合した静脈グラフトは，房室間溝に沿わせ，ほぼ 6〜7 時の方向に上行大動脈へ吻合する．後下行枝に吻合したグラフトは心房の横を走行し，およそ 8 時方向に大動脈へ吻合する．右側のグラフ

トはLADの静脈グラフトより高い位置で，大動脈の右前側面に吻合する（図9-60）．これは上大静脈ならびに右室流出路によるグラフトの屈曲を防ぐためである（図9-59B）．特殊な状況では，左側のグラフトを大動脈後面の心膜横洞に通し，大動脈の右側へ吻合する（図9-61）．この方法は，上行大動脈の左側面に石灰化があるか，静脈が短い場合，特に有用である．しかしながらこの方法は，大動脈の後面で静脈グラフトが捻れる可能性があり，また側枝からの出血を止血するのが困難でもある．

NB 外科医は，患者が将来いつの日か，大動脈弁置換術を必要とする可能性を見越していなければならない．そのためには，中枢吻合部に抵触せずに次の大動脈切開ができる程度高い位置に，中枢吻合を位置させる必要がある．

中枢側吻合は，長さ75 cmの両端針付きの5-0/6-0 Proleneで開始する．静脈グラフトの正確な走行部位と方向を予想する．第1針はグラフトの内から外にかけ，次に大動脈の外から内と，反時計回り方向に運針する（図9-62）．3〜5回縫合した後にグラフトを下ろし，鉗子でとめる（図9-63）．他端の針を逆手で大動脈の内から外に通す（図9-64）．次いで，静脈グラフトの外から内にかけ，時計回りに運針する（図9-65）．over-and-over縫合を対側の糸のところまで続ける（図9-66）．すべての中枢側吻合が終了したら，静脈グラフトを各々無傷性のブルドッグ鉗子で遮断する．人工心肺の灌流圧を一時的に下げて，大動脈遮断を解除する．血液が静脈グラフトを膨らませ，吻合部から漏出する（図9-67）．この手技により空気を血液で置き換え，静脈グラフトをフード状にし，巾着縫合による吻合部狭窄を予防する．糸はしっかり結紮する．すべての縫合を結紮し終わったら，通常の灌流圧に戻す．

NB **石灰化した大動脈**
中枢側吻合は正常の大動脈壁に行うべきであり，

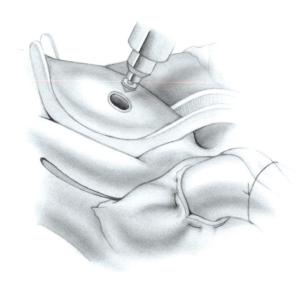

図9-57 使い捨て穴開け器による大動脈開口部の作成

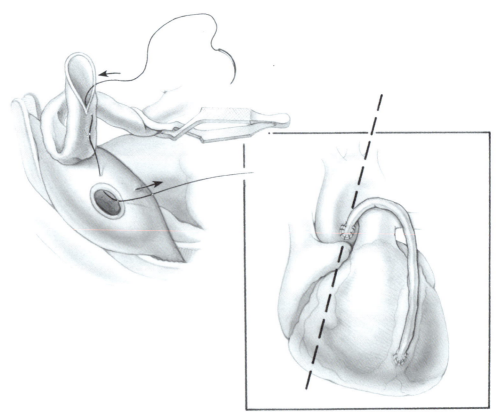

図9-58 左前下行枝あるいは対角枝への静脈グラフト近位部の正しい向き

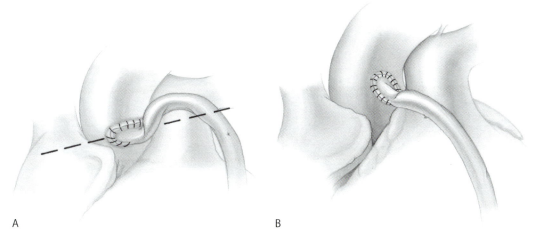

A　　　　　　　　　　　　B
図 9-59　静脈グラフト近位部の向きが正しくないため，肺動脈により屈曲が生じる
A：前下行枝へのグラフト．
B：右冠状動脈へのグラフト．

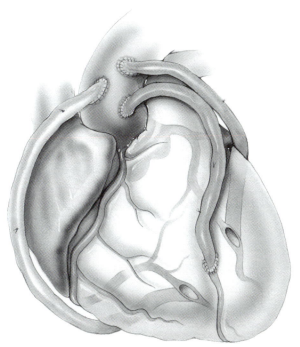

図 9-60　静脈グラフト近位部の正しい向きと走行

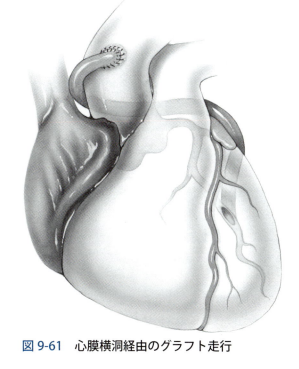

図 9-61　心膜横洞経由のグラフト走行

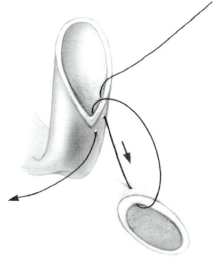

図 9-62　中枢側吻合の手順（1）

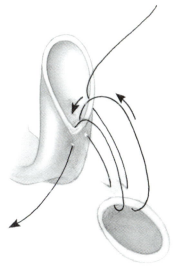

図 9-63　中枢側吻合の手順（2）

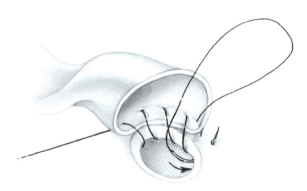

図 9-64　中枢側吻合の手順（3）

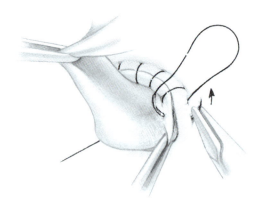

図 9-65　中枢側吻合の手順（4）

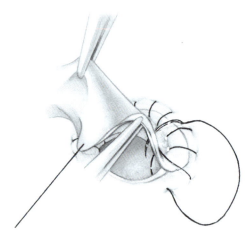

図 9-66　中枢側吻合の手順（5）

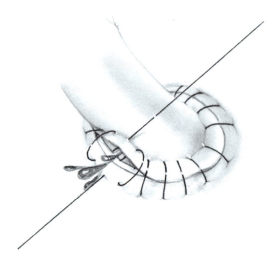

図 9-67　中枢側吻合の手順（6）

石灰化部位は避けなければならない．しかし，時に大動脈壁は著しい病変を有していたり，石灰化していたりする．大動脈切開部位から「練り歯磨き」状の物質が絞り出されることもしばしばあり，大動脈切開部に石灰化プラークがあることもある．大動脈切開縁にはいかなる破片も残してはならない．乾いたガーゼできれいに拭き，さらに大動脈鉗子を少しだけ弛めて，血液を大動脈切開から噴き出させ，破片や小片をすべて洗い流す必要がある．

このような場合，中枢吻合を確実に行う技術的なポイントは，大動脈が柔軟でないので静脈の中枢端を大きく開口することであり，さらに大動脈壁全層に深く糸をかけなければならない．

NB 大動脈表面のエコー検査

高齢の患者では大動脈の動脈硬化性変化はめずらしくない．指による触診で動脈硬化病変の局在が不明瞭なときには，大動脈表面のエコー検査を行う．大動脈の病変が強すぎて，中枢側吻合を腕頭動脈に行わなければならないこともある．また，鉛管状に

全石灰化した大動脈は，人工血管で置換する必要がある（第 8 章参照）．

NB 内胸動脈遊離グラフトと橈骨動脈グラフト

ITA 遊離グラフトあるいは橈骨動脈グラフトを使用する場合は，大動脈開口部を小さくしなければならない．大動脈壁がかなり薄い場合を除けば，大動脈開口部に縫着した心膜または静脈のパッチ，あるいは静脈グラフトのフード部分に動脈グラフトの中枢端を吻合することが勧められる．

NB 中枢吻合部の目印

将来的な血管造影の位置決めを容易にするため，放射線不透過の輪を中枢吻合に置く外科医もいる．

NB 大動脈壁の外膜組織

中枢側吻合の際，大動脈壁の外膜組織も縫合に組み込む必要がある．脆弱な大動脈壁を有する高齢の患者では特に重要である．外膜組織は「天然」のプレジェットとなり，大動脈壁の強度を増して吻合を確実にする．

オフポンプ冠状動脈バイパス術

これまで，CABG は人工心肺によって得られる無血の静止野に依存してきた．しかしながら著しい進歩にもかかわらず，多くの論文で明らかにされているように，人工心肺回路の人工物表面と血液との接触による広範な炎症反応を防止するには至っていない．炎症反応は多臓器に作用し，開心術後の多くの非心臓性合併症の原因となっている．OPCAB は輸血必要量を減らし，脳血管疾患や大動脈石灰化病変を有するハイリスクな患者にとって，好ましい手術である可能性がある．

NB オフポンプ冠状動脈バイパス術の相対的非適応

最近心筋梗塞を起こして左室機能が低下していたり，左室が拡大したりした患者は，OPCAB の理想的な対象ではない．同様に，軽度以上の僧帽弁閉鎖不全を有する患者も，回旋枝に吻合する際に血行動態が不安定になるかもしれない．このような患者は，人工心肺を使用して，心拍動下に血行再建を行うのが最も良い．大動脈は遮断せず，心停止液も注入しないので，心臓は空のまま最高の心筋保護と循環動態の安定が得られる．

● 麻酔に関する考察

OPCAB の術中，さまざまな心臓を操作している間，血行動態を安定させておくことが麻酔管理の主目標である．Swan-Ganz カテーテルを使用し，混合静脈血の酸素飽和度と心拍出量を持続的に測定することが望ましい．経食道心エコーは心臓が垂直位にあるときはあまり役に立たない．人工心肺の緊急導入を回避する鍵は，低血圧や低心拍出量を予防できるように，予想される外科的状況に可能な限り事前に対策を立てることであり，後から対応することではない．低血圧となる最も多い原因は，心臓の脱転に伴う静脈還流の減少なので，循環血液量は十分補給して満たしておかなければならない．ヘモグロビンや電解質，酸塩基状態，動脈血ガスの値は正常範囲に維持する必要がある．理想的な運針を妨げると同時に，心筋酸素消費を増大させる頻脈を予防するためには，強心薬投与は必要であるとしても最小限としなければならない．最も重要なのは，術者と麻酔科医との間における継続的な意思の疎通が必要不可欠ということである．

NB 心臓の位置決め

OPCAB で最も重要なことは，血行動態を障害せずに標的血管を十分に露出できるような心臓の位置決めである．それは，4本の糸を深部の心膜の適切

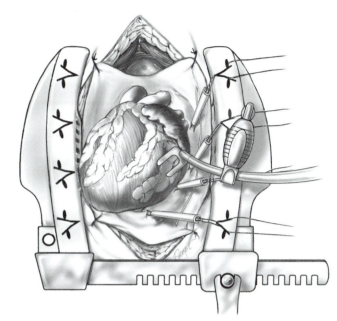

図 9-68 深部心膜縫合の位置の重要性

な部位にかけ（図 9-68），患者の体位をいろいろ変えることにより達成できる．第一の心膜縫合は，横隔神経より十分後方で，左下肺静脈の上方におく．第二の縫合は下大静脈の近傍，残りの2本は最初の2本を結んだ線上に等間隔におく．心膜縫合糸による心外膜の擦過傷を避けるため，Rommel ターニケットを用いる．肺静脈から下大静脈に向かって各々の縫合糸の緊張を順次強めていき，手術台を術者側に回転して高度の Trendelenburg 位にすると，心臓は心嚢から挙上されて LAD と対角枝が露出できる．心臓を垂直位に持ち上げるまでは一般的に耐えられる．市販されている心尖吸引装置を使用して心臓を挙上し，側壁と後壁の血管を露出することも可能である（図 9-69）．心尖吸引装置の連結部は順応性があり，心臓は長軸に沿って自由に捻転することができる．

NB 器械的固定

OPCAB の術中に吻合部位を固定する装置（スタビライザー）がいくつかある．Acrobat System（Maquet cardiovascular 社，Wayne, NJ）は，吸引と圧迫の両方を使って（図 9-70），目的とする血管を安定させる．Octopus System（Medtronic 社，Minneapolis, MN；図 9-71）は，複数の吸引孔から高い吸引圧を周囲の組織にかけて固定する．

🚫 スタビライザーによる心筋損傷

スタビライザーは，心筋局所の固定のみに使用す

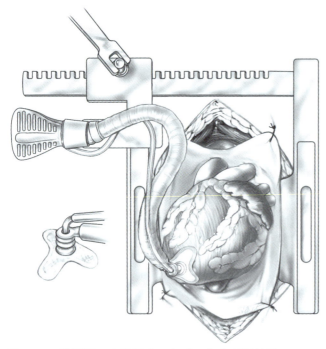

図 9-69　後側面の血管露出のための心尖吸引装置

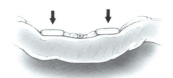

図 9-70　圧迫による吻合部位の固定

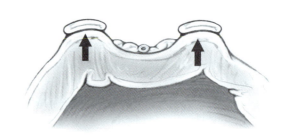

図 9-71　高圧吸引による吻合部位の固定

ることが重要である．血行動態を障害するおそれがあるので，鉤の代わりに使用してはならない．

●前面の血管

【LADと対角枝】

一般に前面の血管を最初に吻合する．ITAによるLADの血行再建は，かなり広範囲の心筋をただちに灌流する．

NB ITAペディクルが邪魔をしてスタビライザーによる対角枝の固定が困難になる場合には，LADの前に対角枝を吻合する必要がある．

深部心膜縫合をそっと引き上げて心尖を回転させることにより，これらの前面の血管を手術野に露出できる．スタビライザーの先端を心基部に向けて吻合部に固定する（図9-72）．

NB LADは，通常心筋内から姿を現す末梢1/2〜1/3の部位にバイパスするが，より中枢側に吻合する必要が生じることもある．この場合，冠状動脈から著しく出血することがあるので，シリコンゴムのテープによる閉塞試験を動脈切開前に行う（後述参照）．多くの外科医は，心筋虚血を少なくするため内シャントを使用する．

【中間枝と高位鈍縁枝】

これらの血管はしばしば心筋内を走行するため，手術野から離れた心基部近くで吻合する必要に迫られる．しかし，心臓を垂直位にすると，動脈切開と縫合が容易になる．スタビライザーは先端を心基部に向ける（図9-73）．患者をTrendelenburg位とし，手術台を術者のほうに回転させることも血管の露出に役立つ．

 左心耳の損傷

スタビライザーの踵を心基部に向けて使用することもできるが，スタビライザーのアームが左心耳に当たり，擦れて出血を起こすおそれがある（図9-74）．

【後面の血管：鈍縁枝】

他の低位鈍縁枝は，心臓を垂直位にして軽く右に回転させることにより，容易にアプローチできる．スタビライザーは開創器のクロスバーか右腕に取り付け，先端を心基部に向ける（図9-75）．

NB 回旋枝と鈍縁枝の露出が困難な場合があり，特に左室が拡大しているときに起きやすい．右の胸膜を開けると，視野が改善される．

静脈還流障害

標的血管の露出を良くしようと心臓を過度に回転すると，静脈還流障害を起こすので注意しなければならない．

●後面の血管

【後下行枝】

この血管の露出では，通常血行動態が悪化することは少ない．心臓を回転させずに垂直位とし，スタビライザーを

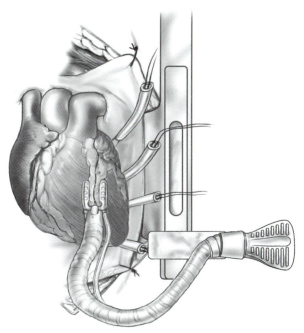

図 9-72　左前下行枝の露出と固定

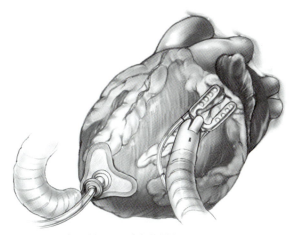

図 9-73　中間枝および高位鈍縁枝の露出と固定

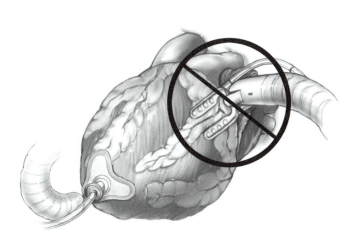

図 9-74　スタビライザーの不適切な位置による左心耳の損傷

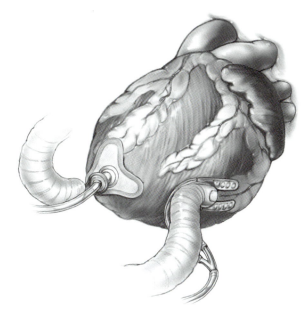

図 9-75　鈍縁枝の露出と固定

開創器の左腕に取り付け，先端を心基部に向けて使用する（図 9-76）．

【右冠状動脈遠位部】

通常は，心臓を胸腔内から挙上しないでも十分な露出が得られる．スタビライザーは開創器の右腕に取り付け，先端を動脈の走行に沿って下方に向ける（図 9-77）．

NB　右冠状動脈本幹よりも右後下行枝に吻合するほうが望ましい．後下行枝を遮断しても循環動態に問題を起こすことはまれである．右冠状動脈自体に吻合する場合は，虚血を避けて循環動態を安定させるためにシャントが必要である．

右室拡張と徐脈

右冠状動脈中枢の遮断に伴って，徐脈と右室拡張が起きることはめずらしくない．冠状動脈の遮断前に，心外膜に鰐口クリップをつけ，ペースメーカに接続しておく必要がある．あるいはシャントチューブを用いる方法もある．

● 手術の実施

人工心肺を用いた CABG と同様に，胸骨正中切開で心臓を露出し，すべてのグラフトを採取する．OPCAB における血管吻合の手術手技も，人工心肺を用いた手術と同様である．動脈切開後，内シャントを挿入し，シリコンゴムテープを弛める．シャントを挿入するのに小さすぎる血管では，シリコンゴムテープを牽引して出血を制御する．

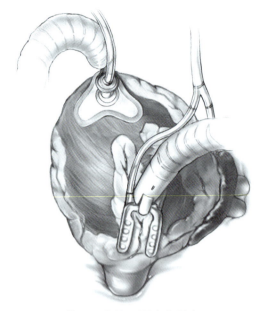

図 9-76　後面の血管の露出と固定

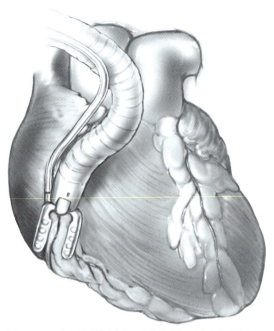

図 9-77　右冠状動脈本幹遠位部の露出と固定

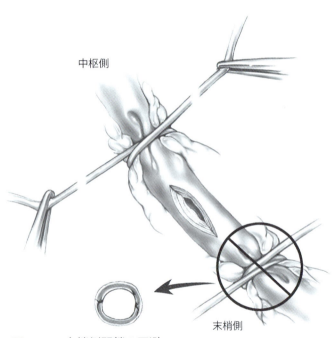

図 9-78　末梢側閉鎖の回避

 吻合部より末梢の動脈損傷

内膜の傷害を起こして狭窄の原因になるので，血管の末梢の遮断は避ける（図 9-78）．

炭酸ガスブロワーにより無血視野を得る．

 内膜プラークの浮き上がり

炭酸ガスブロワーで激しく吹きつけると，内膜プラークが浮き上がったり，内膜層を分離して局所解離を起こしたりするおそれがある（図 9-79）．したがって，視野を覆い隠すほどの出血がある状況下

で，血管に針を通すときだけに炭酸ガスブロワーの使用を限定しなくてはならない．後壁や断端に注意しつつ，針の通過する部位のみに送気を集中させる．完全な無血視野は不要である．

NB　各末梢側吻合の終了時，縫合糸を結紮する前には，温かい血液で少し洗い流して（あるいは ITA の遮断鉗子を外して），グラフトの空気抜きを行う．

病変がないか比較的軽度の大動脈では，部分遮断鉗子を用いて中枢側吻合を行う．鉗子をかける前，人工心肺の収縮期血圧をほぼ 100 mmHg に下げる．鉗子は，止血にはちょうど十分で，かつずり落ちない程度にしっかりとかける．

 大動脈解離

鉗子をきつくかけすぎたり，血圧が高いときにかけたりすると，大動脈解離の原因となる．高齢で脆弱な大動脈では特に気をつける．

NB　大動脈に部分遮断鉗子が安全に使用できないような動脈硬化や石灰化がある患者では，腕頭動脈のような別の中枢吻合部を考慮する．もし上行大動脈に軟らかい部分があれば，Heartstring の使用も考慮する．Heartstring III Proximal Seal System（Maquet Cardiovascular 社，Wayne，NJ）により，上行大動脈を遮断することなしに手縫いの中枢吻合ができる（図 9-80）．

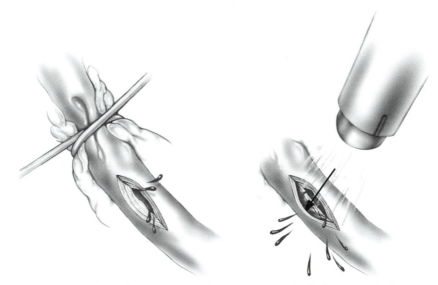

図 9-79　炭酸ガスブロワーの強い吹きつけによる内膜プラークの解離

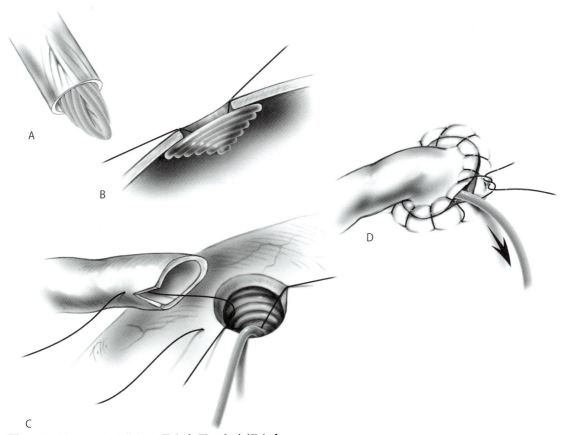

図 9-80　HeartstringⅡシステムを用いた中枢吻合

【経心筋レーザー血行再建術】

経心筋レーザー血行再建術（TMR）は，冠状動脈疾患に対する外科治療に追加する治療法である．CO_2 レーザー，ホルミウム YAG レーザー，キセノン塩素エキシマレーザーは，すべて左室腔まで達する小孔を作成するために使用される．レーザーによる TMR は，薬物療法によっても安定狭心痛があり，通常の血行再建術が不可能な虚血領域のある患者に用いる．このような患者では，TMR は狭心痛を改善し，左室機能を改善することが示されている．TMR が有効である機序は判明していないが，心筋内の血液流入と血管新生が重要な役割を果たしていると考えられる．

166　第Ⅱ部　後天性心疾患の手術

NB　左室駆出率が30％未満の症例や急性虚血症例は，一般にTMRの適応にならない．

NB　TMRは，直接の血行再建術が不可能な心筋領域に用いられるが，冠状動脈に広範な病変のある症例では，合併治療として有効であると思われる．

●手術手技

TMRは前方開胸または胸腔鏡下に単独で施行できるが，一般的には，人工心肺中CABGが終了した時点で行われる．生存可能な虚血領域を露出し，血行再建されていない虚血領域に対して，1cmの間隔をおいて15〜20個の小孔を作成する．レーザーが心室腔に達すると経食道心エコーで気泡が認められるので，小孔作成が確認できる．CO_2レーザーは，不整脈ができるだけ起こらないよう患者の心電図に同期させ，R波のときにパルスを発射するようになっている．人工心肺終了後protamineが投与されたら，指で軽く圧迫することによりほとんどの小孔は心外膜部で閉鎖されるが，6-0 Proleneの8の字縫合による止血が必要な場合もある．

NB　多くの外科医は，レーザーを治療的血管新生と結びつけて考えている．

冠状動脈バイパス再手術の留意事項

CABG再手術の手技は初回手術とほぼ同様であるが，2，3の重要な点に留意する必要がある．まず，再胸骨正中切開における一般的な予防策に従う（第1章参照）．*In situ*の右ITAグラフトが正中を横切っていたり，長すぎる左ITAが胸骨の真下にあったりする症例では，これらのグラフト損傷の防止に多大な注意が必要である．

開存している*in situ*のITAが存在し，人工心肺下・心停止下に再手術を行う場合，ITAのペディクルを確認して剥離する必要がある．大動脈遮断中は，無傷性のブルドッグ鉗子でペディクルを遮断しておく．左ITAペディクルを剥離する最も安全な方法は，横隔膜から剥離を始めて上方に進むことである．吻合部にまず到達し，次いで，後で遮断するため丁寧にペディクルの周囲を剥離する．

NB　ITAペディクルを損傷あるいは切断してしまったら，まず周囲の外膜を使って修復する．修復して血流を回復することができなかったら，すぐに人工心肺を開始する．次に損傷したグラフトを交換する．あるいは，先端がオリーブ形のカテーテルを挿入し，大動脈または大腿動脈のカテーテルにつないだラインから血液を灌流する．

NB　CABG再手術のための適当なグラフトがあるか否か常に問題になる．残ったグラフトが使用できるかどうか，そしてその質を術前に評価するのが重要である．これには，残った大伏在静脈と使用可能な小伏在静脈をエコー検査で見つけることが必要になる．血管造影のときに使用されていないITAを造影するのも有用である．前回手術の閉胸の際にITAが損傷・閉塞していると，再手術では使用できない．

NB　グラフトが限られている場合は，シクエンシャルバイパスを考慮すべきである．そうすれば，すでに混み合って瘢痕化している上行大動脈への中枢側吻合数を，減らすことができる．

CABG再手術の症例では，上行大動脈はしばしば非常に厚く，また病的変化が強い．そのため，すべての末梢側吻合ならびに中枢側吻合を1回の大動脈遮断で行うほうが安全である．旧静脈グラフトのフード部分は通常病変がないので，中枢側吻合として適切である．

NB　動脈グラフトが開存している場合は，それが短い動脈グラフトの良い中枢側吻合部となる．これは大動脈遮断をせずに施行可能である．

開存しているものの病変があるSVG例では，破片が冠状動脈末梢に塞栓することがあるので，決して手術操作を加えてはいけない．病変のあるSVGからの順行性の心停止液注入についても議論の余地がある．人工心肺確立後には開存している旧静脈グラフトをすべて切断し，逆行性心停止液注入により破片を洗い流す外科医もいる．両断端は，新しいグラフトの末梢吻合が終了したら縫合閉鎖する．

🚫 内胸動脈からの不十分な血流

病変はあるが開存している旧静脈グラフトが吻合されている冠状動脈には，ITAでは十分な血流を供給できない可能性がある．特に，外科医が旧グラフトを切断し，破片の塞栓予防のため縫合閉鎖した症例で起きやすい．このような場合には，新しい静脈グラフトを選択することが望ましい．

NB　ITAを使用する際，開存しているか狭窄のある旧静脈グラフトをどう取り扱うかは議論のあるところである．われわれのやり方は，旧静脈グラフトは手をつけずに残し，旧グラフト吻合部のすぐ遠位側にITAを吻合する方法である．もし静脈グラフトを損傷した場合は，他の静脈グラフトで取り換える．そ

の場合，吻合部狭窄がなければ，旧静脈グラフトの断端を末梢吻合用に1mm残し，そこに新しい静脈グラフトを吻合する．あるいは，別の静脈グラフトとITAを同じ冠状動脈に吻合するが，その場合は血流が競合し，動脈グラフトが「やせ現象」を示す危険がある．

NB 　冠状動脈病変が進行し，閉塞したグラフトの遠位側に新たな狭窄病変を起こすこともよくある．そのような場合は，近位側の血管床を灌流するため閉塞したグラフトは交換しなければならない．さらに，新たな狭窄病変の先を灌流するため，第2のグラフトが必要である．

　肺の損傷

　ITAペディクルはしばしば肺と心臓の間を走行している．剝離を上方に進めてペディクルを探す際に，しばしば肺を複数部位で損傷してしまうが，これは術後数日間続く空気漏れの原因となる．

NB 　ITAが安全に見つけられない場合には，OPCABを行うか，超低体温循環停止を併用した人工心肺法を用いる．

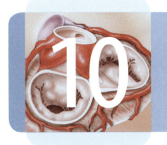

10 心筋梗塞の機械的合併症

急性心筋梗塞の機械的合併症は深刻な臨床上の問題であり，一般に予後不良である．虚血の発生では通常痛みが先行し，さらに重大な心筋傷害によるショックや左室不全を伴うことがある．症状や臨床所見の重症度は，心筋壊死および収縮力低下の程度に強く関係している．

心室自由壁の壊死は，急性心破裂の原因となる．心室中隔の壊死は急性の心室中隔穿孔を発症し，突然左右短絡を起こして血行動態が不安定になる．乳頭筋壊死は，乳頭筋の機能不全や断裂から高度の僧帽弁閉鎖不全を発症する．

心臓カテーテル検査と冠状動脈造影を行う前に，まず薬物療法と大動脈内バルーンパンピングで患者を安定させる．治療困難で進行性の心原性ショックのため，ほとんどの患者は緊急手術を必要とする．大多数の症例では，完全血行再建を達成するため，可能なときにはいつでも冠状動脈バイパス術（CABG）の併施を考慮しなければならない．しかし血行動態が代償され，遠隔期に至って左室瘤や心室中隔穿孔，僧帽弁閉鎖不全により受診する症例も少数認められる．

心臓の露出と送脱血管の挿入

胸骨正中切開で心臓を露出し，上下大静脈へ脱血管を挿入するが，術中に右心系を開放しない場合には太い脱血管1本だけでも十分である．送血管は大動脈へ直接挿入する．

NB 心囊内血液貯留

心破裂や仮性瘤で心囊内に血液が貯留している場合には，大動脈直上の心膜を必要最小限に切開して大動脈へ送血管挿入を行い，脱血管挿入時や人工心肺開始時に血液を補充できるようにしておくのが賢明である．あるいは大腿動脈への送血管挿入を考慮してもよい．

NB 心原性ショック

心筋梗塞による急性の機械的合併症に対して外科治療を必要とする症例の大多数は，心原性ショックに陥っている．多くの症例は大動脈内バルーンパンピングによる補助を受けている．人工心肺を開始して心臓を減圧し，血液心停止液の順行性・逆行性双方からの注入経路を確立する．30〜32℃の循環冷却を行い，大動脈を遮断する．冷却心停止液をまず大動脈基部から投与し，次いで逆行性に冠状静脈洞から投与する（第3章参照）．

急性心破裂

心破裂は劇的で致死的な出来事である．ほとんど常に貫壁性心筋梗塞に伴っており，心室内膜の裂け目から血液が徐々に梗塞領域に漏出し，壊死組織内に拡がる．この血腫は拡大し続け，やがて心筋の破裂に至る．心筋梗塞後の心破裂の発生率は，急性冠症候群に対する現代の治療戦略の導入により減少している．

急性心筋梗塞3〜4日後に起きる突然の心原性ショックの発症は，心破裂による心タンポナーデの前兆の場合もある．Swan-Ganzカテーテルによる測定で右房圧や右室拡張期圧，および肺動脈楔入圧が等しく，さらに心囊内から血液が穿刺吸引できれば，正確な診断の重要な手がかりとなる．

通常の胸骨正中切開により，ただちに外科的検索が行われる．心臓が実際明らかに破裂している場合は，救命手術のみが成功の鍵となろう．人工心肺を迅速に開始し，壊死組織を切除する．Hemashieldまたはウシ心膜のパッチを健常な心筋に，フェルト片で補強した3-0 Prolene連続縫合により縫着し，欠損部を閉鎖する．縫合線は追加縫合で補強する．

もっと多いのは，破裂が心筋内の小さな裂け目によるものである．梗塞部位はスポンジ状になり，血液が浸み出す．この場合，筋肉切除せずに大きなパッチを周囲の正常心筋に縫着することが可能である．この種の心筋傷害に対する外科治療は，シアノアクリル酸やヒストアクリルのような生体適合性のある糊を使用することで簡単になった．この場合，梗塞心筋の比較的乾いた表面に糊を塗布し，適切な大きさのTeflonフェルトまたはウシ心膜のパッチで

第10章　心筋梗塞の機械的合併症

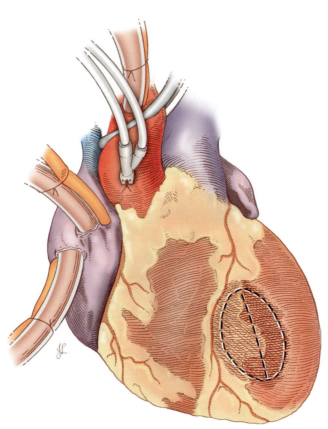

図 10-1　心室中隔穿孔に対する手術手技

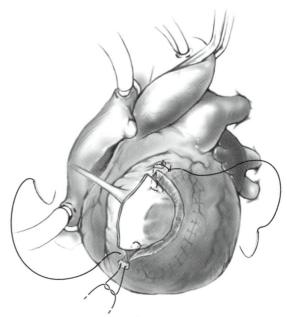

図 10-2　大き目のウシ心膜パッチを，穿孔部から離れた健常な心室中隔壁に縫着する

その部分を被うことが必要になる．この方法は人工心肺の補助を必要とせず，迅速に施行でき，これにより患者の生存率も改善した．

 左室破裂に対する縫合なしの手術は，救命のための手段である．CABG は施行せず，通常このような患者は冠状動脈造影をせずに直接手術室に運ぶ．

心室中隔穿孔

心室中隔は，左前下行枝の中隔枝と後下行枝の中隔枝から血液を供給されている．この血流の二重供給にもかかわらず，中隔への側副血行がないことも多い．その結果，心室中隔は虚血障害が起きやすく，心筋梗塞後に穿孔を起こす場合がある．これは1枝病変による梗塞例で特に起きやすい．心室瘤と同様に，心尖部前壁が最も頻度が高く，心室中隔穿孔の65％を占める．中隔後壁は17％，中央部は13％で，下壁には4％しか起きない．

心室中隔穿孔発生後には，急激かつ進行性に血行動態が悪化することが多い．最初の診断は心エコーで行い，後で心臓カテーテル検査と冠状動脈造影を行う．このような症例の術前管理の目標は，全身の末梢血管抵抗を下げて左右短絡を減少させると同時に，十分な体血圧と心拍出量を確保することである．これらの患者は，心不全よりも臓器障害で死亡する傾向があるので，大動脈内バルーンパンピングや強心薬，および利尿薬によって血行動態を安定させ，組織灌流を良好に保つ．

これら重症例の手術死亡率はきわめて高いが，迅速に手術を行わなければ多くの場合生存できない．

●心室中隔穿孔の手術手技

中隔穿孔は，左室梗塞部の中央で左前下行枝に平行に切開してアプローチする（図 10-1）．心室中隔の梗塞部およびその周囲の脆弱な壊死組織の範囲を確認する．3-0 Prolene の連続縫合で，大きめのウシ心膜パッチを中隔の左心室側に縫着する．その際，穿孔部周辺の壊死組織からできるだけ離して，健常な筋肉組織に深く針をかけるようにするときに，僧帽弁輪近くにまで針糸をかける必要が生じることもある．中隔の壊死組織は心室切開部分にまで達している場合も多く，そのときは，心膜パッチを心臓の外側にまではみ出させ，心室切開閉鎖時に一緒に縫い込む（図 10-2）．

この手技の主目的は梗塞領域から血流を除外することである．中隔の縫合線をよく観察し，穿孔が閉鎖されているかチェックし，必要に応じフェルト片付きの結節縫合をいくつかかけて補強する．パッチは左室壁の前縁に，フェルト付きの縫合で固定する．左心室の高い圧が心膜パッチを中隔全体に押しつけることにより中隔穿孔部を閉鎖する，というのがこの手技の概念である．穿孔の辺縁から十分離れた健常な組織に縫合することにより，修復は確実となる．

一対の Teflon フェルト片を心室切開の両脇に置いて，3-0 Prolene の結節縫合で閉鎖し，さらに 3-0 Prolene の連

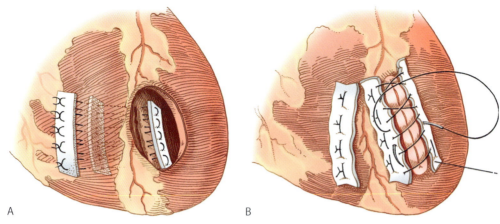

図 10-3
A：細隙のような心室中隔穿孔は，中隔の両側と右室前壁においた Teflon フェルト片を結節縫合で縫い込んで閉鎖する．
B：縫合を結紮し，心室切開部を閉鎖する．

続縫合と生体糊で補強する．

　中隔穿孔が右室前壁に非常に近く，かつ狭い細隙のような開口部の症例では，縫合糸をまず Teflon フェルト片から通し，欠損部の後縁に沿った正常な中隔組織にかけ，さらに中隔の右室側においたフェルトに通す（図 10-3A）．次いで，糸を右室前壁から外側に出し，さらにもう 1 つの Teflon フェルト片に通す．最後に糸を結紮し，既述した手順で心室切開部を閉鎖する（図 10-3B）．それ以外に，細隙閉鎖に既述した心膜パッチによる手技を用いることも可能である．

　心尖部が梗塞・壊死を起こしている場合には，その部分を切除する．生存している組織を，4 枚の Teflon フェルトを用いてサンドイッチ型に縫い合わせる．フェルトは中隔の両側に 1 枚ずつ，左右の心室外壁上に 1 枚ずつ配置して，水平マットレスの結節縫合を行う（図 10-4）．

　中隔後下壁の穿孔に対して，左室下壁の梗塞部分からアプローチするのはかなり難しい．後内側乳頭筋も巻き込まれていて，同時に僧帽弁置換術が必要となることも多い．中隔穿孔のパッチ閉鎖は既述した方法で行う．心室下壁の閉鎖には，適切な大きさの Hemashield パッチを用いて左室の形状を変化させないようにする．残存心筋の完全血行再建を達成するため，可能なすべての血管に CABG を行うのが賢明である．

NB　十分な止血を得るため，すべての縫合線に生体糊（すなわち Bioglue Surgical Adhesive, CryoLife 社, Kennesaw, GA）をたっぷり塗布する．

NB　経皮的な心筋梗塞後心室中隔穿孔閉鎖法は，多くの重症患者にとって有力な戦略になりつつある．これは，冠状動脈造影や経皮的冠血行再建術と一緒に行うことができる．

NB　手術せずに急性期を生き延びることができたごく少数の患者は，後に心不全症状を呈する．急性心筋梗塞後 3～4 週までに，壊死領域には線維化が起こり，安全に縫合を行うのに十分なくらい強くなり，外科的修復はより容易にできる．

乳頭筋断裂

　前外側乳頭筋は，冠状動脈の左前下行枝と左回旋枝の両方から豊富な血液供給を受けている一方，後内側乳頭筋への血液供給は，90％の心臓で右冠状動脈が優位であり，残りの 10％では左冠状動脈の枝から血液が供給されている．このために左室の後壁梗塞では，しばしば後内側乳頭筋の壊死が起きる．乳頭筋の断裂は，梗塞後第 1 週目に発生するか，その後の再梗塞に伴って発生する．僧帽弁の両弁尖は，腱索で双方の乳頭筋に連結しているので，いずれかの乳頭筋の完全断裂（通常は後内側乳頭筋であるが）は，高度の僧帽弁逆流から急性肺水腫を起こし，迅速に外科治療を行われなければ死に至る．どちらか一方の弁尖の小さな部分のみを支えている乳頭筋先端の断裂は，より軽度の僧帽弁逆流を起こす（図 10-5）．乳頭筋機能不全はより高頻度に発生するが，もし心筋梗塞が広範でなく左室機能障害も重篤でない場合には，準緊急的に手術されるまで冠状動脈造影を受けて待機できる．

　実際は，乳頭筋が壊死して脆くなったり，腱索が細く延長したり，左室が著しく拡大して僧帽弁輪の変形が起きることも多く，そのような場合には保存的な手術は不適当である．断裂した乳頭筋を再移植できることもあるが，再移植部が壊死を起こしていれば危険である．大多数の症例では僧帽弁置換術が適応であり，迅速かつ比較的安全に施行できる（第 6 章参照）．同時修復が必要な病変の合併もしばしば認められ，生存可能な心筋を可能な限り完全に再灌

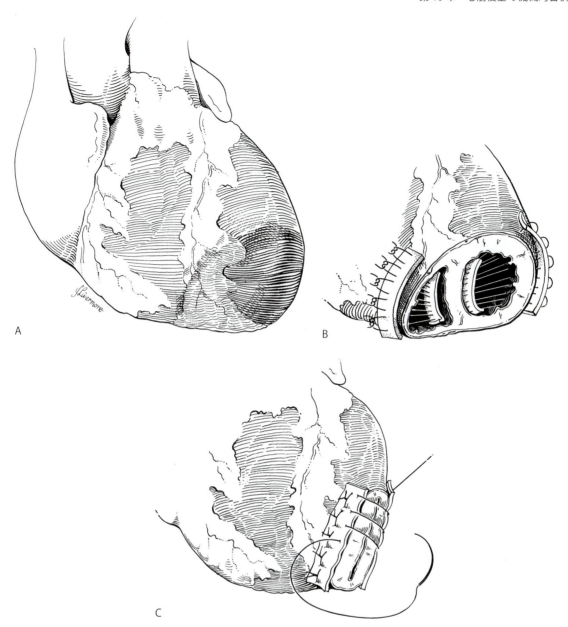

図 10-4
A：心尖部梗塞による心室中隔穿孔．
B：壊死した左室心尖部を切断する．
C：Teflon フェルト片を縫い込みながら，中隔穿孔部分と心室壁を結節縫合で修復する．

流するためには，バイパス可能な血管への CABG 併施が望ましい．心内膜切除兼心室瘤切除術の適応となる症例もある．

心筋梗塞の急性期に重大な機械的合併症が起こることは，きわめてまれである．ほとんどの患者は，心筋梗塞後に薬物治療を続け，症状のない活動的な生活を送る．しかし一部の患者では，陳旧性心筋梗塞に引き続く慢性変化の影響を反映した症状を発現する．これら虚血性心筋症の患者を精査すると，左室の大きな壁運動異常（瘤状または無収縮），仮性心室瘤，虚血性僧帽弁閉鎖不全などが見つかり，いずれも外科治療を必要とする可能性がある．

外科的心室修復術

心筋梗塞に引き続いて瘢痕化し，無収縮または瘤状の部位ができる．従来は，虚血性心筋症に対する外科的心室修復術は，瘢痕の境界をみつけて瘢痕組織を切除し，正常心筋との接合部にパッチを当てて瘢痕部分を除外することに焦点がおかれてきた．最近は，心室の大きさと形の重要性が認識されてきており，左室を再建する手術の目的も，正常な大きさで，球形よりも円錐形の心室腔を作ることになっている．

●手術手技

人工心肺を開始する．静脈脱血は，心房-静脈の二段式

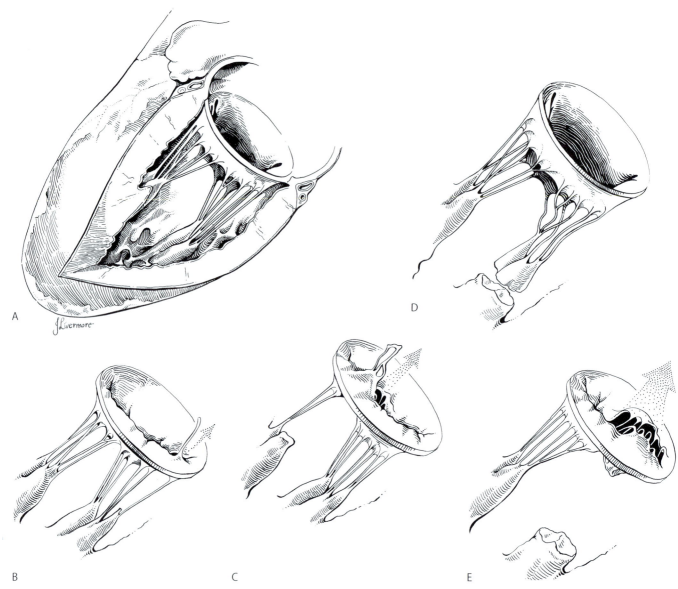

図 10-5
A：僧帽弁下組織の解剖学的構造の立体的関係．
B：断裂した腱索．
C：乳頭筋先端部の部分断裂．
D：乳頭筋の完全断裂は，著しい弁閉鎖不全（E）を生じる．

脱血管1本で通常十分である．大動脈遮断後，冷却した血液心停止液を大動脈基部から注入し，その後，冠状静脈洞からも逆行性に注入する（第3章参照）．右上肺静脈から左室ベントを挿入すると，術野の出血を減らすことができる．心臓を停止させ，ベントにより減圧して心室瘤の範囲を評価する．心筋がまったくない左室壁の瘢痕部分は，ベントにより陥凹する．瘤を慎重に心膜より剝離し，牽引糸を瘤にかけ，瘢痕組織を切開する（図 10-6）．次いで切開部を拡大し，余剰の瘢痕組織を切除し，左室内および瘤内から血栓を除去しやすくする（図 10-7）．

 石灰化瘤壁の癒着
時に，瘤壁が著しい線維化や石灰化を起こしていると，剝離が困難で時間もかかる．瘤壁のこのような部位は，心臓から切り離して心膜や胸膜につけたまま残してもよい（図 10-8）．

 血栓の遊離
血栓が遊離して体循環系に塞栓を起こすのを避けるため，左室瘤を触ったり心膜から剝離したりする操作は，大動脈を遮断してから行う．

 軟らかい血栓
左室腔内にはしばしば軟らかい血栓が存在する．血栓や小片を瘤腔内から取り除く前に，左室流出路の大動脈弁付近にスポンジを置かなければならな

第10章　心筋梗塞の機械的合併症

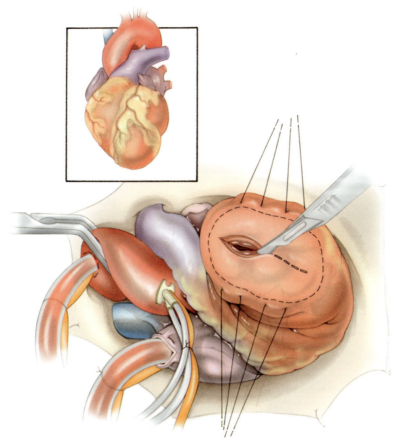

図10-6　瘢痕組織部位での心室切開

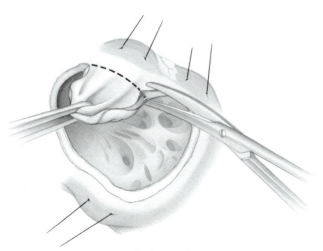

図10-7　瘢痕化した心室壁の切除

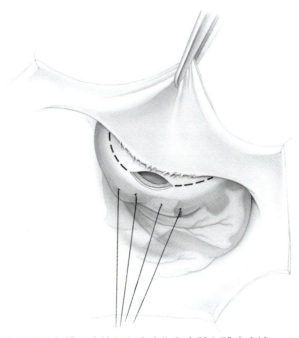

図10-8　心膜に癒着した瘢痕化心室壁を残す方法

い．それにより血栓が大動脈基部に流入して冠状動脈塞栓を起こすのを予防できる．左室内面を冷却した生理食塩水で十分洗浄して小片を洗い流す．

　左室瘤の端からおよそ1〜2cmの幅で，左室内壁の線維性心内膜を一塊として，3mmの厚さで鋭的に剪刀で切離する．理論的には，この操作により異常な電気的活動の元となる病巣をすべて除去できる．

NB 心内膜の広範切除

　心室性不整脈の既往のある症例では，左室瘤の手術中に心内膜の広範切除を行うことが望ましい．すなわち，左室の心内膜を2〜3mmの厚さに切除す

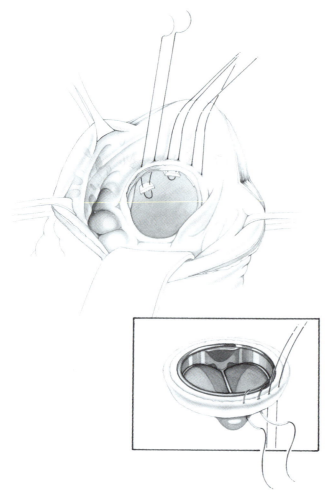

図 10-9 左室切開口からの僧帽弁置換手技

る．散在しているすべての不整脈源性の病巣を確実に完全切除するには，乳頭筋の基部から大動脈基部に至るまで広範に切除する必要がある．心室瘤例では，瘢痕組織と心筋との移行部の冷凍凝固も有効である．僧帽弁閉鎖不全を起こさないため，乳頭筋を損傷しないよう気をつける．また，大多数の症例には植込み型除細動器の適応がある．

NB 植込み型除細動器と抗不整脈薬を積極的に使用することによって，心内膜切除術の適応が著しく減少してきている．

NB 僧帽弁形成術/置換術の併施

左室瘤例は，乳頭筋不全や僧帽弁疾患のため，血行動態上高度の僧帽弁閉鎖不全を合併することがある．弁の病変が著しくて修復できなければ，心室切開口から置換する．プレジェット付きの 2-0 Ticron を使用して人工弁を縫着する（図 10-9）．

人工弁の選択

二葉弁または生体弁のみを使用すべきであり，特に心室切開口から置換する場合はそのことに留意する．人工弁を左心室側から見ることはめったにないので，人工弁の向きには特別の注意が必要である．

縫合糸は左房側から左室腔へ向けてかけ，次いで縫合輪の上面から下面に向けて通す．糸の結紮は左室側となるので（図 10-9），縫合糸の結び目が人工弁の閉鎖を妨げないように気をつける．

心室の閉鎖は，正常な形状を温存するような方法で行う．これには，梗塞心筋壁の無収縮または瘤状の部分を切除し，それによって心室容量を減少させる必要がある．正常左室壁の辺縁に沿って 2-0 モノフィラメント糸を瘤壁に深くかけ，巾着縫合となるように結紮する（図 10-10A）．

NB しばしば左室壁と中隔の一部の双方が梗塞になる．したがって，心室中隔の瘢痕の辺縁を巾着縫合に含めることが大事である．これにより左室壁の欠損孔が相当小さくなり，左室腔の形状はかなり正常に近づく（図 10-10B）．

NB 左室腔の「理想的な」大きさは，市販のサイザーで推定できる．推奨される内腔の大きさは，患者の体表面積あたり 60 mL/m^2 である．適当な大きさのバルーンを左室腔内に置き，正常組織との境界に沿って瘢痕組織に 2-0 Prolene をかける．そのようにしてサイザーの周りに巾着縫合をおき，結紮前にサイザーを取り除く．

Hemashield パッチは適切な大きさに切って，3-0 Prolene の連続縫合で周囲の瘢痕組織に深くかけながら縫着する．縫合線を神経鉤で強く引いて締め，場合によってはフェルトパッチをつけたマットレス結節縫合を 2, 3 針おいて補強する．縫合線に BioGlue を塗布して補強してもよい．パッチと心室壁の間に血液や血栓が溜まらないよう，人工心肺から離脱してパッチ部分からの出血がないことを確認した後，余剰の瘢痕組織をパッチの上で縫い合わせる（図 10-10C）．こうすることにより，パッチと左室壁の間に血液や血栓が溜まるのを防げる．

NB 左室パッチの自己組織による被覆

左室パッチを瘤壁で被覆することにより，縦隔炎が起きた際の人工物感染の可能性を減少させる．

心臓の血行改善を最大限とするため，可能ならば病変血管への CABG を行う．また，人工心肺から離脱する前に，心臓の脱気に特に気をつける（第 4 章参照）．

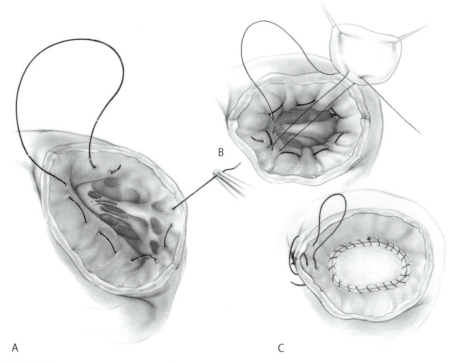

図 10-10
A：健常心室壁の辺縁に沿った瘢痕組織の巾着縫合．
B：巾着効果により欠損部を小さくする．小さなHemashieldパッチを縫着して欠損部を塞ぐ．
C：左室壁の欠損部が閉鎖され，完全な止血が得られたら，瘢痕化した瘤壁をパッチの外側で寄せ合わせる．

NB 虚血性心筋症の患者に冠血行再建術に加えて心室修復術を加えても，死亡率は改善しないことが多施設共同研究で示されている．しかし，適切に選ばれた患者では，この方法により心室の形状と容積を回復することができる．

仮性心室瘤

梗塞後仮性瘤はまれである．心破裂部位からの血液漏出がゆっくりと心囊内に集積したときに起こる．反応性の癒着が仮性瘤の拡大を制限する．二次元心エコーと心室造影で，病変部位の輪郭が鮮明に描出できる．左室瘤と異なり，仮性瘤はいつかは破裂することがほぼ確実なので，外科治療は常に準緊急的に行わなければならない．

外科手技は真性瘤で述べたものと同様である．しかし，仮性瘤はしばしば壁が薄く，剝離操作の最中に容易に破裂しうる．したがって，大腿動静脈から送脱血管を挿入して人工心肺を開始するのが賢明である（第2章参照）．次いで胸骨正中切開を行い，大動脈を遮断して心停止液を注入した後，仮性瘤に到達する．仮性瘤が破裂したら，吸引器を用いて血液を術野から人工心肺回路に回収する．大動脈を速やかに遮断し，出血をコントロールしながら心停止液を注入する．

仮性瘤の入口部は通常小さい．Hemashieldパッチを用い，Teflonフェルトで補強した3-0 Tironの結節縫合で，欠損孔を閉鎖する．縫合線は3-0 Proleneの連続縫合で補強する．完全な止血ができたら，心臓の脱気を行う（第4章参照）．

虚血性僧帽弁閉鎖不全

完全なまたは部分的な乳頭筋断裂以外にも，梗塞後の乳頭筋の延長によって虚血性の僧帽弁逸脱症は起きる．時には，乳頭筋のいくつかに分かれた先端部の1つが断裂する（図10-5B）．しかしながら，心筋梗塞後急性期を過ぎて起きる虚血性僧帽弁閉鎖不全の多くは機能性である．それは左室拡大による二次的な弁輪拡張と，僧帽弁尖の運動制限を伴う乳頭筋の偏位を起こす下壁の局所的なリモデリングによるものである．慢性の虚血性僧帽弁閉鎖不全に対する外科的修復には，その機序の正確な理解が必要である．

大動脈内バルーンパンピング

心臓手術後に大動脈内バルーンパンピングの補助が必要となる症例も時々見られる．左室機能の低下や進行中の心筋虚血，心室性不整脈はすべて大動脈内バルーンパンピング使用の適応である．

●大動脈内バルーンパンピングの挿入手技

大腿動脈が触知できれば，Seldinger法により経皮的にバルーンカテーテルを挿入することが可能である．総大腿動脈を穿刺した後，ガイドワイヤーを針の中に通して挿入し，穿刺針を除去する．ダイレータで拡張した後に，シースをワイヤーに被せて挿入する．次いで，空気を抜いてきつく巻きつけてあるバルーンカテーテルをシースの中に挿入する．バルーンの先端を左鎖骨下動脈の分岐直後の下行大動脈内に留置する．できれば経食道心エコーを用いて大動脈内バルーンが正しい位置にあること確認する．

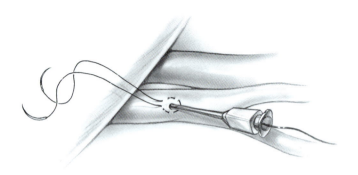

図10-11　大動脈内バルーンカテーテル挿入手技

 全身ヘパリン化患者の出血

人工心肺中あるいは直後には全身ヘパリン化されているので，経皮的挿入は血腫を形成したり，後腹膜やシース周囲の出血を起こしたりするおそれがある．大腿動脈の拍動が触知困難な症例では，大腿静脈や大腿動脈後壁をうっかり穿刺してしまう危険があるので，このような出血が特に起こりやすい．

 大動脈内バルーンカテーテルの不適切な留置

バルーンカテーテルは総大腿動脈から挿入しなければならない．もし浅大腿動脈から挿入すると，下肢の虚血を生ずる可能性がある．また，バルーンの挿入部位は鼠径靱帯より末梢にすべきである．このレベルより上からの挿入では，バルーンカテーテルを抜去した後の体外からの圧迫が不完全で，止血困難な出血をきたすことがある．

 下肢虚血の処置

もし大動脈内バルーンカテーテルを挿入した後に下肢の虚血が明らかとなったら，シースの除去により末梢側の血流を改善する．また大腿動脈が細い患者には，より小さい口径のバルーンカテーテルを使用すべきである．

手術室で人工心肺からの離脱が困難な場合，しばしば大動脈内バルーンパンピングが役立つ．このような症例では大腿動脈が触知されないことも多いが，小さい縦切開と最小限の剥離により総大腿動脈の一部を露出することができる．総大腿動脈の前面に4-0 Proleneを用いて外膜側だけの巾着縫合をおく．針，ワイヤー，ダイレータ，そしてバルーンカテーテルを，順次この巾着縫合部の中に通す．糸は両端とも長く残して金属クリップで一緒に固定し，創に埋没する．切開創は，バルーンカテーテルの周囲を層々に閉じる．後に，バルーンはベッドサイドで局所麻酔下に抜去することが可能である．前に残しておいたProleneを単に結紮することにより，大腿動脈の切開口を閉鎖することができる（図10-11）．

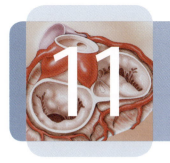

11 心臓移植

　心臓移植は末期心臓病患者に対する効果的な治療法として登場した．2005年には計2,125件の心臓移植が米国で行われたが，心臓移植のさらなる普及の最大の障害はドナー不足である．

ドナーの選択

　ドナーの心臓を特定のレシピエントに適合させるためには多くの要素を考える必要があり，そのうちのいくつかは時代とともに変化してきている．心臓のドナーの絶対的な年齢制限はないが，多くの施設は上限を55歳から65歳にしている．

　ドナーの細小血管病変を伴う糖尿病の病歴，左室肥大（心電図または心エコーによる）を伴う高血圧，長期間の高用量の強心カテコラミン薬の使用などは，早期に移植不全をきたす危険性が高い．しかし，ドナー心の部分的または全体的な壁運動の異常は，脳死と関係があるかもしれないので，移植の適応外と考えるべきではない．甲状腺ホルモンの投与や，強心カテコラミン薬と血管収縮薬の追加により，左室機能が改善する可能性があるので，ドナーは心エコーや肺動脈カテーテル検査で繰り返し評価する．

　40歳以上の男性ドナーまたは45歳以上の女性のドナーには，できれば冠状動脈造影を行うことが推奨されている．有意な冠状動脈疾患（50%以上病変）が2枝以上にあると，通常はドナー心の適応にならない．しかし，非常に重症なレシピエントに対しては，散在性の冠状動脈狭窄を有するドナー心に，レシピエントのグラフトを使って移植前に冠状動脈バイパス術（CABG）を行えば，短期成績は比較的良好である．

　前述した点以外でも，ヒト免疫不全ウイルス（HIV）陽性，C型肝炎ウイルス陽性，原発性脳腫瘍以外の悪性腫瘍，そして全身性感染症（特にグラム陰性菌）は，ドナー心として適応外である．

NB　ドナー心の適応はレシピエントの臨床状態に合わせて考えるのが重要である．きわめて重症な患者に対しては，左室補助装置などで待ち続ける場合の死亡率が高いので，ドナー心の基準を緩めることもある．

　ドナーとレシピエントの体の大きさを合わせるのも重要である．ドナーの体が非常に小さいと，特にドナー心に機能不全の徴候がある場合には，レシピエントの循環を十分維持できないことになる．ほとんどのプログラムでは，ドナーとレシピエントの体重比を少なくとも0.7以上と定めている．逆にドナーが大きすぎると，レシピエントの縦隔スペースは限られているので，ドナー心の生理的運動が制限される．これは，特に心拡大のない患者で問題になる．ドナーとレシピエントの体の大きさの適合には，その他の因子との関係も考慮しなければならない（すなわち，特に小さい女性のドナーで軽度の左室肥大があり，心虚血時間が長い場合には，肺高血圧の男性レシピエントには適合しない）．高齢，左室肥大，長い虚血時間など複数の危険因子を有するドナーを使用するときは，注意を払う必要がある．

臓器保存液

　理想的な臓器保存液は，虚血時間中のドナー心の細小血管，細胞，そして機能を完全に維持する．現在用いられている保存液［University of Wisconsin（UW）保存液とCelsior保存液］は，特に虚血時間が6時間以内の場合には，素晴らしい心筋機能の回復をもたらす．

　UW保存液は，細胞内液（低ナトリウム，高カリウム）を基準にした液で，細胞の浮腫を最小限とするため数種類の不透過性の分子を含んでいる．一方，細胞外液であるCelsior保存液は，高カリウムが細小血管に及ぼす悪影響に対する懸念から開発され，多くの不透過性の分子に加えて，エネルギー生産の基質となるグルタミン酸を含む．どちらの保存液もドナー心に対して同様の効果があると，多くの報告で示されている．

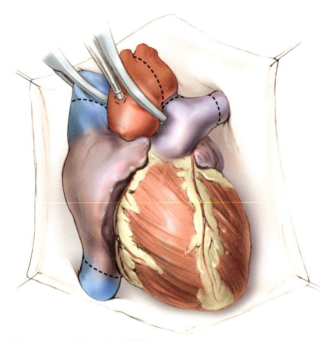

図 11-1　ドナー心の準備
順行性心停止液注入針を留置し，大動脈を遮断する．

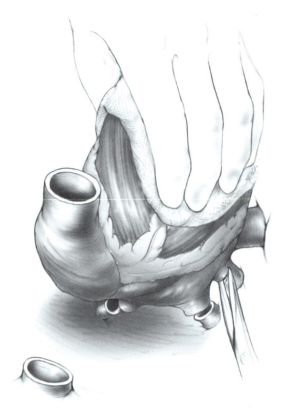

図 11-2　下大静脈切断後，左下肺静脈を左房流入部で切離する（肺を採取しない場合）

ドナーの手術

　ドナー心を採取する外科医は，病院に着いたらドナーの診療録を再検し，すべてのデータが正しく揃っていることを確認する．ドナーは仰臥位で，上肢は体側に伸ばしておく．ほとんどのドナーは多臓器のドナーなので，首から大腿中央まで準備する．すでに述べたように，胸骨正中切開を行う．小さい病院では，胸骨用の電動鋸がなく，Lebsche 胸骨刀を使うこともある．心膜を切開し，心膜吊り上げ用の糸をかける．右胸腔を大きく開け，心臓の大きさ，右室不全，挫傷，瘤，部分的壁運動異常，あるいは弁膜症を示唆する振戦の有無について，順序よく調べる．

　冠状動脈の走行に沿って触診し，石灰化や動脈硬化がないか確認する．もしドナー心の質が許容できると判断したら，レシピエントの病院に連絡する．

　上大静脈を無名静脈の心膜折り返し部分を遊離することから，ドナー心の剝離を始める．奇静脈は結紮切離し，上大静脈の長さが十分残るようにする．

NB　古典的または両方向性 Glenn 手術を以前に受けた先天性心疾患のレシピエントは，無名静脈を長く残す必要がある．

　大動脈は，腕頭動脈の起始部を越えて末梢まで剝離する．保存液を注入するための針を上行大動脈に挿入し固定する（図 11-1）．他の臓器の採取チームがそれぞれの臓器の剝離を終わっていたら，300 単位/kg の heparin を投与する．

　心臓の採取の最も重要な段階は，ドナー心の血液を確実に空にすることである．右側の心膜を横隔膜の高さで下大静脈方向に切り下げる．上大静脈を遮断し，下大静脈を横切することにより，心臓の中の血液は右胸腔に流れ込む．

NB　肺を採取するときは，腹部のチームによって，腹腔内に瀉血しなければならない．

　心臓が空になったら（通常 5〜10 心拍後）大動脈を遮断し，保存液を大動脈基部に注入する．大動脈の内圧を計り，50〜60 mmHg に維持する．心尖部を右側に持ち上げ，左下肺静脈を左房への流入部で切開する（図 11-2）．心嚢内を氷片で満たし，しっかり局所冷却を行う．ドナーの体重 1 kg あたり 10 mL の UW 液を注入するのに数分かかる．この間，外科医はたびたび心室を触診し，心臓が過伸展していないことを確認しなければならない．ドナー心は，通常，保存液注入 30 秒後に拍動を停止する．

NB　肺も採取するときは，左下肺静脈の左房流入部と房室間溝の中央を切開する．これで肺採取のために十分な肺静脈のカフが残せる．

　保存液の注入が終了したら，心臓を摘出する．遮断の近位側で上大静脈と無名静脈を切断する．その他の肺静脈は

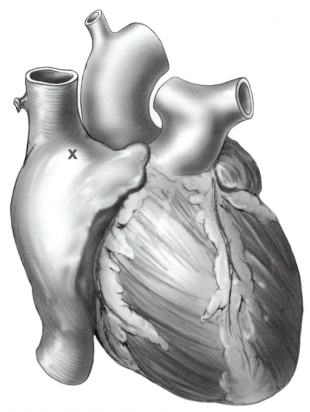

図 11-3　切除されたドナー心
X 印は洞結節.

レシピエントの手術

肺動脈カテーテルと動脈ラインをレシピエントに挿入する．ドナー心を検査して移植可能とわかるまで，レシピエントに全身麻酔はかけない．以前に胸骨切開をしていない患者に対しては，通常ドナー心が到着する1時間前に皮膚切開を行う．以前に胸骨切開をしている患者に対しては，心臓を十分剥離するため，2時間前に始める．

NB　右室壁の損傷

胸骨切開の既往があり，右室が伸展している両心不全の患者では，開胸する前に大腿動静脈を露出する．胸骨を切開する際に右室を損傷した場合は，すぐに大腿動静脈に送脱血管を挿入し，人工心肺を開始する．

レシピエントの凝固障害

レシピエントの心臓の剥離では，止血が重要である．右心不全の患者は，通常肝うっ血と凝固障害があり，出血多量になりやすい．

再手術では，上下大静脈と大動脈にカニューレを挿入し，遮断ができる範囲まで心臓を剥離する．残りの剥離は，心臓が止まってから完了する．

血栓塞栓症

末期心臓病で広範囲の壁運動低下がある患者では，左室血栓ができている可能性が高い．血栓の遊離と塞栓症の危険性を減らすため，大動脈遮断前の心臓の剥離は最小にとどめることが重要である．

バイパスグラフトの損傷

すでにCABGを受けている患者では，剥離中に左内胸動脈や他のグラフトを同定し，温存することが大事である．グラフトを損傷したり，剥離中に攣縮や末梢塞栓を起こしたりすると，循環動態が不安定になる．

大動脈と両大静脈に送脱血管を挿入する（第2章参照）．上下大静脈には，心臓からできるだけ離れたところに挿入することにより，ドナー心と緊張のない吻合が可能となる十分な大静脈のカフを作れる．ドナー心が手術室に入ってから人工心肺を開始し，患者を28℃まで冷やす．大動脈を遮断し，心臓が停止するまで大動脈基部から心停止液を注入する．上下大静脈のまわりのスネアを締めて，心臓を摘出する．

左房流入部で切断する．もし肺も採取する場合は，肺静脈開口部のやや前方を回るように切開する．大動脈弓は，腕頭動脈のすぐ末梢側で横断し，主肺動脈も切断する．肺を採取しないときは，肺動脈の長さを延ばすために，左右肺動脈近位部を切断する（図11-3）．

ドナーから心臓を取り出し，後方テーブルに持っていく．卵円孔開存や弁の異常の有無を点検し，もし卵円孔開存があれば，下大静脈の開口部から鑷子で心房中隔を露出しながら，Proleneの8の字縫合あるいは連続縫合で閉鎖する．術前の心エコーで見逃された可能性のある疣贅や小穿孔や血栓がないことを確認するため，弁をよく観察する．ドナーの心膜の一部も採取し，ドナー心とともにバッグに収納する．

NB　ドナー心の心膜片は，大動脈と肺動脈の縫合線を補強するのに役に立つ．

ドナー心は輸送のため，少なくとも3個の無菌の袋に入れ，氷を入れたプラスチックの収納箱に入れる．いくつかのドナーのリンパ節も，今後行うクロスマッチのためにとっておく．

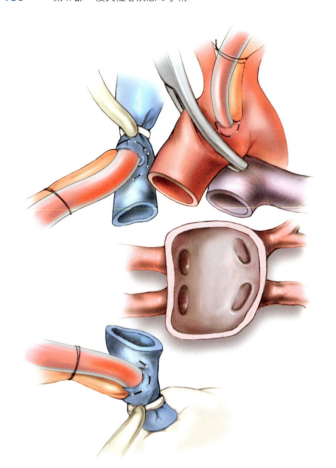

図 11-4　左房カフを残してレシピエントの心臓を摘除する．切断された肺動脈，大動脈，上下大静脈を示す

両大静脈切断法

　レシピエントの心臓の摘出は右心耳切開から始め，房室間溝から 1 cm 離れてこれと並行に進める．切開の下方は，下大静脈方向に延長する．上方は，上大静脈と大動脈の間の左房の天井まで延長する．次に大動脈を，ST junction から約 1 cm 末梢で切断する．肺動脈は，肺動脈弁の約 2 cm 末梢で切断する．露出された心房中隔を卵円窩から切開し，左房天井まで上方に延長し，右房切開の上方の延長線とつなげる．次に左心耳の基部方向に向かい，下方は，冠状静脈洞と並行に横切るように左房後壁を延長する．右房切開線の下方は，下大静脈の内側で冠状静脈洞の後方に延長し，左房切開線とつなげる．心尖部を心嚢外に持ち上げ，この切開線を左心耳の基部方向へ延長し，左房切除を完了する．レシピエントの心臓を術野から取り出す．上大静脈と下大静脈のカフを残して，残った右房壁の一部を切除する．レシピエントの左房，上下大静脈，大動脈，主肺動脈のカフをドナー心との吻合のために切り整える（図 11-4）．ドナー心を手術野に持ってくる前に，露出した左房筋を電気メスで十分に止血する．レシピエントの右上肺静脈から左房にベントを挿入し，その先を左下肺静脈に置く．ベントは巾着縫合から挿入し，ドナー心を温め

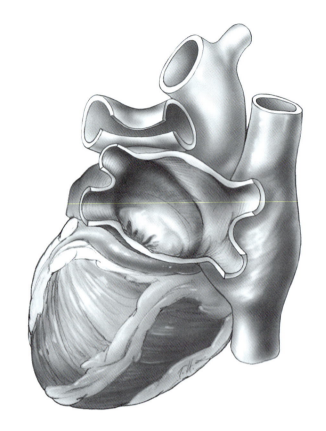

図 11-5　ドナー心の移植準備をする

てしまう肺静脈還流血を除去するために吸引回路につなぐ．

🚫 ドナー心の温虚血

　ベントを使用しないと，肺静脈からの還流によってドナー心が温められ，移植心の機能が低下する．

　移植外科医は，卵円孔開存と弁病変の有無について，ドナー心をもう一度調べる．

🆖　弁についた血栓は，冷却生理食塩水で洗い流す．

　ドナー心の左右 2 つずつの肺静脈の開口部をつなぐように切開する．3 番目の切開をおいて，この 2 つをつなげて，1 つの大きな左房カフを作る（図 11-5）．大動脈と肺動脈の間を剝離する．ドナー心が肺動脈の枝をつけたまま採取されている場合は，これらの後方を切開して合流部を作り，適当な長さに整える（図 11-5）．ドナー心の移植を，左心耳レベルの左房の吻合から始める（図 11-6）．この縫合は，3-0 Prolene の外翻縫合で行い，内膜と内膜を合わせて縫合線の血栓形成の危険性を減らすようにする．

🆖　大きな丸針を使うと，ドナーとレシピエントの左房壁の双方から十分な縫い代がとれる．ドナーとレ

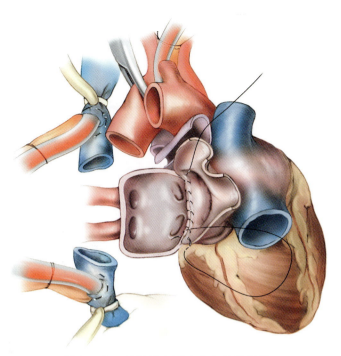

図 11-6 ドナー心の移植は左房吻合から始める

シピエントの組織を 8〜10 mm ずつとって外翻させることで，良好な止血が保証される．左房の縫合線は，移植完了後には露出が難しいので，この点は特に大事である．

左房縫合を下方に進め，さらにレシピエントの右下肺静脈の前方まで進める．右上肺静脈まで縫合したらとめておく．2 番目の針を使い，上方の左房縫合線を完了する．縫合線を固定する前に，冷たい plasmalyte（酢酸加リンゲル）を通した 12 Fr の胸腔ドレーンを直視下に左室に挿入し，胸腔ドレーンの周囲を縫合糸でスネアする．Plasmalyte を流し始め，左室を最適に冷やすため，300〜500 mL/時に調節する．

 大静脈の不適切な配列

左房縫合を行っている間，レシピエントとドナーそれぞれの上大静脈と下大静脈の位置に注意しなければならない．上大静脈と下大静脈が適切に並んでなければ，吻合は難しくなる．

ドナー心の肺動脈は，レシピエントの肺動脈に 4-0 Prolene で縫合する．もともと肺高血圧のある患者では，この縫合線はドナーの心膜で補強する．

 肺動脈の捻れ

心臓が満ちると肺動脈が捻れることがあり，これはドナーの肺動脈を長く残しすぎた場合に起きる．ドナーの大動脈と肺動脈が互いに離れるように十分

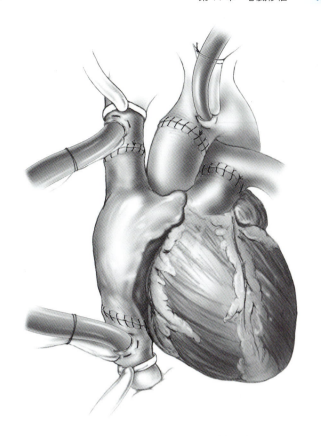

図 11-7 上下大静脈吻合による心移植の完了

剥離していないときにも起きる．どちらの場合も，肺動脈吻合部に圧差ができ，右室圧の上昇と機能不全をきたす．

患者の復温中に大動脈を 4-0 Prolene で連続縫合する（図 11-7）．この縫合線は常にドナーの心膜で補強する．この吻合が終了後，左室の空気抜きを行い，心臓を再灌流する．左室内を冷却するために使用した胸腔ドレーンを抜去し，左房縫合線を固定する．

再灌流用溶液を大動脈基部に 40 mmHg の圧で 3〜5 分間注入する．この後，大動脈遮断を解除するまで，再灌流用溶液を白血球除去血液に変更する（最短でも計 10 分間）．

NB 再灌流開始液に変更を加えると，虚血後の局所的あるいは全体的な心機能が改善するという多くの実験データが報告されている．再灌流開始液の変更とは，白血球除去，代謝のためのアスパラギン酸，グルタミン酸，糖の追加，カルシウムの流入を少なくするためのマグネシウムの追加，細胞浮腫を減らすための dextran の補充，再灌流液の均一な分布を確実にするための nitroglycerin の追加，などである．

再灌流の間に，下大静脈吻合，引き続いて上大静脈吻合

を 4-0 Prolene の連続縫合で行う．これらの縫合も，内膜と内膜を合わせる外翻縫合で行い，血栓形成の危険性を減らす．

 大静脈吻合の狭窄

将来的に心内膜生検が困難になるので，大静脈の吻合は狭窄しないように気をつけなければならない．

右上肺静脈を通して左房ラインを挿入し，2つのプレジェット付き Prolene 縫合で固定する．これで，手術直後に左室の充満圧が測定できる．次にゆっくりと人工心肺から離脱するが，その途中，経食道心エコーで左室と右室の機能を評価する．

 左房ラインの巻き込み

左房ラインを固定した後，カテーテルを引いてみて，術後容易に抜けることを確認することが重要である．

NB **右室の訓練**

もともとの肺高血圧や人工心肺による肺血管抵抗の上昇が影響し，心臓移植の周術期に右室機能不全が起きることがある．右室機能不全の危険性を減らし，ドナー心の右室を訓練するため，われわれは人工心肺を離脱する際に段階的な方法を用いている．これには，全身の灌流圧を保ちながら，同時に右室の後負荷を減らすことが必要になる．その方法は，肺動脈の縫合線を結紮せずにスネアしておき，3/4インチの管（溶血の危険性を減らすために）を肺動脈に挿入し，1 L/分で吸引する．全身の灌流圧は，人工心肺技師によって 60 mmHg 以上に維持させる．もしドナー心の機能が許容できる中心静脈圧で安定していれば，肺動脈のベント流量をゆっくりと減らして吸引管を抜去し，肺動脈縫合線を結紮する．この段階的離脱法により，術後の右室機能不全の頻度は減っている．

 術後の低酸素血症

卵円孔開存があると，特に肺動脈抵抗が高い場合には，術後に右左シャントとなって低酸素血症が起こる．

 洞結節の損傷

ドナー心の洞結節は，損傷を避けるため採取や移植の間，触らないようにすべきである．

12 心臓腫瘍

良性腫瘍

●粘液腫

心臓の原発腫瘍はまれである．良性腫瘍の半分以上は粘液腫であり，心臓のどの内腔にも発生しうるが，ほとんどは心房中隔から発生し，左房内に最もよく認められる．粘液腫の約15％は，右房内に発生する．

僧帽弁の血流障害や全身の塞栓症状が診断の手がかりとなり，心エコーで確定される．

【手術手技】

胸骨正中切開で心臓を露出する．大動脈に送血管を挿入し，上下大静脈はともに直接，脱血管を挿入する（第2章参照）．これらの手技に際して，心房に過剰に触れないように十分注意する．

🚫 右房経由の脱血管挿入

右房を経由して太い脱血管を上下大静脈に挿入すると，腫瘍の破片を飛ばしたり，両心房腔内の術野空間を減らしてしまう．したがって，上下大静脈への脱血管の直接挿入が勧められる．

大動脈を遮断し，大動脈基部に冷却血液心停止液を注入する（第3章参照）．あらかじめ上下大静脈に回しておいたテープで，脱血管を締める．長い柄のついた15番のメスを用いて，右上肺静脈から斜切開を始め，右房壁の斜め上方に延長する．心房切開の両端に小さい鉤をかけて，右房腔や心房中隔，さらに右房腫瘍があればそれも含めて露出する（図12-1）．

【右房粘液腫】

右房の粘液腫は通常大きく，比較的太い基部を有している．切開を心房中隔に延長し，ほぼ正常と認められる中隔

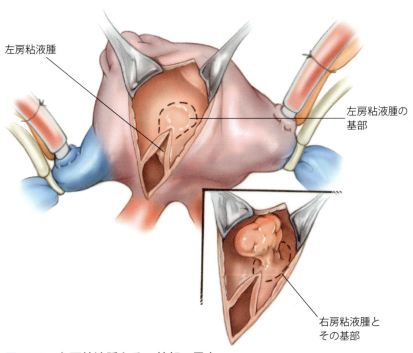

図12-1　左房粘液腫とその基部の露出
挿入図（右下図）：右房粘液腫とその基部の露出．

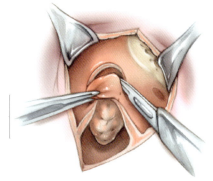

図12-2 中隔壁を辺縁として十分につけて，左房粘液腫とその基部を摘除する

左房粘液腫とその基部の摘除

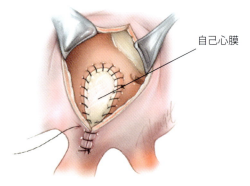

図12-3 自己心膜による中隔欠損部の閉鎖

自己心膜

壁を幅5〜8mmほど辺縁としてつけるようにしながら，腫瘍の基部を回るようにして腫瘍を摘除する（図12-1：挿入図）．

【左房粘液腫】

　左房に発生する粘液腫は通常有茎性で，中隔に付着している基部は比較的小さい．直視下に中隔切開を延長し，正常の中隔組織を5〜8mm辺縁として残すように腫瘍を摘除する（図12-2）．

⊘ **洞結節動脈**
　洞結節への血管は心房中隔の上方を横切っており，これを損傷すると洞不全症候群となる可能性がある．したがって，この付近の粘液腫基部は削ぎ落とすようにするほうが良い．

⊘ **房室結節の損傷**
　冠状静脈洞前面の剥離は，房室結節を損傷してブロックを起こすおそれがある．

 粘液腫は，時に心房壁からも発生する．腫瘍の基部は正常心房壁の辺縁をつけて切除する．全層切除は必要がないが，もし欠損部が生じたら，細いProleneの縫合で直接寄せるか，自己心膜パッチを当てる．再発の危険性を少なくするため，われわれは通常，特に貫壁性の切除ができなかった場合は，冷凍プローブを欠損部の辺縁に当てている．

　中隔の欠損部は，glutaraldehyde処理した自己心膜またはウシ心膜のパッチを用いて4-0 Proleneの連続縫合で修復する．上肺静脈と右房の切開部も，4-0 Proleneの連続縫合で閉鎖する（図12-3）．脱気を行った後，大動脈遮断鉗子を解除する．

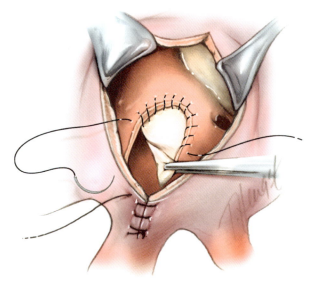

図12-4 中隔肥厚症例では左房側へ自己心膜を縫着する

NB **心房中隔の肥厚**
　肥大心筋や脂肪により心房中隔が肥厚していることが時々ある．脂肪塞栓や血栓形成を予防するためには，心膜パッチを中隔の左房側の心内膜面上に位置させることが重要である（図12-4）．

●**横紋筋腫**

　横紋筋腫は心筋細胞から発生し，幼児と小児によくみられる．通常，結節性硬化症の疾患群の一部である．灰白色の腫瘍は，時間とともに全く消失することも少なくない．横紋筋腫は心室中隔から多発性の腫瘍として発育し，心臓の左右の流入路と流出路の閉塞を起こしやすい．最もよくみられる症状は，心腔や弁の閉塞による心不全である．

　もし結節性硬化症がなく，腫瘍の核出が可能であれば，1歳になる前に手術の適応となる．残念ながら，結節性硬化症で症状のある患者は，広範囲に多発性に発生することが多く，外科治療の効果はほとんど望めない．

●線維腫

線維腫は線維組織から発生する単発性の腫瘍で，2番目に多い心臓の良性腫瘍である．大部分の線維腫は小児に発生する．一般的に，単発の白い渦巻き状の腫瘍としてどちらかの心室に発生し，石灰化を呈することもよくある．症状は，腫瘍による血流障害に伴うものである．石灰化を伴う場合には，胸部X線写真でわかる．心エコーで，腫瘍の存在と場所を確認する．

腫瘍が局在していて核出可能であれば，外科的切除を行う．腫瘍全体が切除できない場合は，姑息的手術として減量手術が行われる．広範囲の線維腫の小児には，心臓移植が考慮される．

●乳頭状線維弾性腫

乳頭状線維弾性腫は，疣贅に似た単発性の小さい腫瘍である．しばしば，三尖弁や僧帽弁の心房側から発生し，腱索構造を巻き込む．乳頭状線維弾性腫は，大動脈弁と肺動脈弁の心室側から発生することもある．一般的に無症状であるが，血流を障害したり，塞栓症を起こしたりすることもある．手術のときにたまたま見つかったり，心エコーで弁の疣贅に似たものとして発見される場合もある．

重大な合併症を起こす可能性があるので，乳頭状線維弾性腫は診断されたら切除すべきである．弁形成術ができるようであれば，弁置換しないで保存的な切除を行うべきである．

●脂肪腫

脂肪腫は，一般に限局的で散在性の腫瘍であり，心臓や心膜のどこにも発生しうる．通常無症状であるが，重大な症状を起こすような大きな腫瘍は，切除すべきである．心臓手術の際にたまたま小さな腫瘍が見つかったときは，手術の危険性を増さないのであれば，切除してもよい．

悪性腫瘍

腫瘍が原発性であろうと転移性であろうと，手術適応は腫瘍の大きさ，場所，そして心臓以外への転移がないか否かによって決まる．完全切除が可能であれば，手術は放射線または化学療法単独よりも良い姑息的治療である．左心系の悪性腫瘍は，手術の際に露出が難しい．このような場合には，心臓の自家移植によって腫瘍を完全切除することができる．すなわち，患者の心臓を取り出して腫瘍を切除し，あらゆる欠損部を修復した後，心臓を再移植する．

転移性腫瘍は，心臓の原発性悪性腫瘍よりもはるかに多い．心臓転移はしばしば多発性であり，心囊水が貯留することが多い．剣状突起下からのドレナージや心膜開窓術で心囊水の再貯留を減らすなど，これらの患者に対する処置は限られている．

●横隔膜下の腫瘍の右房伸展

腹部と骨盤の腫瘍は下大静脈内に侵入して成長し，右房に達することがある．このような腫瘍では，腎細胞腫瘍が最も多い．手術は腹部切開から入り，腎腫瘍が切除可能かどうかを確認する．経腹的に横隔膜下の下大静脈から腫瘍を引き出すことができることもある．もしできなければ，胸骨正中切開を行い，人工心肺を確立して全身冷却する．腎泌尿器外科医が下大静脈の腹部の部分に腫瘍を引き出して切除するのを，心臓外科医は短時間の超低体温循環停止下に右房を切開して補助する．人工心肺を再開し，患者が十分温まったら人工心肺から離脱する．

 右房への脱血管挿入

腫瘍との接触を避けるため，大きな直または直角の脱血管を巾着縫合から少しだけ右房内に挿入する．二段式脱血管は使用すべきではない．

 凝固障害

人工心肺を使用した超低体温循環停止法は，これらの患者では重大な凝固障害を起こすおそれがある．この方法は，横隔膜直下の下大静脈から腫瘍が切除できない患者に限って使用すべきである．

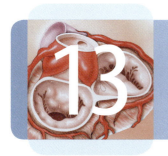

13 心房細動

弁膜症および虚血性心疾患に伴う心房細動，ならびに内科治療に対し不応性の孤立性心房細動の治療に有効と証明された Maze 手技は，James Cox 医師によって開発・改良されたものである．Cox-Maze III の切開縫合手技は，心房細動の治療成功率が 95％ を超える標準的手技であり，他の変法との比較の基準となっている．しかし，本法は大動脈遮断時間を著しく延長し，心臓後面からの重大な出血を招くおそれがある．

Maze III 手術で達成されるものと同様の効果を，より短時間に出血の危険性が少なく実現できる．貫壁性焼灼のためのエネルギー源がいくつか使用されてきている．Maze 手術を行うのに理想的なエネルギー源は，周囲の組織を障害することなしに，迅速に貫壁性の焼灼ができなければならない．もし，人工心肺を使用せずに，小切開アプローチで使用できれば，有利である．ラジオ波は組織を熱し，熱障害を起こして伝導障害を作る．血栓形成につながる表面の炭化を少なくし，特に食道のような周囲臓器に対する障害を防ぐため，単極システムには水灌流装置が加えられている．双極ラジオ波は心外膜から使用でき，確実に貫壁性焼灼が可能で，周囲の組織を傷つけない．しかしながら，Maze 手術の焼灼をすべて双極のデバイスでできるわけではない．冷凍凝固は，笑気で冷却されたプローブで行う．その利点は組織の気化がないことで，組織の表面が滑らかに保たれる．貫壁性の焼灼を行うのにそれぞれ 2〜3 分かかる．マイクロ波は熱障害で伝導障害を作るが，ラジオ波と違って表面の炭化は起きない．また組織浸透性が強いので，より貫壁性の焼灼を作りやすい．焦点超音波装置は管状または平面状の探触子から供給され，深くまで熱して凝固壊死を起こす．Nd：YAG レーザーと近赤外線凝固器は，比較的低い温度で，組織の気化なしに貫壁性の光焼灼性壊死を作れる．われわれは，Cox-Maze III の焼灼を行うため，双極ラジオ波と冷凍凝固のプローブを組み合わせて使っている（Cox-Maze IV と呼ばれる）．この手術は，他のエネルギー源を組み合わせてもできる．僧帽弁手術を受ける慢性心房細動の患者はこの手術の良い適応で，約 20 分間の大動脈遮断時間の延長で施行できる．

手術手技

胸骨正中切開と上下大静脈への脱血管挿入を行う．人工心肺開始後，まず心拍動下に右房切開を行う．

最初に左右の肺静脈をテーピングする．ラジオ波を使用して，肺静脈の周囲を貫壁性に焼灼する（図 13-1）．大静脈のターニケットを締めて，右心耳を切除する．右心耳を切開して，ラジオ波クランプを通し，右心耳の大動脈側に，上大静脈までの線状の焼灼を行う（図 13-2）．次に右房自由壁を垂直方向に切開する．双極のクランプを使用して，上は上大静脈まで，下は下大静脈まで焼灼する（図 13-3）．

右房自由壁を牽引して，心房切開の上方から三尖弁輪の 2 時と 10 時方向に，心内膜の線状焼灼を行う（図 13-4）．時間を節約するため，通常双極のラジオ波クランプを使用するが，房室間溝に近い部分は冷凍凝固プローブを用いて心内膜側から行う必要がある．

●右房焼灼線の省略

ほとんどの患者では，右側の焼灼線は一般的に必要ないと考えられている．しかし，右心房粗動を防ぐため，冠状

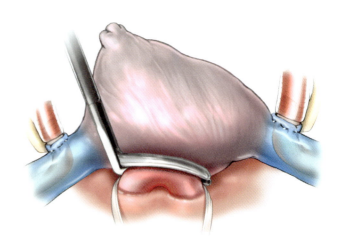

図 13-1　双極クランプで左右肺静脈の周囲を焼灼する

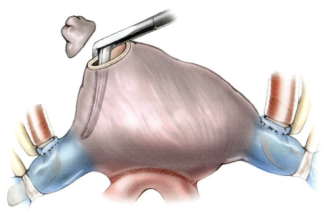

図13-2　右心耳切除と上大静脈の大動脈側の焼灼線

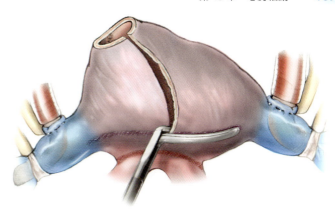

図13-3　心房切開から上大静脈と下大静脈までの焼灼線

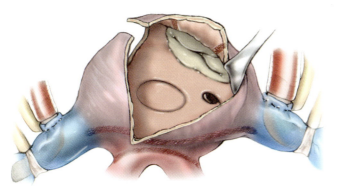

図13-4　切断した心耳から三尖弁輪に至る高周波焼灼線と，心房自由壁から三尖弁輪に至る高周波焼灼線

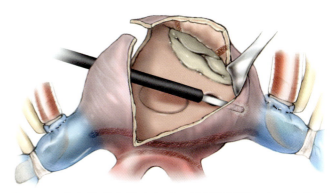

図13-5　心房粗動を防ぐため，冠状静脈洞から下大静脈まで焼灼する

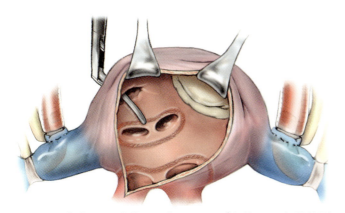

図13-6　左心耳切除後，双極クランプを使って左肺静脈まで焼灼する

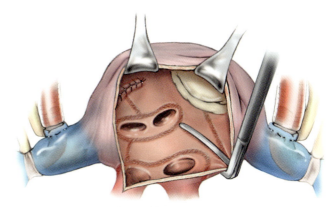

図13-7　左房内の高周波焼灼線（本文参照）

静脈口から下方に下大静脈までの焼灼は，行うべきである（図13-5）.

　逆行性の心筋保護カテーテルを留置してから，右房を閉鎖し，左側の線状焼灼を始める．大動脈を遮断し，心停止を得る．左心耳を切除し，その切開口と左上肺静脈の間を焼灼した後（図13-6），左心耳の基部を閉鎖する．次に左右の冠状動脈循環の間で，冠状静脈洞にペンで印をつける．標準的な左房切開を行い，上方は左房の天井まで延長し，下方は右下肺静脈まで延長する．双極のクランプを用いて，左房切開の下端から左下肺静脈まで焼灼する．同様に僧帽弁輪に向かって，冠状静脈洞を横切って焼灼を行う（図13-7）．次に冷凍凝固プローブを使って心内膜焼灼を行い，肺静脈焼灼線同士を結び，さらに左肺静脈焼灼線と僧帽弁輪を結ぶ（図13-8）．最後に，心外膜側から冠状静脈洞を焼灼し，僧帽弁峡部の焼灼を完成する．

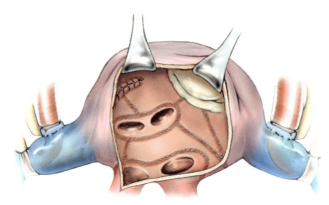

図 13-8　左房内の高周波焼灼の完了

 卵円孔開存

　卵円孔が開存している場合や，小さい心房中隔欠損が存在する場合は，空気塞栓を予防するため大動脈遮断後あるいは心室細動誘導後に右房の焼灼を行わなければならない．人工心肺開始前に手術室で経食道心エコーを行い，卵円孔開存がないことを確認しておく．

 貫壁性焼灼

　双極のラジオ波クランプは，貫壁性焼灼を行うのにきわめて有利である．貫壁性焼灼の確実性を増すために，少なくとも2回焼灼しなければならない．心房組織の厚みによって，冷凍凝固プローブは2～3分間当てる．そうすると，心内膜の変色が明らかになる．

 左心耳基部からの出血

　左心耳の基部を焼灼し，なおかつ左心耳を切断して縫合閉鎖した場合，心臓が血液で満たされて収縮を始めた後に焼灼線が裂けてしまうおそれがある．左心耳は外科的に切除するか，高周波で焼灼するか，いずれか一方にとどめるべきで，裂開を予防するため両方を行ってはならない．

 左心耳内血栓

　左心耳内に血栓が存在するときは，左心耳を切除すべきである．

 肺静脈開口部の狭窄

　高周波焼灼後の治癒過程で，線維化と組織の拘縮が生じることがある．肺静脈の瘢痕化による狭窄を予防するためには，肺静脈開口部を囲む焼灼部位は左房内にきちんととどまっていなければならない．

 弁葉組織の損傷

　高周波は弁葉組織を損傷する可能性がある．三尖弁輪や特に僧帽弁輪に至る部位の焼灼中は，ひときわ注意する必要がある．冷凍凝固は弁尖組織の永続性障害をきたさないので，冷凍凝固により電気的遮断線を作成することを好む外科医もいる．弁形成や弁置換を施行する前にこれらの焼灼を行うことも重要である．

 冠状動脈回旋枝の損傷

　左肺静脈から僧帽弁輪に至る焼灼中，この部分の裏にある冠状動脈回旋枝を損傷しないよう注意しなくてはならない．貫壁性焼灼はこの動脈を損傷する可能性があり，このため，この部位では冷凍凝固が勧められる．その他には，焼灼の間血流を保つことによって，動脈損傷の危険性を下げられる．これは順行性に心停止液を注入することで可能となる．

 食道の損傷

　食道の損傷は，左房後壁の非灌流式ラジオ波焼灼でみられる．冷凍凝固プローブが左房組織に固着した後に持ち上げると，周囲組織への損傷の危険性を減らすことができる．いかなるエネルギーを使用した場合でも，目標は隣接する組織や構造を損傷しないで，貫壁性焼灼を行うことである．

 塞栓原発巣

　ある種のエネルギーによって作成された焼灼線により，左房内血栓を形成することが報告されている．心臓の調律にかかわらず，塞栓症を予防するため3～6ヵ月間は，全例抗凝固療法を行うのが賢明である．

　その後，予定していた僧帽弁置換術を施行する．術後の心房性不整脈はよくあることであり，手術が不成功というわけではない．一般に，術後3～6ヵ月はamiodaroneを投与する．

　Cox-Maze IV手術を受けた患者における12ヵ月後の心房性不整脈非発生率は80～90％と推測される．最も簡単な肺静脈隔離術だけの場合の成功率は60～70％である．

　双極ラジオ波クランプは，心拍動下に肺静脈を囲む焼灼ができる．この手術は，CABGや大動脈弁置換術を受ける心房細動の患者で，安全かつ迅速に施行できる．

　多くの外科医は，左側のMaze変法を行う．これは，左

右の肺静脈焼灼線をつなぐ焼灼をしなかったり，肺静脈を囲む焼灼線から僧帽弁輪までの焼灼をしなかったりする場合もある．この焼灼法の成功率は70〜80％である．

手術の失敗
拡大した左房，術前の長い心房細動歴，冠状動脈疾患，高齢者などではMaze変法手術が成功しにくい．

術後の左房粗動
左回旋枝動脈の損傷の心配から，肺静脈を囲む焼灼から僧帽弁輪への焼灼線を省略する外科医もいる．その場合，術後に左峡部のリエントリーが起きることがあり，結果として心房粗動となり，難治性である．

左心耳の切除
左心耳は，洞調律の患者では，いくつかの有益な生理的機能がある．しかし，この利点よりも，心房細動の患者では左心耳が血栓形成の原因になることのほうが，おそらく重要である．心房細動患者における心臓手術で，左心耳の切除は血栓塞栓症の最も重要な源を取り除くことになり，慢性心房細動に対する独立した治療法として提案されている．

第III部
先天性心疾患の手術

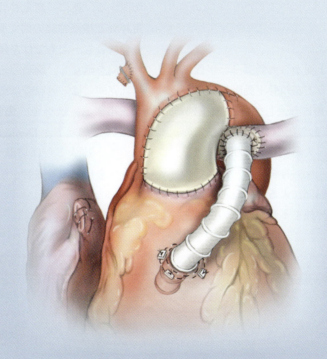

14 動脈管開存

切開法

　動脈管は，小さな左前側方開胸で十分露出することができる．左広背筋を一部切開し，前鋸筋を温存した第3肋間か第4肋間の小さめな後側方開胸でも良好な視野が得られ，実際にはこちらのほうが広く用いられている．皮膚切開はごく短くてよく，特に未熟児ではそうである．右大動脈弓と右動脈管がある場合には右開胸で行う．

外科的解剖

　動脈管は，左肺動脈起始部の上面から大動脈弓と平行に走行し，心膜を貫通して，ちょうど左鎖骨下動脈起始部の対側にある大動脈内側縁に，鋭角に合流している（図14-1）．左迷走神経幹は，左鎖骨下動脈と左総頸動脈の間の溝を通って頸部から胸腔へ入り，大動脈弓および動脈管を越えて，さらに下方に走行する．反回神経枝は，動脈管の周囲を回って後上方に反転し，頸部に入る．迷走神経は，肺や心臓の神経叢へ重要な細い分枝を多数出している．左肺門部には通常，いくつかのリンパ節が埋まっており，時々それらは上方に伸展して動脈管の下縁近くまで延びている．左横隔神経は，迷走神経の内側で胸腔内に入り，心膜表面を下方に走行する．

●動脈管の露出と剥離

　左肺を下方内側に圧排し，動脈管を露出する．迷走神経を内側に圧排する場合は，壁側胸膜を迷走神経の後方で縦切開する．逆に，迷走神経を外側方に圧排する場合は，迷走神経と横隔神経の間で胸膜を切開する（図14-1）．どちらの場合も，上方では左鎖骨下動脈，下方では左肺門部まで切開を延長し，胸膜の辺縁を吊り上げる．

　乳児期には，動脈管は剪刀で鋭的に剥離して上下両側から露出する．次いで，先端の鈍な直角鉗子か，できればWaterson剥離子かDennis-Browne剥離子を動脈管の周囲に通し，結紮または切離のための間隙を作る．金属のクリップを用いて動脈管を閉鎖することも可能である．

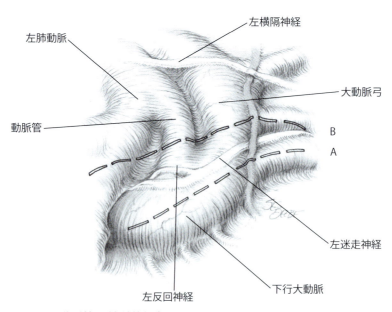

図14-1　動脈管の外科的解剖
A：迷走神経を内側に圧排する場合の切開線．
B：迷走神経を外側に圧排する場合の切開線．

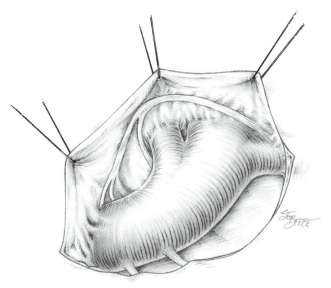

図 14-2 迷走神経を胸膜のフラップとともに内側に持ち上げる

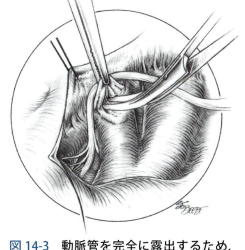

図 14-3 動脈管を完全に露出するため，心膜の折り返しを剝離する

NB 内側へ牽引する際の反回神経の位置

動脈管後面の剝離や露出を容易にするために，多くの術者は迷走神経や反回神経枝を胸膜のフラップと一緒に内側に引き上げるのを好む（図 14-2）．術者は，肺動脈のほうに神経を引っ張ると反回神経が動脈管の後面を斜走することを念頭におき，剝離操作中に神経損傷を起こさないように注意しなければならない．逆に，動脈管の後壁を剝離する際に迷走神経とその分枝を傷つけないように，神経を遊離して外側に牽引する方法もある．

動脈管の完全な露出

肺動脈と動脈管が鋭角で接している周辺の剝離は特に注意深く行わなければならない．それは，この部分の動脈管が非常に裂けやすいからである．通常，心膜の折り返しが動脈管の前面を被っており，動脈管を完全に露出するにはそれを剝離する必要がある（図 14-3）．同様に，動脈管の頭側面を大動脈弓から剝離することも重要である．この操作によりクリップを通す間隙がはっきりするので，クリップが大動脈弓をひっかけたり不十分な動脈管閉鎖になったりすることを防止できる（図 14-4）．

●動脈管の切離と結紮

迷走神経や反回神経を不注意に切離しないよう，きちんと確認する．2 本の太い Ethibond 糸を動脈管の後面にそれぞれ通し，しっかりと結紮する（図 14-5）．5-0/6-0 Prolene を用い，巾着縫合の要領で所々，外膜を縫いながら動脈管の周りを一周して，結紮がずれないようにする外科医もいる（図 14-5：挿入図）．動脈管を遮断鉗子の間で

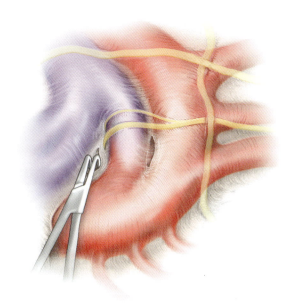

図 14-4 Waterston 剝離子を用いて大動脈弓を露出し，動脈管の頭側面から剝離して反回神経を動脈管の下面から授動する

切離し，細い非吸収性の糸で縫合閉鎖する方法もある（図 14-6）．この方法は，動脈管がきわめて太く短い場合には特に有用である．他に，動脈管を 1 個あるいは 2 個の金属クリップで閉鎖することもある．この方法は未熟児で特に有用で，広く用いられている．

動脈管結紮時の反回神経の損傷

外科医は常に反回神経に特別な注意を払わなければならない．この神経は，動脈管の剝離中に容易に切離されてしまう．また，結紮や金属クリップ，動脈管鉗子で挟み込んでしまうこともある．

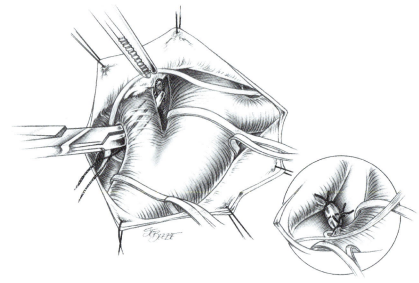

図 14-5　動脈管の結紮
挿入図：巾着縫合を加えて確実に閉鎖する．

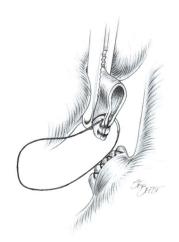

図 14-6　遮断鉗子の間で動脈管を切離し，細い非吸収性の針糸で縫合閉鎖する

🚫 動脈管の裂傷

　動脈管は，剥離や結紮，切離のどの過程でも損傷して裂けやすく，その結果大出血となる．単に動脈管を指で圧迫するだけで通常，出血は制御され，十分な無血視野を得ることができる．次いで，動脈管の上流と下流で大動脈を一時的に遮断し，亀裂を生じた動脈管を非吸収性の糸で縫合閉鎖する．肺動脈側の動脈管の断端も同様に縫合閉鎖する．動脈管が完全に断裂した場合には，肺動脈側断端が内側に引っ込んでしまうことがあり，その露出が不可能になることがある．このような場合，外科医は出血部位を指で圧迫し続けながら，左横隔神経の前方で心膜を長軸方向に切開する必要がある．心膜の内側で左肺動脈を一過性に遮断することにより出血を制御し，次いで動脈管の開口部を，無血野に近い状態で直視下に縫合閉鎖する（図 14-7）．

NB 動脈管切離時の動脈遮断

　動脈管の切離術を行うときは，遮断鉗子を大動脈および肺動脈固有の壁にかけ，決して動脈管組織のみを遮断してはならない．動脈管の組織は非常に脆弱で裂けやすいからである．同じ理由で，動脈管を決して直接把持したり引っ張ったりしてはならない．

🚫 意図せぬ大動脈弓の結紮

　動脈管と大動脈弓は両方ともきちんと確認しなければならない．新生児や乳幼児では動脈管が非常に大きく，逆に弓部は未発達で低形成のことがある．動脈管の代わりに弓部を意図せず結紮してしまうのは致命的で，その防止には動脈管と弓部を順次遮断し，左手にモニターされた動脈圧波形の消失を確認する必要がある（図 14-8）．

🚫 意図せぬ左肺動脈の閉鎖

　クリップを動脈管にかけるとき，縦隔に寄り過ぎると左肺動脈を噛んでしまうことがあり，極端な場合には左肺動脈が閉塞してしまう（図 14-9）．

🚫 動脈管の遮断

　状況によっては，動脈管を結紮あるいは切離する前に，無傷性の組織鑷子で遮断してみることもある．低血圧や徐脈，酸素飽和度の変動などが出現したら，動脈管依存循環を伴う先天性奇形を疑い，診断のためのさらなる検査が必要になる．

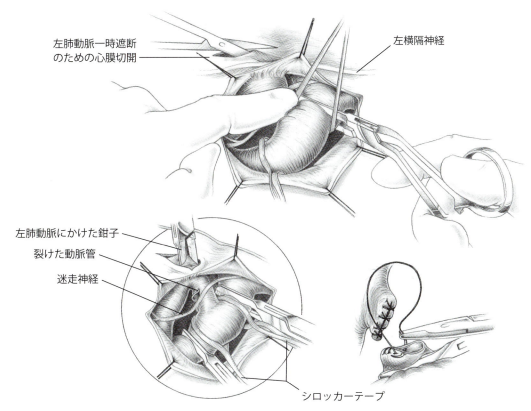

図14-7 動脈管裂傷時の出血制御と動脈管の処置

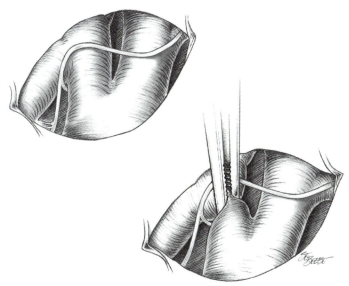

図14-8 意図せぬ大動脈弓の結紮を避けるために，動脈管を一時的に遮断する

ら離れるように向けて動脈管を閉鎖する（図14-10）．動脈管周囲に鉗子を通す必要はない．

 ### クリップによる損傷

クリップの先端が下行大動脈や遠位弓部大動脈に接していると，クリップがこれらの組織を傷つけ，直後またはしばらく経った後に出血を起こすことがある．

 ### クリップの噛み合わせのずれによる損傷

クリップ把持器によっては，噛み合わせがずれてクリップの両側が正対せず，動脈管を閉塞するのではなくハサミのように切ってしまうことがある．外科医は，クリップをかける前に術野の外で，クリップが適切に閉鎖するか確認すべきである（図14-11）．

●未熟児における動脈管の閉鎖

左第4肋間の小さな側方開胸で，動脈管を露出することができる．下行大動脈を被う壁側胸膜を切開し，動脈管の上下を剪刀か先の細い剝離子で最小限の剝離を行う．未熟児では金属クリップによる動脈管の閉鎖が好んで行われている．動脈管の大きさに合わせてMまたはMLサイズのクリップを選択する．クリップ把持器を動脈管の上に位置させ，クリップの先端をやや下方でさらに下行大動脈壁か

 ### 器具の先端による動脈管の裂傷

動脈管の上下を剝離して間隙を作るときに用いる剪刀や鉗子は，先が丸く滑らかなものが良い．外科医は，器具を点検して先端付近に脆い動脈管組織を傷つけるギザギザがないことを確認しなければならない．

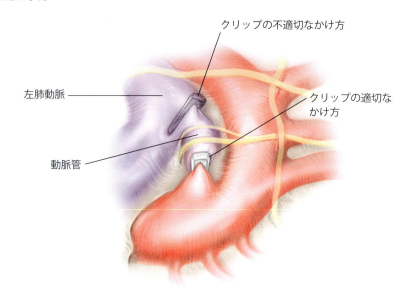

図 14-9 過度に肺動脈側でクリップをかけると，肺動脈狭窄（または閉塞）を起こすことがある

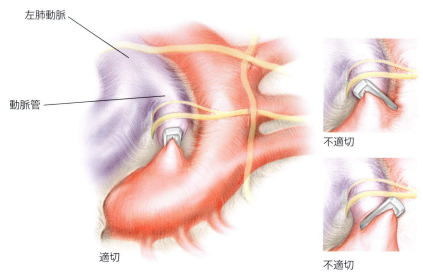

図 14-10
クリップを大動脈と平行に完全に深く動脈管にかけることが重要であり，頭側に斜めになったり（大動脈弓を挟んだり），尾側に斜めになったり，浅くかけたり（図示）してはならない．理想的にクリップをかけると反回神経から十分な距離がとれ，かつ動脈管組織が下行大動脈内に突出しない（そのため大動脈狭窄にならない）．

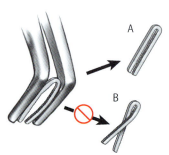

図 14-11 あらかじめクリップを試してクリップが均等に閉じることを確認し（A），噛み合わせのずれによる損傷を防ぐ（B）

●手術の終了

　肋間神経ブロックは，開胸術後の疼痛緩和に最も効果がある．開胸部位の少なくとも 2 肋間上下の神経血管束の近くに，長時間作用性の局所麻酔薬を注射する．胸腔ドレーンは皮膚と筋肉の切開部を通し，第 5 または第 6 肋間から胸腔内に誘導する．太い編み糸を上下の肋骨周囲に回して開胸部を閉鎖する．水封式吸引器に接続した胸腔ドレーンの前後で筋層や皮下組織，皮膚を閉創する．皮膚縫合が胸腔ドレーンの近くまで達したら，麻酔科医に数回強く大きな陽圧呼吸を行ってもらった後，肺が膨張した状態でドレーンを抜去する．手術室内で胸部 X 線写真を撮影し，左肺が再膨張して気胸がないことを確認する．

肋間神経ブロックによる出血
凝固障害がある患者や抗凝固療法を受けている患者では，胸膜外血腫や胸膜内出血を避けるため肋間神経ブロックを行うべきでない．未熟児の多くも血小板減少を伴うので，肋間神経ブロックは行うべきでない．

肋骨周囲の糸のかけ方
肋間動脈や静脈を損傷しないよう，閉胸用の糸は肋骨上縁に沿ってかける．

 ### 肺の損傷
肺損傷が認められた場合，12～24時間は胸腔ドレーンを留置する．

●胸腔鏡による動脈管の閉鎖
胸腔鏡を用いて動脈管を閉鎖する外科医もいる．反回神経損傷の危険性はやや高くなるが，開胸しないことで将来の胸郭変形を予防できるのではないかと考えるからである．

●動脈管の経カテーテル閉鎖法
患者によっては，経カテーテル的にコイルまたは閉塞器具を用いて小さな動脈管を閉鎖することで，手術を回避できる．

●動脈管の石灰化
動脈管が石灰化していたり動脈瘤状になっている場合は，単純に結紮したり切離したりすることはできない．このような場合には，人工心肺下に肺動脈を切開し，動脈管開口部を直視下にパッチ閉鎖するほうが容易で安全である（後述参照）．

 ### 脆弱な組織
組織が脆弱であれば，パッチはプレジェット付き針糸の結節縫合で縫着する．

前方からのアプローチ法
動脈管が開存している幼小児で，他の先天性心疾患の修復術も行う場合には，胸骨正中切開法を採用する．石灰化の有無にかかわらず成人例の動脈管，さらには動脈瘤状拡大した動脈管の場合にも有用なアプローチである．

●乳幼児における手術手技
体外循環の開始前に，大動脈を少し右方に，肺動脈幹を下方にそっと引っ張る．次いで，剪刀か先の細い鉗子で動

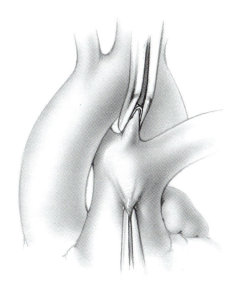

図14-12 前方からのアプローチによる動脈管の露出と結紮

脈管を左肺動脈と大動脈弓から剥離する．体外循環の開始時に，動脈管周囲に2-0の編み糸を回して結紮するか，金属クリップで閉鎖する（図14-12）．

 ### 肺循環系の血流過多
動脈管を遮断しないで放置すると，人工心肺の開始に伴って肺循環の血流が過剰となり，体循環の血圧低下が起こりやすい．人工心肺を使用するすべての小児で，動脈管開存の有無をエコー検査，術中の視認，またはその両方で評価しておかなければならない．

 ### 動脈管組織の裂傷
動脈管組織は脆弱なので，縫合やクリップで動脈管を切り裂かないように注意しなければならない．止血困難な出血が，特に大動脈側では起きるおそれがある．

 ### 左肺動脈狭窄
左肺動脈の狭窄を起こさないように，縫合糸やクリップはこの血管の起始部から十分離す必要がある．結紮やクリップによる外側からの圧迫，動脈管組織の左肺動脈内への突出は狭窄を引き起こす．

●成人における手術手技
成人の動脈管開存症は，胸骨正中切開と人工心肺使用により安全に閉鎖できる．患者を5分ないし10分全身冷却し，短時間の超低灌流に耐えられるようにする．低灌流中に肺動脈幹を長軸方向に切開し，動脈管の開口部を確認して適切な太さのFoleyカテーテルを大動脈内に挿入する

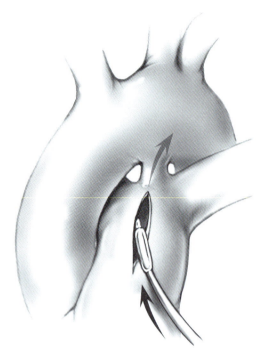

図 14-13　肺動脈幹を切開し，動脈管内に Foley カテーテルを留置する

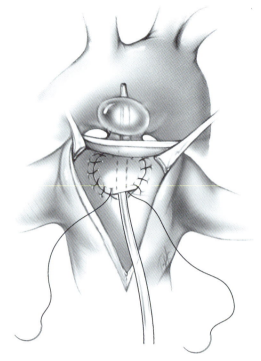

図 14-14　膨らませた Foley バルーンを用いた，動脈管の肺動脈側からのパッチ閉鎖

（図 14-13）．バルーンを生理食塩水で膨らませた後に Foley カテーテルを手前に引き，動脈管からの出血を制御する（血液の逆流を予防するため，カテーテルの出口部分は閉鎖しておく）．人工心肺の灌流量を元に戻し，glutaraldehyde 処理をした自己心膜か，Gore-Tex あるいは Hemashield のパッチを，動脈管開口部から少し離れた位置に，5-0 モノフィラメント糸を用いて縫着する（図 14-14）．最後の 1〜2 針を縫合する直前に，人工心肺流量をごく少なくしながら Foley バルーンを萎ませて抜去し，最後の針糸をかける．その後，灌流量を元に戻し，肺動脈幹を縫合閉鎖する．全身の加温が終了したら人工心肺から離脱する．

🚫 肺循環の血流過多

人工心肺による冷却中，大動脈送血管からの血流が肺血管床に流入しないよう，動脈管を遮断する必要があり，肺動脈幹の末梢側を指で強く圧迫することでこれを行う．

🚫 動脈管を通じての空気塞栓

肺動脈幹が開放されている間の空気塞栓を予防するためには，大動脈送血管から少量の送血を続けなければならず，さらに Trendelenburg 位をとる必要もある．

15 大動脈縮窄

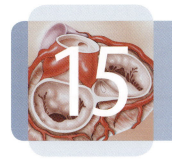

大動脈縮窄を有する乳児の50％以上は，生後1ヵ月以内に症状を呈する．75％以上の患児は，大動脈縮窄に先天性心疾患を合併する．新生児では，prostaglandin E₁（PGE₁）の投与が動脈管組織の閉鎖予防および再開通に有効である．動脈管の開存は下行大動脈への右左短絡を維持する．PGE₁投与は動脈管の大動脈端を弛緩させるので，大動脈縮窄部の内腔も拡がることが多い．その結果，左室機能不全が改善し，腎障害などの低心拍出量症候群の徴候が寛解するまで，外科治療を安全に延期できる．年長児は，上半身の高血圧や下半身の灌流低下などの徴候や症状を呈する．

切開法

孤立性大動脈縮窄は，左第4肋間後側方開胸で十分な視野が得られる．軽度低体温は手術中の脊髄障害発生の危険性を下げると考えられるので，開胸で大動脈縮窄の修復を行うすべての患者は，手術当日に熱がないことを確認し，麻酔中は自然に体温が低下するままにしておくことがきわめて重要である．合併病変のある新生児では，胸骨正中切開下に人工心肺による心内修復術が望ましい方法であり，その中で低体温下に狭窄部位の切除または拡大形成術も行う．他の心疾患がない乳幼児でも，大動脈弓が低形成である場合には，超低体温下に大動脈弓全体と下行大動脈近位部のパッチ形成術を行う（第29章参照）．

外科的解剖

大動脈縮窄の98％以上は，大動脈弓と下行大動脈，および動脈管との接合部に発生するが，大動脈全長のどの部位にも発生しうる．

左迷走神経は，左鎖骨下動脈と左総頸動脈の間を通って頸部から胸腔内に入り，大動脈弓を乗り越え，さらに動脈管索を横切って下行大動脈の前内側に沿って下行する．反回神経は迷走神経から分岐し，動脈管索を回り反転して頸部へ上行する（図15-1）．縮窄部のすぐ遠位側では，狭窄後拡張が認められることがある．年長例では特に拡張が顕著なことがあり，また肩や背部の筋肉に，広範囲に拡張した側副血管が認められることもある．肋間動脈も拡張し，その血管壁は紙のように薄くて脆弱である．

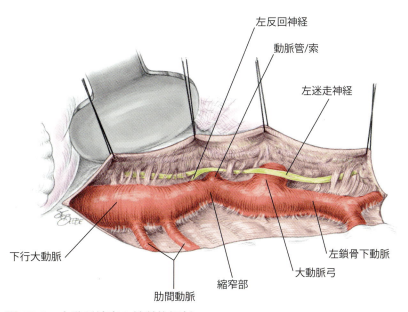

図15-1 大動脈縮窄の外科的解剖

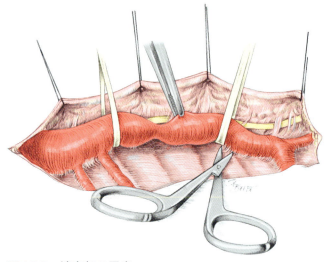

図 15-2　縮窄部の露出

縮窄部の露出

　左肺を前下方に引き下げる．壁側胸膜は，左鎖骨下動脈から縮窄部を経て下行大動脈まで縦切開する．胸膜切開の腹側縁に針糸をかけ，この糸をガーゼに通してから腹側に牽引する（いわゆる Kirklin tent）．ガーゼで肺が圧排され，良好な視野が得られる（図 15-1）．左鎖骨下動脈，左総頸動脈以遠の大動脈弓と下行大動脈を，頸部から縮窄部の十分下方まで授動する．露出を容易にするため，大動脈と左鎖骨下動脈にそれぞれベッセルループを通すこともある（図 15-2）．

🚫 迷走神経と反回神経の温存
　左迷走神経と反回神経は，剝離中に損傷しやすい．

🚫 拡張した肋間動脈
　肋間動脈は通常拡張しており，その壁は非常に薄く，損傷すると厄介な出血の原因となる．

🚫 大動脈分枝からの出血
　気管支動脈は，大動脈の後面や左鎖骨下動脈から起始する場合があり，剝離中にうっかり傷つけるおそれがある．

縮窄部切除術

　可能であれば，縮窄部切除術が第一選択である．新生児では，狭窄あるいは低形成部分の大動脈と異常な動脈管組織も切除する．適切な血管鉗子を選択するが，通常は下行大動脈には真っすぐな血管鉗子を，左鎖骨下動脈から遠位大動脈弓にかけては彎曲した血管鉗子を用いる．まず下行大動脈を遮断し，次いで近位側の鉗子をかける．動脈管または動脈管索の肺動脈側を結紮するかクリップをかけて切離し，大動脈の可動性を高める．次いで，大動脈縮窄部位を切り落とすが，この際，吻合口が大きくなるように近位側断端を斜めに切るように注意する．2つの血管鉗子を操作して断端を引き寄せ，Prolene の連続縫合で吻合する（図 15-3）．遠位側の鉗子に続いて近位側の鉗子を外し，吻合部が止血されていること，狭窄や捻れがないことを確認する．

📘 連結器の使用
　真っすぐな血管鉗子と彎曲した血管鉗子，およびその連結器の組み合わせは有用である．これにより血管鉗子が動かないようにして，緊張をかけずに大動脈断端を吻合することができる．手術野が助手の手で隠されたりしない利点は，特に新生児例では重要である．連結器を使用しない場合には，満足のいく吻合ができるように大動脈の両断端の間隔をきちんと保持するという，きわめて重要な役目を手術助手が果たさなければならない．

📘 鉗子をかける位置
　縫合するのに適切な縫い代が残るように，鉗子は切除線から十分離してかける．大動脈壁は弾力があり，切り離すと縮んでしまうので，適切な縫合のためには，新生児では 5 mm，年長児では 1 cm 離して鉗子をかける必要がある．

🚫 縮窄の残存
　縮窄部の切除が不十分であると，遺残病変を残すおそれがある（図 15-4）．

🚫 内腔の径を最大に維持する方法
　大動脈吻合は，どこにも局所の引きつれがなく，大動脈内腔を最も広く保つように行わなければならない．もし必要であれば，近位側開口部を拡大し，狭窄後拡張を伴う遠位側開口部に合うようにする（図 15-5）．

📘 肋間動脈
　肋間動脈の最上部の一対は，大動脈縮窄部のすぐ遠位にあることが多い．通常，この動脈は温存でき，吻合している間は小さなブルドッグ鉗子で遮断しておく．遠位側の大動脈鉗子はこの動脈の下にかける．しかし，拡大大動脈端々吻合のために十分な授動が必要なら，この肋間動脈を切離する．

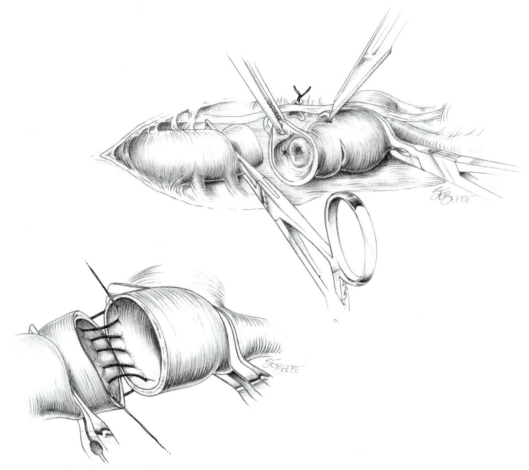

図15-3 縮窄部の切除手技

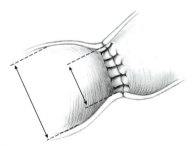

🚫 図15-4 縮窄部の不十分な切除

🚫 新生児例での結節縫合

連続縫合は，大部分の症例では優れた止血効果があり，ほとんどの症例で大変よく機能する．しかし再狭窄の可能性を少なくするため，新生児には結節縫合を行う外科医もいる．後壁だけ連続縫合で行い，前壁は結節縫合で吻合することもある．少なくとも理論上は吻合部のより良い成長が期待できるとして，外科医によっては polydioxanone（PDS）糸のような吸収糸を用いている．

🚫 止 血

追加縫合を要する出血が起きることがあり，その場合，外膜へのU字縫合が有効なことが多い．一時的に中枢側に再度遮断鉗子をかけ，吻合部の緊張がない状態で縫合と結紮を行うのは良い方法である．

🚫 脊髄虚血

対麻痺は大動脈縮窄手術のきわめて重大な合併症である．脊髄障害の危険因子は，長い大動脈遮断時間，高い体温，術中の下半身低血圧などである．

🆖 術中の軽度低体温

脊髄虚血の防止のため，低室温，冷却毛布，冷却生理食塩水による胸腔内洗浄などで大動脈遮断中の中枢温を35℃以下に保つ．

🆖 側副血行の欠如または過少

側副血行の発達が不十分な患者では，大動脈遮断中の下半身血圧が低くなる傾向にある．右鎖骨下動脈が下行大動脈から異常起始している患者も同様である．

🆖 末梢側循環の確保

大動脈遮断時間が30分を超えると予想される場

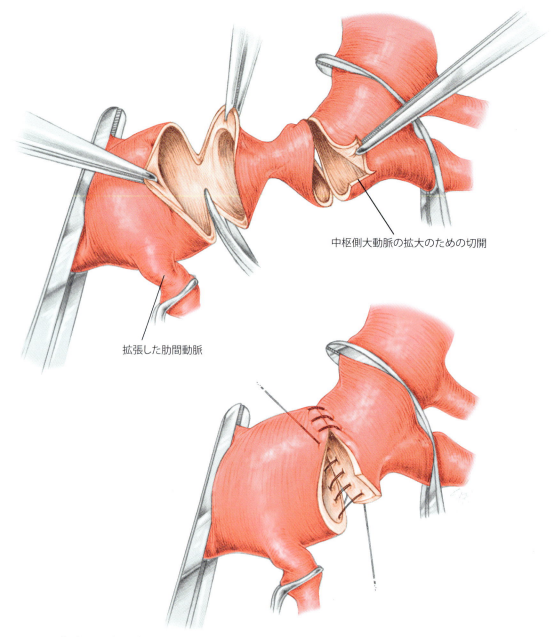

図 15-5　内腔を最大限確保するために，中枢側の大動脈を拡大する

合，もしくは試験遮断により下半身の血圧が50 mmHgを下回る場合には，下半身の補助循環を用いるべきであり，部分体外循環が推奨される．

●部分体外循環の方法

動脈圧モニター用のカニューレを右橈骨動脈と大腿動脈に留置する．全身ヘパリン化した後，下行大動脈の遮断予定部位の下方に巾着縫合をかけて送血管を挿入する．肺を後方に圧排し，横隔神経の前方で心膜を縦切開する．左心耳に巾着縫合をかけ，Valsalva手技を行いながら左心房に脱血管を挿入する．肺換気を続けながら，人工心肺を操作する技師は，橈骨動脈圧が正常範囲内でかつ大腿動脈圧が45 mmHgを上回るように脱血量を調節する．大動脈縮窄の修復後に人工心肺を離脱し，Valsalva手技をしながら脱

血管を抜去する．Heparinをprotamineで中和し，送血管も抜去する．

 空気塞栓

脱血管の挿入や抜去の際に左房に空気が入るのを防ぐため，麻酔科医は巾着縫合が締まるまで肺を膨らませ続けなければならない．

鎖骨下動脈フラップ法

この術式は縮窄部分が長い新生児例に有用である．左鎖骨下動脈を，頸部の分枝が出るところまで十分に剝離し，すべての分枝を結紮する（図15-6）．左総頸動脈と左鎖骨下動脈の間で大動脈弓に遮断鉗子をかけ，次いで下行大動

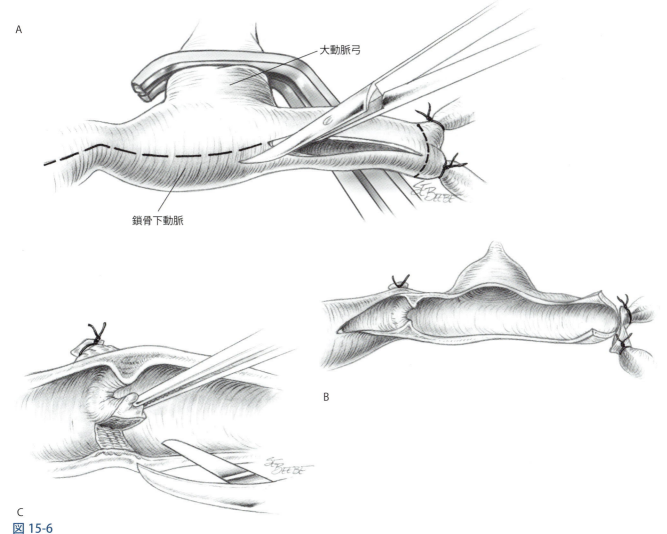

図 15-6
A〜C：鎖骨下動脈フラップ法による血管形成術．鎖骨下動脈フラップの準備．

脈に真っすぐな遮断鉗子をかける（図 15-7A）．1 本の彎曲した血管鉗子で両者を同時に遮断することもできる（図 15-7C）．左鎖骨下動脈から下行大動脈に向けて長軸切開し，縮窄部位を十分越えるところまで大動脈切開を下方に延長する．縮窄部内腔に明らかな隆起があれば，切除すべきである（図 15-6C）．鎖骨下動脈を分枝が出るところで切離し，下方に折り返す．これをパッチとして，大動脈切開部分に 2 本の 7-0 Prolene の連続縫合で縫着する（図 15-7B）．

🚫 鎖骨下動脈盗流症候群

遠位側鎖骨下動脈への盗流症候群が発生する可能性をなくすため，椎骨動脈を確認して単独に結紮する必要がある．

🚫 縮窄部隆起の切除

大動脈内腔にある縮窄部の隆起は切除する必要があるが，大動脈の後壁を脆弱にするほど深く切除してはならない．穿孔してしまった部位は必ず細い Prolene 糸で縫合し，大動脈の外で結紮する（図 15-8）．

🚫 短い鎖骨下動脈

鎖骨下動脈が短いと縮窄部の先まで届かず，狭窄を残すことになる（図 15-9）．その場合，ダイヤモンド型の補填物をパッチとして血管形成術（後述参照）を行う必要がある．

🚫 末梢側の狭窄

吻合部の先端は，縮窄部から少なくとも 8〜10 mm 末梢側に離す必要がある．そうしなければ治癒過程で線維化を起こし，再縮窄を起こす．

🚫 鎖骨下動脈フラップの位置決め

理想的には，鎖骨下動脈のフラップは縮窄部で均等に膨らまなければならない．鎖骨下動脈フラップ

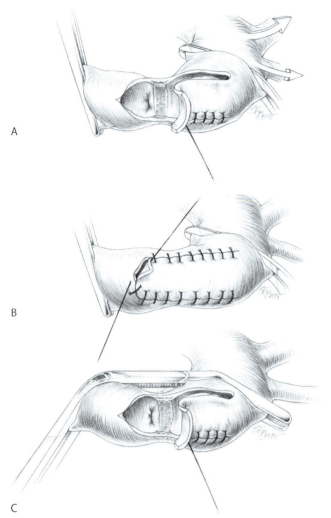

図 15-7
A, B：2本の鉗子を用いる鎖骨下動脈フラップ法による血管形成術. 上方の鉗子が左総頸動脈のすぐ末梢側にかけられていることに注目.
C：1本の鉗子による方法.

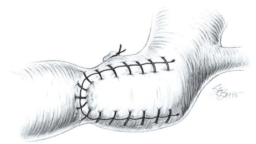

 図 15-9 鎖骨下動脈が短すぎて縮窄部の先に届かない場合には，狭窄が残存する

の過伸展は，吻合部の踵での引きつれを引き起こす（図 15-10）.

🚫 **鎖骨下動脈と大動脈の切開**

鎖骨下動脈と大動脈の切開線は，血管の側面に沿って真っすぐにすべきである．どちらかにずれると満足のいく吻合が難しくなる．

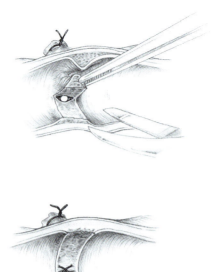

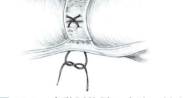

図 15-8 大動脈後壁の穿孔に対する修復術

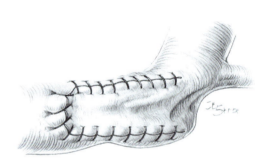

🚫 図 15-10 鎖骨下動脈フラップへの過剰な緊張は，吻合部の踵部での屈曲の原因になる

長い縮窄の修復

もし縮窄部位が非常に長いと，縮窄部切除・端々吻合術や鎖骨下動脈フラップ法による血管形成ができないことがある．年長児や成人では，縮窄部分を切除して成人サイズの人工血管で置換する方法も選択肢の1つである（図 15-11，第8章参照）．人工血管を間置する代わりに，パッチを用いて縮窄部を拡大する方法もある．この術式は大動脈縮窄の再発例にも有用である．大動脈は，先述したように縮窄部の上下で遮断する．次いで，大動脈を病変部位を越えて長軸方向に切開する．縮窄部の明らかな隆起があれば，注意して切除する．Gore-Tex, Hemashield, あるいは同種肺動脈を用いて幅広いダイヤモンド型のパッチを作成し，4-0/5-0 Proleneで大動脈切開縁に連続縫合する（図 15-12）．

第 15 章　大動脈縮窄　205

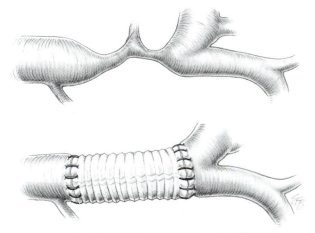

図 15-11　長い縮窄部分に対する人工血管置換術

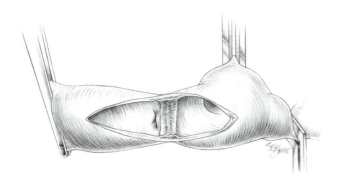

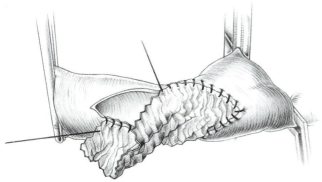

図 15-12　ダイヤモンド型の人工血管パッチによる血管形成術

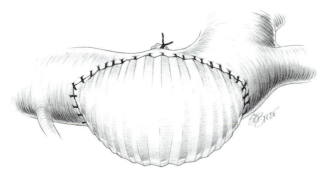

図 15-13　幅広いパッチで，大動脈成長後の再狭窄を予防する

縮窄の再発

　大動脈の成長に伴って縮窄が再発する可能性がある．このためダイヤモンド型の人工パッチは十分に幅を広くし，縮窄部の上に大きく張り出して膨らむようにする（図 15-13）．見た目に形がよさそうなパッチでは，後に再縮窄を起こすことが多い．

逆行性鎖骨下動脈フラップ法

　左総頸動脈と左鎖骨下動脈の間の大動脈弓が低形成である場合は，逆行性鎖骨下動脈フラップを用いた血管形成術による治療が可能である．限局的な縮窄と，遠位大動脈弓の著しい低形成とを併発している患者では，本法と定型的な縮窄部切除術を組み合わせて行う．遠位大動脈弓と左総頸動脈の起始部周辺，およびそのすぐ近位側の弓部大動脈を剝離する．左鎖骨下動脈は，通常の鎖骨下動脈フラップ法と同様に結紮する．左総頸動脈と大動脈弓を同時に遮断するように 1 本の血管鉗子をかけ，もう 1 本の鉗子は下行大動脈にかける．鎖骨下動脈を切離して大動脈弓の上面に向かって切開し，左総頸動脈基部まで延長する（図 15-14A）．次いで，フラップを 6-0/7-0 Prolene で縫着する．（図 15-14B）

拡大切除と吻合

　大動脈弓が著しく低形成な場合には，縮窄部の修復だけでは許容できない圧較差が残ることがある．このような症例では，縮窄部の拡大切除とともに，末梢側大動脈と弓部の下面を吻合する．

　腕頭動脈起始部付近の大動脈から，3 対目か 4 対目の肋間動脈の高さの下行大動脈に至るまで，広範に大動脈を剝離・授動する．動脈管/索を結紮切離すると，剝離が容易になる．左鎖骨下動脈と左総頸動脈の起始部とともに腕頭動脈のすぐ遠位側の弓部大動脈中枢側も一括して，1 本の彎曲した血管鉗子で遮断する．真っすぐな遮断鉗子を下行大動脈にかけ，縮窄部位と動脈管組織をともに切除する．次いで，大動脈弓の下面を切開し，この切開と同様の大きさになるよう下行大動脈断端の外側面にも切開を追加する（図 15-15）．下行大動脈と大動脈弓下面を Prolene の連続縫合で吻合する．大動脈遮断中の十分な脳血流量を確認するため，近赤外線分光法による術中脳モニターを持続的に行うことを推奨する施設もある．

腕頭動脈の閉塞

　彎曲した血管鉗子を大動脈にかけるときには，腕頭動脈を閉塞したり，血流障害を起こしたりしないよう注意する（図 15-15）．右橈骨動脈圧モニター

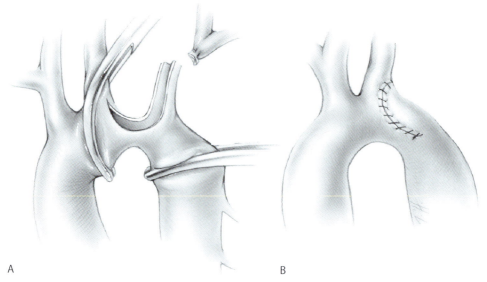

図 15-14
A：鎖骨下動脈を切離しその正中側から大動脈弓の上面にかけて切開する．
B：鎖骨下動脈フラップを縫着し，低形成部位を拡大する．

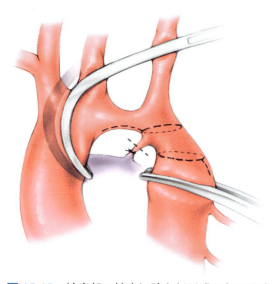

図 15-15　縮窄部の拡大切除と低形成弓部の吻合
影で示した部位は，腕頭動脈への血管鉗子の不適切な遮断位置．

を行っていれば，この問題に気づいてすぐに修正することができる．

 吻合部の緊張

中枢側および末梢側を広範に授動し，吻合部への緊張を和らげる．これにより縫合線の出血と術後の狭窄発生の危険性を最小にできる．

NB **肋間動脈の結紮切離**

吻合部に緊張がかからないよう下行大動脈を十分に授動するために，一対の肋間動脈を結紮切離する必要性が生じることがある．しかし，これ以上の肋間動脈を犠牲にすると，脊髄障害の危険性が増える．

代替手術法

再縮窄の多くは，バルーン血管形成術やステント留置術でうまく治療することができる．さらに，生後3ヵ月以降の限局的縮窄の初回治療として，手術の代わりにバルーン血管形成術も選択肢となる．

左鎖骨下動脈-下行大動脈間や，上行大動脈-下行大動脈間などの非解剖的バイパスは，現在ではあまり用いられない．きわめて複雑な再縮窄でも，狭窄部切除と人工血管置換またはパッチ拡大で治療できる．もし左開胸が好ましくないと思われる場合は，胸骨正中切開で人工心肺を用いた超低体温循環停止により，遠位弓部大動脈や近位下行大動脈の良好な視野を得ることができる（第8章参照）．

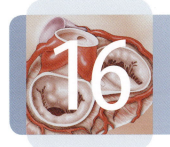

16 肺動脈絞扼術

多くの先天性心疾患に対する修復術が新生児期に行われるので，肺動脈絞扼術の適応は特定の症例に限られる．すなわち，多発性筋性部型心室中隔欠損の患児や，合併する先天性疾患により心室中隔欠損の閉鎖が困難な患児などである．生後4〜6週で診断されたI型完全大血管転位例では，左室が高圧に耐えられるように，動脈スイッチ手術の前に予備的な肺動脈絞扼術を行うことがある（第25章参照）．さらに，高肺血流の単心室でも肺動脈絞扼術を行うことがある（第30章参照）．

切開法

ほとんどの外科医は，解剖がより正確に評価できるので，正中切開を選択する．絞扼術とともに大動脈縮窄の修復を行うときなど，場合によっては左開胸法が用いられる．

手術手技

胸骨正中切開を行い，胸腺を切除した後に心膜を縦切開する（この手術で胸腺を全摘しておくと再手術時の剝離が容易になる）．もし動脈管開存があれば，最初に結紮する（第14章参照）．肺動脈幹を大動脈から剝離し，右肺動脈の起始部を確認する．3〜4 mm幅のテープを肺動脈中枢側の周囲に通し，テープより末梢側の血圧が大動脈血圧のほぼ1/3になり，かつ50％酸素投与下の動脈血酸素飽和度が75％以上を保つようにテープを絞める（図16-1）．テープの合わせ目は，金属性のクリップか結節縫合で固定する．絞扼テープは6-0/5-0 Proleneの結節縫合を用いて，肺動脈外膜に数ヵ所縫い留める（図16-1：挿入図）．

左開胸下の手術では，横隔神経の前方でこれに平行に心膜を切開する．肺動脈幹を剝離し，テープを周囲に回して前述のとおりに絞扼する．

🚫 絞扼テープによる損傷

肺動脈は緊満しており，その壁が薄くて脆弱な場合がある．通常の糸や細いテープでは壁に裂け目ができ，致命的な出血を起こすおそれがある．

🚫 肺動脈にテープを回すことが困難な場合

まず心膜横洞を通して大動脈と肺動脈の周囲にテープを回し，次いで大動脈と肺動脈の間からテープを抜くと容易にできる．

🚫 厄介な出血

大動脈や肺動脈の外膜上の小さな血管から，厄介な出血が起こることがある．出血が認められたら電気メスで焼灼する．

🚫 過剰な絞扼

許容できないチアノーゼや循環虚脱が起こることもあるので，絞扼の程度はきつくなりすぎないように注意する．

🚫 不十分な絞扼

血行動態の悪化により絞扼が不十分に終わることはよくある．大動脈弁下狭窄を有する患者は十分な絞扼に耐えられない．このような例で肺動脈血流量を制限するには，肺動脈幹の結紮かDamus-Kaye-Stansel吻合に加えてシャント手術を行わねばならない場合もある（第30章参照）．

NB バンド調整のための早期の再手術

適切な絞扼術を行ったはずなのに，術後早期に絞扼がきつすぎる，または弛すぎる徴候が現れることはめずらしくなく，その場合には，再手術が必要になる．絞扼が弛すぎる場合には，発育により適度な絞扼になることがある．外科医は，再手術の危険性と，持続する肺血流過多，肺血管病変の可能性や体重増加不良の危険性とを比較検討しなければならない．

🚫 近位側すぎる絞扼

絞扼テープをかけるのが近位側すぎると，肺動脈

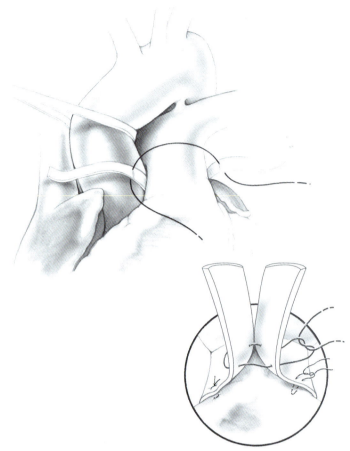

図 16-1　肺動脈絞扼術の手技（結節縫合でテープを締める）
挿入図：肺動脈の外膜にテープを固定する.

洞接合部が変形してしまう．絞扼テープ解除時に圧較差を十分減らすために，肺動脈洞のパッチ形成術がしばしば必要となり，肺動脈弁逆流を引き起こすことがある．二期手術において動脈スイッチ手術やDamus-Kaye-Stansel吻合を予定している症例では特に問題となる．

 絞扼テープの移動

絞扼テープは，肺動脈幹の近位側の外膜に縫い留めなければならない（図16-1：挿入図）．この点に注意すれば，テープが遠位側に移動して肺動脈分岐部や左右肺動脈を狭くするのを防ぐことができる．

末梢の肺動脈圧を目的のレベルに調節したら，絞扼テープを固定し，心膜を数針の結節縫合で寄せる．次いで，胸骨正中切開や側方開胸を通常の方法で閉創する．

大動脈再建など他疾患の同時修復のために人工心肺を使用する場合には，肺動脈内絞扼術が推奨される．これは，人工心肺の直後には適切に絞扼を調整するのが困難なためである．この手術では（図16-2），薄いGore-Texパッチを肺動脈の直径と同じ直径の円板状に切る．患児の体重相当のシャントのサイズとおおむね同じ大きさの穴を円板の中央に開ける．次いで，肺動脈幹の中ほどを横切開する．この切開から，Gore-Texの円板の縁を肺動脈内の後壁にProleneの連続縫合で縫いつける．縫合を前方に続けて，Gore-Texを肺動脈切開の両辺縁に縫いつけながら切開部を閉鎖する．この方法の利点は，肺血流量が最初から調節されていることと，絞扼テープの移動や肺動脈弁の損傷を起こさないことである．

調整可能な肺動脈絞扼装置

欧州では遠隔的に調整できる植込み型の肺動脈絞扼装置が利用可能である（Flo Watch, EndoArt S.A. 社, Lausanne, Switzerland）．この装置は，繰り返し絞扼を締めたり弛めたりすることがベッドサイドで可能であり，再手術を回避することができる．楕円形をしているので，装置除去後の肺動脈再建は不要である．

肺動脈絞扼解除術

先天性心疾患に対する修復術を行うにあたって，肺動脈

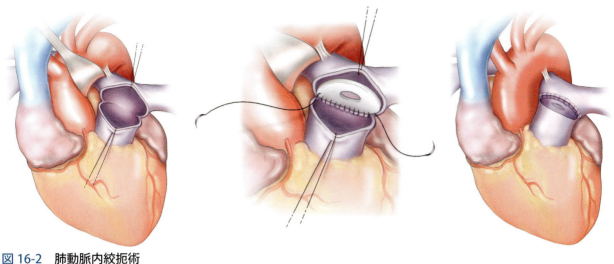

図 16-2　肺動脈内絞扼術

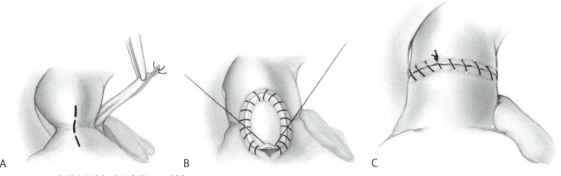

図 16-3　肺動脈絞扼解除術の手技
A：テープの除去．
B：肺動脈切開とパッチ縫着による拡大．
C：肺動脈の絞扼部切除と端々吻合．

絞扼のテープは除去しなければならない．絞扼部での圧較差をなくすためには，肺動脈の再建を必要とすることもある．テープを用いた絞扼期間が短ければ，単にテープを除去するだけで圧較差が消失する．

人工心肺を開始する前にテープを剥離して取り除く（図16-3A）．絞扼部に圧較差や明らかな変形が残る場合には人工心肺下に肺動脈を修復する．絞扼部を含めて長軸方向に肺動脈を切開する．Glutarardehyde 処理した自己心膜または Gore-Tex を適当な大きさのパッチにして，5-0/6-0 Prolene の連続縫合で欠損部に縫着する（図 16-3B）．

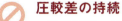 **圧較差の持続**

　肺動脈幹の拡大が不十分であると，絞扼部における圧較差が持続する．

肺動脈幹の絞扼部を切除し，肺動脈近位部と肺動脈分岐部を端々吻合する方法もある（図 16-3C）．

吻合部の狭窄

　吻合部の狭窄を防ぐため，すべての線維性組織を切除する．

肺動脈弁逆流

　肺動脈絞扼で肺動脈洞接合部が歪んでいる症例では，前方の1つの洞部のみのパッチ形成ではしばしば弁逆流を起こす．肺動脈弁逆流に患者が耐えられそうもない場合は，肺動脈を切離し，「大動脈弁上狭窄」の項で述べるように3つの洞部すべてにパッチを当てる（第 24 章参照）．

NB 肺動脈内へのテープの埋没

　時間の経過とともに，絞扼テープが肺動脈の壁に食い込んで内膜下まで埋没してしまうことがある．この場合，絞扼テープは前面で切開するが取り除かないでそのまま残し，肺動脈はパッチで形成して拡大する．このような状況では，絞扼部の切除・端々吻合を行うこともある．

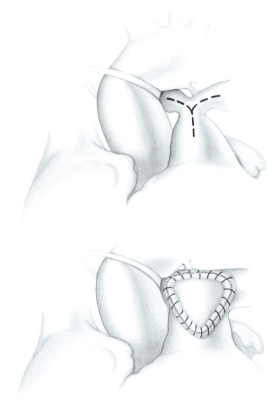

図16-4 肺動脈分岐部狭窄に対するパッチ縫着

時にテープが遠位側に移動し，肺動脈分岐部を歪めてしまうことがある．その場合，肺動脈切開を必要に応じて左または両側肺動脈に延長し，切開部を心膜パッチで拡大する（図16-4）．

NB パッチの大きさ

心膜パッチは十分に幅広くすべきで，特に末梢側では圧較差を防止するため幅広くする．

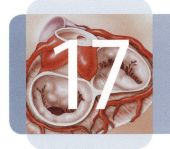

17 血管輪と左肺動脈右肺動脈起始

胎児期における背側大動脈弓の左右両側の遺残により，重複大動脈弓が発生する．上行大動脈は右と左の大動脈弓となり，気管と食道を取り囲み，再び合流して下行大動脈となる．これが血管輪を形成し，気管と食道を圧排して閉塞症状を起こす（図 17-1）．この場合には各々の大動脈弓から鎖骨下動脈と頸動脈が 1 本ずつ起始し，腕頭動脈は存在しない．食道や気管の狭窄に関連する症状があれば手術適応である．

重複大動脈弓

●切開法

左第 4 肋間後側方開胸が最もよく用いられるアプローチ法である．まれに左大動脈弓のほうが太い場合があり，右開胸で手術を行うこともある．

●手術手技

左肺を横隔膜に向かって前下方に圧排し，大動脈弓と動脈管/索を露出する．下行大動脈から左鎖骨下動脈にかけて，壁側胸膜を縦切開する．迷走神経とその分枝を含めた胸膜のフラップを前方に牽引し，局所の解剖学的関係を明らかにするために慎重に剥離を進める．このとき，神経を肺動脈の方向に引っ張ると，反回神経が動脈管/索の後方を斜走するため，神経障害が起きやすいことに注意する．

次いで，大動脈と動脈管/索を鋭的に剥離して授動し，動脈管/索を結紮切離する．

細いほうの（通常左前方の）大動脈弓を完全に剥離し，鉗子の間で切離する．次いで両断端を，5-0/6-0 Prolene で二層に縫合閉鎖する（図 17-2，17-3）．

NB 食道と気管の癒着

食道と気管はともに，どんな癒着や線維性索状物も完全に剥離し，確実に狭窄を解除する必要がある．大動脈弓の切離端も周囲組織から授動する．

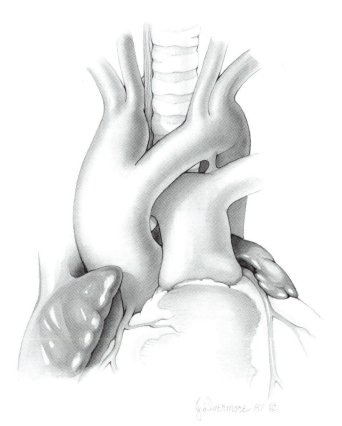

図 17-1　重複大動脈弓

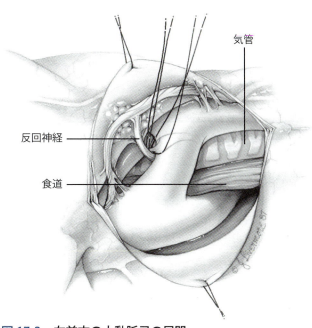

図 17-2　左前方の大動脈弓の展開
動脈管索に結紮糸がかかっている．

大動脈の固定

下行大動脈の断端を胸壁の側方の筋膜に縫いつけ，切離した大動脈弓を「開いた本」のような状態にすることを推奨する外科医もいる．

左肺動脈右肺動脈起始

左肺動脈右肺動脈起始は，左肺動脈が右肺動脈から起始し，気管と食道の間から左側に走行して左肺門に至るものを指す．肺動脈幹の上面と大動脈弓の下面の間に動脈管索があるため，食道ではなく気管だけが狭くなる血管輪が形成される（図 17-4）．完全気管軟骨輪の有無にかかわらず，気管の遠位部の低形成が約 50％の患者に合併する．

切開法

本病変は，理論的には第 4 肋間左後側方切開からアプローチして人工心肺を用いずに修復できるが，この方法では左肺動脈の狭窄や閉塞をきたすことがある．多くの外科医は，特に気管の再建が予想される場合には，胸骨正中切開下に人工心肺を用いる方法を用いている．

胸骨正中切開法

通常の胸骨正中切開を行い，上行大動脈送血，右房 1 本脱血により人工心肺を開始し，心拍動下で手術する．

動脈管/索は二重結紮して切離し，肺動脈幹と左右肺動脈を広範囲に授動する．大動脈を左方へ圧排して左肺動脈の起始部を確認し，気管の背側から剥離する．その後，左肺動脈を肺動脈幹から切離して，気管の前面に移動させる．肺動脈幹の切離端は 6-0 Prolene の連続縫合で閉鎖する．左肺動脈を，捻れたり曲がったりしないよう注意しつつ，肺動脈幹の中枢側に移植する．肺動脈幹の適切な部位に大きな切開をおき，左肺動脈を斜めに切り落として肺動脈幹の切開の大きさに合わせる．6-0 Prolene の連続縫合で吻合を完成させる（図 17-5）．左肺動脈の低形成があるような場合には，吻合に加えて左肺動脈形成を追加することもある．

NB 気管に狭窄がある場合には，気管を横切し，その間を通して左肺動脈を気管の前方に移動してもよい（図 17-6）．次いで気管の狭窄部を切除し，両断端を吻合する．気管狭窄が長い場合はスライド式の気管形成術を要することもある．その後左肺動脈の状態を確認し，もし屈曲や緊張が認められたら，左肺動脈を切離して肺動脈幹の近位側に再吻合する．

NB 左肺動脈を吻合する際は，狭窄や屈曲を避けるため，肺動脈幹のやや後方かつ低位に行う（図 17-7）．

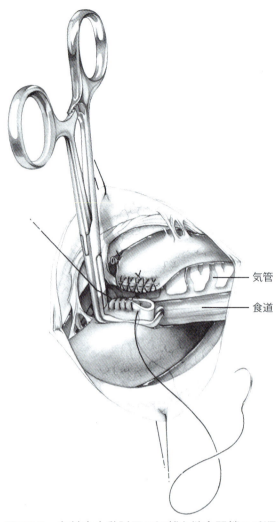

図 17-3 左前方大動脈弓の切離と縫合閉鎖の手順

動脈管/索の切離

動脈管/索は，常に二重結紮した後に切離しなければならない．そうしないと，大動脈弓が肺動脈方向に下方に牽引されるので，気管や食道の圧迫が残存するおそれがある．近くにある瘢痕組織は術後に引きつれや瘢痕をきたすので，すべて切除する．

反回神経の損傷

迷走神経や反回神経を不注意に切離したり損傷したりしないよう，確認する必要がある．

より細い大動脈弓の切離

偽性縮窄が発生するおそれがあるので，2 つの弓部のうち細いほうを切離すべきである．そのために，両方の大動脈弓を剥離して太さを比べる．両腕と一側の下肢に血圧測定用ターニケットを巻き，念のため，切離する前に大動脈弓の仮遮断を行って上下肢の血圧差が生じないことを確認する．

第 17 章 血管輪と左肺動脈右肺動脈起始　213

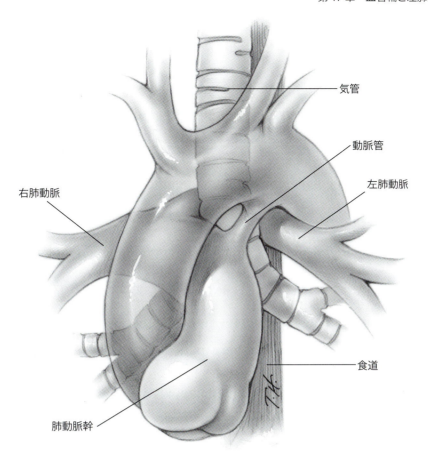

図 17-4　左肺動脈右肺動脈起始
左肺動脈が右肺動脈から起始し，気管の後方を走行することに注目．

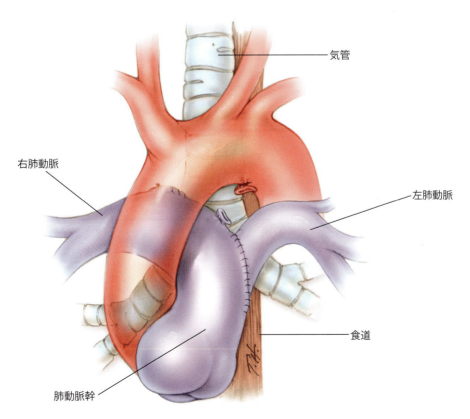

図 17-5　左肺動脈右肺動脈起始の修復手術
左肺動脈を切離し気管前方で肺動脈幹に移植する．

214　第Ⅲ部　先天性心疾患の手術

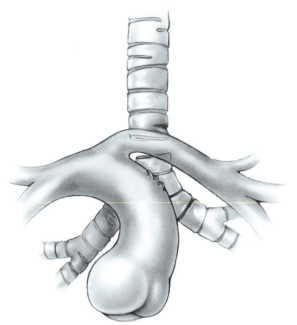

図 17-6　遠位部の気管狭窄を伴う左肺動脈右肺動脈起始
切離した気管の間から左肺動脈を前方に移動させることができる．

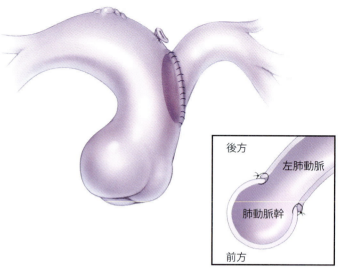

図 17-7　低位かつ後方への左肺動脈の再吻合

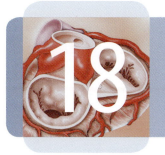

18 体-肺動脈シャント手術

現在，多くの心疾患は心内修復が施行されるので，シャント手術を行う症例は限られている．解剖学的に複雑な心奇形で，修復を遅らせるほうが好ましい患児には，体-肺動脈シャント手術は良い姑息術である．シャント手術は，単心室の初期治療として，肺への血流を適度に供給する方法である．

体-肺動脈シャント手術が広く行われるのは，肺循環が動脈管に依存している新生児である．近年は prostaglandin E_1 (PGE_1) の注入で動脈管の開存を維持できるため，まず患者の状態を安定化させ，手術をあまり急がず準緊急的に行うことができるようになった．

シャント手術の種類

Blalock-Taussig 手術は 1945 年に導入され，もともとは，大動脈弓と反対側の鎖骨下動脈を肺動脈に吻合するものであった．しかし，技術的改良により，大動脈弓と同じ側でも鎖骨下動脈を肺動脈に吻合できるようになっている．

その後，他のシャント手術も導入されてきた．それは，Potts 手術（下行大動脈から左肺動脈），Waterston 手術（上行大動脈から右肺動脈），セントラル・シャント（上行大動脈と肺動脈幹の間に人工血管を間置），そして Blalock-Taussig 手術変法（鎖骨下動脈または腕頭動脈と右または左肺動脈の間に Gore-Tex 人工血管を間置）などである．

Potts 手術は，術式が厄介で閉鎖も難しく，また高肺血流量により早期に肺血管病変が進行する場合があるため，現在では行われなくなった．Waterston 手術は，肺動脈の損傷が高率にみられ，さらにシャント流量の調節が難しいので好まれなくなった．古典的な Blalock-Taussig 手術もほとんど用いられていない．現在では，再手術時に胸骨再切開や癒着剥離を必要とする欠点よりも，視野が良好で血行動態が不安定になったら人工心肺に乗せられるという利点を重視して，セントラル・シャントや Blalock-Taussig 手術変法を胸骨正中切開で行う外科医が多い．しかし後日の修復術まで胸骨正中切開を控える観点から，側開胸で人工心肺を用いずにシャント手術を行う外科医もいる．

Gore-Tex 人工血管による Blalock-Taussig 手術変法

鎖骨下動脈または腕頭動脈と，左または右の肺動脈の間に Gore-Tex 人工血管を間置する方法は，最も一般的に行われるシャント手術である．胸骨正中切開または開胸のどちらのアプローチ法でも，鎖骨下動脈または腕頭動脈の内径が血流の規定因子であることを忘れてはならない．通常，新生児では 3.5〜4 mm の人工血管を，乳児では 5 mm の人工血管を用いる．

●胸骨正中切開による方法

このアプローチ法にはいくつかの利点がある．シャントを肺動脈の中枢部に吻合できるので，両側の肺動脈の均一で良好な発育が望める．また，動脈管を手術の最後に閉鎖することで，術後早期の過剰な肺血流を避けられる．動脈管は左開胸アプローチでは結紮できるが，右開胸では閉鎖することが困難だからである．また，患者の状態が不安定になった場合でも，胸骨正中切開であればすぐに人工心肺を開始できる．

●切開法

通常の胸骨正中切開を行い，胸腺を切除する．

●手術手技

心膜切開後，心膜の端に牽引用の糸をかける．剪刀か低出力の電気メスで大動脈と肺動脈を剥離する．肺動脈幹を下方に牽引して動脈管を確認し，後で金属クリップで閉鎖できるように，結紮糸を回すか周囲組織から剥離しておく．腕頭動脈を剥離して C 字形鉗子がかかるようにする．右肺動脈を上行大動脈の後面と上大静脈から剥離する．肺動脈を全周性に授動し，右肺動脈の上葉枝を確認する．

NB Heparin の使用

人工心肺を使用せずにシャント手術を施行する際は，腕頭動脈に鉗子をかける前に少量の heparin を全身投与（50 単位/kg）する．

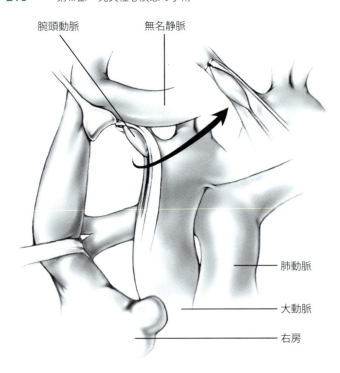

図 18-1　胸骨正中切開による Blalock-Taussig 手術変法（1）
腕頭動脈にかけた側壁鉗子を回転し，動脈の下面を露出する．無名静脈の下に鉤をかけて視野を改善する．

　Gore-Tex 人工血管を斜めに切っておく．腕頭動脈の下面が遮断部分の中央にくるように，小型の C 字形血管鉗子をかける（図 18-1）．鉗子の取っ手を持ち上げて腕頭動脈の下面が前方にくるようにする．動脈を縦切開し，その上縁に細い糸で外膜縫合を置いて開口状態を保つ．Prolene を用いて吻合を完成する（図 18-2）．

　人工血管の他端を遮断しておき，腕頭動脈の血管鉗子を注意深く外して縫合線の出血を確認する．右肺動脈近位部の上縁にちょうど届くところまでの人工血管の長さを測っておく．腕頭動脈吻合部直下の人工血管に小型の真っすぐな血管鉗子をかけた後に，先ほどの長さで人工血管を横切する．右肺動脈の上縁が遮断部分の中央にくるように小型の C 字形鉗子をかけ，操作しやすいように鉗子を回転させて右肺動脈の上縁を縦切開する．肺動脈は伸びるので，動脈切開は人工血管直径の 2/3 程度にとどめる．7-0 Prolene 両端針を用いて縫合を完成させ（図 18-3），血管鉗子を外して止血を確認する．

NB　中央に寄ったシャント
　胸骨正中切開によるアプローチでは，より中央に寄せて肺動脈側の吻合を行うことができる．大動脈を授動し，その右側にかけた牽引糸，静脈鉤あるいは C 字形鉗子の背中を用いて大動脈を左側に圧排する（図 18-3）．

🚫 **冠状動脈虚血**
　大動脈を圧排するときには，冠状動脈が押されたり屈曲したりしないよう注意する．心電図が変化したり，血行動態が不安定になったりしたら，牽引糸，鉤や鉗子などをただちに弛める．

🚫 **肺動脈の血流過剰**
　シャントが開通して血流が確認されたら，肺血流が過剰にならないよう，開存している動脈管は閉鎖する必要がある．過剰な肺血流量は，全身の低灌流と不十分な拡張期血圧による心筋虚血を引き起こす．

🚫 **右肺動脈遮断による血行動態の不安定化**
　肺動脈切開の前に，C 字形鉗子をかけた状態で血行動態の安定性と全身の酸素化状態を評価する．鉗子は動脈管の血流を妨げる可能性があり，より末梢にかけ直すと問題を改善できる．しかし，酸素飽和度の低下や血行障害が鉗子をかけ直した後も続く場合には，人工心肺を使用して吻合する必要がある．

🚫 **不適切な人工血管の長さ**
　人工血管が短すぎると，縫合線からの出血を起こしたり，肺動脈が上方に引き上げられて右肺動脈近位部に捻れや狭窄をきたしたりする．逆に人工血管が長すぎても，屈曲して血流を障害する．

　心膜を閉鎖したい場合は，少しの縦隔組織の偏位でもシャントの圧排や血栓形成を起こすことがあるので，直接閉鎖するのではなく Gore-Tex 心膜用シートを用いる．前縦隔に細い胸腔ドレーンを留置し，胸骨正中切開を閉鎖する．

右開胸による Blalock-Taussig 手術変法

　Gore-Tex 人工血管による腕頭動脈/鎖骨下動脈と肺動脈間のシャントを，開胸で行うことが望ましい場合がある．また，初回シャント手術として開胸アプローチを好む外科医もおり，この場合，シャントの閉鎖手技が容易なため右開胸が用いられる．手術手技は本質的には左右同様である．以下，右側について記述する．

切開法
　右第 4 肋間開胸で十分な視野が得られる．

手術手技
　右肺を後下方に圧排し，局所の解剖学的関係を評価する．右肺動脈を確認してその上の壁側胸膜を切開し，肺動脈を下流側と上流側に向けて授動する．剥離操作で心膜を

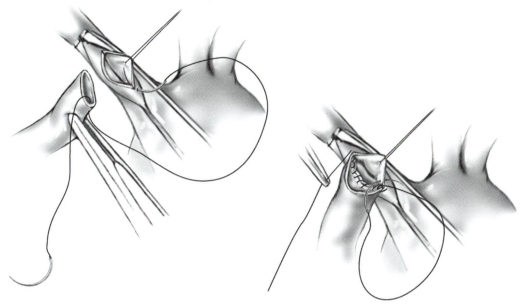

図 18-2　胸骨正中切開による Blalock-Taussig 手術変法（2）
Gore-Tex 人工血管の腕頭動脈への端側吻合．縫合線の下縁をまず完了する．

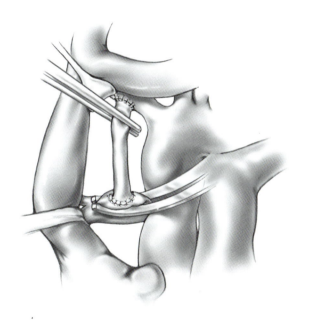

図 18-3　胸骨正中切開による Blalock-Taussig 手術変法（3）
肺動脈吻合の完成図．側壁鉗子を右肺動脈にかけて肺動脈の上縁を露出する．

損傷しないよう，鈍的なツッペル剥離子がよく用いられる．腕頭動脈から右肺動脈まで最短の経路を作るには，奇静脈の結紮切離と上大静脈の背側および右側にあるリンパ組織の切除が有用である．

NB　右肺動脈の同定

　肺門内にある血管が正確に同定できない場合がある．もし肺動脈の正確な位置に少しでも疑いがあれば，右横隔神経のすぐ前方で心膜を小さく縦切開し，心膜内から肺動脈をたどっていく．

　右肺動脈とその分枝をきちんと確認し，鉗子または細いベッセルループで遮断できるようにする．腕頭動脈あるいは鎖骨下動脈上の壁側胸膜を切開し，周囲組織から剥離・授動する（図 18-4）．

　新生児には 3.5〜4 mm の Gore-Tex 人工血管を，まれであるが年長児には 5 mm の人工血管を使用する．腕頭動脈または鎖骨下動脈の内径が血流に対する規定因子であるため，動脈よりも太い人工血管自体は両肺への血流を必ずしも増やさない．したがって，肺血流過多が起こっても，人工血管の太さが原因ではない．

　人工血管の末梢端を斜めに切る．鎖骨下動脈の適切な部位を小さな血管鉗子で遮断し，動脈を縦切開する．細い糸で動脈切開の前縁を牽引すると開口状態を保てる．

　吻合は，7-0 Prolene を用いて爪先の近くから始め，連続縫合で完成させる（図 18-5）．

　人工血管の反対側の端を細い無傷性の鑷子で一時的に遮断し，鎖骨下動脈の血管鉗子を弛めて，追加補強縫合が必要なほど大きな吻合部出血がないかを確認する．次に，人工血管を鉗子で遮断する．人工血管の長さを慎重に評価し，右肺動脈に近接した位置に断端がきて，緊張がかからず屈曲もしない適切な部位で切断する．

　右肺動脈はなるべく近位側で血管テープか鉗子で遮断し，肺動脈の分枝にもテープを回して牽引する．細い血管用側壁鉗子を右肺動脈にかけてもよい．右肺動脈の頭側面を縦切開する．動脈切開の長さは人工血管内径の約 2/3 程度にとどめ（図 18-6A），7-0 Prolene の連続縫合で吻合を完成させる（図 18-6B）．

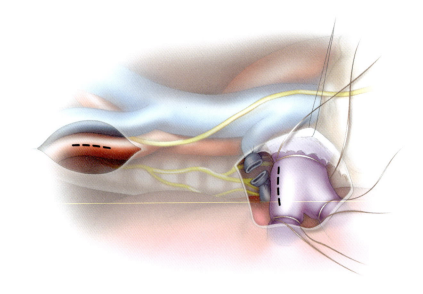

図 18-4 右開胸による Blalock-Taussig 手術変法（1）
右肺門と右鎖骨下動脈の術野．右肺動脈とその分枝に血管テープが弛くかけてある．

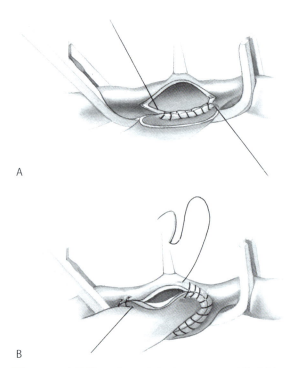

図 18-5 左開胸による Blalock-Taussig 手術変法
Gore-Tex 人工血管の左鎖骨下動脈への吻合手順．

NB　Heparin の使用

鎖骨下動脈や腕頭動脈を遮断する前に，体重 1 kg あたり 50 単位の heparin を全身投与する．吻合部位での出血が長引くかもしれないが，人工血管の早期血栓閉塞の危険は減少する．

🚫 短すぎるグラフト

人工血管が短すぎると吻合部が引っ張られ，縫合線から出血するだけでなく，肺動脈が上方に吊り上がって末梢側の内腔が狭窄し，早期閉塞の原因にもなる．逆にグラフトが長すぎると捻れたり折れたりする．

🚫 縫合線からの出血

縫合線からの出血はめずらしくない．吻合部にサージセルかゼルフォームとトロンビンを約 5 分間軽く詰めておくだけで，多くの場合は止血できる．シャントが狭窄するおそれがあるので，追加縫合はできるだけ避ける．

🚫 肺動脈横切開と縦切開

肺動脈上面の横切開を推奨する外科医もいるが，肺動脈が捻れて狭窄する危険性が縦切開よりも高いように思われる．

🚫 右大動脈弓

右大動脈弓の場合は，開胸による Blalock-Taussig 手術変法は困難になる．このような状況では，セントラル・シャント（大動脈の大彎側に側壁鉗子をかける）にすることを考慮する．通常，胸骨正中切開が用いられる．

🚫 右鎖骨下動脈起始異常

食道の背側を通る右鎖骨下動脈起始異常がある場合，右開胸によるシャント手術は相対的禁忌である．このアプローチ法がどうしても必要な場合には，鎖骨下動脈の吻合部位は通常より遠位側になる．

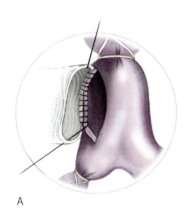
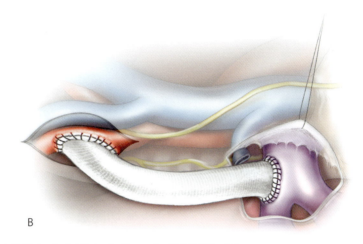

図 18-6 右開胸によるBlalock-Taussig手術変法（2）
A：Gore-Tex人工血管と右肺動脈の吻合．
B：右鎖骨下動脈と右肺動脈間の人工血管間置．

 右反回神経

　右反回神経は右鎖骨下動脈を回るため，シャントの近位側吻合部に近接している．小さな開胸では術野が狭いうえ側壁鉗子は強く屈曲しているので，側壁鉗子をかけるときに神経を損傷しないよう，細心の注意を払う．

　手術の最後に，細い胸腔ドレーンを挿入し，通常の方法で閉胸する．

セントラル・シャント

　この術式は，肺動脈幹と上行大動脈の間に人工血管を間置する方法で，他のシャント手術が失敗した場合や，肺動脈分枝が非常に細い症例において選択する．胸骨正中切開で行う．

●手術手技

　上行大動脈と肺動脈幹の間を剝離する．小さい側壁鉗子を肺動脈幹にかけ，肺動脈を縦切開する（図18-7）．3.0～4.0 mmのGore-Tex人工血管（リング補強はあってもな

くてもよい）を横切し，7-0 Proleneの連続縫合で肺動脈に吻合する．肺動脈吻合部の近傍で，Gore-Tex人工血管に小さい真っ直ぐな血管鉗子をかけ，肺動脈にかけた鉗子を外す．上行大動脈の左側壁に側壁鉗子をかけ，メスで小切開を加えた後，大動脈パンチで適切な大きさに拡げる．人工血管の他端を斜めに切って，7-0 Proleneで大動脈に吻合する（図18-8）．大動脈側の吻合糸を結紮する前に，人工血管にかけた鉗子を外して空気を除去し，最後に大動脈の遮断を解除する．良好な振戦が触れることを確認する．

 人工血管の屈曲

　Gore-Tex人工血管が長いか，大動脈との接合角度が不適切であると，人工血管が屈曲して早期のシャント不全となる．大動脈側の吻合では，人工血管を斜めに切らないほうがやりやすいこともある．人工血管を大動脈の側壁に向けて軽く引き上げ，ちょうど良く接するところにそれぞれ印をつける．印のところで人工血管の側壁に3.5～4 mmの穴を開け，上行大動脈に側壁鉗子をかけて大動脈パンチで穴を開ける．7-0 Proleneで側々吻合を行った後，吻合の4～5 mm離れたところで人工血管を切離し，

断端を 7-0 Prolene で縫い閉じる（図 18-9）．リング付き人工血管を用いる場合には，人工血管の大動脈側に少し曲がりを作ることで，全体の形が整う．

上行大動脈-右肺動脈シャント

大動脈弓の解剖学的位置関係により，腕頭動脈から右肺動脈へ人工血管を間置することが困難な場合があり，そのような症例では，右肺動脈と上行大動脈の間に人工血管を置くこともある．

NB 肺血流量の規定因子

Gore-Tex 人工血管による Blalock-Taussig 手術変法では，鎖骨下動脈あるいは腕頭動脈の太さが肺への血流量の規定因子である．しかし，上行大動脈と右肺動脈のシャント手術では，人工血管の太さと長さが肺血流量を調節する重要な因子となる．したがって，例外的な場合を除けば，3.0 または 3.5 mm の人工血管を使用して肺血流過剰を予防する．

●切開法

胸骨正中切開で行う．

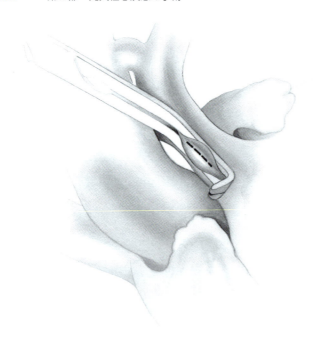

図 18-7　セントラル・シャント
肺動脈の授動と切開．

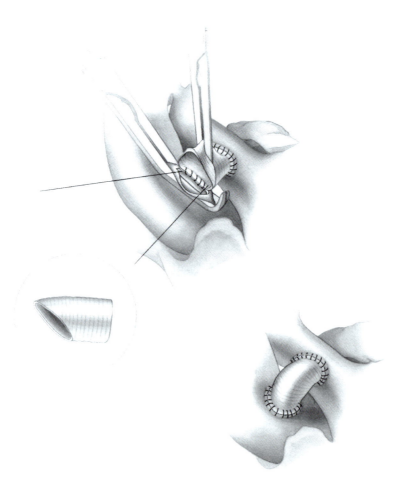

図 18-8　セントラル・シャント作成の手順

第18章　体-肺動脈シャント手術　221

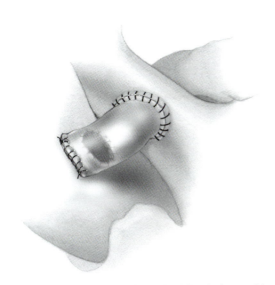

図 18-9　人工血管を大動脈に側々吻合し，断端を縫合するセントラル・シャント

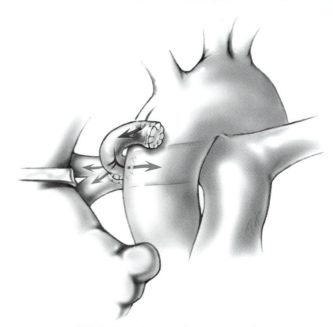

図 18-10　上行大動脈-右肺動脈シャントの完成図
大動脈と側々吻合した先の人工血管断端は円形パッチで閉鎖している．

●手術手技

　胸腺切除後，心膜を切開して糸で牽引する．動脈管が開存している場合は，シャントの完成後に閉鎖できるよう全周性に剥離しておく．大動脈を左方に，上大静脈を右方に軽く圧排して，右肺動脈を授動する．右肺動脈の上葉枝を同定し，それよりも近位側に吻合予定部位を決める．全身ヘパリン化（50 単位/kg）を行い，肺動脈の前面が鉗子の中央にくるように，C字形鉗子を右肺動脈にかける．適切なサイズの Gore-Tex 人工血管を横切し，人工血管径のおよそ 2/3 の縦切開を肺動脈に加える．動脈切開の下縁に牽引糸をかけ，両端針付き 7-0 Prolene の連続縫合で吻合を行う．次いで上行大動脈と人工血管の吻合予定部位に印をつける．上行大動脈の開口部に捻れがなく合うように，人工血管を斜めに切る場合もある．しかし，図 18-10 のように，大動脈の開口部に合うよう人工血管に側孔を開けて側々吻合するほうが良いことが多い．

　人工血管に印をつけた後，小さい血管鉗子を肺動脈の近くで人工血管にかける．人工血管の印をつけた部位に小切開を加え，2.8 mm の大動脈パンチで人工血管径と同じ大きさまで切開を拡大する．大動脈につけた印の部位が鉗子の中央にくるように，C字形鉗子を上行大動脈にかける．大動脈を小さく切開し，大動脈パンチで拡大する．側々吻合を両端針付き 7-0 Prolene で行う．動脈管が開存している場合は，太い糸で結紮するか金属クリップで閉鎖する．Gore-Tex 心膜用シートを用いて心膜を寄せた後，前縦隔に細いドレーンを留置し，胸骨を閉鎖する．

大動脈の部分遮断

　側壁鉗子は上行大動脈に注意深くかけなければならない．特に，新生児や大動脈の細い乳児では，冠血流の障害による低血圧や心筋虚血を避けるため注意が必要である．試しに鉗子を大動脈にかけ，血行動態の変化が起きないことを確認してから，大動脈を切開する必要がある．満足な位置になるまで，違う角度から何度も鉗子をかけ直さなければならない場合もある．

冠血行不全

　人工心肺中に冠血行不全を起こさずに大動脈に側壁鉗子をかけることは難しい．冠血行不全が起きそうなら心停止液による心停止下に手術を行うべきである．大動脈が切開され減圧されても位置関係がわかるよう，大動脈の吻合予定部位にあらかじめ印をつけておくとよい．

大動脈吻合部近傍の血栓または人工血管の捻れ

　人工血管の側々吻合から盲端までの長さが，この術式ではきわめて重要である．盲端までが長すぎると血流のよどみを生じ，人工血管内に血栓が生じやすくなる．盲端までが短すぎると，吻合部が捻れたり，大動脈から人工血管への血流が障害されたりする．もし人工血管を短く切りすぎたら，余った人工血管から切り出した円形の Gore-Tex パッチで断端を閉鎖することにより（図 18-10），捻れを予防し，同時に死腔を最小限にできる．

222　第Ⅲ部　先天性心疾患の手術

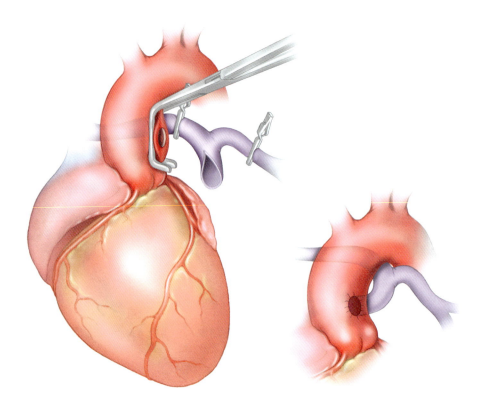

図 18-11　メルボルン・シャント
細い肺動脈幹を上行大動脈の後面に吻合する．

🚫 **メルボルン・シャント**

　肺動脈閉鎖があり，左右肺動脈の連続性は保たれているが細い患児では，細い肺動脈幹を切離して上行大動脈の後面に直接吻合する方法が有用である．本法により，人工血管を用いずにセントラル・シャントと同等のシャントを作ることができる．人工血管ではなく成長しうる肺動脈幹を用いるので，本法が最も左右肺動脈の成長を促す方法であると考える外科医もいる（図 18-11）．

体-肺動脈シャントの閉鎖法

　心内修復術であれ追加の姑息手術であれ人工心肺を用いる手術では，あらかじめすべてのシャントを剥離授動しておき，人工心肺開始直後に閉鎖する．

● 右 Blalock-Taussig シャント

　大動脈と上大静脈の間を拡げるようにそれぞれを圧排する．背側の心膜を右肺動脈の上縁のさらに上で切開する．Gore-Tex 人工血管を同定し，体外循環開始直後に 1～2 個の，M または ML の金属クリップで閉鎖する（図 18-12）．

🚫 **右肺動脈周囲の剥離**

　この部位には多くの癒着と側副血行路がある．シャ

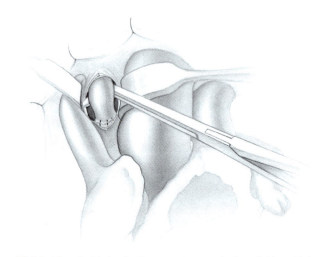

図 18-12　右 Blalock-Taussig シャント人工血管の露出

ント人工血管を遊離するには最少の剥離で十分であり，人工血管の周囲に絹糸を通す必要は通常ない．

🚫 **右肺動脈狭窄**

　右肺動脈の人工血管吻合部位に高度な狭窄がある場合には，人工心肺開始後に人工血管を切離する．切離端は最低 2 個の適切な大きさの金属クリップで閉じるか，5-0/6-0 Prolene で縫合閉鎖する．右肺動脈は，残った Gore-Tex 人工血管を除去してから，自己心膜あるいは同種肺動脈の楕円形パッチで拡大する．

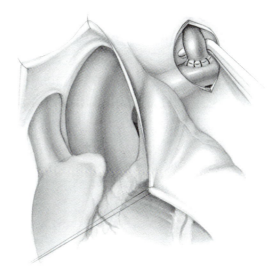

図 18-13 左 Blalock-Taussig シャント人工血管の露出

 Gore-Tex 人工血管の切離

　理論的には，患児が成長するにつれて Gore-Tex 人工血管により右肺動脈は上方に牽引され，右肺動脈の捻れや狭窄が発生するおそれがある．もし人工血管をあまり出血させずに十分な長さにわたって剥離できたら，それぞれ2つの金属クリップで両側を閉鎖した後に人工血管を切離し，将来の合併症を予防する．

 Gore-Tex シャントの露出

　シャント周囲の剥離面を正確に見つけられれば，シャントの閉鎖は容易である．メスまたは先の細い剥離子（モスキート鉗子など）を用いると容易に剥離面を作ることができ，簡単に直角鉗子をシャントの裏に通すことができる．

● 左 Blalock-Taussig シャント

　左側シャントの人工血管の遊離はいくぶん厄介であり，さまざまなやり方がある．左胸腔を開けるのを好む外科医もいる．その場合，Gore-Tex 人工血管は左肺動脈吻合部近くで固定できる（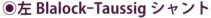図 18-13）．シャントを最小限に剥離し，体外循環開始直前に二重にクリップをかける．左肺動脈を心嚢内で剥離して，肺動脈吻合部の直上で Gore-Tex 人工血管にクリップをかける方法もある．

 クリップによる損傷

　クリップは，少なくとも人工血管の完全閉鎖に十分な大きさでなければならない．小さいクリップは人工血管を完全に閉鎖できないだけでなく，人工血管に突き刺さって出血を起こすこともある．

● セントラル・シャント

　人工心肺を開始したら Gore-Tex 人工血管を金属クリップで閉鎖する．

● 上行大動脈-右肺動脈シャント

　人工血管を上行大動脈の側面で注意深く剥離し，人工心肺開始時に金属クリップで閉鎖する．その後，人工心肺中にシャント人工血管を切離し，大動脈端と肺動脈端は 6-0/5-0 Prolene の連続縫合で閉鎖することが多い．

 大動脈の損傷

　Gore-Tex 人工血管はしばしば大動脈側壁に強く癒着している．人工血管に沿って正しい剥離面を同定し，大動脈内に入らないようにする必要がある．人工血管を安全に大動脈から剥離できなければ，人工心肺開始時には血管鉗子か鑷子で可及的に封鎖し，人工心肺中に剥離を完了する．

● Waterston シャントおよび Potts シャント

　Waterston と Potts のシャント手術は現在では行われない．しかし，過去にこれらの手術が行われている患者に対して修復術を行う外科医は，その閉鎖手技に慣れておくことが肝要である．

● Waterston シャントの閉鎖手技

　Waterston シャントは，人工心肺下に大動脈を遮断して閉鎖するのが最も容易である．心停止液投与後に小さく大動脈を横切開し，大動脈内から数針の結節縫合でシャントを閉鎖する．右肺動脈を大動脈から切り離し，上行大動脈の欠損部位を 5-0 Prolene の連続縫合で閉じる方法も好んで行われる．肺動脈の欠損部位は，横方向に直接縫合閉鎖してもよいが，自己心膜あるいは同種肺動脈でパッチ閉鎖するほうが好ましい．

 肺動脈の捻れ

　シャント吻合により右肺動脈に狭窄や屈曲ができている場合，自己心膜か同種組織のパッチで再建すべきである．

 肺循環系の溢血

　肺溢血を起こさないよう，人工心肺開始時にシャント部位を封鎖しなければならない．血管鉗子または鑷子で封鎖できないときは，人工心肺開始前に左右の肺動脈にテープを回しておき，開始後にテープを締めるか鉗子で遮断する．

● Pottsシャントの閉鎖手技

　Pottsシャントの閉鎖は，中等度低体温の人工心肺下に行う．患者をTrendelenburg位として，心臓を減圧し，灌流圧を一時的に低下させる．肺動脈幹を長軸切開し左肺動脈に延長する．左肺動脈内のシャント開口部を同定し，巾着縫合またはパッチで閉鎖する．

 肺循環系の溢血

　人工心肺開始前に，左肺動脈に沿って振戦を触診し，シャント吻合部位を同定しておく必要がある．同部位を用指圧迫すると，シャントを完全にまたはほとんど封鎖することが可能である．

 大動脈開口部からの空気塞栓

　左肺動脈を開けている間も，空気塞栓を防ぐために大動脈からある程度送血しなければならない．

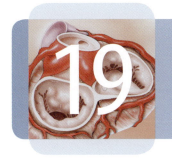

19 心房中隔欠損

　心房中隔欠損は比較的よくみられる先天性奇形である．欠損は心房中隔のさまざまな部位に発生し，他の先天異常と合併することも多い．さらに，卵円窩上縁と卵円窩フラップの接する部位には，卵円孔と呼ばれるスリット状の間隙がある．通常は左房圧のほうが右房圧より高いので，フラップは卵円窩上縁に押しつけられ，間隙に血流は生じない．しかし，健常者の20%では間隙が閉鎖しておらず，状況によっては短絡を生じる．右心不全などで右房圧が上昇した場合には，心房中隔が引き伸ばされて卵円孔が拡大し，心房レベルで相当量の右左短絡が認められる．

　静脈洞型心房中隔欠損は，心房中隔の上方から上大静脈の開口部にかけて位置し，上大静脈はやや左に偏位する．通常，右上肺静脈の還流異常を伴う（図19-1）．

　卵円窩型欠損は二次孔型欠損とも呼ばれ，最も一般的な心房中隔欠損である．この欠損は心房中隔の中ほどで卵円窩の近傍にみられ，小さいものから非常に大きいものまである．まれに，欠損が心房中隔の下部から下大静脈の流入部にかけてみられることがあり，このときも下大静脈はやや左に偏位する．この型は下部静脈洞型欠損と呼ばれることがあり，肺静脈還流異常を合併することがある．まれに，心房中隔が完全に欠損して単心房となることもある．

　心房中隔の低い位置から房室弁口にかけての心房中隔欠損は，房室中隔欠損複合の範疇に入る（第22章参照）．

右房の外科的解剖

　右房は形態的には単一の部屋にまとまっているが，大静脈洞と右心耳（右房体部）の2つの要素でできている．体静脈の還流は，上大静脈と下大静脈からそれぞれ向かい合う方向に流れ，大静脈洞に注ぐ．大静脈洞は内面がすべすべしていて右房の最も背側にあり，上下大静脈開口部の間に拡がっている．術者の視線で右房を見下ろすと，大静脈洞はおおむね水平になっていて，左から上大静脈が，右から下大静脈弁（Eustachius弁）を介して下大静脈が流入している（図19-2）．

　分界稜と呼ばれる筋束は，上大静脈開口部直下の内側から起こり，上大静脈開口部の周りを回って外側に至ると盛り上がった形になり，右房の右側壁を経由して下大静脈に

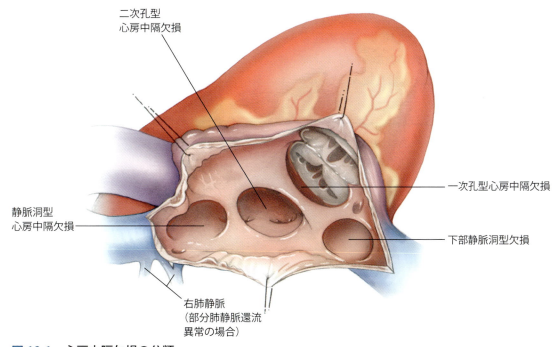

図19-1　心房中隔欠損の分類

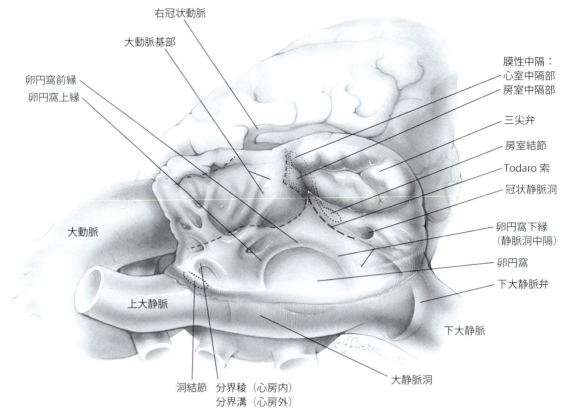

図 19-2　右房の外科的解剖

至り，大静脈洞と右心耳の境界を形成する．この筋束は，心臓の外側から見ると分界溝と呼ばれる溝として認められる．分界溝の心外膜下，上大静脈入口部の直下に洞結節があり，これは右房の切開や脱血管挿入により容易に損傷されてしまう．右房の残りの部分は右心耳で形成されており，分界稜から起こって前方（術者から見て上方）に拡がり，三尖弁を取り囲んで大きな空間を形成している．

すべすべした内壁の大静脈洞と対照的に，右心耳の側壁は櫛状筋と呼ばれる多数の細い筋束で畝状になっている．この筋束は分界稜から起こって上方に向かい，心房の最も前方の部分まで達している．この筋束により，右房は三尖弁を介して右室に静脈血を十分駆出できる仕組みになっている．

大静脈洞の内側壁の中央に卵円窩があり，馬蹄形または楕円形にへこんでいる．本当の心房中隔は卵円窩とそれを取り囲む上，前，下部の辺縁筋束の一部からなっている．卵円窩と右心耳の基部に挟まれた前内側の心房壁の裏に大動脈基部が存在している．そこでは，Valsalva洞のうち無冠洞と右冠洞が右房壁と接している．卵円窩の上左方の張り出しである大動脈隆起により，その位置がわかる．この部位で中心線維体を介して大動脈弁が三尖弁輪につながっていることを考慮すると，大動脈弁を一段と明確に認識できる．

同部位を走行する洞結節への動脈は，視認できないことが多い．洞結節動脈の起始はさまざまで，いろいろな経路を通って洞結節に向かう．

三尖弁は右房の前下部に位置し，右室に大きく開口する．三尖弁輪は膜性中隔を横断し，これを房室部と心室部に分けている．膜性中隔は中心線維体とつながり，三尖弁，僧帽弁と大動脈弁は中心線維体を介して接している．膜性中隔の房室部の直下に，房室結節が隠れるように存在している．三尖弁中隔尖の弁輪とTodaro索（中心線維体から下大静脈弁に向け心筋内を伸びている）を両辺に，冠状静脈洞を底辺とするKochの三角の頂点に，房室結節は位置している．Andersonによれば，Todaro索は下大静脈弁と冠状静脈洞弁（Thebesius弁）の間の交連の線維性延長であるとしている．伝導系組織は，房室結節からHis束として出て膜性中隔の下を通り，筋性心室中隔を下行する．心臓自体の静脈血を還流する冠状静脈洞は，Todaro索に接してその三尖弁側に位置する．

● 切開法

心房中隔欠損は，どの型でも胸骨正中切開で手術を行うことができる．単純な二次孔型心房中隔欠損に対しては，今日，下部胸骨小切開か乳房下右開胸を用いる外科医が多い．美容上の観点と心囊内の視野が良いことから，女性には胸骨正中切開のBrom変法を好む外科医もいる（第1章参照）．

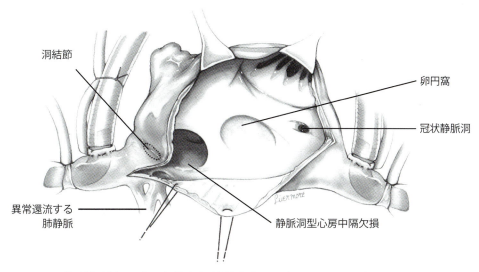

図 19-3　静脈洞型心房中隔欠損と洞結節後方での心房切開の上方への延長

●送脱血管の挿入

上行大動脈に送血管を挿入する（第2章参照）．上大静脈には脱血管を直接挿入するのが普通であるが，右心耳経由に脱血管を挿入してもよい．下大静脈には，流入部直上の心房壁から脱血管を挿入する．その後，上下大静脈にテープを回す．欠損孔が心房中隔の下部にあると思われる場合や下部静脈洞型欠損の場合には，下大静脈に直接脱血管を挿入することが肝要である．

NB 小切開手術での大動脈への送血管挿入

下部胸骨小切開や乳房下右開胸では，上行大動脈の遠位部へのアプローチは容易でない．送血管の挿入を大動脈の中程で行うと，止血が比較的容易であるとともに，その下方で空気抜き操作も十分できるスペースが残る．

NB 上大静脈の露出

多くの例では，右心耳に糸を結びつけて心耳を下方に牽引すると，上大静脈の視野が十分得られて脱血管を直接挿入できる．脱血管を直接挿入するのが難しければ，右心耳へ巾着縫合をかけ，上大静脈に向けて真っすぐな脱血管を挿入する．

🚫 左上大静脈

小切開法では，左上大静脈に脱血管を挿入することはできないので，左上大静脈の有無を術前に心エコーで確認しておく必要がある．

●心筋保護

冷却血液心停止液を大動脈基部に注入する（第3章参照）．

単純な二次孔型心房中隔欠損では，人為的心室細動とすることで大動脈遮断なしでも安全に閉鎖できる（「二次孔型心房中隔欠損」の項参照）．小切開手術でも大動脈遮断が困難なことがあるので，この方法が用いられる．

静脈洞型心房中隔欠損

静脈洞型心房中隔欠損は，心房中隔の上部で上大静脈入口部の近傍に欠損孔があり，通常，右上肺静脈の上大静脈や右房への還流異常を合併する（図19-3）．また，本疾患の約10%に左上大静脈遺残を合併し，術前の心エコーで大きな冠状静脈洞が認められれば合併を疑う．

●手術手技

上大静脈の脱血管は，異常還流している一番上の肺静脈入口部のさらに上方に直接挿入するか，できれば無名静脈-上大静脈接合部に挿入する．

大動脈を遮断し，大動脈基部に心停止液を注入する（第3章参照）．次いで，上下大静脈に回したテープを締める．分界溝の0.5〜1 cm後方で，分界溝に平行に心房を縦切開し，切開縁を牽引して欠損孔の良好な視野を得る（図19-3）．さらなる視野展開が必要なら，心房切開を上大静脈の右房入口部を越えて，上方〜後側方に必要なだけ延長する．

NB 左上大静脈還流血の脱血

左上大静脈からの還流血はポンプ吸引で人工心肺に回収することもできるが，3本目の脱血管を直接左上大静脈に挿入するのが望ましい．十分太い無名静脈がある場合には，左上大静脈はターニケットで一時的に遮断してもかまわない．

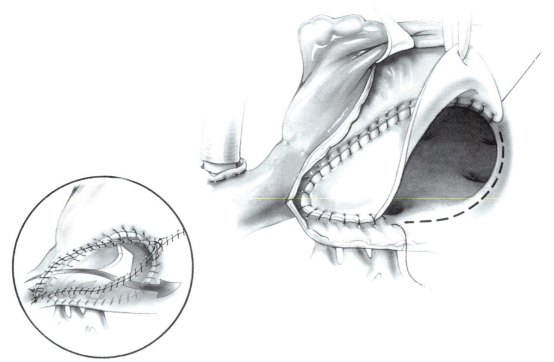

図 19-4 1枚目のパッチで還流異常の肺静脈血を左房に導き，静脈洞型心房中隔欠損を閉鎖する
挿入図（左下図）：2枚目のパッチで上大静脈-右房接合部を拡大する．

洞結節の損傷
十分な視野を得るために，上大静脈-右房接合部を越えて心房切開を上大静脈にまで延ばさなければならないことがある．心房切開の延長は，洞結節の十分後方で行わないと損傷するおそれがある．

左右短絡の遺残
上大静脈へのテーピングは，異常還流するすべての肺静脈より十分高い位置で行うことが重要である．肺静脈の上大静脈還流の一部を放置すると，左右短絡が残ってしまう．

NB 困難な術野展開
上大静脈に流入する奇静脈が，視野を妨げることがある．その場合には，奇静脈を結紮切離すると上大静脈が授動され，異常肺静脈の視野展開が良くなる．

欠損孔の大きさを調べ，glutaraldehyde 処理した自己心膜または Gore-Tex のパッチを，適切な大きさと形に切る．5-0/6-0 Prolene の連続縫合で，異常肺静脈の開口部の周囲から心房中隔欠損の前内側縁に至るまでパッチを縫着する（図 19-4）．

異常肺静脈の開口部狭窄の防止
肺静脈の周囲組織にパッチを縫合する際，場合によってはパッチを持ち上げたまま何本かの縫合糸をかけ，その後にパッチを下ろす必要がある．異常肺静脈開口部から十分離れて正確に運針することにより，遠隔期の狭窄を防止できる．

肺静脈還流の障害
心房中隔欠損が比較的小さい場合は，肺静脈の還流を阻害しないよう拡大する必要がある．さらに，心臓が血液で満たされたときフード状となるようにパッチは大きめにし，左房へ向かう血流を阻害しないよう注意する．

大動脈根部/弁の損傷
大動脈が太くなっているか緊満している場合は，心房中隔欠損を拡大する際，特に注意が必要である．静脈洞型欠損孔を卵円窩に向けて拡大する場合は，後方に沿って切開する．できれば鉗子を静脈洞型欠損か卵円孔に挿入し，心房中隔を大動脈基部から離すように持ち上げながら切開を加える．こうすると洞結節動脈の損傷も避けることができる．

次に，心房切開部を閉鎖する．5-0 Prolene の連続縫合で直接閉鎖できることもあるが，通常は上大静脈-右房接合部の狭窄を予防するため，心膜パッチが必要になる（図 19-4：挿入図）．

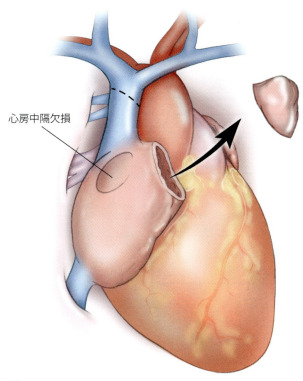

図 19-5
右心耳の先端を切断し，異常右肺静脈流入部の上で上大静脈を切離する．心耳内のすべての櫛状組織を切除し，体静脈血流障害を予防する．

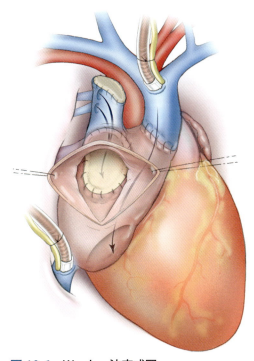

図 19-6　Warden 法完成図
無名静脈−上大静脈接合部付近に肺静脈が開口している場合には，上大静脈の直接閉鎖による肺静脈狭窄を防止するためパッチを用いる．

NB 空気の除去

パッチの縫着が完了する直前，麻酔科医に肺を加圧してもらい，肺静脈と左房に貯留した気泡を血液とともに左心系からあふれ出させる．すべての空気が排出されるまで，鑷子の先端で縫合部を一部開けながら換気を続ける．左房を血液で満たした後に縫合糸を締め，肺の加圧を終了する．

上大静脈の閉塞予防

異常肺静脈の正確な露出のため，心房切開を上大静脈にある程度延長することが多い．この切開を直接閉鎖すると上大静脈の狭窄をきたし，遠隔期の血流障害の原因となるので，上大静脈が特に太いとき以外は心膜パッチによる拡大を行う（図 19-4：**挿入図**）．右房が非常に大きければ，右房壁の一部を上大静脈に当てる V-Y 字形心房形成を行ってもよい．

洞結節の損傷

前述のとおり，右房と上大静脈の切開縫合線は洞結節に近接しているので，洞結節の損傷による伝導障害を避けるため，切開縁での操作は注意して行う必要がある．

上大静脈と下大静脈にかけたテープを外し，心臓を血液で満たし，大動脈遮断を解除する．標準的な脱気操作を行い，人工心肺を終了する．

人工心肺後のチアノーゼ

人工心肺終了後に動脈血酸素飽和度の低下が認められたら，右左短絡の存在を疑う．これは，肺静脈から静脈洞型心房中隔欠損に向かう経路内に太い奇静脈が還流している場合に起こり，奇静脈を結紮することで修正できる．

NB 上大静脈切離法（Warden 法）

静脈洞型心房中隔欠損に対し，上大静脈を切離し，上大静脈の上流端を右心耳に吻合する術式を行う外科医もいる．複数の右肺静脈が上大静脈の高い位置に流入し，上大静脈内に肺静脈血流路を作成すると上大静脈狭窄をきたしそうな場合に，本法は特に有用である．最も高い位置に流入する異常肺静脈のすぐ上で上大静脈を切離し，肺静脈開口部を狭くしないよう注意して下流側を閉鎖する（図 19-5）．右心耳の先端を切断した後，右心耳内の櫛状筋をすべて切除することが重要である（図 19-5）．右心耳切開からの視野で，上大静脈入口部が静脈洞型欠損につながるように心膜か Gore-Tex のパッチを当てる（図 19-6）．異常肺静脈が上大静脈の高い位置に

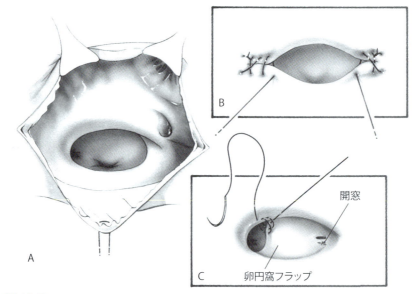

図 19-7
A：二次孔型心房中隔欠損．
B：二次孔型心房中隔欠損の直接縫合閉鎖．
C：卵円窩フラップを用いた欠損孔閉鎖．フラップ内の小さな開窓は直接閉鎖する．

流入する場合に通常必要となる，長い上大静脈切開とパッチ縫合は，本法では不要になる．巾着縫合を起こさないように注意して，上大静脈の上流端を右心耳に吻合する（図 19-6）．上大静脈-右心耳吻合部に張力がかからないよう，パッチ拡大が必要になることも少なくない．

二次孔型心房中隔欠損

二次孔型心房中隔欠損は，心房中隔欠損の中で最も頻度が高く，通常は卵円窩全体に及ぶほど大きい（図 19-7A）．

●手術手技

大動脈を遮断し，大動脈基部から心停止液を注入する（第 3 章参照）．小切開アプローチを用いる場合には，右室前壁に 2 本のペーシングワイヤーを縫着し，電気細動器に接続して心室細動を誘発する．上下大静脈のテープを締め，右房を斜切開し，さらに下大静脈入口部まで延長する．切開縁を牽引し，欠損孔の良好な視野を得る．

欠損孔が小さいときは直接縫合閉鎖が可能である．2 本の縫合糸を欠損孔の上縁と下縁にかけ，それぞれ中央に向かって欠損孔の辺縁を拾いながら，連続縫合で閉鎖する（図 19-7B）．

 縫合の深さ

針糸は，心房中隔の両側の肥厚した心内膜にかけなければならない．卵円窩組織は通常弱く脆いため，しっかりと糸を支えられない．ただし，欠損孔の上部は大動脈基部に近接しており，また側方は肺静脈に近いので，深い縫合は避けたほうが良い（図 19-2）．

NB 卵円窩フラップを利用しての欠損孔閉鎖

時に，卵円窩フラップが十分大きくしっかりしていて，張力がかからずにフラップと欠損孔の上縁とを直接縫合閉鎖できることがある（図 19-7C）．これは，開存卵円孔が引き伸ばされた形となっている乳児ではしばしばみられる．卵円窩フラップの下方に小さな穴が開いていると遺残短絡を起こすことがあるので，確認を要する．穴がいくつも開いていたりフラップが薄く脆かったりする場合には，パッチ閉鎖を行うべきである．

欠損孔が小さくその辺縁がしっかりしていない限り，glutaraldehyde 処理した自己心膜か Gore-Tex を用いて，縫合線に張力がかからないように欠損孔を閉鎖する．適切な大きさのパッチを作り，5-0/6-0 Prolene の連続縫合で縫着する（図 19-8）．

⊘ 欠損の下大静脈伸展

欠損孔が下大静脈入口部まで拡がり，術野展開が難しいことがある．下大静脈脱血管を牽引し，欠損孔の下縁を直接視認して 5-0 Prolene の連続縫合でパッチを当てる．

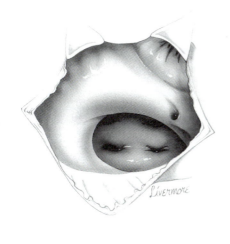
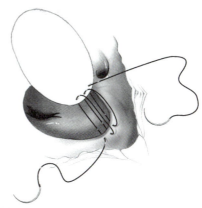

図 19-8　二次孔型心房中隔欠損のパッチ閉鎖

🚫 右左短絡の形成

下大静脈弁を欠損孔の下縁と誤認してはならない．誤って下大静脈弁を欠損孔の前縁に縫いつけると，下大静脈の血流を左房に導くトンネルを作ってしまうことになる．

🚫 縫合の深さ

直接縫合閉鎖と同様，心房中隔の両側の肥厚した心内膜に糸をかけ，卵円窩の組織は用いない．卵円窩組織は通常薄くて脆いからである．

🚫 左心系の空気

空気塞栓予防の最良の方法は，左心系に空気を入れないことである．心停止下と心室細動下のいずれの手術でも，欠損孔から左房内に吸引器を挿入しないように注意する．縫合を完了する前に，麻酔科医に肺を加圧してもらい，左心系から血液をあふれ出させて肺静脈や左房から気泡を除去する．

🚫 右肺静脈の右房還流

欠損孔右方の辺縁が欠損して，右肺静脈が右房に直接還流する場合がある．パッチを右肺静脈開口部の前方の心房壁に縫着し，右肺静脈がパッチの奥で左房へ還流するようにしなければならない（図19-9）．

欠損孔の処置を終えたら心房切開を閉鎖し，上下大静脈のテープを弛める．心臓を血液で満たし，換気を再開する．大動脈を遮断していたら解除し，脱気操作の後，人工心肺から離脱する．

NB 低侵襲アプローチ

小切開法を用いる場合，大動脈遮断は通常行わない．人工心肺開始後，右室に2本のペーシングワイヤーを縫着し，電気細動器に接続する．上下大静脈を遮断し，心室細動となってから右房を切開する．欠損孔の奥を吸引して左房に空気が入ることがないよう，十分注意して手術を進める．パッチの縫合糸を結紮する直前に，肺を加圧する．心室細動を終了する際に，太い針のついた注射器で上行大動脈から吸引する．この針穴からは，心臓が満ちて拍出が強くなった後も1〜2分間血液を噴出させる．

🚫 意図しない心室細動の中断

左心系が開放されている間に心室細動が中断すると，上行大動脈に空気が拍出されて重大な結果をもたらすので，ペーシングワイヤーは右室にしっかりと縫いつけておく必要がある．また，ショートして細動器からの電流が止まることのないように，電極の連結部は金属と接触しないよう保護する．

NB 除細動

細動器を停止すると自然に洞調律に戻る患者もいるが，多くは除細動を要する．小切開手術では，小さなパドルを用いて高い電圧をかけないと除細動できない．消毒前に体外式除細動パッチを患者の背中と前胸部に貼り，これを用いる方法もある．

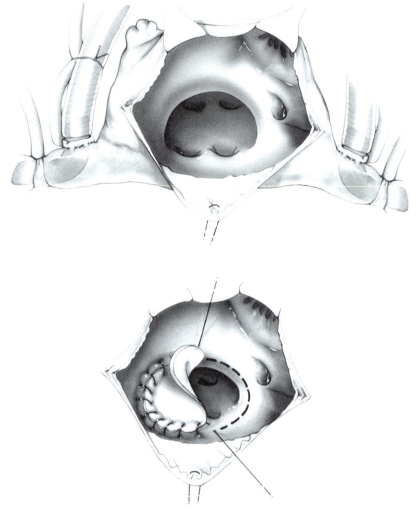

図 19-9 右肺静脈が右房に開口する位置異常を伴う二次孔型心房中隔欠損のパッチ閉鎖
肺静脈開口部の前方にパッチを当て，肺静脈血が左心房に還流するようにする．

経カテーテル心房中隔欠損閉鎖

現在では，かなりの数の心房中隔欠損に対して，閉鎖栓留置による経カテーテル閉鎖が行われている．大きすぎず，全周に十分な辺縁を有している二次孔型心房中隔欠損に本法は適している．まれに，閉鎖栓の位置不良や逸脱塞栓などの合併症および遺残短絡により手術が必要になり，外科医が呼ばれることもある．

単心房

まれに，心房中隔が存在せず単一の共通心房になっていることがある．左上大静脈遺残などの体静脈還流異常や房室中隔欠損などの心疾患を合併する場合もある．各疾患をそれぞれ修復し，その後に心房中隔作成術を行う．

心房中隔完全欠損に右上大静脈欠損と左上大静脈遺残および僧帽弁裂隙を合併した患者（図 19-10）では，下記の事項に注意して修復術を行う．

大動脈に送血管を挿入する．左上大静脈と下大静脈にテーピングし，それぞれ脱血管を直接挿入する．大動脈を遮断し，冷却血液心停止液を大動脈基部から注入する．大静脈のテープを締め，分界溝の上方でこれに平行に心房切開を行う．

NB 露出困難な左上大静脈

左上大静脈に直接脱血管を挿入するのが困難な場合には，下大静脈のみに脱血管を挿入して人工心肺を開始することもある．大動脈を遮断して心停止液を注入し，下大静脈のテープを締めて，心房を切開し，右房の中から左上大静脈に脱血管を挿入する．あらかじめ左上大静脈にテープを回していなければ，この時点で回して締め，完全体外循環を確立する．

僧帽弁裂隙を複数の結節縫合で修復する（第22章参照）．次に，大きな心膜パッチか Gore-Tex パッチを心房

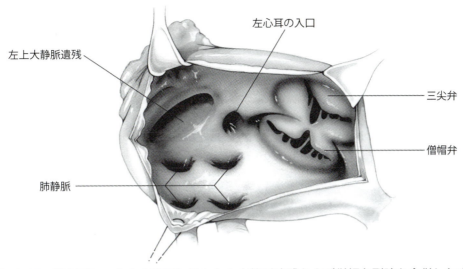

図 19-10　単心房に，右上大静脈欠損と左上大静脈遺残および僧帽弁裂隙を合併した症例の手術視野

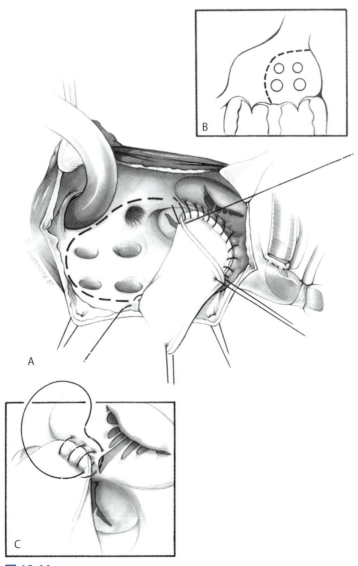

図 19-11
A：図 19-10 の病変に対する手術手技．
B：術式の略図．
C：三尖弁組織へのパッチの縫着．

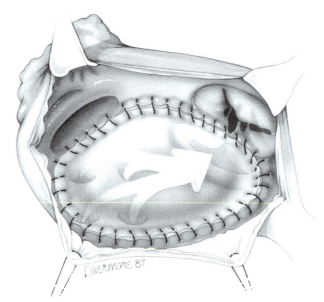

図 19-12　図 19-10 の病変に対する手術完成図

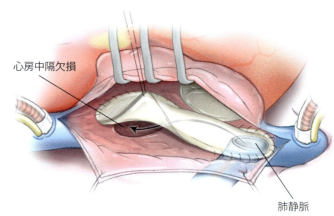

図 19-13　単一のパッチを用いた Scimitar 症候群の修復
肺静脈の血流は下大静脈近傍で鋭角に向きを変え，頭側にある心房中隔欠損に向かわなければならないことに注目．血流障害を防ぐため心房中隔欠損拡大を要することがある．

後壁に縫着する（図 19-11）．

　心房中隔作成は，2 つの房室弁の間の弁輪部から始め，弁輪と三尖弁組織の一部に針糸をかけるように縫合する（図 19-11C）．僧帽弁逆流の原因になるので，僧帽弁には針糸をかけない．パッチの縫着を時計回りに進め，冠状静脈洞（欠如していることもある）が肺静脈側心房に流入するよう，その周囲を周る．さらに縫合を心房後壁に進め，右肺静脈開口部を越えるところに至る．縫合糸の他端で反時計回りに，左上大静脈開口部の下方背側に縫合を進め，パッチが心房中隔の形になるようにする（図 19-12）．パッチは，もし大きすぎたら縫着を終える前に切り整えることができるので，大きめにしておく．さもないと別のパッチを継ぎ足さなければならなくなることがある．

NB Mustard 手術または Senning 手術のバッフル取り外し後の再心房中隔作成

　上記の術式の変法は，心房スイッチ術から動脈スイッチ術への変更を行う場合にも用いることができる（第 25 章参照）．バッフルを除去して単心房にしてから，心房中隔作成を行う．

右側部分肺静脈還流異常

　右側部分肺静脈還流異常は最も頻度が高く，静脈洞型心房中隔欠損に合併する（前述参照）．まれに，右上肺静脈の上大静脈還流に，心房中隔欠損を伴わないことがある．これに対する修復では，まず十分大きな心房中隔欠損を作成し，異常肺静脈を左房に導くトンネルを作成する必要がある（図 19-4）．

　Scimitar 症候群は，右肺全体あるいは右肺の中下葉から還流する太い異常肺静脈が下降し，横隔膜の直上または直下の下大静脈に流入する疾患である．心内バッフル法を用いて，下大静脈への異常肺静脈開口部から，もともと存在するか手術的に作成した心房中隔欠損に向けて血流を導く．その他，異常肺静脈を開口部付近で結紮切離し，直接左房に吻合してもよい．

NB バッフルの血流障害

　心内バッフルの血流障害はまれでなく，これは肺静脈血流が下大静脈内で鋭角に向きを変えてバッフル内に導かれることで起きる（図 19-13）．側々吻合を行うと改善できる症例もある（図 19-14）．最近では右開胸で，人工心肺を用いずに肺静脈を再吻合する方法も推奨されている．

左側部分肺静脈還流異常

　左肺静脈から無名静脈への還流異常が，単独の心奇形として起こるのはまれである．診断が間違いなければ左開胸で人工心肺を用いずに修復することが可能である．多くの場合は胸骨正中切開が用いられるが，左開胸で人工心肺を用いない修復法も提唱されている．

●手術手技

　大動脈送血を行う．心房中隔欠損がなければ右房に脱血管を 1 本挿入する．人工心肺開始後に左垂直静脈を肺門から無名静脈まで露出する．体静脈から流入する枝があればすべて結紮切離する．横隔神経の後方で心膜を切開すると露出が容易になる．左心耳と垂直静脈の位置関係を評価してから，大動脈を遮断して心停止とする．垂直静脈–無名

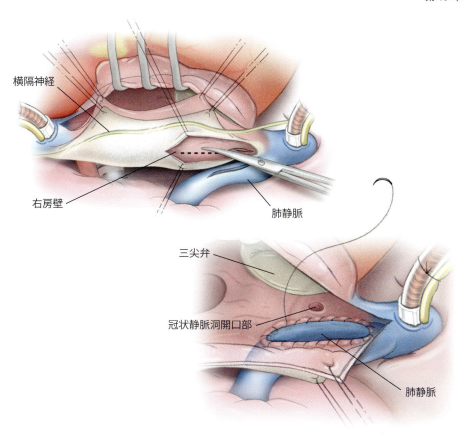

図 19-14　Scimitar 症候群の側々吻合による修復
単一パッチ法による鋭角な肺静脈血流の方向転換を軽減するため（図 19-13），右心房の後面に沿って側々吻合を行うと吻合口が大きくなるうえ心房中隔欠損に近くなる．横隔神経の位置とその背側での右房切開を示す．肺静脈血を吻合部から心房中隔欠損に導くパッチは図 19-13 と同様である．

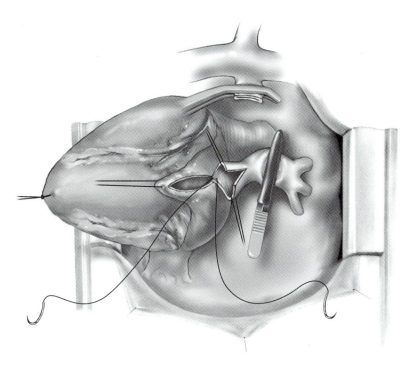

図 19-15　垂直静脈と左心耳の吻合

静脈接合部で垂直静脈に直角鉗子をかける．垂直静脈を切離し，正しい向きが保たれるように牽引糸をかける．無名静脈断端を 5-0/6-0 Prolene で縫合閉鎖する．左心耳の背面を大きく切開し，垂直静脈の前面を切開する．捻れや歪みを作らないように注意して，垂直静脈を左心耳に 6-0/7-0 Prolene の連続縫合で吻合する（図 19-15）．左心耳を切断し，ここに垂直静脈開口部を吻合する方法もある．心臓を血液で満たし吻合部の捻れがないことを確認してから通常の脱気と大動脈遮断解除を行う．

NB 吻合部圧較差

術中経食道心エコーで左肺静脈から左心房への血流障害がないことを確認する．圧較差が著しい場合には吻合をやり直す．

NB 垂直静脈の正しい向きの維持

ブルドッグ鉗子を肺静脈の垂直静脈流入部にかけると，垂直静脈の捻れ予防に役立つ．

NB 心膜切開

肺静脈はおおむね後方に向かって走行することを忘れてはならない．肺静脈を心嚢内に誘導する際には横隔神経の背側を通して屈曲や捻れを防止する．

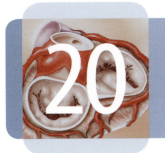

20 総肺静脈還流異常

　総肺静脈還流異常では，肺静脈と左房の間に直接の連続性がない．新生児が生存するためには，心房中隔欠損か卵円孔開存による動静脈血の混合が不可欠である．肺静脈は合流して共通肺静脈腔を形成し，これがさらに体静脈系や右房に接続する．共通肺静脈腔は心臓の裏側で，心嚢の後方にある．まれに共通肺静脈からの流出路が途絶していることがあり，この場合は出生後短期間で死亡する．また，肺静脈還流異常は部分的な場合もある（第19章参照）．

　総肺静脈還流異常のおよそ25％は心臓型で，直接右房または冠状静脈洞に流入する．25％は下心臓型で，肝静脈または門脈に還流する．45％は上心臓型で，共通肺静脈腔は異常垂直静脈を経由して無名静脈や上大静脈に合流し，心臓の上方を経て右房に至る．残りのおよそ5％では，上心臓型，心臓型，下心臓型のいろいろな組み合わせを有する．ごくまれに側副血行以外に還流がみられない共通肺静脈閉鎖型がある．

　二次元心エコーで，解剖学的構造が判明し合併心疾患も把握できる．心臓手術の既往のない患者では，心臓カテーテル検査やMRIが必要になることはまれである．

　現在では，肺静脈に異常があるか肺静脈狭窄の危険性が高い患者に対しては，初回手術として後述するsutureless法の変法を用いる外科医もいる．これは左房を肺静脈ではなくその周囲の心膜に吻合することで内膜肥厚や狭窄を防止できるという考えに基づいている．

手術手技

　患者の多くは循環や呼吸の不安定な新生児であり，特に肺静脈狭窄を示す場合は緊急手術を要する．新生児では，超低体温循環停止下に手術を行うが，軽度か中等度の低体温での手術を提唱する者もいる．年長児では，上下大静脈に脱血管を挿入して人工心肺下，大動脈遮断下に中等度低体温で循環停止せずに手術する．

　胸骨正中切開下に心膜を切開し，上行大動脈の遠位部に送血管を挿入する．低体温循環停止を用いる場合には，右心耳から右房に脱血管を1本挿入する．人工心肺を開始し，15～20分間冷却を行う．大動脈を遮断し，大動脈基部から心停止液を注入する．ポンプを停止し，患児から脱血した後，脱血管を遮断して抜去する．

NB　動脈管の結紮

　動脈管は剥離して，人工心肺開始前に結紮または金属クリップで閉鎖する必要がある．

●心臓型

　房室間溝のやや下方で平行に，大きく右房を切開する．切開縁を細い糸で牽引し，十分な視野を得る．正確に形態を理解するため，右房内を注意深く調べる．卵円孔開存か心房中隔欠損は常に存在する．共通肺静脈は右房に開口しているか，あるいは直接冠状静脈洞に流入しており，後者の場合，冠状静脈洞の開口部はやや拡大している．心房中隔欠損を拡大し，肺静脈から心房中隔欠損に向けて心膜パッチでフードを作成することで，肺静脈還流血が左房へ流れるようにする．

🚫　心房中隔欠損の大きさ

　肺静脈還流を阻害しないよう，心房中隔欠損は十分大きくなければならない．通常は欠損孔下縁を，下大静脈または共通肺静脈腔に向けて拡大する．

🚫　脱血管挿入

　この手術は軽度低体温でも行える．冠状静脈洞の視野を妨げないよう，横隔膜付近の下大静脈に脱血管を挿入することが重要である．

NB　冠状静脈洞への還流

　肺静脈が冠状静脈洞へ還流している場合には，必ず冠状静脈洞の開口部を心房中隔欠損まで切開する．房室結節や伝導系の損傷を避けるため，この切開は冠状静脈洞の前縁から距離をおく必要がある（図20-1）．さらに，冠状静脈洞の隔壁を心臓の後壁まで切開し，切開辺縁を切除してV字形の開口を作成することが多い．切開によって作成された心房中隔の欠損孔は，6-0 Proleneで自己心膜パッチ

238　第Ⅲ部　先天性心疾患の手術

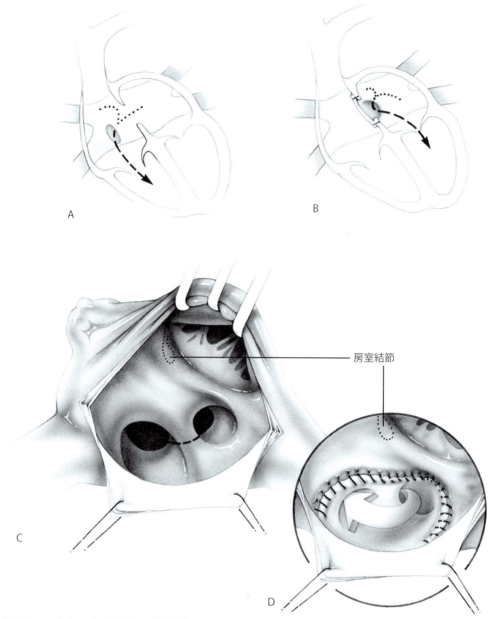

図 20-1　心臓型総肺静脈還流異常
A：病変の略図.
B：修復の略図.
C：心房中隔欠損を冠状静脈洞開口部まで延長する.
D：心房中隔欠損を被うパッチを当て，肺静脈血を左房に導くように修復する.

を縫着して閉鎖する.

 冠状静脈洞内での縫合
　　パッチの連続縫合の際に伝導系を避けるため，冠状静脈洞の前縁では静脈洞内に糸をかけるか，ごく薄く心内膜のみに糸をかける.

　パッチを縫着したら，6-0 Proleneの連続縫合で心房切開を閉鎖する．心臓を生理食塩水で満たし，脱血管を再挿入して人工心肺を再開し，加温する．大動脈遮断を解除し，大動脈の心停止液注入部位から血液を噴出させておく．

● **下心臓型**
　この型は通常肺静脈狭窄を伴っており，緊急手術を要する．循環冷却の間に，心臓を上右方に挙上し，下降する垂直静脈を露出する．5-0 Proleneを心尖部に縫いつけると牽引が容易になる．後方の心膜を切開し，垂直静脈を縦切開して肺静脈を減圧する（図 20-2）．その後，冷却が完了するまで，心臓は心囊内に戻しておく．左心耳の位置を保つように，先端に支持糸をかけて左側に牽引する．大動脈を遮断して心停止液を投与し，循環血液をポンプに脱血したら，脱血管を抜去する．心臓を再度心囊内から挙上し，先ほどの切開を共通肺静脈腔の全長にわたって長軸方向に延長する．

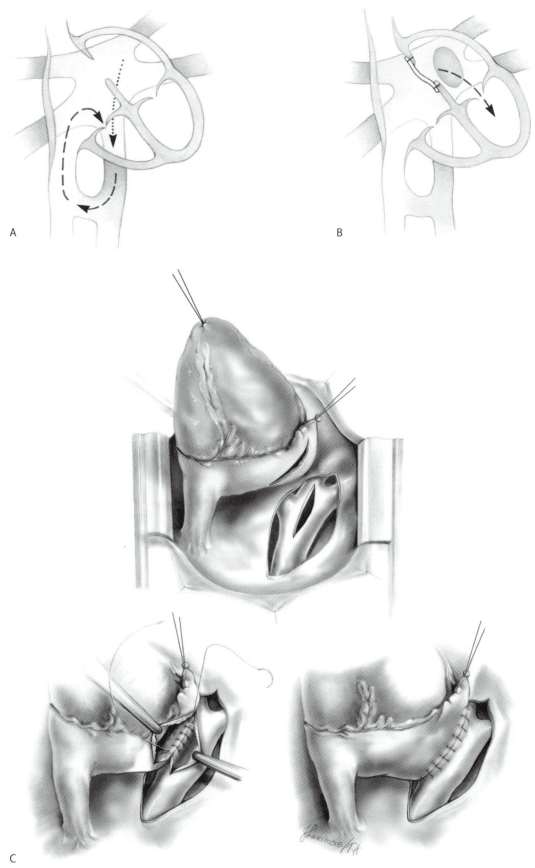

図 20-2　下心臓型総肺静脈還流異常
A：病変の略図．
B：修復の略図．
C：修復の手術手技．

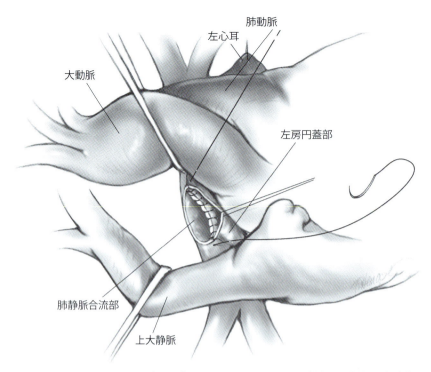

図 20-3　上心臓型に対する上方アプローチ法による左房円蓋部と肺静脈合流部の吻合

　これに向かい合う切開を左房後壁に加え，左心耳まで延長する．先ほどかけた左心耳の牽引糸は，縫合の際に左房を露出して保持するのに有用である．心臓を通常の位置に戻したとき，ちょうど肺静脈切開の上に左房切開が下りてくる位置で左房を切開することが，重要である．吻合は，7-0 Proleneを用いて，最初に切開の上方（右側）を連続縫合し，次いで下方（左側）の縫合を同様に行って完成する（図 20-2C）．

　右房を小さく切開し，心房中隔欠損（通常は卵円孔開存）を閉鎖する．直接閉鎖すると左房が小さくなりすぎると思われる場合には，自己心膜パッチで閉鎖する（第19章参照）人工心肺を再開し，加温する．

NB 共通肺静脈腔の切開線の延長

　共通肺静脈腔の縦切開を左上肺静脈に少し切り込むと，大きな吻合を行うことができる．一方，術後肺静脈狭窄の頻度を下げるため，肺静脈の各分枝には切り込むべきでないと考え，垂直静脈を切離して吻合口を拡大するほうが望ましいとする外科医もいる（後述参照）．

NB 横隔膜下に還流する垂直静脈

　垂直静脈を結紮切離し，その組織を吻合に用いると大きな吻合を作ることができる．垂直静脈を横隔膜の部位で切離し，上述のように長軸切開を加える．これにより共通肺静脈腔にフード状の開口部ができ，左房背面から左心耳に同じ大きさの切開を加えて吻合する．

 吻合部出血

　この部位での追加縫合はきわめて困難で，吻合が裂けたり捻れたりするおそれがあるので，漏れのない吻合をきちんと確実に行う．

● 上心臓型（上方アプローチ法）

　上心臓型には上方アプローチ法を用いる．大動脈を左方に圧排し，左房の円蓋部を露出する．左心耳に支持糸を置き，左側に牽引して心耳の位置を保つ．左房円蓋部のすぐ頭側で後方の心膜を切開し，共通肺静脈腔を確認する．共通肺静脈の全長にわたって長軸切開を加え，必要なら各肺静脈分枝の開口部に切り込んで広い切開口を作成する．左心耳を軽く左方に牽引しながら，左房円蓋部の後方で肺静脈切開に向かい合う切開をおく（図 20-3）．縫合は左端から開始し，心房切開の上縁と肺静脈切開の下縁に沿って進み，次いで残りの部分を縫合して吻合を完成する．

NB 心房中隔欠損の閉鎖

　卵円孔開存または小さな心房中隔欠損は必ず存在するので，通常の方法で右房切開口から閉鎖する必要がある．

NB 上行する垂直静脈の結紮

　冷却中に，上行する垂直静脈に太い結紮糸を回しておく．加温した後も，人工心肺終了まで垂直静脈

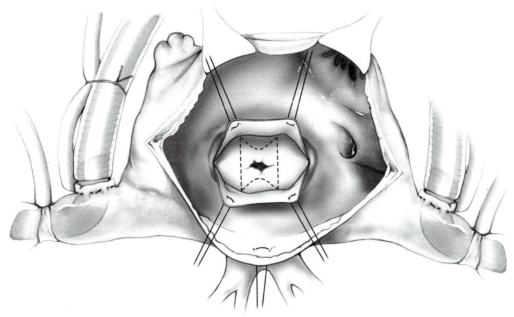

図 20-4　右房切開＋心房中隔切開での肺静脈吻合部狭窄の修復
左房と肺静脈合流部の間の瘢痕組織を切除して狭窄を解除する．

は開けておくと，左房圧が高すぎる場合の安全弁として働く．血行動態が安定したら，肺静脈合流部からなるべく離れた位置で，垂直静脈を結紮する．

肺静脈狭窄

　肺静脈狭窄は単独の病変としても起きるが，多くは総肺静脈還流異常の手術後に生じる．他の先天性心疾患の術後に起きることもある．病理学的には線維性の内膜過形成と多少の中膜肥厚を呈する．狭窄は左房と肺静脈の吻合部に限定されるものから，複数の肺静脈分枝の開口部にまで拡がるものがある．通常，二次元およびドップラ心エコー検査で診断できる．肺静脈は開存しているが開口部が閉鎖している場合にはMRIが有用である．

● 従来の手術法

　吻合部に限定された狭窄には，右房切開と心房中隔の縦切開でアプローチする．左房背面と肺静脈の間の組織を可能な限り切除し，狭くなった吻合部を拡大する（図20-4）．左房と肺静脈が癒着していれば縫合は不要である．しかし，十分に癒着しているか疑問があるときは，左房心内膜と肺静脈を6-0/7-0 Proleneの連続縫合で寄せておく．もし肺静脈分枝の開口部に狭窄があるときは，従来は瘢痕組織の内膜切除を行うか，切開して心膜，Gore-Texまたは心房組織でパッチを当てていた．しかし，その手術成績は不良で，高率に再発する．最近ではsutureless法の開発により，手術成績が向上した．

● Sutureless 法

　手術の際，左房と心膜の間の癒着は剝離しない．循環停止を用いることもあるが，上下大静脈に脱血管を挿入して人工心肺下に手術を行う外科医もいる．なるべく高い位置で上大静脈に脱血管を挿入し，下大静脈にも脱血管を挿入する．大動脈を遮断して心停止液を注入した後に，心房間溝の背側で左房を切開し，狭窄した肺静脈開口部を確認する．右肺静脈の狭窄であれば，左房の瘢痕組織を可能な限り切除し，肺静脈を狭窄部の上流で切離する．肺静脈を狭窄部を超えて心膜外まで切開する場合もある（図20-5A）．背側を残した心膜フラップを作成し，肺静脈組織には針糸をかけず，左房開口部を超えて右房まで心膜フラップを縫いつける．心膜フラップが左房をドーム状に被うので，右肺静脈血はよどみなく左房に流入できる．

　左肺静脈の狭窄の場合には，修復は左房内から行う．狭窄している肺静脈開口部の周囲の左房壁を切除する（図20-5A）．この切除部からさらに肺静脈を左側の心膜の先まで剝離し，狭窄部を超えたところで離断する（図20-6）．十分な癒着があれば縫合は不要であり，背側の密閉した心膜腔を介して肺静脈は左房に還流する．心膜の癒着が不十分な場合には肺静脈開口部から離れたところで心膜と左房壁を縫合する必要がある．縫合は左房内から行うことも，心尖を右に挙上して外側から行うこともできる．心尖を挙上することで，前述した右肺静脈狭窄と同様に左肺静脈狭窄を心臓の外側から解除することもできる．前述のように心膜フラップを作成し左房壁に縫いつける．

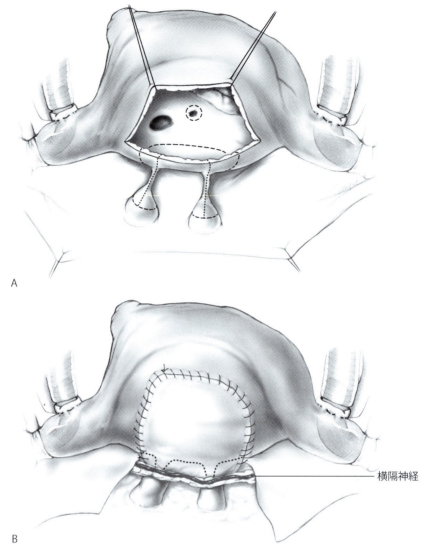

図 20-5　Sutureless 法
A：通常の左房切開で狭窄した開口部を確認し瘢痕組織を完全に切除するか（破線），狭窄部を超えて切開を加える（点線）．
B：心膜フラップを右房壁に縫合する．

 肺静脈開口部の同定

　肺静脈の開口部は針穴状に小さくなり，見つけにくいことがある．

 横隔神経の損傷

　右肺静脈の修復と左肺静脈の外側からの修復では，縫合線は横隔神経のすぐ近くを通る．再手術では心囊内からは横隔神経がわかりにくいことが多いので，胸腔を開放して神経を同定してから心膜の縫合を行うとよい．神経の近くは薄く針糸をかけるか，神経を心膜から帯状に剥離しておく（図 20-5B）．

 初回手術での sutureless 法

　総肺静脈還流異常で，特に内臓錯位症候群や，混合型，あるいは共通肺静脈腔の位置異常がある場合には，初回手術においても sutureless 法を推奨する外科医は多い．共通肺静脈腔とその分枝を含めて心膜で井戸状の空間を作ることにより，肺静脈腔の位置異常を修正することができる．心膜と肺静脈の間の空間は，肺静脈の露出部であるとともに新左房のカフを形成するので，慎重に作成しなければならない（図 20-7）．

 出　血

　Sutureless 法では，出血を確かめようと心臓を持ち上げると縫合部が締まって出血が収まるため，縫合部出血部位を同定するのが難しい．さらに，意図せず胸膜が損傷されると，たとえ小さくてもかなりの出血となり止血が困難になる．

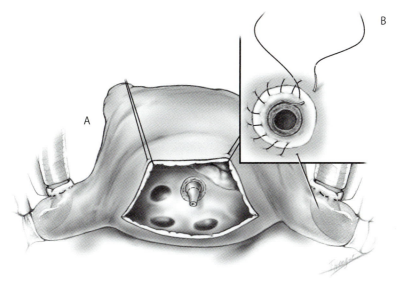

図 20-6 左房内からの左下肺静脈狭窄の修復

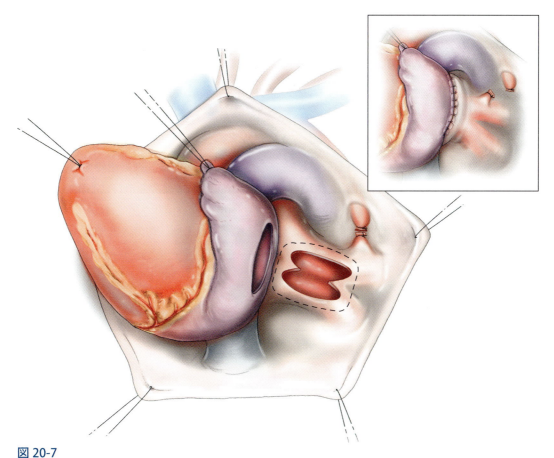

図 20-7
共通肺静脈腔から各肺静脈開口部まで切開を加え，左房と破線部を縫合することで sutureless 吻合口を作成する．吻合は，肺静脈切開縁ではなくその近傍の心膜に縫合して行う．肺静脈に切り込む際には左胸腔を開けないよう注意する．

三心房心

　三心房心はまれな疾患で，左房の背側上方に位置する共通心房腔に肺静脈は流入する．この腔は，左房とは隔壁により仕切られており，心房中隔欠損か卵円孔開存を介して右房と交通していることがある．

●手術手技

　通常，上下大静脈脱血を用いた持続的人工心肺下に修復術を行う．経左房か経心房中隔切開で良好な視野が得られ

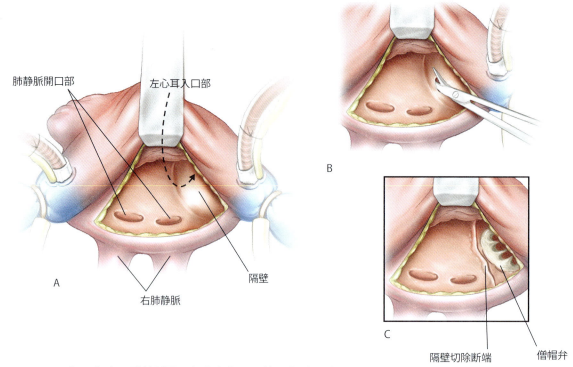

図 20-8　最初に心内で肺静脈開口部と左心耳の位置を確認する
A：左心耳の開口部が容易に視認できれば，隔壁は僧帽弁の弁上狭窄である．
B：隔壁を切除して左心耳の開口部が見えてきたら（隔壁が左心耳と肺静脈を隔てている）三心房心である．
C：修復終了時には肺静脈，左心耳，僧帽弁のすべてが視認できなければならない．

る．心房切開して右房を横切し，さらに心房中隔も横切して卵円窩まで延長する（第 6 章の「経心房斜切開法」の項参照）．心房中隔切開の下に鈎を入れて左房を観察し，4 本の肺静脈と左心耳，僧帽弁を確認して，隔壁を切除する．この際，心臓外に切り込まないよう注意する．隔壁は僧帽弁組織に強く癒着していることがある（図 20-8）．

心房中隔切開は，直接閉鎖することもあるが，通常は glutaraldehyde 処理した自己心膜パッチを当てて 5-0/6-0 Prolene で縫合閉鎖する．右房の切開は 5-0/6-0 Prolene で連続縫合する．加温と大動脈遮断解除および脱気を行う．

21 心室中隔欠損

心室中隔欠損は単独の心疾患として，または他の心疾患と合併して起きる．

外科的解剖

心室中隔欠損の胎生期の形成は実に興味深く，多くの複雑な分類の基礎となってきた．Andersonの分類は，簡単なうえ臨床的で，特に外科的に有用であり，よく用いられている．

Anderson分類では，心室中隔欠損は膜様部型（傍膜様部型とも呼ぶ），両半月弁下型（漏斗部型とも呼ぶ），筋性部型に分けられる．

膜様部型心室中隔欠損は，心室中隔膜様部付近に発生したもので，通常Fallot四徴などでみられるものを含む（図21-1）．刺激伝導系は欠損孔の下縁に密接に関連しているので，同部位の外科的解剖の正確な知識は欠かせない．

房室結節は，三尖弁中隔尖の基部とTodaro索を2辺とし，冠状静脈洞を底辺とするKochの三角の頂点に位置している（図21-2）．伝導系は，His束として房室結節から中心線維体と三尖弁輪を経て心室中隔に至り，心室中隔欠損の下縁をたどって中隔の左室側に向かう．

外科的アプローチ法

すべての型の心室中隔欠損は胸骨正中切開で行うが，右開胸で行う外科医もいる．

●送脱血管の挿入

ほとんどの症例で，中等度低体温人工心肺が用いられる．ごく小さな乳児（2 kg未満）では，右心耳からの1本脱血での人工心肺により冷却と加温を行う．超低体温循環停止が用いられることもある．その他の症例では，上下

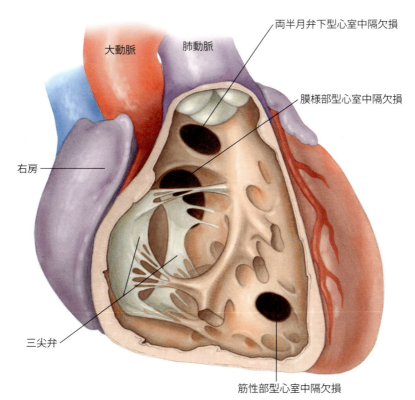

図21-1　心室中隔欠損の分類

246　第Ⅲ部　先天性心疾患の手術

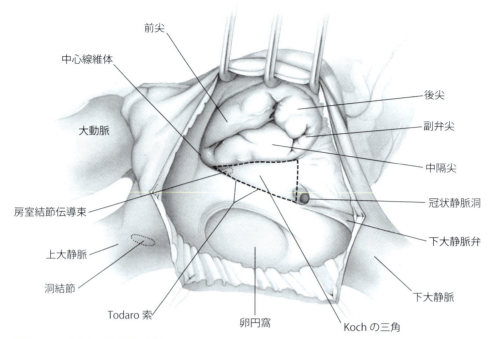

図 21-2　右房の外科的解剖

大静脈に直接脱血管を挿入し，次いで上下大静脈にテープを回す．

●心筋保護

冷却血液心停止液を間欠的に大動脈基部に注入することにより，心停止を維持する（第3章参照）．

経心房アプローチ法

膜様部型心室中隔欠損のほぼ全例と筋性部型心室中隔欠損の多くは，右房経由で展開して閉鎖することができる．両半月弁下型心室中隔欠損は，肺動脈切開で行うのが最も良い．

大動脈を遮断し，大動脈基部から心停止液を注入する．上下大静脈のテープを締め，分界溝から0.5～1 cm 前方で分界溝に平行に，下大静脈の入口部まで長軸方向または斜めの右房切開を加える．切開の辺縁を牽引し，三尖弁とKoch の三角の良好な視野を得る（図 21-3）．

　動脈管開存の合併

もし動脈管開存が合併していたら，人工心肺開始直前に金属クリップで閉鎖し，肺血流過多と体灌流不足を防ぐ（第14章参照）．

　洞結節の損傷

洞結節は，上大静脈に回したテープで傷つくことがある．心房切開を上方に延長しすぎても損傷することがある．

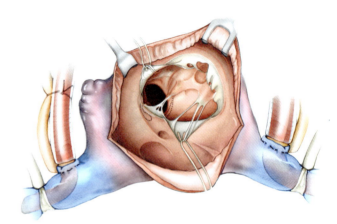

図 21-3　三尖弁葉の牽引による心室中隔欠損の露出

●閉鎖手技

三尖弁前尖を 6-0 Prolene または小さな静脈鉤で牽引し，欠損孔とその辺縁が確認できるよう展開する（図 21-3）．欠損孔は 5-0 Prolene の連続縫合か，複数のTeflonフェルト付き針糸の結節縫合，またはその併用で閉鎖する．

●連続縫合法

両端に半円針のついた 5-0 Prolene で，欠損孔の12時の位置の筋性辺縁から縫合を始める．次に，欠損孔よりやや大きい Gore-Tex パッチに針糸を通し，また欠損孔の辺縁，パッチと運針を進め，その後パッチを下ろす（図 21-4）．

縫合は反時計回りに，大動脈弁の近傍の欠損孔上縁に沿って進め，中心線維体を経て三尖弁輪に至り，そこで三

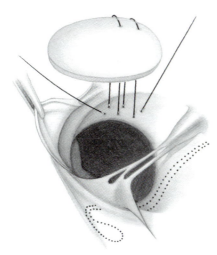

図21-4 連続縫合による心室中隔欠損のパッチ閉鎖
点線は刺激伝導系を示す．

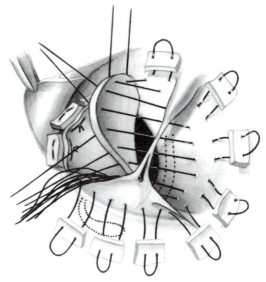

図21-5 結節縫合による心室中隔欠損のパッチ閉鎖

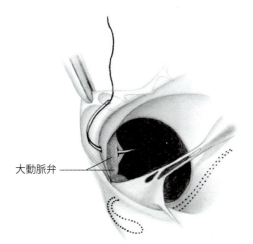

図21-6 大動脈弁葉と欠損孔辺縁は近接している

尖弁中隔尖に針糸を通しておく．操作中，助手は軽く糸を牽引し，縫合しやすくする．

 縫合の補強

時として欠損孔の筋性辺縁がとても脆く，細いProleneでは組織が切れることがある．これは，Fallot四徴など長期にわたる心筋肥大を合併しているときに起こりやすく，連続縫合の代わりに複数のプレジェットで補強した結節縫合を用いる（図21-5）．

 大動脈弁の損傷

大動脈弁は欠損孔上縁のすぐ裏にあり，同部の縫合の際に深く針をかけると，弁葉を突き刺してしまうことがある（図21-6）．

 短絡の遺残

大動脈弁近傍の欠損孔上縁，特に漏斗部中隔付近は最も注意する必要がある．筋肉柱が遺残短絡の原因になりやすいからであり，できるだけ大動脈弁輪近くに針糸をかけることが望ましい．

NB 移行部の縫合

三尖弁輪と大動脈基部および中隔の接合部は遺残短絡の好発部位である．三尖弁葉，欠損孔の辺縁，さらにパッチに針糸をかける移行縫合を加えると，より確実な縫合ができる（図21-7）．この移行部の縫合は，結節縫合でも連続縫合でも比較的容易にかけられる．

次いで糸の他端の針で，時計回りに縫合を進める．欠損孔下縁では，心内膜のみを拾う浅い運針を行って三尖弁に至る（図21-7）．欠損孔の辺縁から3～5mm外側に離して運針し，心筋内にある刺激伝導系を避けて三尖弁輪に至る方法もある（図21-8）．

 房室ブロックの予防

前述のように，His束は中心線維体と三尖弁輪を通って心室中隔に入り，欠損孔の下縁をたどって心室中隔の左室側に向かう．したがって，この経路に沿って運針を行うと，房室ブロックを起こす危険がある（図21-9A）．欠損孔辺縁の近くでは，白っぽい心内膜のみを拾う浅い運針を行う．実際，透き通った心内膜から針が透見できるくらいにすべきである（図21-9B）．より一般的で安全な手術法は，

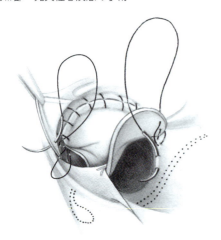

図 21-7 連続縫合による心室中隔欠損のパッチ閉鎖
上方の針は，パッチ，欠損孔の筋性の辺縁，三尖弁葉とかけることで移行部の縫合を完了していることに注目．

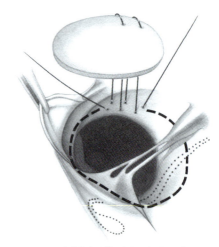

図 21-8 刺激伝導系を避けるため，欠損孔の下線から 3～5 mm 離して糸をかける

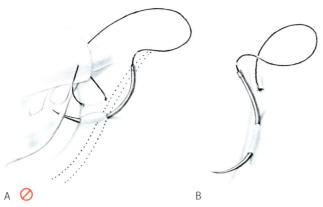

図 21-9
A, B：心内膜に浅く針糸をかけ，房室ブロックを避ける．

欠損孔の下縁では 3～5 mm 離して運針を行うことである（図 21-8）．

 腱索や乳頭筋による支障

腱索や乳頭筋で心室中隔欠損の視野が妨げられたら，中隔尖や前尖の一部を弁輪から 2～3 mm 離して切開してもよい（図 21-10A）．切開した弁葉を牽引すると，心室中隔欠損の良好な視野が得られる（図 21-10B）．欠損孔をパッチ閉鎖した後，6-0/7-0 Prolene で弁葉切開部を弁輪に沿って閉鎖する．

 大動脈弁の損傷

三尖弁に切開を加える際には，三尖弁組織だけを切開するよう注意する．大動脈弁は三尖弁のすぐ裏側で下方に位置することがあり，大動脈が減圧されると大動脈弁はより三尖弁に近づいて，損傷されやすくなる．

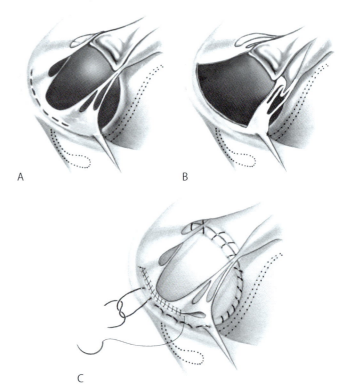

図 21-10
A：視野を改善するための中隔尖と前尖の切開線．
B：切開した弁尖の牽引．
C：心室中隔欠損閉鎖の完成と弁切開の修復．

次に，弁輪から約 2 mm 離して，三尖弁葉を水平マットレス縫合で運針し，右室側に針が戻ったときにパッチを拾い，さらに弁葉を拾って右房側に戻る．この操作を時計回りに糸の他端のところまで続け，糸の両端をしっかりと結ぶ（図 21-10C）．

 縫合の補強

Prolene によって薄い三尖弁組織が切れることが

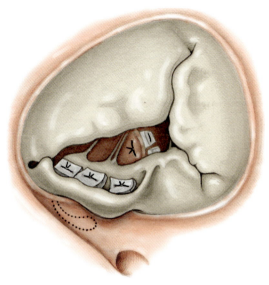

図 21-11　弁葉組織を過剰に縫合線に用いると，三尖弁逆流を引き起こす

ある．複数のプレジェットや帯状の自己心膜片で縫合線を補強するとよい．結節縫合の場合はプレジェットを用いる．

三尖弁逆流の防止

縫合の際に三尖弁組織を大きく拾いすぎると，逆流を生じる（図 21-11）．三尖弁の糸かけは，弁輪から 2 mm 以上離してはならない．

NB 三尖弁の修復

パッチの固定後，神経鉤か細い鑷子で，前尖と中隔尖を注意深くパッチの上に引き戻す．6-0 Prolene で前尖と中隔尖または中隔尖と後尖（あるいはその両方）を 1〜2 針縫い合わせて，三尖弁が逆流なく閉鎖するように留意する．右室に生理食塩水を注入し，弁逆流試験を行ってもよい．

修復が完了したら，右房壁を 5-0/6-0 Prolene の連続縫合で閉鎖する．

経心室アプローチ法

心室中隔欠損は，左室心尖部付近にあるもの以外，すべて右室切開から閉鎖可能である．Fallot 四徴のように漏斗部狭窄などの合併病変がある場合には，右室縦切開が用いられることがある．右室前壁を横走する異常冠状動脈がある場合には，右室横切開が理論的に有利といえる（図 21-12）．

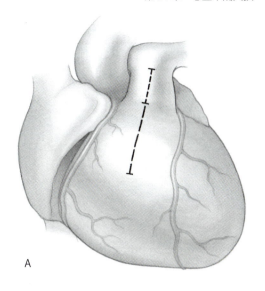

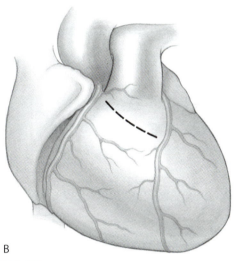

図 21-12
A：漏斗部全長にわたる右室切開（大きい破線）と肺動脈分岐部までの肺動脈縦切開（小さい破線）．
B：右室横切開

冠状動脈の温存

走行異常の冠状動脈を切離しないよう最大限の注意を払わなければならない（図 21-13）．冠状動脈左前下行枝が右冠状動脈から分枝する場合，前下行枝は右室前壁を横切る．不用意にこの枝を切離したりすると，重篤で致命的にもなりうる心筋障害を引き起こす．もしこの不幸な事態が起こったら，血管の断端を両方縫い閉じ，左内胸動脈を採取して左前下行枝の遠位側に吻合する．

NB 心室中隔欠損の同定を困難にする漏斗部肥厚

漏斗部の肥厚は，時に膜様部型心室中隔欠損の同定を妨げることがある．右室流出路狭窄を解除するのに必要なだけ，肥厚した筋束を切開して切除する．それでも心室中隔欠損の視野が不良な場合は，経心房的に露出する（第 23 章参照）．

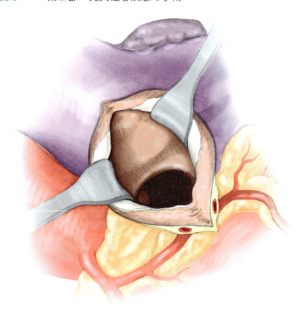

図 21-13　走行異常の冠状動脈の右室切開による切離

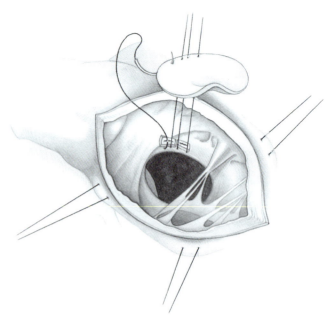

図 21-14　結節縫合による心室中隔欠損閉鎖方法

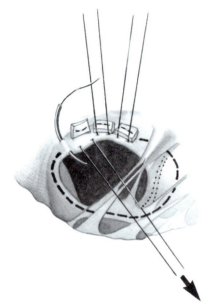

図 21-15　直前にかけた糸を軽く牽引すると，視野が改善する

●結節縫合法

右室切開による膜様部型心室中隔欠損の閉鎖は，心房切開の場合と本質的には同じである．右室切開の辺縁を，小さなプレジェット付きの糸か静脈鉤で牽引する．欠損孔の辺縁を観察し，初めに12時の位置で欠損孔の筋性辺縁に，小さなプレジェット付き 4-0/5-0 の編み糸で結節水平マットレス縫合をかけ，さらに糸の両端の針を欠損孔よりやや大きい Gore-Tex パッチにかける（図 21-14）．かけた糸を軽く助手が牽引すると，視野が改善して次の糸がかけやすくなる（図 21-15）．

欠損孔上縁（大動脈弁にかぶさる部分）に反時計回りに次々縫合糸をかけていき，心室中隔と大動脈基部および三尖弁輪が接合する中心線維体に至る．次のプレジェット付き結節縫合の針を三尖弁輪近傍の弁組織，筋性の欠損孔辺縁とパッチに通す．他端の針は，三尖弁組織とパッチに通す．これが適正な移行部の縫合である．

次に最初の糸のところから時計回りに糸をかけていき，次第に3〜5 mm 欠損孔辺縁から離して刺激伝導系を避ける．欠損孔下縁が三尖弁輪に接する部位までできたら，次の糸の針は三尖弁，欠損孔辺縁から3〜5 mm 離れた筋性中隔，パッチと通していく．糸の他端の針は，三尖弁とパッチに通す．残りの糸は，三尖弁輪から約2 mm 離れた弁葉に右房側からかけ，パッチに通す．すべての糸かけが完了したらパッチを欠損孔まで下ろし，糸をしっかりと結ぶ（図 21-16）．まず欠損孔辺縁にすべての糸をかけ，それぞれを保持しておいて，その後，助手が把持するパッチに糸を通していく方法を好む外科医もいる．

別の方法として，5-0 Prolene の連続縫合を用いることもできる．三尖弁のところではパッチを三尖弁に，弁輪から1〜2 mm 離して縫いつける．欠損孔閉鎖が完成した後，5-0 Prolene の連続二層縫合で右室切開を閉鎖する（図 21-17）．

🚫 大動脈弁の損傷

大動脈弁は欠損孔上縁のすぐ裏にあり，そこで深く運針すると弁葉を突き刺してしまうことがある．したがって，同部では辺縁稜にも糸をかけて確実な縫合を行う．

🚫 房室ブロックの予防

His 束は中心線維体と三尖弁輪を貫通して心室中隔に入り，欠損孔の下縁をたどって心室中隔左室側

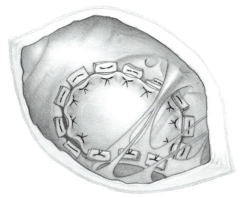

図 21-16　結節縫合による心室中隔欠損のパッチ閉鎖の完成

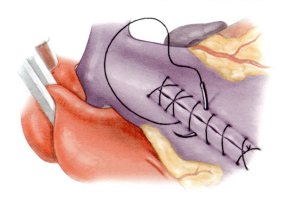

図 21-17　心室切開口の閉鎖

に向かう．この経路に沿って運針すると房室ブロックの危険がある．結節縫合を用いる場合の安全な手術法は，欠損孔の下縁では辺縁から 3〜5 mm 離して運針することである．

移行部の縫合

三尖弁輪と欠損孔の辺縁が接する部位が，遺残短絡の好発部位である．三尖弁葉，欠損孔の辺縁から離れた筋性中隔，さらにパッチの順に運針する移行部の縫合で，より確実な閉鎖ができる．

両半月弁下型心室中隔欠損

この型は，大動脈弁逆流を合併することがある．大動脈弁逆流の進行と弁葉の変性を防ぐため，欠損孔が小さくても本欠損は閉鎖すべきであろう．

●閉鎖手技

右室切開法を用いることもできるが，経肺動脈アプローチが好ましい．高度の逆流がある場合は，大動脈弁の修復を心室中隔欠損の閉鎖に先立って行う．

右房 1 本脱血を用いた標準的な送脱血管挿入を行い，人工心肺を開始して中等度低体温とする．大動脈を遮断し，冷却血液心停止液を大動脈基部に注入する．大動脈弁逆流が高度なら，大動脈を斜切開して左右の冠状動脈口に直接冷却血液心停止液を注入する．

肺動脈弁の交連部の直上で肺動脈幹を横切開する．小さな静脈鉤で肺動脈弁を牽引し，心室中隔欠損を露出する．大動脈弁の逸脱と逆流の程度を評価するため，血液心停止液を大動脈基部から注入する．欠損孔が中等度の大きさであれば，それを通してすべての大動脈弁葉が視認できる．実際に，弁葉の 1 つが逸脱し，欠損孔を部分的に塞いでいることがある．Glutaraldehyde 処理した自己心膜または Gore-Tex パッチを欠損孔よりやや大きめに切り，欠損孔の右室側に 5-0/6-0 Prolene の連続縫合で縫着する．上方では，パッチを肺動脈弁の後尖の基部に固定しなければならない．同部ではパッチから肺動脈弁葉基部に針を通し，次に弁葉からパッチに針を戻す．欠損孔が肺動脈弁輪から離れるまで，この編むような縫い方を続ける．弁葉組織が脆い場合は，縫合線の肺動脈側に細い帯状の心膜片を当てて補強してもよい．縫合が終わったら，糸をしっかりと結ぶ（図 21-18）．

次に，肺動脈切開を 5-0/6-0 Prolene の連続縫合で閉鎖する．心臓を血液で満たして大動脈遮断を解除し，心停止液注入部位から脱気する．経食道心エコーで，大動脈弁の逆流がないことと心室中隔欠損の完全な閉鎖を確認する．

大動脈弁の損傷

本疾患では大動脈弁輪と肺動脈弁輪は近接していることが多いので，欠損孔の上縁部での縫合には注意が必要である．深く針をかけすぎると大動脈弁葉を縫い込み，重篤な大動脈弁逆流を引き起こしかねない．さらに，大動脈弁葉のうち 1 つが欠損孔から逸脱している場合，欠損孔閉鎖の縫合に弁葉を巻き込んだり，傷つけたりしないよう細心の注意を払う必要がある．

肺動脈弁の損傷

欠損孔の上縁は肺動脈弁輪に近接している．欠損孔閉鎖には肺動脈内から弁輪に針糸をかけなければならないが，このとき弁葉が傷ついたり穿孔したりすることがある．したがって，場合によっては心膜片を肺動脈側に当てて縫合線を補強する必要がある．

筋性部型心室中隔欠損

筋性部型心室中隔欠損は辺縁を全周筋肉に被われており，筋性中隔のどこにでも発生する．本疾患では，症例によっては初回手術に肺動脈絞扼術を行う．欠損孔の位置に

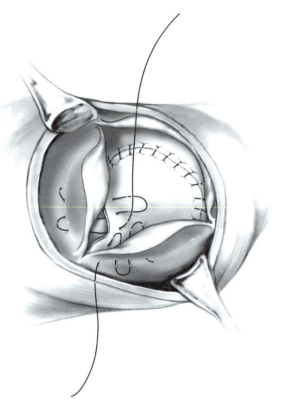

図 21-18　両半月弁下型心室中隔欠損の肺動脈経由の閉鎖

応じて，右房または右室切開で視野を出す．かつては，心尖付近の小さな左室切開で心尖に近い位置の筋性欠損を閉鎖していた．しかし，術後左室機能不全により死亡率と合併症頻度が高かったため，ほとんど行われなくなった．多くの筋性欠損では，右房切開から卵円孔越しに左室に小さな直角鉗子か血管プローブを挿入し，欠損孔を見つけて位置を同定するか，欠損孔がある右室心尖部に大きなパッチを当てて塞ぐことで，欠損孔を閉鎖できる．心尖部筋性心室中隔欠損は，経カテーテル閉鎖用の器具を用いてカテーテル治療できる．通常の切開法では閉鎖困難な筋性部型心室中隔欠損を有するが，カテーテル閉鎖をするには体格が小さすぎる患者には，胸骨正中切開したうえでエコーガイド下に特別な器具で閉鎖する方法がきわめて有用であることが知られてきた．多発筋性心室中隔欠損に対しては新しい器具が次々と実用化されてきているので，肺動脈絞扼術ではなく，手術とカテーテル治療を併用するハイブリッド治療で一期的に治療されるようになってきた．

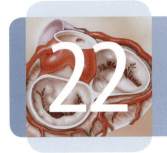

22 房室中隔欠損

　本疾患は，心内膜床欠損とも呼ばれてきた．房室中隔欠損では，心房中隔の下部と心室中隔の上部，すなわち流入部に欠損ができ，房室弁にはさまざまな形成異常が見られる．

　ごく軽症例以外は，房室弁は共通房室弁となっている．この弁は種々の大きさや形の6つの弁葉からなり，正常または異常な位置にある乳頭筋に腱索を介して付着している．この共通房室弁は，それぞれ3つの弁葉を有する左側房室弁成分と右側房室弁成分に分けられる．右側房室弁成分をなす弁葉は，右上葉，右下葉，右側方葉と呼ばれ，左側房室弁成分をなす弁葉は，左上葉，左下葉，左側方葉と呼ばれる（図22-1）．

　臨床的にも解剖学的にも重要なことであるが，正常心における僧帽弁では，前尖は弁輪の1/3を構成し，後尖は2/3を構成する．房室中隔欠損では，この比率は反対になる．後尖（左側方葉）は弁輪の1/3，二葉の前尖（左上葉と左下葉）は2/3を構成する（図22-2）．

　臨床的見地から，房室中隔欠損は部分型，中間型，完全型に分類される．部分型では一次孔型の心房中隔の欠損が認められる．2つの房室弁は心室中隔の稜線に付着し，弁下の心室間交通は通常存在しない．左側房室弁の前尖はさまざまな程度の裂隙を有し，三葉左側房室弁の不全形であると考えられている．左側房室弁逆流はないことが多い（図22-1B）．

　中間型は部分型と類似している．主な違いは，2つの房室弁の心室中隔への付着が不完全なことである．これにより複数の小さな心室中隔の欠損部が生じる．房室弁の弁葉が低形成な場合もある．

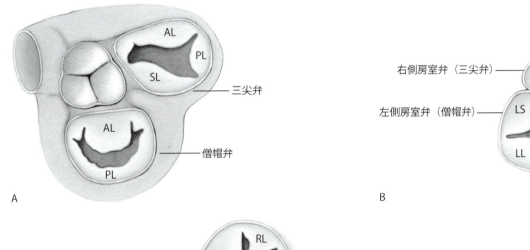

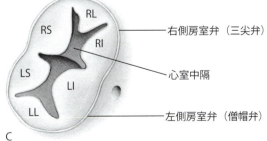

図22-1　僧帽弁と三尖弁の関係
A：正常心では僧帽弁と三尖弁の弁輪はじかに接しておらず，大動脈弁を取り巻く心臓の線維性骨格を介して接するのみである．
B：部分型房室中隔欠損（一次孔型心房中隔欠損）．左側房室弁と右側房室弁の弁輪は癒合しているが，左右心室間の交通はない．
C：完全型房室中隔欠損．
AL：前尖，PL：後尖，SL：中隔尖，LS：左上葉，RS：右上葉，RL：右側方葉，RI：右下葉，LI：左下葉，LL：左側方葉．

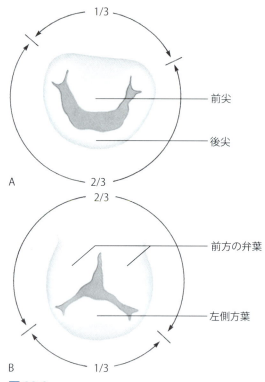

図 22-2
A：正常僧帽弁の弁輪形態.
B：房室中隔欠損における左側房室弁の弁輪形態.

完全型は，名前の示すとおり，心房下部と心室上部の両方の中隔に欠損が認められる．房室弁が心室中隔に付着する部分の構造は，きわめて多様である．

Rastelli は Mayo Clinic の剖検標本を検討し，左上葉の形，大きさ，位置，付着部に注目して，房室中隔欠損の分類を行った．A 型は最も頻度が高く，左上葉が左室の上にあり，腱索は心室中隔の稜線に付着している（図 22-3A）．

B 型はまれで，左上葉の腱索は心室中隔右室側にある異常乳頭筋に付着している（図 22-3B）．C 型はやや頻度が高く，左上葉は大きく心室中隔の欠損部の上から右室まで被っており，腱索の付着はさまざまである（図 22-3C）．3つの型を決定するのは，左上葉の心室中隔への騎乗の程度である．

NB 不均衡型房室中隔欠損

房室中隔欠損患者の約 10％ は不均衡型である．共通房室弁が右室側まで被っている場合は，左室と左側の構造はしばしば低形成になる．共通房室弁が左室側まで被っているときには，右室は低形成になり，右室流出路狭窄を有することがある．

部分型房室中隔欠損（一次孔型心房中隔欠損）

部分型房室中隔欠損は房室中隔欠損の一種で，時に一次孔型心房中隔欠損と呼ばれる．臨床的には，大きな一次口欠損があるのに加え，左側房室弁にはさまざまな程度の裂隙を有する（図 22-4）．すでに述べたように，本疾患の左側房室弁は三葉構造と考えるべきことを，修復を行う際には留意する必要がある．

◉ 切開法

この型の心房中隔欠損は，通常胸骨正中切開で手術するが，右乳房下開胸でもよい（第 1 章参照）．

◉ 送脱血管の挿入

上行大動脈に送血管を挿入する（第 2 章参照）．上大静脈と下大静脈には直接脱血管を挿入し，上下大静脈にテープを回す．ベントを右上肺静脈から左房へ挿入し，左側房室弁の近くに留置する（心臓を開けてから適切な位置に置き直す）．

◉ 心筋保護

心停止液を注入して心停止とし，大動脈基部から間欠的に冷却血液心停止液を注入して心停止を維持する（第 3 章参照）．

◉ 手術手技

右心耳の基部から下大静脈への脱血管挿入部付近まで，房室間溝と平行に大きく右房を切開する．細い糸で，時にはプレジェットをつけて切開縁を牽引する（図 22-5A）．左側房室弁逆流の有無と程度を注意深く評価する．房室弁口を通して生理食塩水を勢いよく注入することで，評価は可能である．左上葉と左下葉の間の裂隙は，手術時に弁逆流がなくても，後に逆流を生じることが多いので，閉鎖しておくべきである．裂隙の向かい合う辺縁に 3〜4 本の 6-0 Prolene で結節縫合をかけて閉鎖する（図 22-4）．

🚫 裂隙の閉鎖

弁葉の自由縁ではなく，お互いに接している辺縁を縫合するように注意する（図 22-4）．修復をしっかり行おうとして弁組織を大きく縫合すると，通常弁逆流を引き起こす．年長児では，裂隙の辺縁は強くて線維化しているので，確実に縫合できる．乳児では弁組織はいくらか弱いので，このような場合には，心膜プレジェット付きの水平マットレス縫合を用いるとよい．

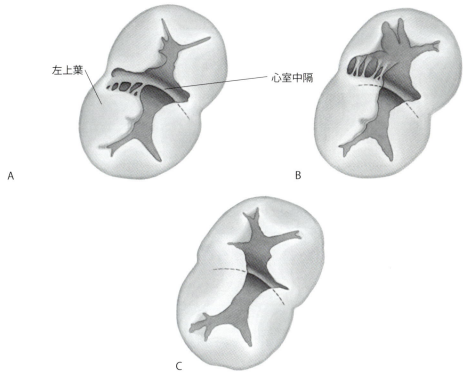

図 22-3　房室中隔欠損の Rastelli 分類
A：A 型，B：B 型，C：C 型．

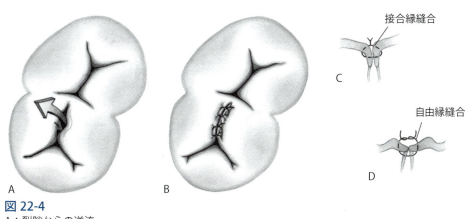

図 22-4
A：裂隙からの逆流．
B：裂隙の修復．
C：裂隙の接合縁．
D：裂隙の自由縁．

　部分型房室中隔欠損で重篤な弁逆流を伴うことはまれである．しかし，時として逆流が高度で，積極的な形成を要することがある（第 6 章の「僧帽弁形成術」の項参照）．部分型房室中隔欠損が小さく，左側房室弁の視野が不良な場合には，心房中隔欠損を卵円窩方向に切り込んで拡大する．

　左側房室弁形成ができあがったら，自己心膜パッチで心房中隔欠損を閉鎖する．5-0/6-0 の両端針付き Prolene で，左右の房室弁の間の弁輪の中ほどから縫合を開始し，右側房室弁の弁輪付着部を細かく縫っていく（図 22-5B）．

縫合を両側に進め，弁輪の上端と下端に至る．ここで縫合を中断し，小さな心室中隔の欠損部があれば縫合線に含めて同時に閉鎖するのが良い．

左側房室弁組織の縫い込み

　左側房室弁逆流を誘発したり増悪させたりしないように，左側房室弁には糸をかけず，心室中隔付着部近傍の右側房室弁組織に針糸をかける．

　心室中隔の稜線に沿った縫合が完成したら，心膜パッチ

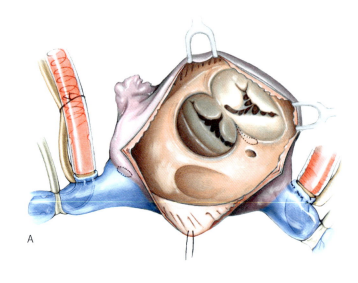

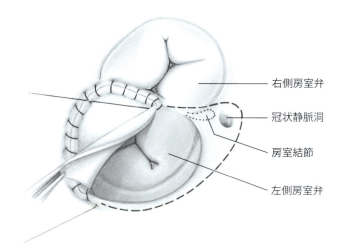

図 22-6　部分型房室中隔欠損の心内修復縫合の別法

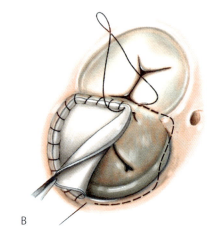

図 22-5
A：部分型房室中隔欠損の露出法．
B：心内修復の縫合法．

の高さを注意深く計測する．パッチが短すぎると，弁輪を引っ張り上げて左側房室弁逆流の原因となる．パッチを適切な大きさと形に切り整え，先ほどの針糸で縫合を再開して欠損孔をパッチ閉鎖する．

　心房切開は 5-0/6-0 Prolene の連続縫合で閉鎖する．脱気操作を行い，大動脈遮断を解除する．大動脈基部のベントは，心室の拍出が良好になるまで術野に開放するか吸引回路につないでおく．

 刺激伝導系への危険性
　右側房室弁輪と冠状静脈洞の間で深い運針を行うと，刺激伝導系を損傷して房室ブロックになるおそれがある．同部位では，針が組織を通して透見できるぐらいに心内膜のみを浅く拾う運針を行い，房室ブロックに注意を払う必要がある．初めの数針は左側房室弁輪の近傍にかけるのが良い（図 22-5B）．パッチの右側を少し長く作っておき，冠状静脈洞が左房側に還流するように迂回して縫合し，房室ブロックを予防する方法もある（図 22-6）．しかし，

左上大静脈が冠状静脈洞に還流している場合には，酸素飽和度の著しい低下を招くのでこの方法を用いてはならない．

 溶血の防止
　自己心膜パッチは，glutaraldehyde 溶液で固定して用いる．Dacron や Gore-Tex のパッチは，少量であっても左側房室弁逆流のジェットがパッチに当たると，溶血を起こすおそれがある．

完全型房室中隔欠損

　完全型房室中隔欠損の手術を行う際に注意すべき最も重要な点は，左側房室弁逆流の防止である．2 枚パッチ法と 1 枚パッチ法の 2 つの方法がある．

●送脱血管の挿入

　2 kg 未満の小さな乳児では，低体温循環停止を用いると良好な術野が得られる．しかし多くの場合，上大静脈へ直接脱血管を挿入し，下大静脈–右房移行部から下大静脈に向けて別の脱血管を挿入して心内操作中も循環を維持する．不適切な位置に脱血管が挿入されると，弁組織に過大な張力がかかるので避けなければならない．大動脈への送血管挿入は通常どおり行う．低体温循環停止法を用いる場合には，冷却と加温のために右心耳からの 1 本脱血を行い，循環停止の間は脱血管を抜去する．持続的に人工心肺を用いる場合は，右上肺静脈からベントを挿入し，心房を切開してから左側房室弁付近に位置を調整する．

● 2 枚パッチ法の手術手技

　右心耳の直下から下大静脈に向かい，房室間溝と平行に大きく心房を切開する．辺縁を細い糸で，場合によってはプレジェット付きの糸で牽引し，小さな弁鉤でさらに術野

第22章 房室中隔欠損 257

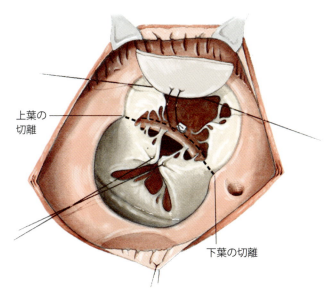

図22-7 完全型房室中隔欠損の心室中隔の欠損部の閉鎖
点線は上下弁葉の切離線を示す．

を展開する．機能的，病理的な形態を詳細に観察し，生理食塩水を心室に注入して下葉と上葉の接合具合を評価する．

心室中隔の上で左上葉と左下葉が接する部位に6-0 Proleneの支持糸をかけ，共通弁輪を作成する際の目安とする（図22-7）．心室中隔欠損の露出と確実な閉鎖のため，左上葉や左下葉を弁輪に向かって切開する必要が生じることもある．心室中隔欠損閉鎖の邪魔になる二次腱索はすべて心室中隔から切離するが，通常は，二次腱索を温存して腱索の付着の下方で心室中隔の稜線の右室側にパッチを当てることが可能である．適切な大きさの半円形のGore-Texパッチを，両端針付き5-0 Proleneで心室中隔の右室側に（通常中央部から始めて）縫合する．最初の1針はプレジェット付きにしてもよい（図22-7）．

NB 弁葉の切開

弁葉のどこを切開するかを決めるには，腱索の付着が弁の左側成分と右側成分を分ける線を決める目安となる．しかし，十分な大きさの左側成分を作ることはきわめて重要なので，弁葉をやや右寄りで切開することが多い．

⊘ 房室ブロックの予防

房室結節は冠状静脈洞のすぐ前方の心房中隔に位置している．His束は房室結節から起こり中心線維体を通って心室に入り心室中隔の欠損部の稜線に沿って走行する．パッチの縫合線は心室中隔の欠損部の辺縁から十分離し，いかなる房室伝導障害も起こさないよう注意すべきである．

上下の弁輪までの縫合は，縫合糸を軽く牽引するとやりやすい．弁輪部で針糸を上下とも弁葉を通して心房側に引き出し，糸の両端を把持する．

NB 心室中隔パッチの高さ

弁葉の適切な高さへの吊り上げは重要であり，心室中隔パッチは逆流試験での房室弁の位置に対応する高さに合わせる（図22-8）．

大きな心膜パッチを，心房中隔の欠損部に合うように切り整える．共通房室弁輪上の縫合では，弁葉と心室中隔パッチの両方に糸をかける．弁葉を切開していなければ連続縫合を用いる．弁葉を切開している場合は，両方の弁葉，すなわち左側と右側の房室弁の弁葉と心室中隔パッチ，心房中隔用の心膜パッチのすべてに糸をかけるよう，特に注意する．これをうまく行うには，右側房室弁葉，Gore-Texパッチの上縁，左側房室弁葉，最後に心膜パッチ下縁の順に結節水平マットレス縫合を，6-0 Proleneでかけるとよい．すべての糸をかけて把持したら，心膜パッチを下ろして糸を結紮する．

⊘ 弁葉形態の変形

房室弁葉にかける針糸の縫い代を大きくとりすぎると，弁葉の幅が小さくなり，弁逆流を引き起こすおそれがある．

心室パッチと心房パッチとの縫合が終わったら，心房パッチを右房腔内に引き込み，弁葉の接合縁が合うように左上葉と左下葉の間の裂隙を結節縫合する．生理食塩水を左室腔に注入して左側房室弁の逆流を再度チェックする（図22-9A）．下側方交連および上側方交連からの逆流は，心膜プレジェット付きの糸で交連部を縫縮して弁輪形成することにより，制御できる（図22-9B）．中心部のわずかな逆流は放置してもよいが，できる限り逆流を減らす努力をすべきである．左側房室弁の両交連間を，両端針付き5-0 Proleneで縫縮して弁輪形成を行うのが最も有効である．心膜プレジェットを二重の縫合線の両端につけ，患児の体格に合う標準僧帽弁口径のHegar拡張器を弁口に入れた状態で，糸を結紮する（図22-9C）．

心膜パッチの高さが適切になるよう慎重に計測し，パッチの形を切り整える．「部分型房室中隔欠損」の項で述べたように，冠状静脈洞を左側または右側に落とし，パッチを心房中隔の欠損部の辺縁に5-0/6-0 Proleneで連続縫合する（図22-5B，22-6）．なお，冠状静脈洞を右房側に残す場合は，刺激伝導路付近では浅い縫合を心がける．

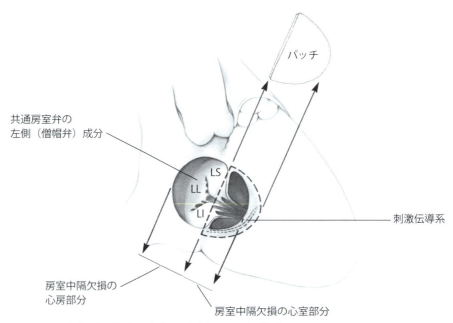

図 22-8 完全型房室中隔欠損を右側から見た模式図
心室中隔パッチの寸法を示すため，共通房室弁の右半分と右心系の残りの成分は取り外している．パッチの上縁は房室弁の弁輪の高さで弁葉を支え，下縁は心室中隔の筋性の稜線より下方で心室中隔欠損の右側に当て，刺激伝導系の損傷を避ける．
LS：左上葉，LL：左側葉，LI：左下葉．

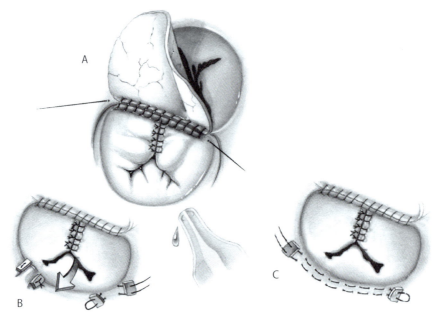

図 22-9
A：共通房室弁への縫合を終えた心房パッチ．
B：交連部のプレジェット縫合による左側房室弁輪形成．
C：適切な大きさの Hegar 拡張器を挿入し，左側房室弁輪縫縮を行う．

🚫 高い左房圧

人工心肺終了後，左側房室弁逆流または左室機能不全により左房圧が高くなることがある．冠状静脈洞を左房側に落としている場合には，冠状静脈洞の内圧が高くなるため冠循環が障害されるおそれがある．

NB 弁機能

中等度～高度の弁逆流が残ると患者は十分に耐えられない．したがって，やや過度に左側房室弁形成を行って軽度の狭窄をきたすほうが，軽度の逆流を残すより好ましい．

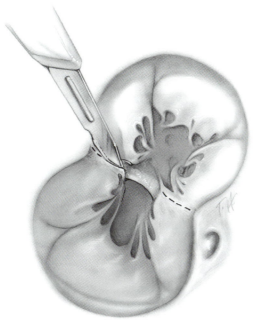

図 22-10　心室中隔の稜線の上方で弁葉を切開する

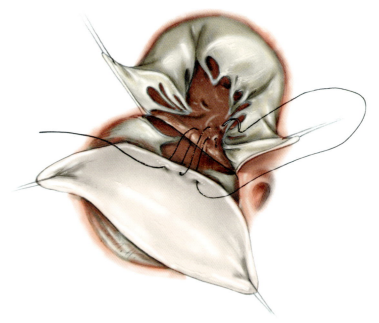

図 22-11　心室間交通の右室側に心膜パッチを当てる

🚫 不適切なパッチの高さ

完璧に弁形成を行っても，心室パッチや心房パッチが高すぎたり低すぎたりすると，弁が変形して弁逆流を起こしてしまう．

● 1枚パッチ法の手術手技

送脱血管挿入の前に心膜を大きく切除し，glutaraldehyde 溶液に浸け，生理食塩水ですすいでおく．右房を切開し，心室を生理食塩水で満たして弁葉を観察する．心室中隔上での上葉と下葉の接合を見定めた後，共通房室弁を左側と右側に分ける位置を決め，そこに 6-0 Prolene の支持糸をかける．

心室中隔の稜線が上下で両側の弁輪に接するまでの距離を測定する．この値がパッチの幅を規定する．パッチが広すぎると左側房室弁輪が拡がり，弁逆流を引き起こす．左側の房室弁葉が足りないと考えられたら，パッチの幅は弁輪間の距離より短くすべきである．これにより左側房室弁輪は小さくなり，弁逆流の防止に役立つ．

心膜パッチを当てるために，上下弁葉の切開はほぼ全例で必要になる．心室中隔の稜線に平行に弁輪まで弁葉を切開する（図 22-10）．

🚫 左側房室弁組織の不足

上葉と下葉は多少右室側で切開し，左側房室弁の逆流をきたさないだけの十分な弁組織を確保する．

欠損孔の右室側への心膜パッチの縫合は中央部から始め，5-0 Prolene の連続縫合で行う．腱索の付着部を避けて縫い進め，上下両側の房室弁輪に至るまで縫合を続ける（図 22-11）．この縫合糸を把持し，心膜パッチを心房側に引き上げ，腱索が軽く張る程度の適切な高さに弁葉を吊り上げる．左側と右側の房室弁を 6-0 Prolene の連続縫合で心膜パッチに縫着し，この糸を先の 5-0 Prolene と結ぶ．弁葉と心膜の縫着部は，心膜プレジェット付き 5-0/6-0 Prolene の結節水平マットレス縫合で補強する（図 22-12A，B）．支持糸を心膜パッチの上縁にかけてパッチを上下に動かすことで，左側と右側の形成具合をチェックすることができる．

上下葉間の裂隙を，前述のとおり結節縫合で閉鎖する．左側房室弁の逆流を生理食塩水の注入で再度検査し，逆流があれば「2枚パッチ法の手術手技」の項で述べたように弁輪形成を行う．心膜パッチの残りの部分を，心房中隔欠損部の辺縁に前述のとおり縫合する（図 22-13）．

● 心室中隔欠損部を直接閉鎖する 1 枚パッチ法

近年，完全房室中隔欠損の心室中隔の欠損部を直接閉鎖する方法が提唱されている．心室中隔の稜線部に刺激伝導系を避けてプレジェット付き 5-0 ポリエステル糸の結節水平マットレス縫合を行う．この糸を上下の右室と左室をまたぐ弁葉にかけて心房側に引き出し，さらに心房中隔の欠損部を閉鎖する心膜パッチに通す．左側房室弁の組織が少ないときには，針糸を右室寄りにかけて，より大きな左側房室弁を作る．左上葉と左下葉の間の裂隙を 6-0/7-0 Prolene の結節縫合で閉鎖する．心室中隔にかけた糸をしっかりと結紮し，心室間交通を閉鎖する．左側房室弁を水試験し，必要なら弁輪形成を前述のとおり行う．心膜パッチを 6-0 Prolene の連続縫合で縫いつける．この際，

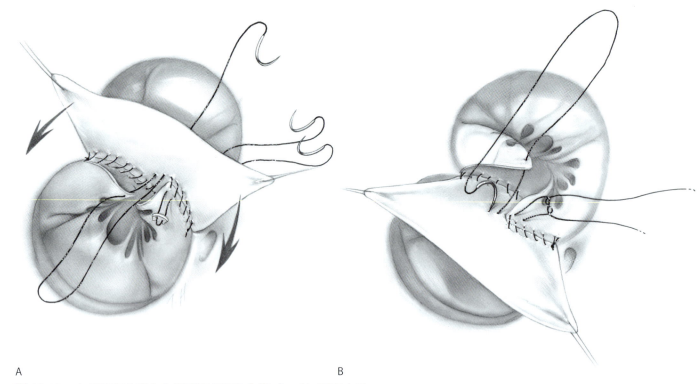

A　　　　　　　　　　　　　　　　B

図 22-12　左側房室弁葉と右側房室弁葉を心膜パッチに固定する
下弁葉の連続縫合が完了し，補強のための結節マットレス縫合を，左側から左側房室弁，パッチ，右側房室弁と運針した後，右側で結紮する．
A：左側の所見，B：右側の所見．

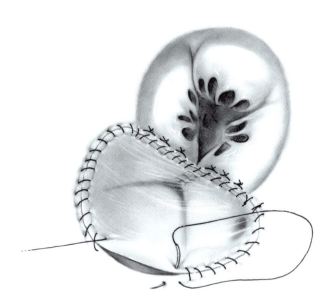

図 22-13　残りの心膜パッチで心房間交通を閉鎖する

弁輪の下方部分と冠状静脈洞の間では，浅く縫合を行う．

NB　患者の適応

　この簡単な手術法は慎重に用いる必要がある．もし心室中隔の欠損部が深いと，房室弁葉を強く引き下げ，心筋を裂いたり弁を変形させたりすることになり，高度の左側房室弁逆流を生じる．少なくとも理論上は，心室間交通の直接閉鎖は左室流出路狭窄を生じる危険性もある．この術式の変法として，上葉と下葉の大部分を直接閉鎖して中央部分にパッチを当てる方法は有用かもしれない．

●手術の完了

　右房切開部を 5-0/6-0 Prolene の連続縫合で閉鎖する．持続的に人工心肺を用いる場合，心房間交通の閉鎖中に加温を開始する．右房切開を閉鎖して心臓に血液を満たし，大動脈遮断を解除して脱気操作を行う．循環停止を用いる場合，右房閉鎖後に心臓を生理食塩水で満たし，人工心肺を再開した後，上行大動脈から脱気しながら大動脈遮断を解除し，加温する．

不均衡型房室中隔欠損

　右側優位の不均衡型房室中隔欠損を有する患者は，左側構造が低形成であることが多い．このような患児の多くは 2 心室修復の適応がなく，初回手術として Norwood 手術を行い，段階的に Fontan 手術を目指すことになる（第 30 章，第 31 章参照）．左側優位の不均衡型房室中隔欠損患者は，小さな心房中隔欠損を残すことで 2 心室修復に耐えることがある．欠損孔閉鎖と両方向性上大静脈-肺動脈吻合による，1 と 1/2 心室修復の適応にもなる（第 31 章参照）．

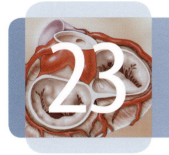

23 右室流出路狭窄

右室流出路は，右心室の流出腔（漏斗部），肺動脈弁，肺動脈幹や左右肺動脈，そして末梢肺動脈などを指す．右室流出路狭窄はどの部位にでも，また複数の部位で起こることがあり，通常，他の心疾患を合併する．

右室二腔症

本疾患は，肥厚した筋束により，右室の流入部と流出部の間に狭窄をきたしているものである．大きな右冠状動脈鋭縁枝が狭窄部位の直上に位置することが多く，右室自由壁にはしばしば窪みができる．通常，右室二腔症は膜様部型心室中隔欠損を合併する．

●手術手技

上下大静脈に脱血管を挿入して人工心肺を開始する．大動脈遮断と心停止液注入の後，右房を切開する．三尖弁の乳頭筋を確認し，それ以外の筋肉を，線維性の漏斗部の入口部が見えるようになるまで切除する．さらにこの入口部を切除すると，肺動脈弁が見えてきて，心室中隔欠損の視野が良くなる．経右房的に心室中隔欠損を閉鎖する（第21章参照）．

心室中隔欠損の誤認
右室を切開した場合には，そこから見える丸い開口部を，心室中隔欠損と間違えることがある．三尖弁の位置を慎重に確認し，このような誤りを起こさないよう注意する．

右室の穿孔
右室二腔症の分厚い筋束を切除する際，右室自由壁を貫通しないよう注意することは重要である．一般論として，直角鉗子を筋束の後ろに通してから切離すれば，右室壁を突き破ることはない．

Fallot 四徴

心室中隔欠損，右室流出路狭窄とそれに伴う右室肥大，大動脈の右方偏位からなる先天性心疾患が，Fallotにより1888年に記載された．このような小児は通常，軽度から中等度のチアノーゼを示し，間欠的に低酸素発作を起こす．

本疾患の治療計画を立てるには，形態の正確な理解が不可欠である．心エコーにより，複数の心室中隔欠損の存在，左右冠状動脈の起始部付近における走行部位，肺動脈幹や左右肺動脈起始部の太さなどがわかる．心臓カテーテル検査は，心エコーが不十分であったり，体-肺側副血行路が疑われたりする場合，以前に姑息手術を受けている場合などに限って行われる．

●段階的アプローチ

施設によっては，新生児期のFallot四徴の修復術で良好な成績を報告している．しかし，Fallot四徴の長期成績が報告されるにつれ，右心不全という大きな問題とその原因が明らかになってきた．現在では肺動脈弁逆流が右室機能不全の大きな原因になると考えられている．そこで，月齢4〜6以前に手術を要する患者には段階的手術を提唱する外科医もいる．すなわち，早期に手術したり動脈管依存肺循環を有したりする患児は肺動脈弁輪が小さく，通常は経肺動脈弁輪切開とパッチ拡大を要する．修復術を遅らせることで肺動脈弁と弁輪を温存できるのではないかとの期待から，シャント手術を先行させるアプローチである（第18章参照）．

また，Fallot四徴の3〜5％に，左冠状動脈前下行枝が右冠状動脈から分岐する起始異常を認める．この場合，左前下行枝は右室流出路を横切っており，狭窄の解除に適切な右室切開を加えることができない．このような患児が出生後数ヵ月で手術を要する場合には，シャント手術が好んで行われる．中には経心房的修復術ができる場合もあるが，多くは右室-肺動脈導管を用いた修復術が必要であり，その手術はなるべく待ってから行いたいからである．

●心内修復術の手術手技

胸骨正中切開で十分な術野が展開できる．大きな自己心膜パッチを採取し，縁を金属クリップでプラスチック板に固定し，0.6% glutaraldehyde 溶液に浸け，生理食塩水で

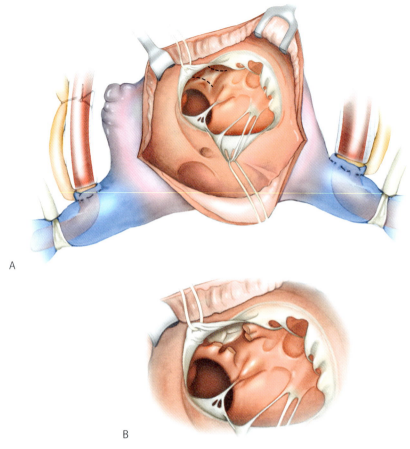

図 23-1
A：心室中隔欠損と右室流出路の三尖弁越しの視野．
B：漏斗部の筋切除を完了すると肺動脈弁が見えてくる．

すすいでおく．この処理で心膜は固定され，パッチが瘤化する危険性が減る．もし，シャント手術が行われているなら，シャントを全周性に剥離し，人工心肺開始直後に金属クリップで閉鎖できるようにしておく（第 18 章参照）．シャントがない場合には，低酸素発作を避けるために人工心肺前の操作は最小限にとどめる．

経食道心エコーで解剖学的形態を確認するのに加え，心臓の外観の観察を行う．右室流出路を横切る異常冠状動脈はないか，左右肺動脈の太さはどうか，右室流出路の幅を示すことになる大動脈弁と左前下行枝の間の距離はどのくらいか，などを評価する．この詳細な観察は，手術方針を決めるのに役立つ．右室流出路が低形成であれば，右室切開や肺動脈弁をまたぐ切開が必要になることが多い．

上下大静脈と大動脈の送脱血管挿入で人工心肺を開始する．右上肺静脈から左室にベントを挿入し，28〜34℃まで全身を冷却する．大動脈を遮断し，大動脈基部から冷却血液心停止液を注入する（第 3 章参照）．限局性の漏斗部の筋性狭窄と十分な肺動脈弁輪径を有する場合には，経心房的修復が可能である．

●経心房修復術

心停止液を注入した後，上下大静脈のテープを締め，右房を斜切開する．三尖弁の中隔尖を牽引し，心室中隔欠損と右室流出路を露出する．直角鉗子を裏に通して肥厚心筋を確認する．直角鉗子を通したまま 15 番のメスで肥厚心筋を切離する．切離断端を鑷子で把持し切除する．肥厚心筋を十分に切除すると肺動脈弁が見えるようになる（図 23-1）．もし必要なら，肺動脈弁葉を裏返して交連を切開する．Hegar 拡張器を弁口に通して，体格に見合った肺動脈弁口が得られていることを確認する（付記参照）．

 右室前壁の穿孔

右室流出路の心筋を切除する際には，前壁を穿孔しないように気をつける．時々，心臓を外から観察するとよい．もし穿孔した場合には，通常は心膜パッチを用いて閉鎖する．

 心室中隔欠損付近の筋切除

パッチの縫合に支障をきたすので，心室中隔欠損の前縁付近の心筋切除は控えめに行う．

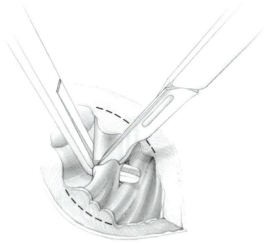

図 23-2　漏斗部心筋束の切離
点線は肥大心筋の切除範囲.

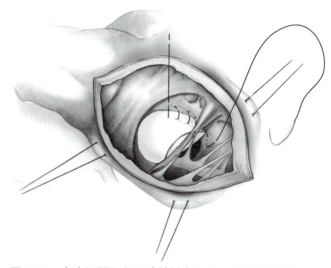

図 23-3　右室切開からの連続縫合による心室中隔欠損閉鎖

Gore-Tex パッチを心室中隔欠損孔よりやや大きめに作成し，欠損孔をパッチ閉鎖する．連続縫合でも，フェルト片付き 5-0 編糸による水平マットレスの結節縫合を用いてもよい（第 21 章参照）．

●経心室修復術

Fallot 四徴修復に右室切開を用いる外科医もいる．本法の利点は，直視下に肥厚心筋を切除できることと，低形成の漏斗部をパッチ拡大できることである．欠点は，右室の瘢痕により将来的に右室機能不全や不整脈をきたすおそれがあることである．右室切開を用いる場合でも極力肺動脈弁を温存し，弁輪切開を避けるように努める．

右室縦切開を加え，切開縁をプレジェット付きの支持糸で牽引する．肥大した漏斗部心筋を切開し，流出路狭窄解除に必要なだけ切除する（図 23-2）．偏位した大きな心室中隔欠損が見えてくるので，5-0 Prolene の連続縫合で Gore-Tex パッチを欠損孔に当てて閉鎖する．助手が糸を軽く牽引すると視野が良くなり，次の糸がかけやすくなる．時計の 1 時の位置から縫合を始め，時計回りに肥厚心筋を薄く拾うようにして三尖弁輪を回って大動脈弁輪に至り，8 時の位置で針糸を把持する（図 23-3）．

NB 小さな右室切開

遠隔期の右室機能を温存するため，右室切開は低形成な漏斗部を拡げるのに必要な最小限にとどめる．

🚫 心室中隔欠損の展開不良

右室切開を拡大しないと心室中隔の十分な視野が得られない場合には，右房を切開して欠損を三尖弁越しに閉鎖するのが良い．三尖弁の前尖を切開する

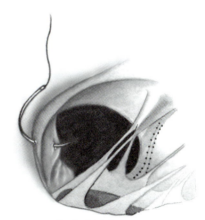

図 23-4　心室中隔欠損の辺縁と大動脈弁は近接している

と，欠損孔の流出路寄りの部分の良好な視野が得られる（第 21 章参照）．

🚫 広範な筋束切除

右室切開を行う場合には，流出路をパッチ拡大するので心筋切除は控えめでよい．広範に心筋を切除すると心内膜の瘢痕化が起こり，右室機能不全の原因になる．

🚫 大動脈弁の損傷

大動脈弁葉は心室中隔欠損の上縁のすぐ奥に位置するので，この部位で深く運針すると弁葉を傷つけることがある（図 23-4）．この部位ではしっかりしている辺縁稜に針をかける．

肺動脈弁と弁輪の大きさを Hegar 拡張器で調べる．必要なら，肺動脈弁葉を下方に牽引して切開を加える．

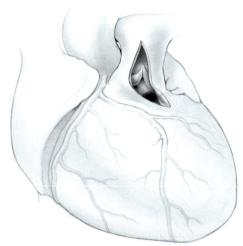

図 23-5　異常冠状動脈と平行に弁輪を越えて漏斗部へ肺動脈切開を延長する

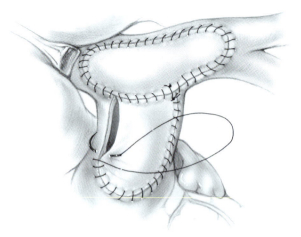

図 23-6　左右肺動脈近位部の 2 枚パッチによる拡大術

●経肺動脈的な肺動脈弁と弁輪の展開

右房切開でも右室切開でも，肺動脈弁の評価を下方から行うのは難しいことがある．このような場合は，肺動脈幹を縦切開する．肺動脈弁の展開の際には必ず肺動脈切開をする外科医も多い．弁をよく見て切開を加え，必要なら適切な大きさの Hegar 拡張器を右室に向けて通す（付記参照）．順々に太い Hegar 拡張器を通しても弁輪が十分な太さまで開かないときには，肺動脈の切開は弁輪を越えて必要最小限の長さだけ延長する．前方の肺動脈弁の交連を通るように切開して，肺動脈弁逆流の発生を抑える．

NB 異常冠状動脈

経心房と経動脈切開による修復術は，異常冠状動脈が右室流出路を横切っている患者にも適用できる．このような患者で肺動脈弁輪切開が必要なときには，切開は異常血管と平行に行い，適切な形のパッチで右室流出路を最大限拡大する（図 23-5）．

次に，左右肺動脈入口部の大きさを評価する．左肺動脈入口部狭窄があれば肺動脈を切開し，狭窄解除に必要十分な長さまで左肺動脈に向けて延長する．右肺動脈狭窄の場合には，大動脈の背側で右肺動脈の前面に切開を延長するのが良い．この場合，肺動脈幹とは別の四角いパッチを当てて右肺動脈もしくは左右肺動脈を拡大する（図 23-6）．

弁輪が十分大きい場合には，6-0 Prolene の連続縫合で肺動脈切開を直接閉鎖してもよいし，必要なら適切な大きさの自己心膜パッチで肺動脈幹や左肺動脈を拡大する．左肺動脈を拡大する際には，パッチの先端を平らに切り，十分な拡大が得られるようにする．右室切開部には，自己心膜か Gore-Tex の楕円形のパッチを 5-0 Prolene の連続縫合で縫着して閉鎖する．

漏斗部と肺動脈弁輪がともに低形成の場合には，弁輪を切開して弁輪をまたぐパッチを当てる必要がある．多くの外科医は，心膜，Gore-Tex あるいは大きな同種肺動脈などによる 1 弁付きのパッチを用いる．（図 23-7A）．左右肺動脈が十分大きいなら，パッチは肺動脈幹まで当てればよい（図 23-7B）．しかし，肺動脈幹末梢と左肺動脈起始部が狭く，弁輪切開を左肺動脈まで延長することも多い（図 23-8A）．拡大後の肺動脈径が，体表面積を基準として正常かほんの少し大きくなるように，パッチを作成する（付記参照）．1 弁付きパッチを使用する場合には，弁の位置が患者の肺動脈弁輪に一致するように留意する（図 23-7A, C）．パッチの縫着には 5-0/6-0 Prolene の連続縫合を用い，肺動脈の末梢側から始める．もし標準的な心膜パッチを用いる場合には，弁輪付近の縫着時，適切なサイズの Hegar 拡張器を肺動脈へ差し込むとよい．そうすれば，Hegar 拡張器にぴったりと合うように，パッチをトリミングすることができる（図 23-8B）．

肺動脈や右室切開のパッチ拡大が終わったら加温を開始する．心房中隔欠損や卵円孔開存があればこの時点で閉鎖し，右房切開も閉鎖する．大動脈遮断を解除しながら上行大動脈の脱気を行う．

NB 新生児期の手術

新生児に Fallot 四徴の修復術を行う場合，卵円孔開存は通常放置する．術後に肺高血圧や右心不全が起きた場合に，心房位の右左短絡により，左房圧と左心拍出量が保たれるからである．これによって起きる動脈酸素飽和度低下には十分耐えることができる．新生児では二次性の右室肥大が少ししかないので，右室流出路の心筋切除は通常控えめでよい．

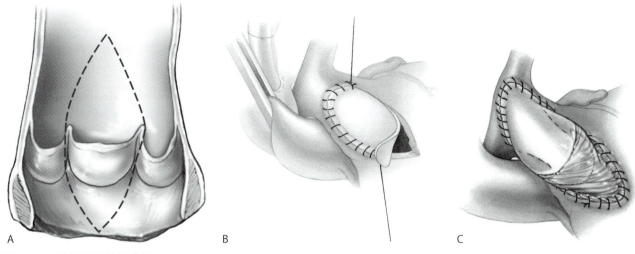

図 23-7　肺動脈弁輪拡大術
A，C：1弁付き同種組織パッチの使用．
B：心膜パッチの使用．

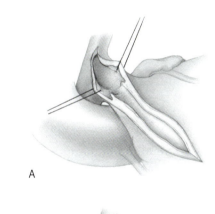

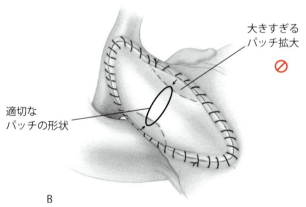

図 23-8　右室流出路パッチ拡大術
A：右室切開は弁輪を越えて左肺動脈に延長する．
B：適切なパッチの形状．

人工心肺終了時に，右室圧や肺動脈圧，左室圧を直接測定するか，経食道心エコーで推定する．右室圧は左室圧の70〜80％未満であることが望ましい．経弁輪パッチを当てていなくて右室圧がこれより高い場合には，人工心肺を再開して経弁輪パッチを当てる．経弁輪パッチを当てていた場合には，経食道心エコーか，右室流出路パッチに沿って数ヵ所の圧測定を行うことで，狭窄部位を同定する．修復可能な狭窄があれば，人工心肺を再開して右室流出路再建をやり直す．もし，やり直しても右室圧が高く循環が不安定なら，小さな心房中隔欠損の作成か心室中隔欠損に当てたパッチの開窓を検討すべきである．これらの手技は人工心肺を用いて，短時間の大動脈遮断下に行うことができる．

🚫 肺動脈分枝の視野不良

人工心肺開始前に肺動脈幹と右肺動脈は大動脈から完全に剝離しておかなければならない．そうすれば，大動脈遮断によって肺動脈幹末梢部や右肺動脈起始部の視野が妨げられたり変形したりすることが防げる．

🚫 流出路パッチの幅

経弁輪パッチの幅は，右室と肺動脈幹に圧較差がおおむねなくなる程度に大きくなければならない．軽度〜中等度の圧較差が残るのは，高度な肺動脈弁逆流を生じるよりは良い．拡大した肺動脈弁輪は，患者の体格から算出した標準値よりあまり大きすぎないようにすべきである（図 23-8B）．

🚫 パッチ先端の狭窄

吻合部狭窄を起こさないよう，パッチの先端部分は楕円形か平らにする．

心室中隔欠損を伴う肺動脈閉鎖

心室中隔欠損を伴う肺動脈閉鎖の心内形態は，右室流出路と肺動脈に連続性がないこと以外，Fallot四徴と類似している．本疾患の形態的亜型はさまざまで，肺動脈の発達が良好ですべての肺区域を灌流しているもの，肺動脈が低

形成で体-肺側副血行が肺血流の主体であるもの，主要な肺動脈が欠損しているものなどがある．最後の亜型では，すべての肺区域が体-肺側副血行路のみで灌流されている．

手術アプローチを検討するにあたって，心臓カテーテル検査，CT あるいは MRI ですべての体-肺側副血行路を同定することが重要である．小さな体-肺側副血行路は，経カテーテルコイル塞栓術を行うこともある．肺実質のかなりの領域を灌流している大きな側副血行路は，大動脈から切離して肺動脈の分枝に吻合する，いわゆる肺動脈単一化を行う必要がある．別の方法としては，胸骨正中切開か胸骨横切両側開胸法で一期的に左右の肺動脈を単一化し，さらに同種肺動脈を用いて右室と単一化した肺動脈をつなぐこともできる．その際には，心室中隔欠損を閉鎖する場合もしない場合もある．

肺動脈の発達が良好な例では，通常，肺血流は動脈管に依存している．このような例では prostaglandin E₁（PGE₁）を投与して新生児期にシャント手術を施行する（第 18 章参照）．そして 1〜2 歳になれば修復術の施行が可能になる．

左右肺動脈が低形成で連続している例では，Blalock-Taussig 手術を行うこともある．しかし，肺動脈の発育を促進すべく，右室からの順行性の血流を早く確立することもある．すなわち，右室流出路から肺動脈まで閉塞部位を越えてパッチ拡大する方法である．人工心肺下に同種肺動脈か Gore-Tex 人工血管を右室から肺動脈の合流部まで間置し，心室中隔欠損は開放したままにする方法もある．

盗流現象
大きな体-肺側副血行路は，人工心肺開始前に一時的または永続的に遮断しておく．さもないと，人工心肺からの動脈送血が側副血行路から肺血管床に抜けることで，脳を初めとする主要臓器への灌流圧が低下し，その結果，重大な中枢神経障害を引き起こすおそれがある．

心室の膨満
体-肺側副血行路の血流をきちんと制御できないと，左室への過剰な血液還流により左室が膨満してしまう．したがって，右上肺静脈から左房，左室へのベントが通常必要となる（第 4 章参照）．

本来の肺動脈がなく大きな体-肺側副血行路がある症例では，大多数の肺区域の肺動脈を単一化できる場合にのみ，修復術が可能となる．修復術では，単一化した血管をつなぎ合わせ，心室中隔欠損を閉鎖し，つなぎ合わせた血管と右室を弁付き導管で連結する．

修復術の手術手技

大動脈と上下大静脈に送脱血管を挿入する．人工心肺開始前に体-肺動脈短絡（または側副血行路）はすべて剝離しておく．人工心肺を開始しながら，通常 1 つか 2 つの大きな金属クリップで短絡を遮断する．Fallot 四徴と同様に心内修復を行う（前述参照）．右室流出路と肺動脈幹の距離が 1 cm 未満なら，右室切開を肺動脈の閉鎖部位を越えて肺動脈幹に延長する（図 23-8A）．左右肺動脈の狭窄はすべて「Fallot 四徴」の項で述べたとおりに解除する．長方形の自己心膜か Gore-Tex または 1 弁付きパッチを用いて，5-0/6-0 Prolene の連続縫合で右室-肺動脈間の切開縁の心外膜に針糸をかけ，肺動脈と右室の切開部を閉鎖する．

経弁輪パッチ前後の圧較差
肺動脈閉鎖部では十分大きなパッチを用い，縫合部に適切な太さの Hegar 拡張器が通るようにしなければならない．

右室と肺動脈の距離が離れているか，肺動脈が低形成である場合には，同種組織あるいはウシの弁付き頸静脈を用いる．このとき，大動脈遮断に先立って，左右の肺動脈分岐部を大動脈から十分剝離しておく必要がある．適切な大きさの同種大動脈か同種肺動脈を用意する．肺動脈幹の末梢あるいは左右肺動脈の分岐部を切開し，同種血管と肺動脈の端々吻合を 6-0 Prolene の連続縫合で行う（図 23-9）．同種血管の近位端は右室切開の上縁に直接縫合する．縫合は，同種血管の踵の位置から始めて両側に進み，血管の 1/3 から 1/2 周を右室切開口に縫合する．自己心膜または Gore-Tex のフード状のパッチを，同種グラフトの前面と右室切開の残りの部分に 5-0/6-0 Prolene の連続縫合で縫着する．その他の手技は，Fallot 四徴の手術と同様である．

左右肺動脈分岐部の低形成
肺動脈分岐部が小さい場合には，左右肺動脈の前面を両側の肺門に至るまで大きく切開する．この開口部に，5-0/6-0 Prolene の連続縫合で，長方形の自己心膜パッチを縫着する．同種血管の遠位端をこのパッチに開けた切開口に吻合する．同種肺動脈の分岐部を用いて，低形成の自己肺動脈合流部を拡大することもできる．

異常冠状動脈を有する Fallot 四徴
左前下行枝が右冠状動脈から起始している Fallot 四徴患者の多くは弁付き導管が必要になり，異常血管の下方の右室切開に導管の近位端を縫合する．肺動脈弁経由の血流はそのままでも閉鎖してもよい．

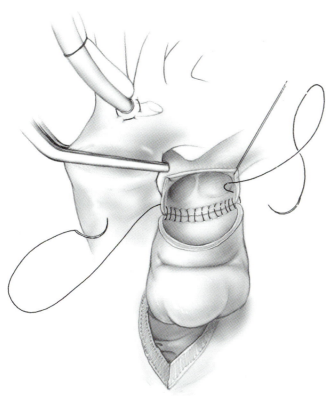

図 23-9　同種肺動脈と自己肺動脈の吻合

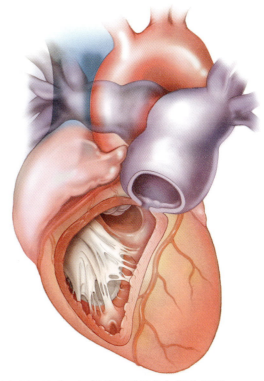

図 23-10　Fallot 四徴兼肺動脈弁欠損症候群

 同種肺動脈グラフトの瘤化

　末梢肺動脈狭窄がある場合には，同種肺動脈やウシ頸静脈は壁が薄いので拡張し，動脈瘤化することもある．したがって，肺動脈圧が高い患者には，同種大動脈のほうが適していると思われる．

NB **劣化同種血管に対する再手術**

　大動脈でも肺動脈でも，同種血管は石灰化して狭窄することがあるが，どちらかというと肺動脈のほうが長期にわたって狭窄しにくい．

NB **同種血管の入手可能性**

　多くの先天性心疾患では右室-肺動脈導管が必要になる．同種血管が好んで用いられるが，特に小さいものは入手困難なのが大きな問題である．そこで，生体弁付き導管，異種血管，弁付き自己心膜，ウシ頸静脈など，他の種類の弁付き導管が用いられてきた．ウシ頸静脈は期待が持たれており，大きさも豊富である．頸静脈を導管として用いるときには，長すぎないよう注意する．使用前に注意深く洗浄することも，遠位側吻合部の狭窄を防ぐために重要である．太い同種血管を二尖化して元の2/3の太さに小型化して用いる外科医もいる．

肺動脈弁欠損症候群

　Fallot 四徴の約3％に肺動脈弁欠損症候群が発生する（図 23-10）．肺動脈弁欠損症候群は肺動脈弁の発達の欠如を特徴としており，まれに，単独あるいは他の心疾患に合併して起きることもある．肺動脈弁輪は正常かやや小さいが，中心肺動脈は著しく拡大している．新生児期，乳児期に症状が発現する例では，瘤状に拡大した肺動脈が主気管支を圧迫し，重症の呼吸障害を呈するので，緊急手術も考慮しなければならない．年長児では症状があっても軽いので，待期的に手術できる．修復術では，心室中隔欠損があればその閉鎖と，拡張した肺動脈の縫縮，および右室-肺動脈間への同種血管の留置を行う．

●手術手技

　胸骨正中切開を行い，肺動脈付近の視野を良くするために胸腺をほぼ全摘する．心膜パッチを採取し，0.6％ glutaraldehyde 溶液で固定する．大動脈を肺動脈幹と右肺動脈から剝離し，肺動脈は両側肺門まで授動する．大動脈の送血管は，腕頭動脈起始部の近くで大動脈の右側に挿入し，術野の邪魔にならないようにする．上下大静脈に脱血管を挿入して人工心肺を確立した後，体温を 28〜32℃ に冷却する．大動脈を遮断し，大動脈基部に冷却血液心停止液を注入する．高い位置で右室を縦切開し，必要に応じて延長できるようにする．肥厚した漏斗部心筋を切離，切除するが，肺動脈弁欠損症候群では肺動脈弁下狭窄は軽度な

ことが多い．これにより心室中隔欠損が見えてくるので，前述した方法でパッチ閉鎖する．異常に拡大した肺動脈幹の背面を剥離して弁輪直上で切開し，肺動脈幹全長に延長する．

　左右肺動脈を完全に授動し，前壁を大きく切除して細くする．肺門の枝が早く分かれることが多いので，切除の長さはおのずと制限される．良い結果を得るには，残った肺動脈組織を背面にある気道から十分剥離することが重要である．また，肺動脈分岐部の組織を切除しすぎると，捻れが生じて狭窄するので注意しなければならない（図23-11）．

NB 肺動脈の展開
　左右肺動脈の良好な展開のために，大動脈を切離するほうが良いことがある．こうすることで，左右肺動脈を正確に切離し，大動脈弓に隠れる部分の捻れや狭窄を減らすことができる．

🚫 肺動脈の過剰な切除
　肺動脈弁欠損症候群では，肺動脈をあまり切除しないのが最近の傾向である．Hegar拡張器を参考に左右肺動脈を適切な直径にする（図23-12）．過度の切除は，肺動脈分岐部（特に右側）が急角度になり，狭窄を起こすので避けなければならない（図23-11）．

NB 遺残気道狭窄の防止
　左右肺動脈分岐部の後壁に肺動脈圧がかかり，術後も主気管支の圧迫が残ることがある．肺動脈分岐部はその背部の構造物から完全に剥離し，肺動脈と気管支の間の索状物もすべて切離する．

　上行大動脈を切離し，肺動脈分岐部を大動脈の腹側に移動するLecompte操作を行う方法もある（第25章参照）．このとき，上行大動脈を一部切除してから両端を縫合することもある．本法では，肺門に至る肺動脈の広範な授動と，動脈管または管索の切離が必要である．肺動脈を縫縮し，右室と肺動脈分岐部の間を弁付き導管でつなぐ．

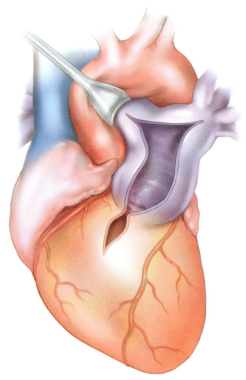

図23-11　肺動脈縫縮術の切開法

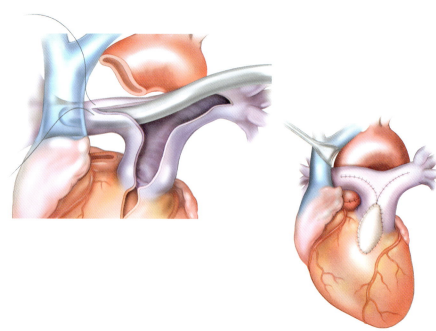

図23-12　肺動脈径の計測と肺動脈縫縮の完了

純型肺動脈閉鎖

　本症の患児は，通常，出生当日からチアノーゼを呈する．動脈管の開存を保つため，PGE_1を投与する．本症は心エコーで診断され，この際に右室の大きさ，三尖弁の大きさと逆流度，肺動脈の大きさ，心房間交通の大きさなどを調べる．右室の大きさは，ごく小さい場合から正常より大きい場合までさまざまである．10%の頻度で冠状動脈の狭窄と右室と末梢冠状動脈間の瘻孔が認められる．冠状動脈の異常を明確にするには心臓カテーテル検査が必要である．

　患児の初期治療は解剖学的所見によって決まる．右室が小さく三尖弁輪径の平均値からのずれを示すZ値が-2.5未満の場合には，Blalock-Taussig変法を行う．同様に，右室が大きく三尖弁逆流が高度な場合や，複数の主要な冠状動脈枝に有意の狭窄が見られる場合にもシャント手術を選択する（第18章参照）．その際，三尖弁を閉鎖するStarnes手術を同時に行うこともある．

　右室が比較的大きくて三尖弁逆流がない場合には，右室流出路を再建する．右室低形成が軽度ならシャント手術を併施する必要はないが，多くの例では右室流出路の手術と，Blalock-Taussigシャントを併施することが望ましい．

● 手術手技

　胸骨正中切開で行う．心膜片を切除して0.6% glutaraldehydeで処理しておく．1弁付きパッチを用いる予定であれば，適当な同種肺動脈を用意する．大動脈に送血管を，右心耳に脱血管を1本挿入する．動脈管を剥離し，人工心肺開始後に金属クリップで閉鎖する．卵円孔は全例開存しているので，空気塞栓症の予防のため，大動脈を遮断し心停止液を注入する．肺動脈幹に牽引糸をかけて縦切開すると，肺動脈弁が見える．漏斗部が開存していて弁輪が十分大きければ，弁切開または弁切除が可能である．小さい場合には，閉鎖した弁輪を超えて肺動脈切開を右室まで延長する．右室内腔の拡大と狭窄のない右室流出路を作るため，漏斗部の心筋を切除する．用意しておいた心膜パッチか1弁付きパッチを，7-0 Proleneの連続縫合で縫着する．大動脈遮断を解除した後，体-肺動脈シャントを作成する（18章参照）．シャントが開通したら換気を再開し，人工心肺を終了する．卵円孔開存はそのまま開けておく．

術後のチアノーゼ

　右室の拡張障害は，卵円孔開存を介して心房レベルの右左短絡を増加させる．したがって，経弁輪パッチ手術のみでシャント手術を行わなければ，時として重度のチアノーゼをきたすことがある．シャント手術を行わないのであれば，動脈管は人工心肺施行時のみ遮断し，その後はまた開放しておく．この場合，PGE_1は術後ゆっくりと減量していき，必要なら3～4週間継続する．この時期になっても酸素化が不十分であれば，体-肺動脈シャント手術を追加する．

● 最終手術

　乳児期後期に，カテーテル検査を行って再評価する．複数の主要な冠状動脈に狭窄があると判明している場合には，心移植を考慮するか段階的Fontan手術に向かう（第31章参照）．その他の場合には，右室と三尖弁が十分な大きさかどうか評価する必要がある．心房間交通と体-肺動脈シャントをバルーンで一時的に閉塞すれば，評価は可能である．右房圧が20 mmHg以下に保たれて左心拍出量が十分あれば，2心室での修復が可能である．心房間交通の閉塞に耐えられなければ，Fontan手術かいわゆる1＋1/2心室手術の適応となる．後者は，右室-肺動脈結合と両方向性上大静脈-肺動脈吻合の併用である（第31章参照）．

　2心室修復では，残存右室流出路狭窄がカテーテル検査で認められれば右室流出路形成をやり直し，心房間交通と体-肺動脈シャントを閉鎖する（第16章，第17章参照）．流出路パッチが適切であれば，心房間交通と体-肺動脈シャントをカテーテルで閉鎖することもできる．

三尖弁の逆流

　高度の三尖弁逆流がある場合には，右室流出路に同種弁を植込み，さらに三尖弁形成術も行う．

純型肺動脈狭窄

　典型的には，肺動脈弁の三尖は癒合してドーム型を呈し，中心がわずかに開く．時として弁葉は肥厚して異形成を示し，その厚みのために通過障害を起こす．肺動脈弁輪は小さいこともあるが，多くは十分な大きさがある．本症の患児の多くにはカテーテルによるバルーン肺動脈弁形成術が行われるが，手術が必要な場合もある．

● 手術手技

　新生児では，人工心肺を使わなくても肺動脈弁切開が施行できるが，一般的には胸骨正中切開，人工心肺下に肺動脈弁を切開するのが好ましい．

　人工心肺開始後，肺動脈前面を縦切開する．肺動脈弁の交連を弁輪まで切り込む．弁切開は多少の逆流を生じるぐらい十分に行う．弁葉が肥厚したり異形成を示す場合には，弁をすべて切除しなければならないこともある．

　肺動脈弁輪が低形成のこともあるが，この場合には，肺動脈切開を弁輪を超えて右室流出路まで延長し，5-0/6-0

第Ⅲ部　先天性心疾患の手術

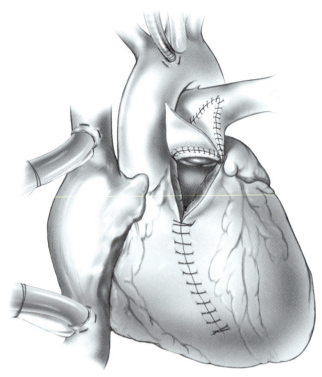

図 23-13　右室前壁の切除再縫合と流出路への代用弁の植込み

体表面積（m²）	直径（mm）
0.15	5.9
0.20	7.3
0.25	8.4
0.30	9.3
0.35	10.1
0.40	10.7
0.45	11.3
0.50	11.9
0.55	12.3
0.60	12.8
0.65	13.2
0.70	13.5
0.75	13.9
0.80	14.2
0.90	14.8
1.0	15.3
1.2	16.2
1.4	17.0
1.6	17.6
1.8	18.2
2.0	18.7

Proleneを用い，自己心膜パッチまたは1弁付きパッチをここに当てる（図23-8）．

右室流出路の再手術

先天性心疾患で右室流出路形成を行った多くの患者で，やがては右室流出路機能不全に対する介入を要するようになる．機能不全には，右室-肺動脈導管の狭窄や体の成長に伴う相対的狭窄，右室拡大や右室機能不全を引き起こす高度の肺動脈弁逆流などがある．現在では，無症状の肺動脈弁逆流患者に対しては，MRIの結果をもとに不可逆的な右室機能不全を防ぐ治療が考慮される．手術治療は主に流出路狭窄の解除と肺動脈弁置換である．

●手術手技

多くの患者では，胸骨のすぐ裏に導管もしくは瘤化した流出路パッチがある．術前のCTで解剖がはっきりするので，危険性の高い患者では胸骨正中切開に先立って大腿動静脈から人工心肺を確立する．危険がなければ大動脈と右房に送脱血管を挿入する．遺残短絡がなければ，常温心拍動下に手術を行う．導管の交換では，線維性組織と石灰化組織をすべて切除し，右室流出路と肺動脈の開口部を適切に拡大し，同種血管かウシ頸静脈を用いて再導管留置を行う．ウシ心膜やGore-Texパッチを近位側吻合のフード状パッチとして用いる．心拍動下手術を行う場合は，術前に気泡試験を行って短絡がないことを確認しておく．

右室流出路パッチを有する患者は，右室の前壁が菲薄化し瘢痕化していることが多い．右室流出路の切除と縫縮に加え，しばしば石灰化しているパッチを摘除することで右室流出路の再構築を行う．右室前壁の再縫合は4-0 Proleneで，必要なら帯状のフェルトで補強をして，二層に行う（図23-13）．年少児では同種弁を移植する（前述参照）．年長児や成人には異種生体弁を用い，背側では患者の弁輪に4-0 Proleneの連続縫合で縫着し，腹側では菱形のウシ心膜かGore-Texのパッチを肺動脈切開に当てる．弁の位置でパッチを弁の縫合輪に4-0 Proleneの連続縫合で縫着し，糸を結紮する．パッチの残りの部分を用い，5-0 Proleneの連続縫合で右室切開を閉鎖する．人工心肺を離脱し，閉創する．

NB 大きめの代用弁

肺動脈弁輪の下方で漏斗部の心筋に代用弁を縫着すると，大きめの弁を入れることができる．

NB 三尖弁

慢性の肺動脈弁逆流と右室機能不全を有する患者の多くには中等度以上の三尖弁逆流があるので，同時に三尖弁輪形成を行う（第7章参照）．

NB 経皮的肺動脈弁植込み

経皮的肺動脈弁植込みは発展中の分野であり，本法によって手術を回避できる患者もいる．しかし，弁輪を横切る大きなパッチを有する患者には適応がなく，右室のリモデリングを生じた症例も適応外である．

付記：右室流出路の計測法

　肺への流出路の最も狭い部分の内径は，径のわかっている Hegar 拡張器を細いものから順繰りに，肺動脈弁を超えて拡張した肺動脈に通すことで計測する．Rowlatt らの資料を参考にすれば（Rowlatt UF, Rimoldi HJA, Lev M : The quantitative anatomy of the normal child's heart. Pediatr Clin North Am 10 : 499-588, 1963），弁輪や右室流出路が患者にとっての十分な径を有するかどうかわかる．前頁の表に示す Hegar 拡張器の直径で，右室-左室圧比が 0.65 を超える確率はわずか 15% にすぎない．

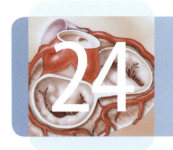

24 左室流出路狭窄

先天性大動脈弁狭窄

　先天性大動脈弁狭窄の病理所見はさまざまである．弁は二尖，三尖または一尖であり，どの交連も癒合を呈することがある．多くは，左冠尖と無冠尖の間は弁機能が保たれ，他の弁尖と交連は，程度の差はあるものの癒合や変形を示す．

　重症大動脈弁狭窄の乳児や新生児は，早急に治療を要する．新生児の重症例では，高度の代謝性アシドーシスを示すことがある．Prostaglandin E$_1$ の持続静注で動脈管を再開通させることにより，循環が改善する場合がある．このような患児では，単独の重症大動脈弁狭窄と Norwood 手術を要する左心低形成症候群を鑑別することが重要である（第30章参照）．新生児期，乳児期の重症大動脈弁狭窄に対する経皮的バルーン弁形成術は良好な成績をあげているが，手術が必要になる場合もある．

● 弁切開の手術手技

　胸骨正中切開で人工心肺下に弁切開を行う．大動脈に送血管を，右心耳に脱血管を1本挿入し，右上肺静脈からベントを挿入する．人工心肺を開始し，動脈管を太い糸で結紮するか金属クリップで閉鎖する．大動脈を遮断して心停止液を注入する（第3章参照）．大動脈を横切開して弁を露出し，詳細に観察する．15番のメスを用いて，癒合した交連を弁輪から2 mm以内のところまで切開する（図24-1）．

 大動脈弁逆流

　手術の目的は，重症児の左室流出路狭窄を可能な限り有効に解除し，しかも大動脈弁逆流を起こさないことである．したがって，交連や raphe の過剰な切開は，高度の大動脈弁逆流を引き起こして弁置換を要することになりかねない（図24-2）．

 不十分な狭窄解除

　反対に，狭窄解除が足りないと手術の効果が不十分になる．経験を積めば，大きく変形した大動脈弁をどの程度切開するのが良いか見極めがつくようになる．

 大動脈弁の露出

　大動脈が細いときは，横切開でなく斜切開のほうが弁の視野が良い．

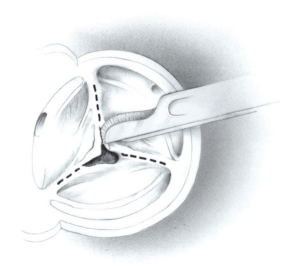

図 24-1　大動脈弁交連切開の手技

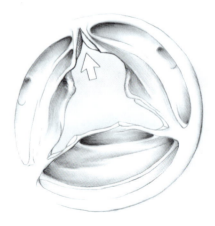

図 24-2　交連の過度の切開は，大動脈弁逆流を引き起こす

弁下狭窄の確認

　大動脈弁下部を観察し，線維性膜様狭窄やその他の左室流出路狭窄がないことを確認することはきわめて重要である．適切な太さのHegar拡張器で，弁口と左室流出路の大きさを測定する．

大動脈弁の高度変形または異形成

　弁切開で長期的に満足できる結果を得られるかどうかは，術前の弁の状態にかかっている．大動脈弁が高度の変形や異形成を示す場合には，狭窄解除は一時的かつ姑息的にすぎない．このような患者では経過を観察し，年長児になったら永続的な左室機能低下をきたす前に，より根治的な次の治療を計画する．

大動脈弁下膜様狭窄

　線維筋性または膜様の組織が，大動脈弁下1 cm 以内で左室流出路の前方 2/3 周に認められることがある．大動脈弁葉を細い大動脈弁鉤で軽く牽引する．各交連部に3本，弁の最底部の左室側に3本の牽引糸をおいて六角形に展開すると，良好な視野が得られ，助手による牽引が不要になることが多い（図24-3）．線維筋性の膜を15番のメスで切除する（図24-4A，B）．異常組織でできた庇を，内膜摘除用のヘラで全周性に剥離して核出することもできる．

心筋切開または心筋切除

　突出している中隔を含めた心筋切開あるいは限局的な心筋切除は，遺残狭窄を防止するために推奨されている（図24-4C）．最初の手術が年少期に行われるほど膜様狭窄の再発の頻度が高くなるが，その防止にもこの方法は有効である．

心室中隔欠損

　心室中隔の異常な線維筋組織は，中隔穿孔を起こさずに相当な部分が切除可能である．もし穿孔が起きてしまったら，欠損孔を確認して閉鎖する必要がある．脆い心筋組織を保護するため，プレジェット付き縫合糸を使用することが重要である．

刺激伝導系の損傷

　伝導系の損傷による房室ブロックを防止するため，右冠尖の右半分と右-無冠尖間交連の直下では白色の線維性組織のみを剥離して切除する（図24-4B）．

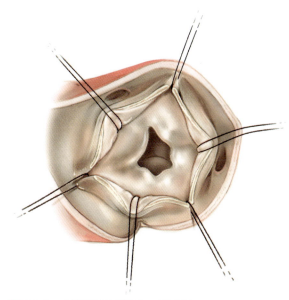

図24-3　大動脈弁下狭窄の露出法
各交連の頂点と各弁の最下部に牽引糸を置き，放射状に牽引すると，大動脈弁下部の視野が展開され，助手による牽引が不要になることが多い．

大動脈弁逆流

　膜様組織が大動脈弁右冠尖の裏側に癒着していることがある．この場合，大動脈弁を傷つけて逆流が起きることのないよう，注意して膜様組織を剥離する．

僧帽弁損傷

　異常組織が僧帽弁前尖まで伸びて癒着していることがあり，この場合は特に注意して剥離する．僧帽弁の弁輪付近の損傷は，左房への穿孔を起こすおそれがある．

肥大型閉塞性心筋症

　肥大型閉塞性心筋症は，通常外科疾患ではない．βブロッカーやカルシウムチャネルブロッカーで多くの場合改善が得られる．二腔心臓ペースメーカが有効な患者もいる．心筋切除術は，症状の強い患者には確立された治療法である．過剰な心筋を，比較的厚く（深さ1 cm，幅1.5 cm）中隔から切除する（図24-5）．

肥厚心筋の露出

　多くの外科医は経大動脈的に視野を露出する．大動脈切開を無冠尖の弁輪に向けて斜めに切り下げ，各交連の上にプレジェット付き牽引糸をかけることで視野が良くなる．牽引糸を牽引すると肥厚した中隔が見えるようになる．楔状に切除し，中隔に熊手型の鉤をかけて大動脈弁輪に向け引き上げると，心尖寄りの中隔が露出されて切除できるようになる．

274　第Ⅲ部　先天性心疾患の手術

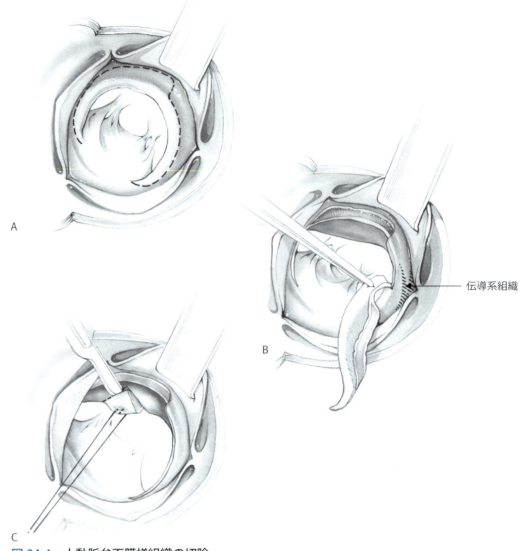

図 24-4　大動脈弁下膜様組織の切除
A：切除範囲を点線で示す．
B：伝導系組織の近傍では，白色の線維性組織のみを切除する．
C：不十分な狭窄解除にならないよう，念のため限局的な心筋切除も行う．

僧帽弁に対する手術

僧帽弁前尖の収縮期前方運動が左室流出路狭窄の重要な要素となっている場合には，十分に中隔心筋を切除すると収縮期前方運動と僧帽弁逆流は通常消失する．しかし，僧帽弁の弁下組織の異常を伴う場合には，これを認識して手術時に直さなければならない．乳頭筋が直接僧帽弁前尖に異常付着するものや，心室中隔に腱索が異常付着するものなどがあり，異常腱索は切除し，乳頭筋の中隔や自由壁への癒合は切離する．弁形成により弁の接合部を後方に移動させることが必要なこともあり，前尖や後尖の縫縮に加え，通常は弁輪形成も行われる．Alfieri 縫合を前尖と後尖の中央部の自由縁から1cm離して行うのは単純で有効な方法である（第6章参照）．

まれに，前尖の弁下組織をすべて切除して弁高の低い代用弁で弁置換しなければならないこともある．心筋切除とともにこれらの手技を用いることで，狭窄が解除できる．

弁葉の脆弱化

弁葉が脆弱にならないよう，前尖の自由縁に付着している異常腱索は，すべて温存する必要がある．

左室腔に落下した筋片による塞栓

肥大した心筋を切除する過程で，切片が左室腔に落ちて塞栓の原因となることがある．4-0 または 5-0 Prolene で切除予定部を牽引すると，ある程度予防できる（図 24-5）．心尖に近いところでは生検

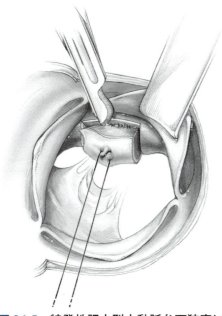

図 24-5 特発性肥大型大動脈弁下狭窄に対する心筋切除
左-右冠尖間の交連の下と右冠尖の最下部から下方に向けて 2 本の長軸切開をおく．弁の 1 cm 下を切開して 2 本の切開線をつなげ，中隔の心筋を楔状に切除する．

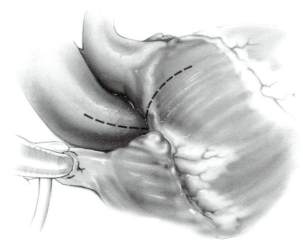

図 24-6 Rastan-Konno 大動脈心室中隔形成術において，大動脈基部の斜切開と右室切開で心室中隔を露出する

用鑷子で切除してもよい．すべての切片を左室腔から注意深く除去する．

NB 不十分な視野

牽引した大動脈弁越しの視野が不十分な場合には，左房から僧帽弁越しに切除を行う．

NB 切除範囲

左室流出路から僧帽弁の腱索と乳頭支持組織がはっきりと見えれば，十分な筋切除が行われている．

左室トンネル状狭窄

先天的に左室流出路が長い範囲でトンネル状に狭くなっている場合，これまで記述してきた手技はいずれも有効でない．左室心尖-上行（または下行）大動脈バイパスは 1 つの方法であるが，望ましいものではない．Rastan-Konno 大動脈心室中隔形成術は，多少過激な方法であるが満足できる結果が得られる．乳児や小児では，大動脈基部を自己肺動脈組織で置換し，心室中隔形成を加え，さらに右室流出路を同種肺動脈で再建する Ross-Konno 手術が，この疾患に好んで用いられる．

● Rastan-Konno 大動脈心室中隔形成術

上下大静脈と大動脈に送脱血管を挿入した後，中等度低体温の人工心肺下に大動脈を遮断し，心停止液を注入する（第 3 章参照）．大動脈を前面で縦切開し，直視下に下方に延長して大動脈基部に切り込む．

🚫 大動脈切開の方向

大動脈切開は，左右冠尖の交連の手前まで右冠状動脈開口部のできるだけ左方に切り込む．そうすることにより，右冠状動脈口の損傷を防ぐ．

右室流出路の前面を大動脈基部から斜切開し，心室中隔の視野が十分得られる部位まで進める（図 24-6）．まず右室を切開し，大動脈基部へ向けて上方に延長する方法もある．

🚫 肺動脈弁の損傷

肺動脈弁を損傷しないよう，右室流出路を切開してから大動脈弁輪を切開する．それは，本手術の遠隔期に肺動脈弁逆流がしばしば認められるからである．

🚫 右冠状動脈の分枝異常

右室漏斗部切開の際に心筋虚血を引き起こさないよう，右冠状動脈から分岐し右室流出路を横切って左室を灌流する分枝異常の可能性に留意する．

大動脈切開を斜め下方に延長し，大動脈弁輪を越えて高度に肥厚した心室中隔に切り込む（図 24-7）．次いで，変形した大動脈弁を切除する．

🚫 心室中隔梗塞

異常起始する冠状動脈中隔枝を切離すると，中隔梗塞を引き起こしてしまう．

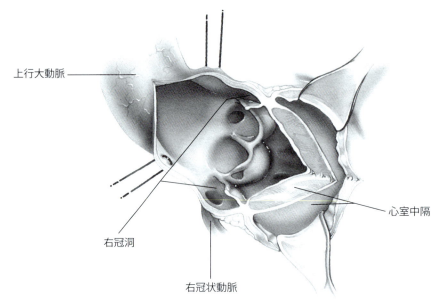

図 24-7　大動脈斜切開の心室中隔への延長

適切な大きさで十分な幅を持つ卵円形の Hemashield パッチを，弁切除後の大動脈弁輪の高さまで，心室中隔の右室側に縫着する（図 24-8）．

心室中隔への縫合の補強

心室中隔は厚くて脆いので，Prolene の連続縫合で組織がちぎれ，縫合不全により心室中隔での短絡をきたすおそれがある．中隔の右室側か左室側，または両方に Teflon フェルト片などを当てて縫合線を補強する場合もある（図 24-8）．プレジェット付きの結節縫合を用いると，パッチと心室中隔の表面同士の接合が得られるので，縫合不全の危険性が少ない（図 24-8B）．

NB 左室流出路の最大限の拡大

左室流出路を最大限に拡大するため，Hemashield パッチは中隔の右室側に縫着する．

弁縫着用の結節縫合は，大動脈弁輪およびパッチの弁輪の高さにかける（第 5 章参照）．縫合糸を代用弁の縫合輪に通してから，代用弁を弁輪に下ろす（図 24-8）．代用弁と Hemashield パッチの縫合は，連続縫合でも結節縫合でもよい．

NB 代用弁の選択

小児では石灰化が早く起こるので，ステント付き生体弁は用いない．自己肺動脈弁を使用できない場合は，機械弁が好んで用いられる．

NB 縫合線

代用弁の弁輪部からは，新しい糸の連続縫合でパッチを大動脈切開口に縫着する．つまり，中隔の縫合糸は弁輪部で結紮し，大動脈切開部には別の縫合糸を用いる（図 24-9）．

Hemashield，ウシ心膜または自己心膜による三角形の大き目のパッチを，右室流出路切開部の辺縁から最初のパッチの代用弁縫着部にかけて縫着し，切開口を閉鎖する（図 24-10）．大きな心膜パッチを右室切開口に縫着し，さらに止血目的で大動脈のパッチの上までこれを延長する方法もある．

NB 縫合線の補強

右室壁が薄く脆いようなら，縫合線を Teflon フェルトで補強してもよい．

大動脈切開の閉鎖が完了したら，心臓を血液で満たし，標準的な脱気操作を行う（第 4 章参照）．

NB 同種大動脈弁または自己肺動脈弁による大動脈基部拡大置換術

乳児や小児への機械弁の使用には，さまざまな問題がある．その代案として，冠状動脈の移植を伴う大動脈基部置換術の概念と大動脈心室中隔形成術の概念を組み合わせた方法がある．大動脈，右室，心室中隔の切開については Rastan–Konno 手術で述べたのと同様に行う．冠状動脈入口部を十分なカフをつけてボタン状に切り出し，授動する．大動脈弁と上行大動脈近位側を切除する．同種大動脈弁を用い

第 24 章　左室流出路狭窄　277

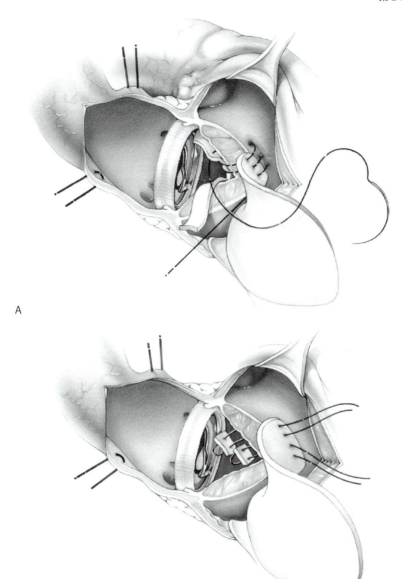

図 24-8　心室中隔の右室側から，大動脈弁輪を越えて大動脈切開まで，卵円形のパッチを当てる
A：連続縫合を Teflon フェルト片で補強する．
B：プレジェット付き結節縫合で行う方法．

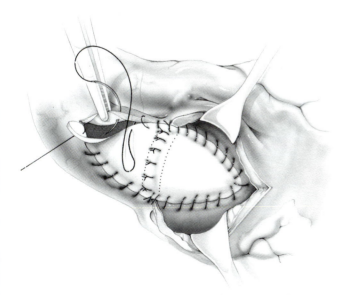

図 24-9　パッチを大動脈切開口へ連続縫合で縫着する

る場合は，同種組織に付着している僧帽弁前尖で心室中隔切開部をパッチ閉鎖できる方向に植込む．自己肺動脈弁を用いる場合は，三角形の右室壁を肺動脈弁輪につけて切除し，この筋肉を心室中隔切開部にパッチとして用いる．大動脈基部置換と冠状動脈入口部の再移植は，第 5 章で記述したとおりに行う．右室切開縁から同種弁あるいは自己弁の弁輪にかけて，自己心膜またはウシ心膜のパッチを縫着して閉鎖する．

NB　同種大動脈弁の方向

　同種大動脈弁に僧帽弁前尖が付着している場合，これを心室中隔の欠損部に当てようとすると，グラフトの向きが決まってしまう．その結果，冠状動脈

入口部の縫着が困難になることがある．このようなときには，同種弁についた僧帽弁の前尖を切除して，心室中隔をHemashieldの三角形のパッチで拡大し，パッチを同種弁の弁輪に縫合する方法もある．僧帽弁前尖を心室中隔欠損閉鎖に用いる場合，同種大動脈は本来の大動脈と反対向きの弧を描くので，同種大動脈を上行大動脈の中ほどで切離し，弧の向きを反対にして再縫合するとよい（図24-11）．

● Rastan-Konno 変法

広範に長いトンネル型の狭窄があり，大動脈弁逆流がなく弁輪が十分大きい場合には，Rastan-Konno変法の適応となる．

上下大静脈に脱血管を挿入して人工心肺を行い，大動脈を遮断する．肺動脈弁下の右室漏斗部に斜切開を加え（図24-6），右冠状動脈開口部のすぐ左で大動脈弁輪まで切開を延長する．心室中隔を，左右冠尖の交連付近の弁輪直下から狭窄部を越えるところまで縦切開し，肥厚した中隔心筋を左室流出路から切除する．プレジェット付き水平マットレス結節縫合で左室から右室の方向に針糸をかけ，さらに右室側に当てた卵円形のHemashieldパッチにこの糸を通して結紮することで，欠損口を閉鎖する（図24-12）．右室切開口には心膜パッチを縫着する．

🚫 **大動脈弁の損傷**

心室中隔切開の前に，大動脈に小切開をおいて大動脈弁と弁輪を視認するのも有用な方法である．直角鉗子を大動脈弁越しに挿入すると，心室中隔切開の正しい位置がわかる．大きな針を大動脈弁直下の中隔の左室側から右室側に刺出し，Konno切開の上縁の目印にするのもよい．

🚫 **刺激伝導系の損傷**

右冠状動脈開口部の十分左寄りで心室中隔を切開し，伝導系の損傷を避ける．

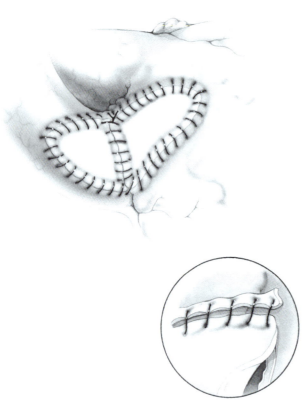

図 24-10 右室流出路から大動脈基部にかけて三角形のパッチを当てる
挿入図：Teflonフェルトで縫合線を補強する．

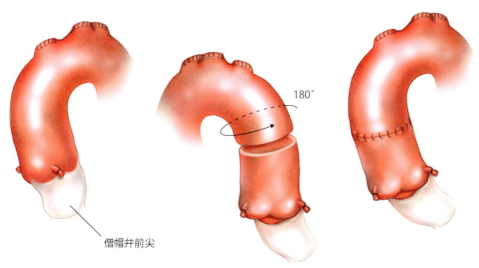

図 24-11
同種大動脈に付着している僧帽弁の裾を左室流出路の被いとして使う場合，導管の彎曲が左室と大動脈をつなげるのに適さない場合がある．そのときは，同種組織の遠位側を180°回転させるとよい．

🚫 不十分な心室中隔切開

心室中隔切開は十分奥まで行い，左室流出路狭窄を完全に解除する必要がある．

大動脈弁上狭窄

大動脈斜切開で良好な視野が得られる．狭窄が上行大動脈に限局している場合は，内腔への線維性突起を切除し，適当な大きさのダイヤモンド型のHemashieldあるいはGore-Texのパッチを狭窄部に縫着して拡大する（図24-13）．しかし，線維性の突起による狭窄は通常弁輪や交連にまで及ぶので，大動脈弁を傷つけないよう慎重に切除しなければならない．

🚫 上行大動脈のパッチ拡大

弁上狭窄は，上行大動脈の大部分に長く及んでいる場合がある．このような病変は，時に無冠洞から腕頭動脈までの広範なパッチ拡大を必要とする．体が成長する点を考慮し，幅広のパッチを用いて遠隔期の再狭窄を予防しなければならない（図24-14）．William症候群では上行大動脈全体が細くなっていることがあり，大動脈基部から腕頭動脈に至るまでの上行大動脈置換を必要とする場合もある．

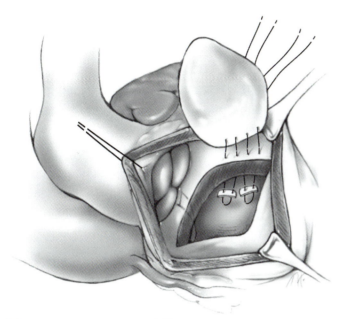

図24-12　Rastan-Konno変法
中隔切開と，左室から右室におく水平マットレス縫合．

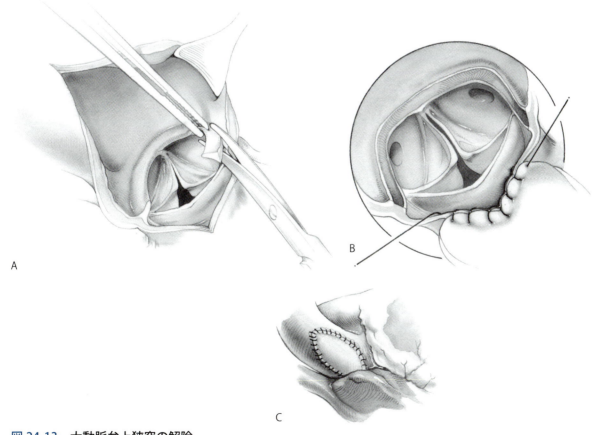

図24-13　大動脈弁上狭窄の解除
A：線維性の突起を切除する．
B：大動脈切開を無冠洞に進め，大動脈基部を拡大する．
C：欠損部を大きなパッチで閉鎖する．

大動脈弁の損傷
線維性突起を切除する際，大動脈弁尖は注意深く温存しなければならない．大動脈弁尖を少しでも損傷すると，逆流を起こすおそれがある．

 ### Valsalva 洞にまで及ぶ狭窄
時として，線維性突起は Valsalva 洞にまで伸展し，狭窄と変形を生じる．この突起を十分切除し，glutaraldehyde 処理した自己心膜か Hemashield のパッチで Valsalva 洞を拡大して狭窄を解除する必要がある（図 24-15）．

 ### 左冠状動脈開口部の損傷
左冠状動脈洞における突起の切除は，常に左冠状動脈開口部の損傷の可能性を念頭におき，慎重に行う必要がある．

弁上狭窄が高度なため，より広範囲の外科治療を要することもある．Brom によって考案された手術法は，きわめて良好な成績が得られている．本法では，狭窄部の直上で大動脈を横切する（図 24-16）．狭窄部の内径を Hegar 拡張器で計測すると，6〜8 mm に満たないことがほとんどであり，単純に計算すると周長は 18 mm 程度で，交連間の距離は 6〜8 mm となる．

大動脈基部と Valsalva 洞および冠状動脈開口部は拡大していることが多い．まず無冠洞に向け，大動脈径が最大になるところまで縦に切り込む（図 24-17）．これにより

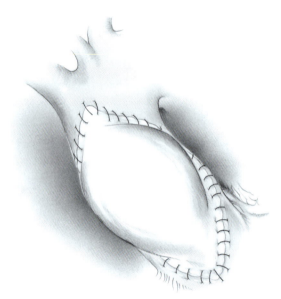

図 24-14　上行大動脈のパッチ拡大

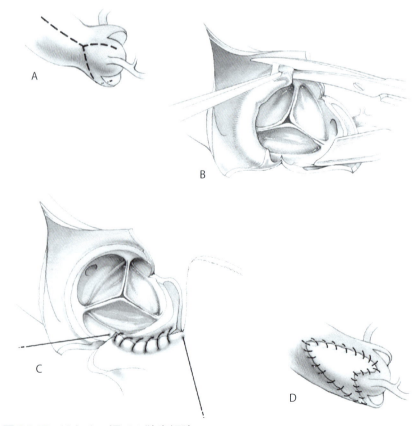

図 24-15　Valsalva 洞での狭窄解除
A：大動脈切開を無冠洞と右冠洞に延長する．
B：線維性突起を切除する．
C，D：心膜パッチで Valsalva 洞と上行大動脈を拡大する．

第 24 章　左室流出路狭窄　281

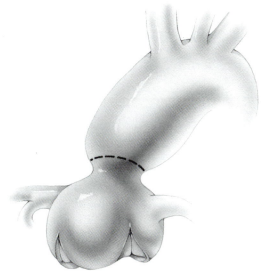

図 24-16　狭窄部の上で大動脈を切断する

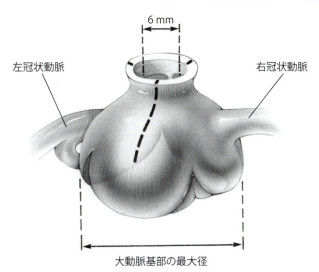

図 24-17　無冠洞の切開線

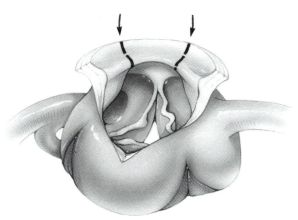

図 24-18　左冠洞と右冠洞の切開線

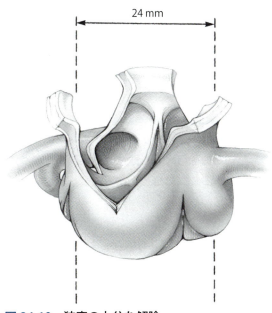

図 24-19　狭窄の十分な解除

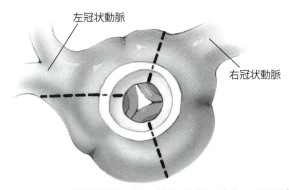

図 24-20　冠状動脈開口部の捻れを起こさない切開線

視野が改善し，病変の詳細な観察が可能になる（図 24-18）．他の 2 つの Valsalva 洞も同様に切開すると，狭窄は完全に解除される（図 24-19）．

　Valsalva 洞への切開

　Valsalva 洞への切開は，血管径が最大の部位を越えて進めてはならない（図 24-17）．切開が深くなりすぎると，パッチにより弁の基部が変形して大動脈弁逆流を生じる．

　冠状動脈開口部の変形

　パッチ形成による冠状動脈開口部の変形を防止するため，Valsalva 洞の切開は，左冠状動脈開口部の右側，および右冠状動脈開口部の左側に進める（図 24-20）．

NB　**血圧管理**

　重症の大動脈弁上狭窄の心筋は，高い後負荷による高い冠状動脈灌流圧に慣れてしまっている．したがって，人工心肺離脱時には以前に比べて低い冠状

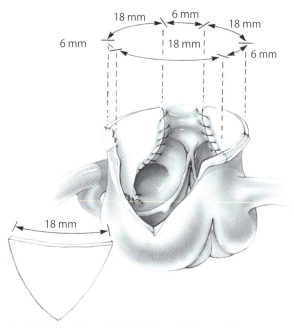

図 24-21　正確な狭窄部拡大の寸法の 1 例

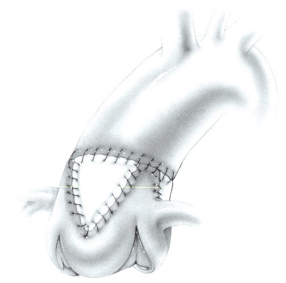

図 24-22　狭窄解除の完成図

動脈灌流圧による虚血が起きることのないよう留意する．

左冠状動脈主幹部の狭窄

まれに，線維組織が左冠状動脈開口部にかかり，突起物を切除しても左冠状動脈入口部の狭窄が残ることがある．この場合には，左冠状動脈洞への切開を左冠状動脈に延ばし，必要なら前下行枝と回旋枝の分岐部まで切り込む．この開口部を次項で述べるように三角形の自己心膜パッチで閉鎖し，Valsalva 洞を再建するとともに冠状動脈狭窄を解除する．

正常な大動脈弁輪は，適切な太さの Hegar 拡張器で測定できる．弁輪の周長は Hegar 拡張器のサイズの約 3 倍である．たとえば，大動脈弁輪径（Hegar 拡張器のサイズ）が 24 mm であれば，周長は 24 mm×3 すなわち 72 mm である．狭窄部の直径が 6 mm であれば周長は 6 mm×3，すなわち 18 mm である．正常大動脈弁輪と合う大きさにするには，当然大動脈の狭窄部を長さ 54 mm（72 mm−18 mm）だけ拡大しなければならない．拡大は 3 つの交連の間で行うので，それぞれの心膜パッチはその上縁の幅として 54 mm÷3，すなわち縫い代分を除いて正味 18 mm 必要である（図 24-21）．

Glutaraldehyde 処理した自己心膜で，それぞれの計測に合わせた大きさの三角形のパッチを作成する．この例では，底辺が 18 mm（+縫い代分 4〜5 mm）で，高さが大動脈弁の狭窄部と最大径部分との距離とする．二等辺三角形が必要な大きさとなる（図 24-21）．心膜パッチを Prolene で縫着する（図 24-21）．

次に，大動脈断端同士を Prolene の連続縫合で端々吻合する（図 24-22）．

狭い大動脈遠位側断端

狭窄部の直上で切離した遠位側大動脈断端が，形成した近位側断端に比べて小さいことがある．遠位側大動脈を切り足すか，縦に切開を入れることで口径差を調整する．

症例によっては，心膜パッチを使用しないで端々吻合による再建が可能な場合がある．大動脈基部の交連に対応する位置で，遠位側断端に切開を加え，互いの凸凹が組み合わさるように吻合する（図 24-23）．

吻合部への緊張

大動脈を剥離して長さに余裕を持たせ，吻合部へできるだけ緊張がかからないようにする．

他の心疾患を合併する左室流出路狭窄

●大動脈弓離断兼心室中隔欠損

大動脈弓離断兼心室中隔欠損の患児には，何らかの左室流出路障害がしばしばみられる．二尖弁や狭小弁輪による弁性狭窄のこともある．最も多いのは円錐中隔の後方偏位によるものである．

十分な大動脈弁輪を有し，大動脈弁下の直径が 4 mm 未満の患児では，円錐中隔の切開または切除を行ってから心室中隔欠損を閉鎖する．円錐中隔の筋切開や筋切除は，通常右房から行い，その後，心室中隔欠損をパッチ閉鎖する（第 21 章参照）．欠損孔よりやや小さなパッチを円錐中

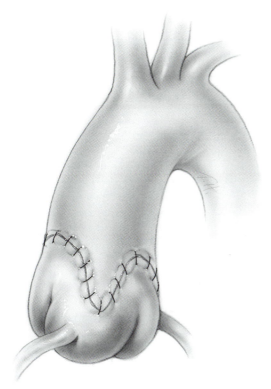

図 24-23　大動脈の端々吻合による修復の完成図

隔の左室側に縫着することにより，心室中隔を右室側に引き上げて大動脈弁下部分を拡大する．

NB 狭窄の再発

この手術を受けた患者は，弁性，または弁下の膜性あるいは筋性の左室流出路狭窄の再発により再手術を要することが多いので，厳重な経過観察を要する．

大血管転位，心室中隔欠損，左室流出路狭窄の合併

大血管転位，心室中隔欠損，左室流出路狭窄の合併例には，従来 Rastelli 手術が行われてきた．左室流出路が大動脈に（この場合には両大血管に）向かうように心室中隔にパッチを当て，肺動脈基部を閉鎖し，右室から肺動脈幹に向けて導管を留置するものである．しかし，Rastelli 手術の長期予後は，左室機能障害や突然死が起きるため良好とはいえない．さらに，心室中隔欠損狭小例や右室低形成の場合は Rastelli 手術の適応とならない．大動脈の移動を行う術式（Nikaidoh 手術）は，左室の直上に大動脈を移動させるので，大きな心内バッフルが不要である．

● 手術手技

胸骨正中切開，遠位大動脈送血と上下大静脈脱血で人工心肺を開始する．動脈管または動脈管索を二重結紮して切離する．28℃まで冷却し，大動脈を遮断して基部から心停止液を注入する．大動脈弁輪の下に 5 mm のカフをつけて基部を右室から切り離す（図 24-24A）．これは，自己肺動脈弁の採取と同様の操作である（第 5 章参照）．肺動脈を弁の直上で切離し，肺動脈弁葉を切除する．肺動脈弁輪と円錐中隔に切開を加え，心室中隔欠損まで延ばす（図 24-24B）と，肺動脈弁と僧帽弁の線維性連続が明瞭に観察できる．大動脈基部を，回転しないように注意して，左室の上まで後方にずらす．大動脈基部の後ろ半分を，肺動脈弁輪に 5-0/6-0 Prolene の連続縫合で吻合する（図 24-25A）．心室中隔欠損閉鎖用パッチを適当な形状に切り，下方では中隔の右室側に，上方では大動脈基部の前面に縫着する（図 24-25B）．縫着は連続縫合で行っても，プレジェット付き水平マットレス結節縫合で行ってもよい．

冠状動脈の捻れ

大動脈基部を移動したときに，冠状動脈が曲がったり，突っ張ったり，捻れたりしないよう十分に授動する．冠状動脈をボタン状に外してから大動脈を移動する外科医もおり，大動脈基部を新しい位置に固定してから，大動脈基部の同じ位置に冠状動脈ボタンを再縫合する．冠状動脈が引っ張られたり捻れたりしそうなときは，冠状動脈を外した欠損部は自己心膜で補填し，その後，大動脈基部に新たな再縫合部を決め，大動脈弁を傷つけないように切開する．次いで，Prolene の連続縫合で冠状動脈ボタンを大動脈に吻合する．この冠状動脈の授動と再縫合は，動脈スイッチ手術と同様の手技である（第 25 章参照）．大動脈基部を左室流出路に移動させる際に回転が加わってしまう場合には，冠状動脈の再移植は特に重要である．

大動脈弁逆流

大動脈基部を肺動脈弁輪と心室中隔パッチに縫合する際には，大動脈弁逆流が起きないよう注意を払う．弁尖の捻れが起きないように，大動脈弁輪の形状を保ったまま吻合を行う．

上行大動脈を切離し，Lecompte 操作で肺動脈を大動脈の前方に移動する（図 24-26）．5-0/6-0 Prolene の連続縫合で大動脈切離部を再吻合する．

NB 左右肺動脈の授動

左右肺動脈は，心膜翻転部を越えて十分に授動する．動脈管/管索は切離する．この操作により肺動脈分岐部は突っ張りや狭窄なしに大動脈の前方に移動できる．

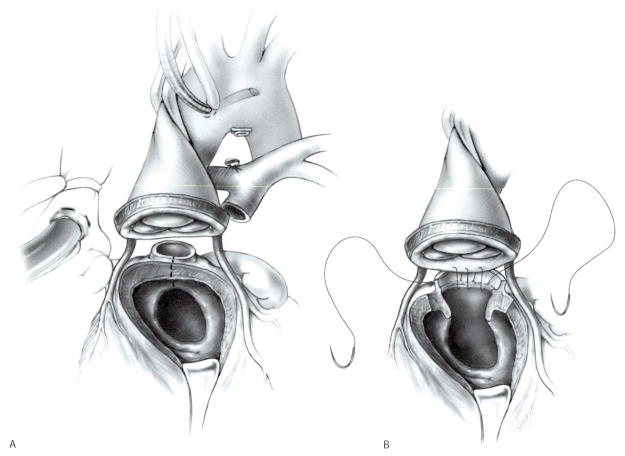

図 24-24
A：大動脈基部を右室から外し，肺動脈を近位部で切離する．
B：円錐中隔を越えて心室中隔欠損に切り込んで，肺動脈弁輪を切除する．

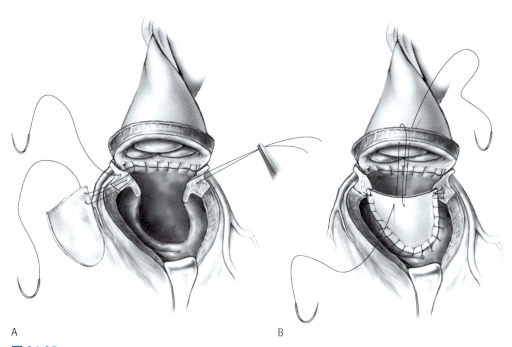

図 24-25
A：大動脈基部の後ろ半分を肺動脈弁輪に縫着する．
B：パッチを心室中隔欠損と大動脈基部の前側に縫合する．

第 24 章　左室流出路狭窄

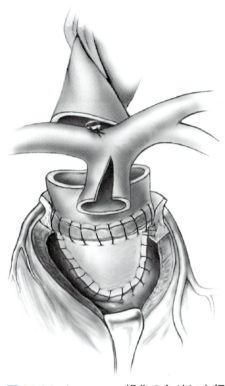

図 24-26　Lecompte 操作のために上行大動脈を切離する

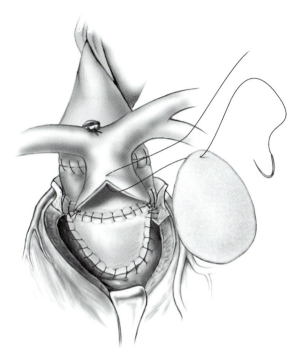

図 24-27　パッチの大動脈との縫合部に，肺動脈幹の後ろ半分を縫合する

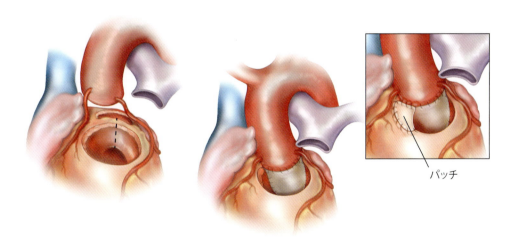

図 24-28
Nikaidoh 手術では，（心室中隔欠損パッチの有無にかかわらず）大動脈基部が後方に移動するため，右室切開の最も右側に形の悪い三角形の開口部が生じる．右室-肺動脈導管の近位部の捻れが起きないよう，この部分を三角形のパッチで閉じるとよい（小さく描かれているがかなり大きいこともある）．

NB　上行大動脈の長さ

　上行大動脈は，大動脈基部への再吻合の前に少し切り縮めなければならないことが多い．そうすれば，内圧が加わった際前方に張り出して，肺動脈分岐部を後方から圧迫するのを防ぐことができる．

　大動脈遮断を解除し，加温中に右室流出路を再建する．このような患者では，肺動脈幹は通常低形成なので，前面に縦切開を加えて分岐部まで延長する．同種組織を用いないならば，肺動脈幹の後面を大動脈基部の縫合部に縫合する（図 24-27）．Glutaraldehyde 処理した自己心膜パッチを，下方では右室の開口部に，上方では肺動脈に縫合することで再建を完成する．距離，角度，生理学などからみて，臨床的に必要であれば，同種組織やウシ頸静脈導管を右室-肺動脈導管として用いる．

🆖 右室-肺動脈導管

同種肺動脈を右室と拡大した肺動脈幹の間に挿入することもできる（第 27 章参照）．同種組織の後面を，大動脈弁を傷つけないよう注意して，大動脈基部と心室中隔欠損パッチの縫合部に縫合する．

⊘ 大動脈弁の損傷

肺動脈の後面と右室流出路を縫合する際には，大動脈弁を損傷しないよう注意を払う．大動脈との吻合部の直下で心室中隔欠損パッチだけに縫合すれば，大動脈弁損傷を防ぐことができる．

🆖

導管を用いる場合には，右室切開の右縁と移動した大動脈基部の隙間に三角形のパッチを当てると，右室と肺動脈導管の吻合が容易になる（図 24-28）．

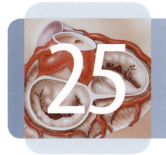

25 大血管転位

　大血管転位は心房-心室結合が正位で，心室-大血管結合が逆位の先天性心疾患を指す．臨床的には，前方にある大動脈が形態的右室から起始し，肺動脈が形態的左室から起始するものである．大血管転位は他の心奇形を合併することもある．

　今日では，心室中隔欠損合併の有無を問わず，解剖学的修復術が大血管転位の第一選択である．心室中隔欠損がない場合は，左室が体血圧に耐えられるうちに手術しなければならない．生後2～3週間も経過すると，左室の壁が薄くなり形態が変化して動脈スイッチ手術に耐えられなくなる．左室圧が血圧の60％未満の場合は，まず肺動脈絞扼術を行い，必要に応じて体-肺動脈シャント手術を併施する．左室が高圧に耐えられるようになってから二期的に動脈スイッチ手術を行う．その他の方法としては，いわゆる心房スイッチ手術（SenningまたはMustard手術）を行うこともある．

　SenningまたはMustard手術は，静脈還流を心房レベルで入れ替える方法である．すなわち，上下大静脈からの体静脈血が左房から僧帽弁を経て左室に入り，肺動脈弁を経由して肺に流れる経路を作成する．同様に肺静脈からの還流血は，右房から三尖弁を経て体心室である右室に入り，大動脈に拍出される．本症では，右房と左房の解剖は本質的には正常であるが，SenningやMustard手術後の遠隔期には，心房性不整脈が高頻度に起こり，かなりの割合で右室機能低下がみられる．しかし，大血管転位に肺動脈弁狭窄や解除不能な左室流出路狭窄，冠状動脈の異常などが合併し，解剖学的修復術の危険性が高すぎる場合には，これら生理的修復術の適応となる．心房スイッチ手術は複雑心奇形の手術の一部として用いられることがあるので，小児心臓外科を専門とする外科医はSenning手術やMustard手術を習得すべきである．

外科的解剖

　大血管転位では，右室壁厚は出生時から正常より厚く，その後も増加を続ける．心室中隔欠損も肺動脈狭窄もない場合，左室壁厚は生後増加せず，2～3ヵ月のうちに壁厚は比較的薄くなる．

　大動脈は多くの場合肺動脈の前方にあるが，大動脈が右で肺動脈が左の横並びという場合もある．冠状動脈は肺動脈に面したValsalva洞から通常起始するので，無冠洞が多くの場合は前方にくる．Leiden convention（訳注：Leiden大学のGittenberger-de Grootらにより提唱されたValsalva洞の命名法）では，肺動脈に近接しない無冠洞のほうから見て右手側のValsalva洞をsinus 1と名づけ，左手側のValsalva洞をsinus 2と名づけている．およそ70％の症例では，左前下行枝と回旋枝が共通幹としてsinus 1から起始し，右冠状動脈はsinus 2から起始する（図25-1A）．約15％の例では，左前下行枝がsinus 1から起始し，右冠状動脈と回旋枝が共通幹としてsinus 2から起始する（図25-1B）．まれに，3つの主要な冠状動脈が1つの洞，通常sinus 2から起始していることがあり，この中には左前下行枝や左主幹部が壁内走行する例もある．

●右房の外科的解剖

　右房は形態的には単一の部屋にまとまっているが，大静脈洞と右心耳（右房体部とも呼ばれる）の2つの要素からなっている．体静脈の還流は，上大静脈と下大静脈からそれぞれ向かい合う方向に流れ，大静脈洞に注ぐ．大静脈洞は内面がすべすべしていて右房の最も背側にあり，上下大静脈開口部の間に拡がっている．術者の視線で右房を見下ろすと，大静脈洞はおおむね水平になっていて，左手から上大静脈が，右手から下大静脈弁を介して下大静脈が流入している（図25-2）．

　分界稜と呼ばれる筋束は，上大静脈開口部直下の内側から起こり，上大静脈開口部の周りを回って外側に至るとともに盛り上がった形になり，右房の右側壁を経由して下大静脈に至り，大静脈洞と右心耳の境界を形成する．この筋束は心臓の外側からも，分界溝と呼ばれる溝として認められる．分界溝の心外膜下，上大静脈入口部の直下に洞結節があり，これは通常の手術切開や右房の送脱血管挿入により傷つきやすい．右房の残りの部分は右心耳で形成されており，分界稜から起こって前方（術者から見て上方）に拡がり，三尖弁を取り囲んで広い空間を形成している．

288　第Ⅲ部　先天性心疾患の手術

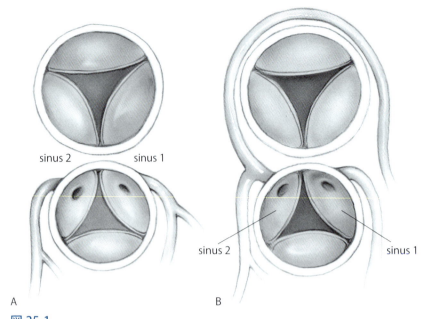

図 25-1
A，B：冠状動脈の形態（本文参照）．

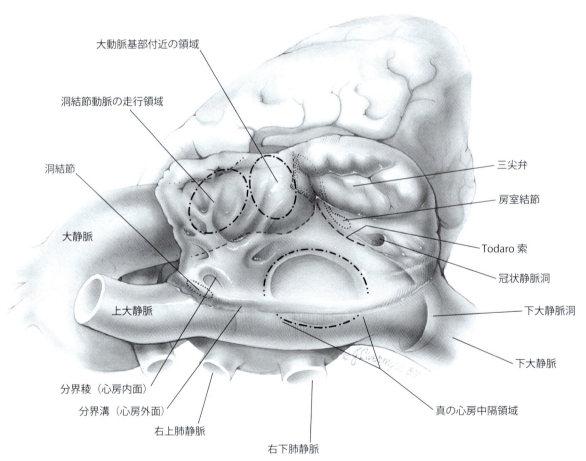

図 25-2　右房の外科的解剖

　すべすべした内壁の大静脈洞と対照的に，右心耳の側壁は櫛状筋と呼ばれる多数の細い筋束で畝状になっている．この筋束は分界稜から起こって前方に向かい，心房の最も前方の部分を被っている．この筋束により，右房は三尖弁を介して右室に静脈血を十分駆出できる仕組みになっている．

　大静脈洞のすぐ前方の内側壁の中央に，馬蹄形または楕円形にへこんだ卵円窩がある．本来の心房中隔は卵円窩とそれを取り囲む上，前，下部の辺縁筋束の一部からなっている．卵円窩と右心耳の基部に挟まれた前内側の心房壁の

裏に大動脈根部がある．同部位で，Valsalva洞のうち無冠洞と右冠洞の部分が右房壁と接している．その位置は，卵円窩の上左方の出っ張りである大動脈隆起によって認識できる．この部位で中心線維体を介して大動脈弁が三尖弁輪につながっていることを念頭におくと，大動脈弁をより明確に推定できる．

　上記の領域を走行する洞結節への動脈も，視認することはできない．この動脈の起始は多様で，洞結節動脈はいろいろな経路を通って上大静脈心房角と洞結節に向かう．

　三尖弁は右房の前下部に位置し，右室に大きく開口する．三尖弁輪は膜性中隔を横切り膜性中隔を房室部と心室部に分けている．膜性中隔は中心線維体とつながっていて，三尖弁，僧帽弁と大動脈弁は中心線維体を介して接している．

　膜性中隔の房室部の直下に房室結節は位置しているが，視認できない．三尖弁中隔尖の弁輪とTodaro索（中心線維体から下大静脈弁に向け心筋内を伸びている）を両辺に，冠状静脈洞を底辺にするKochの三角の頂点に，房室結節は位置している．Andersonによれば，Todaro索は下大静脈弁と冠状静脈洞弁の間の交連の線維性延長であるとしている．伝導組織は，房室結節からHis束として出て膜性中隔の下を通り，筋性心室中隔を下行する．心臓の静脈血を還流する冠状静脈洞は，Todaro索に接してその三尖弁側に位置する．

動脈スイッチ手術

● 切　開
　胸骨正中切開を行い，胸腺を切除する．

● 準　備
　心膜を長方形に切除し，0.6% glutaraldehyde 溶液で処理する．この時点で，大血管関係と冠状動脈の形態を確認する．

● 送脱血管の挿入
　上行大動脈のできるだけ遠位側に，送血管を挿入する．可能であれば上下大静脈に直接脱血管を挿入するが，ごく小さな児では右房からの1本脱血とする．人工心肺を開始し，動脈管の大動脈側を太い糸か金属クリップで閉鎖する．後で動脈管は切離し，肺動脈側を6-0/7-0 Proleneで縫合閉鎖する．必要なら右上肺静脈からベントを挿入する．冷却中に上行大動脈を肺動脈幹から剝離し，左右肺動脈は肺門の第1分枝まで広く授動しておく．剝離には，主に低出力の電気メスを用いる．

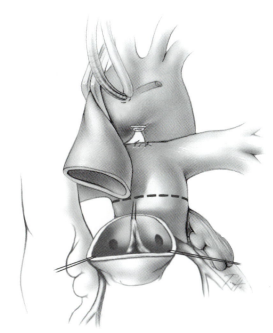

図 25-3　上行大動脈の切離
動脈管が切離されていることと肺動脈幹の切離線に注目．

🚫 肺血管床の溢血
　人工心肺開始後，できるだけ早く動脈管を閉鎖し，大動脈への送血が肺に流れ込まないようにする．

NB 肺動脈の授動
　Lecompte操作で肺動脈が突っ張らないように，左右の肺動脈ともに肺門の分岐部を越えて十分に授動することが重要である．

● 大血管の切離
　大動脈送血管のすぐ下で大動脈を遮断する．上行大動脈の中ほどに刺入した針から冷却血液心停止液を注入する．注入部位で大動脈を切離し，3つの交連の直上にそれぞれ支持糸をかけて牽引する（図25-3）．肺動脈幹を右肺動脈分岐部で切離し，やはり交連に支持糸をかけて牽引する．肺動脈弁は新大動脈弁となるので，大きな異常がないことを視診で確認する．

NB 肺動脈弁の異常
　肺動脈弁の状態は，通常術前の経胸壁心エコーと術中の経食道心エコーで調べる．逆流や狭窄がないことを冠状動脈開口部の切離前に確認しておく．

NB 大動脈の切離
　大動脈を中ほどより少し上方で切離すると，新肺動脈幹となる上行大動脈を長く残せるので，Lecompte操作後の肺動脈の張力を減らすのに有用で

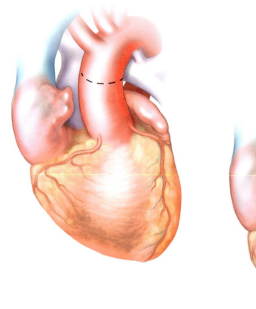

図 25-4
上行大動脈を中ほど，あるいは少し上で切離し，さらに肺動脈を交連のすぐ上で切離することで，新大動脈は短縮し（加えてやや後方に偏位し），新肺動脈基部はやや長くなるため，Lecompte 法によって肺動脈が引き伸ばされて起きる狭窄の頻度が減る．

ある．大動脈基部が後ろに引っ張られることも張力を減らすのに役立つ（図 25-4）．

左右肺動脈分岐部を，遠位側の上行大動脈の前方に引っ張り上げる（図 25-5）．切離した大動脈の下端を，鑷子か直の血管鉗子で把持する．最初にかけていた大動脈遮断鉗子を，肺動脈分岐部の下でなるべく頭側寄りに大動脈にかけ直す．発案した外科医の名前にちなんで Lecompte 操作と呼ばれるこの手技により，人工血管を間置せずに新肺動脈基部と肺動脈分岐部を再建することが可能になった．

🚫 **遠位側上行大動脈の捻れ**
　　大動脈遮断をかけ直す際に，大動脈が捻れて吻合が歪まないように注意する．

🚫 **冠状動脈開口部の切離**
　　冠状動脈開口部は最低 2〜3 mm の大動脈壁を周囲につけ，舌状またはボタン状の組織として切り取る（図 25-5）．低出力の電気メスで冠状動脈の近位部を数 mm 心外膜から授動する．

🚫 **冠状動脈の屈曲**
　　肺動脈洞への冠状動脈開口部の移植がうまくいくように，冠状動脈の剥離は十分に行う．剥離が不十分であると，吻合部の緊張や屈曲の原因になる．

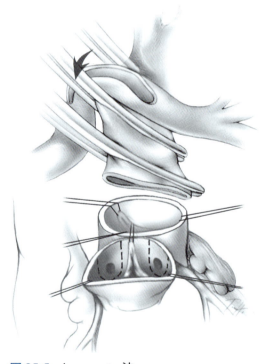

図 25-5　Lecompte 法
肺動脈分岐部を大動脈の前方に持ち上げ，大動脈に遮断鉗子をもう 1 本かける．矢印は，遠位側の遮断鉗子を肺動脈分岐部の下方にかけ直していることを示す．舌状の冠状動脈開口部の切離線を点線で示す．

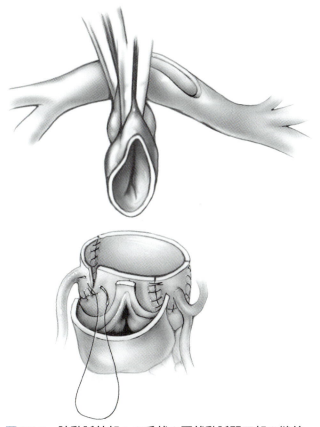

図 25-6　肺動脈基部への舌状の冠状動脈開口部の縫着

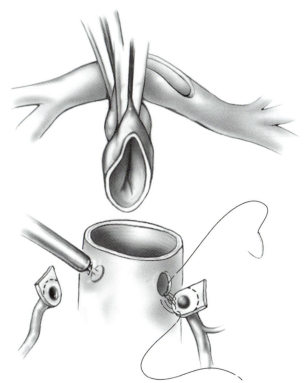

図 25-7　肺動脈基部へのボタン状の冠状動脈開口部の縫着

NB 右冠状動脈の授動
右冠状動脈の授動の際，円錐枝の結紮切離が必要となることがある．

NB 交連に近い冠状動脈開口部
片方または両方の冠状動脈開口部が交連に近接している場合には，交連を冠状動脈開口部と一緒に切り抜かなければならない．その結果，新肺動脈弁に軽い逆流を生じることがある．

NB 冠状動脈の壁内走行
冠状動脈開口部を舌状に切り取る際には，周囲に大きく大動脈壁の縁をつけて，大動脈壁内を走行する冠状動脈を傷つけないように注意する．

●冠状動脈の再建
授動した冠状動脈を把持して肺動脈基部前面の肺動脈洞に当て，冠状動脈の近位部に捻れが生じないことを確認して，冠状動脈開口部の再建部位を決定する．冠状動脈は，肺動脈基部の適切な部位にU字形の切れ込みを作り，舌状の組織として移植するとよい（図 25-6）．縫合する前に，ボタン状になるよう余分な組織を切り取って移植する方法もある．この場合，肺動脈基部の適切な部位に小切開を加え，メスで拡げるか小さな大動脈パンチで適度な大きさの開口部を作る．冠状動脈は，この肺動脈基部の開口部に 7-0/8-0 Prolene で吻合する（図 25-7）．左右の冠状動脈の吻合が終わったら，2 mm のオリーブチップのカニューレを用いて冷却血液心停止液を冠状動脈口に直接注入し，冠状動脈に捻れや屈曲がないかを評価する．何か問題があれば，その時点で引きつれている外膜や心外膜組織を剝離するか，吻合をやり直す．

🚫 冠状動脈の移植
大動脈基部を張らせてから冠状動脈移植部の切開を行う方法を好む外科医は多い．本法では，Lecompte 操作後に交連の位置を示す縫合糸を外膜側につけてから，新大動脈再建を先に行う．大動脈遮断を解除するか心停止液を注入して大動脈を張らせ，大動脈基部の向きや範囲を観察して移植部位を決める．大動脈基部が張った状態で切開を入れることにより，新大動脈弁が傷つきにくくなる（図 25-8）．

🚫 冠状動脈の捻れ
冠状動脈口を短冊状ではなくボタン状に大動脈から切り取るのを好む外科医もいる．この場合，再建時に冠状動脈が回転して捻れないよう細心の注意が必要である．

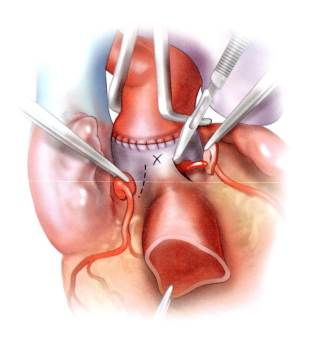

図 25-8　冠状動脈の「閉鎖的」移植法
切開を正中方向にやや曲げていることに注目．「X」は交連の頂点を示し，新大動脈の外側に糸をかけて目印をつけておく．

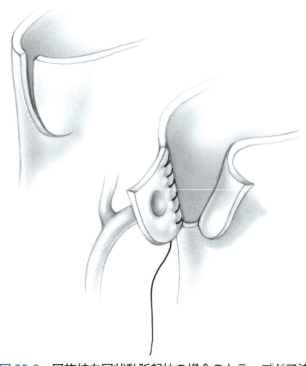

図 25-9　回旋枝右冠状動脈起始の場合のトラップドア法

回旋枝の右冠状動脈起始

回旋枝が右冠状動脈から起始する場合，回旋枝の起始部で屈曲しないよう，新大動脈にトラップドアを作ってもよいし（図 25-9），右冠状動脈を新大動脈の高い位置に移植してもよい．回旋枝が右冠状動脈から起始する場合，右冠状動脈を高い位置に吻合できるよう，肺動脈はなるべく遠位側で切離する．時には新大動脈基部と遠位側大動脈の吻合線より上で上行大動脈に吻合しなければならないこともある（図 25-10）．

冠状動脈の壁内走行

舌状の組織をつけて冠状動脈開口部を切り抜いたら，その向かい側の新大動脈基部に浅い U 字形の切れ込みを作る．舌状の組織の上縁を U 字形の切れ込みの下縁に 7-0 Prolene で縫合し（図 25-11A），両端で糸を固定する．次いで，新大動脈基部と上行大動脈の後ろ側を縫合し，切れ込み部以外の部分の吻合を完成する．自己心膜を適切な形に切り，切れ込みの上縁と冠状動脈の開口部の残りの部分に，膨らんだフード形になるように自己心膜を縫着する（図 25-11B）．この方法で，冠状動脈を元のところに位置させたまま，冠状動脈近位部の捻れや緊張がかかる危険性を最小限にして再建できる．

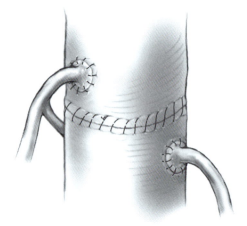

図 25-10　右冠状動脈を新大動脈基部と上行大動脈の吻合の上方に縫着する

新大動脈弁の損傷

まずメスで新大動脈基部に切開を加え，次にパンチで開口部を作るが，このとき新大動脈弁尖を傷つけないよう注意する．助手が細い鑷子の背中側で愛護的に弁葉を圧排してもよい．

●大動脈の再建

遠位側上行大動脈を，新大動脈基部に 6-0/7-0 Prolene の連続縫合で吻合する（図 25-12）．

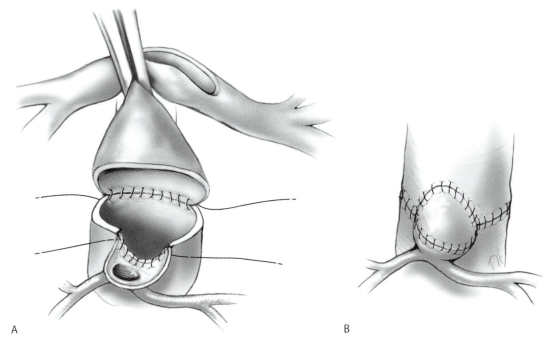

図 25-11
A：舌状の冠状動脈開口部の向きを変えずに，壁内走行する単一冠状動脈を新大動脈に縫着する．
B：心膜のフードをつけて吻合を完成する．

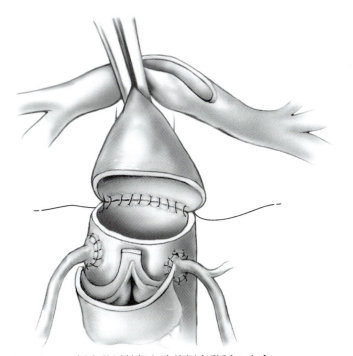

図 25-12　新大動脈基部と遠位側大動脈の吻合

NB **新大動脈基部と上行大動脈の口径差**

遠位側上行大動脈と新大動脈基部に口径差があるときは，後壁の縫合線で余分な組織にひだをとる．前壁の縫合線にひだをつけると，冠状動脈の吻合に捻れを生じることがあるからである．冠状動脈をフラップとして移植している場合には，その危険性が特に高い．

NB **後壁側の縫合線の止血**

大動脈の縫合線からの出血は，特に後壁は修復後に止血するのが困難なので，十分な注意を払って縫合する．

NB **横並びの大血管関係**

大動脈と肺動脈が横並び関係の場合，Lecompte法は必ずしも必要ない．遠位側大動脈を単に側方に授動して新大動脈基部に吻合する．

●心内修復

この時点で，心房中隔欠損やバルーン心房中隔裂開後の裂け目，さらに心室中隔欠損があればそれも右房切開部から閉鎖する（第19章，第21章参照）．心室中隔欠損をどちらかの半月弁越しに閉鎖する方法もある．もし，後方の（肺動脈）弁から閉鎖するときは，伝導系を避けるよう特に注意する．大動脈遮断は右房切開閉鎖後に解除するか，その後の肺動脈再建後に解除する．大動脈遮断を続ける場合は，翼状針を新大動脈基部に刺入して心停止液を注入し，冠状動脈の走行と捻れ，および縫合部の出血をチェックする．

●肺動脈の再建

大動脈遮断を続行する場合は，遮断鉗子を左右肺動脈分岐部の上にかけ直す．新肺動脈基部の欠損はglutaraldehyde処理した2枚の心膜パッチか，1枚の長方形のパッチをパンタロン形にして補填する．パッチの幅は，新肺動

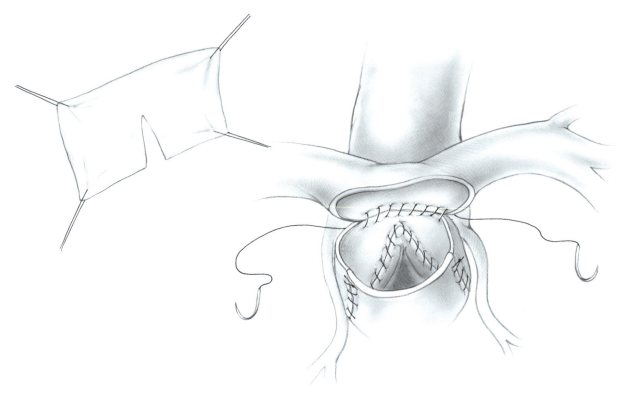

図 25-13　新肺動脈基部を心膜パッチで再建し，肺動脈分岐部と吻合する

脈基部の動脈洞のおおむね2倍の幅とし，後者の場合はスリット状またはV字形の切れ込みを長い辺の中央部に加える．この切れ込みは新肺動脈基部の後方の交連に合わせるためのものである．パッチは 6-0/7-0 Prolene の連続縫合で縫着する．でき上がった新肺動脈基部を肺動脈分岐部に 6-0 Prolene で吻合する（図 25-13）．

肺動脈弁上狭窄

大動脈スイッチ手術のよく知られた遠隔期合併症に，肺動脈弁上狭窄がある．新肺動脈を再建するとき，大きめの心膜を当てることで軽減できる．

横並びの血管関係

Lecompte 法を行わない場合，肺動脈分岐部の開口部は 6-0 Prolene の連続縫合で閉鎖する．右肺動脈の下面に長軸切開を加え，そこに新肺動脈基部を 6-0 Prolene で吻合する．

●手術の完了

大動脈遮断を解除し，心停止液注入時にできた針穴から脱気を行い，その後，その穴は 7-0 Prolene の水平マットレス縫合で閉鎖する．加温後，心臓が張りすぎないよう注意しながら，人工心肺を離脱する．

冠状動脈血流の評価

大動脈遮断解除後，すべての冠状動脈領域の灌流を観察する．冠灌流の異常は修復しなければならない．疑問があれば，冠状動脈の追加授動や吻合位置の変更が必要になる．冠状動脈の解剖からみて吻合をやり直しても改善しないと思われる場合や，追加の大動脈遮断に耐えられないと思われる場合は，冠状動脈バイパス術を行う必要がある．通常は左右どちらかの内胸動脈を剝離し，有茎グラフトとして用いて，問題のある冠状動脈に吻合する．左鎖骨下動脈の遠位側を結紮切離し，近位側断端を左前下行枝か回旋枝の近位部に吻合することもある．

不整脈

術前に不整脈がないのに加温中や人工心肺離脱直後に不整脈が起きたら，まず冠血流の異常が原因である．原因を突き止めて適切に修復する．

冠状動脈の伸展

人工心肺直後に心臓が張りすぎると，移植した冠状動脈が引き伸ばされて，冠不全の原因となる．この危険な合併症を避けるため，術後24〜48時間は容量負荷を慎重に行う必要がある．

縫合線からの出血

縫合線が長いので出血は大きな問題であり，大動脈遮断解除後に止血を十分確認する．7-0 Prolene の水平マットレス縫合で，出血部位の外膜を注意深

く寄せ合わせる．人工心肺後に大動脈からの出血が
みられたら，人工心肺を再開したり，大動脈縫合部
の露出のため肺動脈の吻合を外したりして止血しな
ければならないこともある．

冠状動脈の攣縮

人工心肺後や術後早期には，移植された冠状動脈
は攣縮を起こしやすく，nitroglycerinの持続静注が
適応となる．また，冠状動脈が攣縮しないように，
カルシウム注射液の投与は慎重に行う必要がある．

修正大血管転位

修正大血管転位は，心房-心室結合が逆位で，心室-大血
管結合も逆位の先天性心疾患を指す．他の心疾患がなけれ
ば生理的には正常な循環になるが，心室中隔欠損，肺動脈
弁の異常，Ebstein様の三尖弁異常などを合併すること
が多い．従来の手術法（機能的修復術）は合併する心疾患
のみを修復するので，形態的右室と三尖弁がそれぞれ体心
室，体側房室弁の状態のままとなる．

最近では，一定の条件を満たす患児に解剖学的修復であ
るダブルスイッチ手術を推奨する施設もある．十分大きい
両心室と正常な肺動脈弁を有する症例には，動脈スイッチ
手術に加えて，Senning手術かMustard手術を行う．肺
動脈弁が動脈スイッチ手術に適さない場合は，左室から大
動脈弁までの隔壁を作成するのに適した心室中隔欠損があ
れば，Senning手術とRastelli手術を行う．右室が体心室
のままの状態では進行性の三尖弁逆流と右室機能不全をき
たしやすい本症に対し，ダブルスイッチ手術を行うことで
左室が体心室となり，異常を有する三尖弁が低圧の肺循環
を担うことになるので，理論的には長期予後を改善するは
ずである．しかし，適切な患者選択が重要であるうえ，多
くの場合は多段階の肺動脈絞扼を必要とする．

ダブルスイッチ手術を行うとき，動脈スイッチと心房ス
イッチのどちらを先行させてもよい．肺動脈絞扼術の既往
や解剖学的制約により，どちらの手術も多少の工夫を要す
ることがある．

心室中隔欠損の閉鎖

心室中隔欠損を僧帽弁越しに閉鎖する際には，中
隔の形態的右室側を縫合して刺激伝導系を避けるよ
うにする．

肺動脈絞扼術の既往

肺動脈絞扼を受けている患者では，大動脈と肺動
脈の間は慎重に剝離する．肺動脈基部（新大動脈）
が拡大している場合には，冠状動脈移植に先立っ

て，弁が適切に閉鎖するようにValsalva洞組織をV
字形に切除することもある．さらに，絞扼部は切除
するか拡大するかして，弁上狭窄やsinotubular
junctionの変形を防ぐ．

Senning手術

●送脱血管の挿入

上行大動脈の高い位置に送血管を挿入し，上下大静脈に
直接直角の脱血管を挿入する．この際，静脈還流の障害に
よる低血圧や重篤な不整脈を起こさないように注意する．
上大静脈にも，できるだけ高い位置に脱血管を挿入する
（図25-14）．脱血管を1本挿入した後，部分人工心肺を開
始すると，2本目の挿入が楽になる．大動脈を遮断し，大
動脈基部から冷却血液心停止液を注入する．

●心房切開

分界溝の3〜4mm前方で平行に右房を長軸切開する
（図25-15）．

切開の長さ

切開は洞結節から十分に離れ，上方では右房頭側
縁から0.5cm以上離す．切開長が足りないときは，
右心耳に向けて切開を延長する（図25-15）．

切開の方向

右房内腔を直視下に確認してから右房切開を下方
に進めることで，下大静脈弁の外側付着部に向けて
正しく切開を延長できる（図25-15）．

●心房中隔

術前にバルーン裂開術が行われていれば，通常，卵円窩
は引き裂かれている．台形の中隔フラップを作成するに
は，まず卵円窩の最も前方の部分を切開し，頭側に約
7mm進める．そこで切開の向きを後方に変え，右上肺静
脈の上縁に向かい，心房中隔基部に至る．同様に，卵円窩
の下部から下方に切開を加え，右下肺静脈の下縁に向かう
（図25-16）．6-0/7-0 Proleneの結節縫合を心内膜に浅く
かけ，切開の切り口を内膜で被う（図25-16：挿入図）．
こうして，心房間溝の内側とだけ心房につながる心房中隔
フラップが作成される．

洞結節動脈の損傷

洞結節への動脈は，右房内側壁の前上方部分を通
る．心房中隔フラップ作成の際，フラップの頭側縁
が上方に向かいすぎないように注意して，洞結節へ
の血流を温存する．

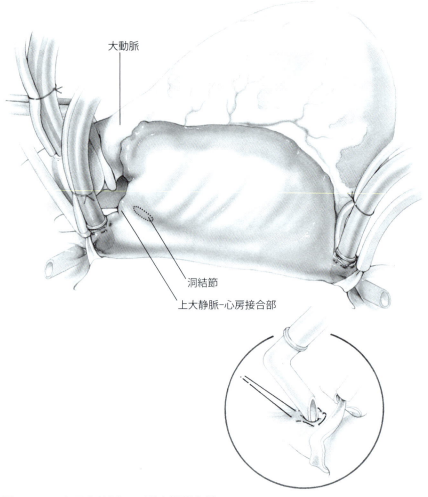

図 25-14　上下大静脈への脱血管挿入法
挿入図：直角の脱血管を直接大静脈に挿入する．

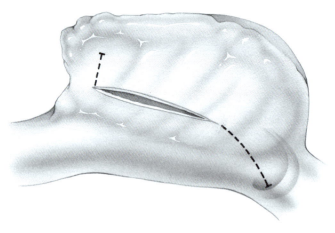

図 25-15　心房切開

 右房内側壁の穿孔

　同様に，頭側の中隔切開の方向も重要である．切開が前方に寄りすぎて大動脈隆起に近づくと，心臓の外に出てしまう．その場合には，すぐに穿孔部を確認し，複数の細い Prolene で修復する．

 主要な刺激伝導路

　洞結節から房室結節に至る主要な刺激伝導路や筋束は 3 本ある（図 25-17）．これらは，おそらく分界稜と卵円窩の辺縁筋に対応している．前伝導路は卵円窩と冠状静脈洞の双方の前方を通る．中伝導路も卵円窩の前方にあるが，冠状静脈洞を横切るかすぐ後方を通る．後伝導路は右房後壁で上下大静脈の間を通り，前方に曲がって冠状静脈洞に至る．フラップの作成により，中伝導路は多くの例で犠牲になるので，残りの伝導路を損傷しないよう注意する．

　作成したフラップの卵円窩の欠損部分は，適切な大きさの Gore-Tex か，glutaraldehyde 処理した自己心膜で補填する．このようにしてできあがったフラップはほぼ一定の大きさになり，月齢 6〜12 の乳児では，底辺が約 3 cm，高さが 2 cm，前縁が 1.5〜2 cm である．

第 25 章　大血管転位

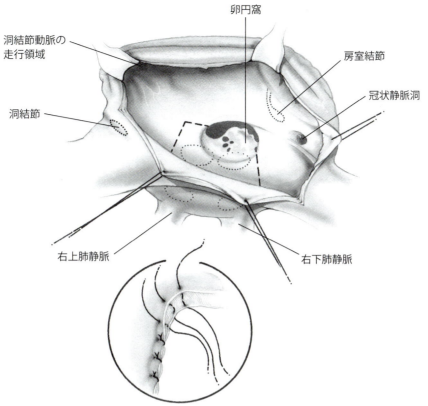

図 25-16　心房中隔フラップの作成
挿入図：内膜同士の接合．

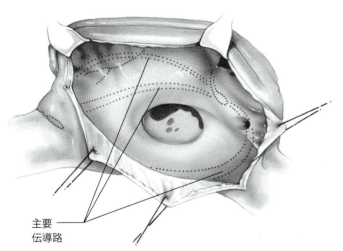

図 25-17　洞結節と房室結節を結ぶ 3 本の主要伝導路

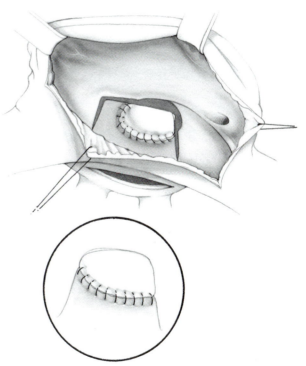

図 25-18　自己心膜または Gore-Tex のパッチで心房中隔フラップを拡大する

NB 大きさが足りないフラップ

しばしばフラップの拡大が必要になる．その場合は，適当な大きさの Gore-Tex か glutaraldehyde 処理した自己心膜のパッチを 6-0 Prolene の連続縫合でフラップに縫着する（図 25-18）．

卵円窩の裂開

卵円窩は術前のバルーン裂開術で裂開されている．卵円窩は薄く，小さな穴が多数開いていることもある．新たな心房中隔を作成する際，縫合線がちぎれて穴が開くことがあるので，このような部分は切除する．

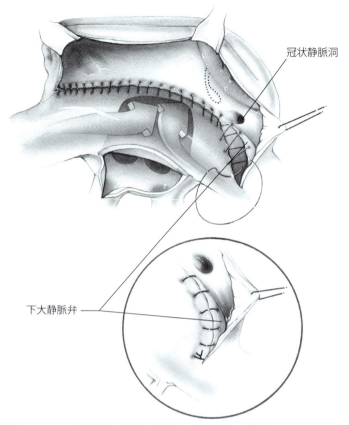

図 25-19 房室結節の損傷を避ける縫合線の方向
挿入図：冠状静脈洞下方の縫合線の拡大図．

　心房間溝を剝離して，できる限り心房後壁を授動する．心房中隔フラップを牽引すると，左房と肺静脈が見えてくる．心房間溝の後方で平行に，左房を長軸切開する（図25-18）．

 小さな左房開口部
　右上肺静脈に向けて，あるいは右上下肺静脈の間で横切開を加えることにより，大きな左房の開口部を確保する．

● **中隔フラップ**
　中隔フラップは張力を生じないで向きを少し変えられるよう，可動性がなければならない．フラップ前縁の中央部を，左上下肺静脈の前縁の中程の左房壁に，両端針付き6-0 Proleneで縫着する．ここは，ちょうど左心耳の後縁にあたる．ここから，左房後壁とフラップの縫合を上方および下方に進める．

 左肺静脈狭窄
　フラップが十分大きくないと，フラップが引っ張られて左肺静脈の開口部の狭窄をきたす．

 縫合部の漏れ
　神経鉤を用いて縫合線に隙間がないかをチェックし，術後に短絡が生じないようにする．

● **右房後方部分の前縁の縫合**
　右房切開の下方部分の前縁を，僧帽弁と三尖弁の間にある中隔欠損の前縁に縫合する．縫合を上下に続け，上下大静脈の開口部の側方を回る（図25-19）．

 房室結節の損傷
　下大静脈に向かって縫合を進める際，冠状静脈洞の後方を回ることで房室結節の損傷を回避する．

 下大静脈の狭窄
　下大静脈弁が十分形成されている場合は，その正中側が下大静脈の開口部の正中側の縁になるので，重要な目印になる．右房壁フラップを下大静脈弁の正中側の縁に縫いつけることで，下大静脈からの十分な流入路が確保できる．

 下大静脈弁の低形成または欠損
　下大静脈弁が欠損しているか低形成の場合には，十分な太さの脱血管を左心耳から新しく作成された

第 25 章 大血管転位　299

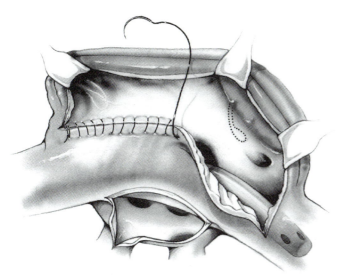

図 25-20　下大静脈弁が欠如しているか低形成な場合は，下大静脈に向けて脱血管を差し込み，十分な血流路を確保する

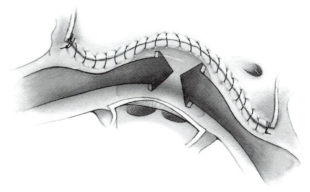

図 25-21　上下大静脈開口部の狭窄による静脈還流の障害

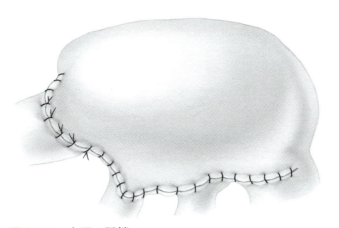

図 25-22　右房の閉鎖

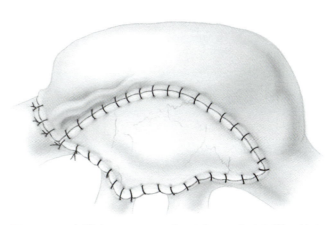

図 25-23　心膜や Gore-Tex パッチを用いた右房壁の拡大

心房中隔欠損を介して下大静脈に挿入する．脱血管を目安にして，その周囲に心房壁フラップを縫着する（図 25-20）．

🚫 上下大静脈の狭窄

縫合が上下大静脈の開口部に近づきすぎると，そこで狭窄を生じて静脈還流を障害するおそれがあり，特に上大静脈の還流障害は大きな問題となる（図 25-21）．

●右房前方部分の後縁の縫合

次いで，切開した右房壁の前方部分の後縁を，左房開口部と上下大静脈からの還流路周囲の右房壁に縫合する（図 25-22）．

🚫 洞結節の損傷

洞結節の損傷を避けるため，縫合は上大静脈-右

房接合部の 0.5～1 cm 頭側に，結節縫合で行う．6-0/7-0 Prolene を用いて心房壁を連続縫合で浅く拾う方法もある．

🚫 大静脈の狭窄

縫合を続ける前に，大静脈に回したテープを弛めて大静脈を満たし，膨らんだ状態にする．これで上下大静脈の狭窄が予防できる．

🚫 小さな右房壁

新たな体静脈還流路の上に十分な被いを作って，広い肺静脈還流路を確保するには，右房壁の前方部分が足りない場合がある．これは，心膜か Gore-Tex のパッチで右房壁を拡大することで解決する（図 25-23）．この方法は，心耳並列の場合には特に有用であり，心房壁が不足するのでパッチ拡大は必須となる．ダブルスイッチ手術を受ける患者は，形態的右房の自由壁の幅が狭いことがあり，肺静脈還流路を何らかの組織で拡大する必要がある．遊離したパッチではなく，心臓の右側の心膜をそのまま用いることもできる．この場合，横隔神経の近くでは，心膜を浅く拾って縫合する．

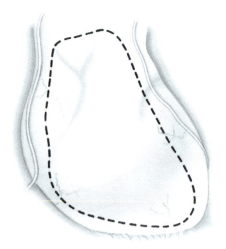

図25-24　Mustard手術でバッフルに用いる心膜部分

Mustard手術

切開，送脱血管の挿入および心筋保護は，Senning手術と同様に行う．

●バッフル

胸腺と胸膜の折り返し部から心膜を剝離し，横隔神経を損傷しないよう注意しながら，大きな心膜片を採取する（図25-24）．心膜片を適切な形状に切り取る．以前は長方形のものが使用されたが，次第に楔型やアレイ型のものに変わってきた．Bromのズボン型のバッフルは，心房内の寸法を細かく配慮している長所がある（図25-25）．

Mustard手術の合併症は，不整脈を除けば主に体静脈と肺静脈の還流障害であり，バッフルの機能不全に起因する．したがって，Mustard手術の機能的解剖を正確に理解することが合併症の予防につながる．心房中隔は可能な限りすべて切除する（洞結節動脈や主要伝導路の損傷に注意する；前項「Senning手術」の項参照）．バッフルは新たな心房中隔となり，体静脈から僧帽弁への流入路の一部として機能する．

NB バッフルの後縁

バッフルの後縁は，左の上下肺静脈を合わせた直径より0.5 cmほど長くする（各々の直径はHegar拡張器で測定できる）．6ヵ月未満または5 kg未満の小さな乳児では，肺静脈の直径は約7 mmである．したがって，バッフルの後縁は縫い代を加えると2〜2.5 cmになる（図25-26）．

NB バッフルの幅

左肺静脈から残存する心房中隔中央までの距離が，新しい体静脈側心房の側壁の幅になる．バッフ

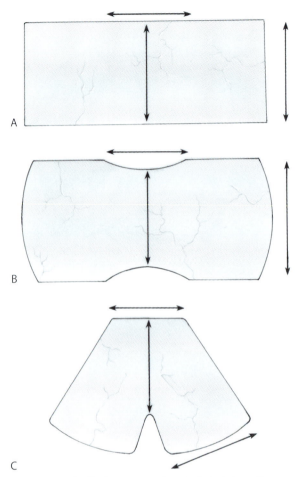

図25-25　心膜バッフルの適切な大きさと形状
A：伝統的な長方形型．
B：アレイ型．
C：ズボン型．寸法は図25-26の説明を参照．

ルは心房中隔として機能し，また上下大静脈から僧帽弁を介する肺循環心室への流入路の一部を形成するので，バッフルの幅はその距離と同じにしなければならない．乳児では3 cm，年長児では3.5〜5 cmとなる（図25-26）．

NB 冠状静脈洞

冠状静脈洞を大きく切開し，さらに心房中隔欠損の上縁を広く切除すると，パッチの上下の脚の屈曲を軽減し，狭窄を防ぐことができる（図25-27）．

●バッフル作成の手技

上下大静脈の開口部の大きさに留意し，バッフルの両脚は大静脈の入口部から十分離して縫合できる幅をとる必要がある．患児の大きさにもよるが，この幅は通常2.5〜4 cmである（図25-26）．バッフルの素材にかかわらず，バッフル関連合併症の予防に重要なのは，適切な形状と大きさである．そこで，Bromは年齢ごとの金属製の型紙を作成した．この型紙を拡げた心膜に乗せ，型紙に沿ってメスで切り取ってバッフルを作成する．Gore-Texは心膜よ

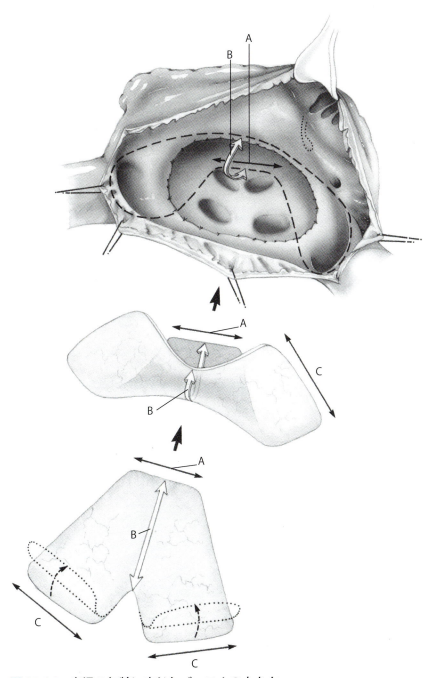

図 25-26　患児の年齢に応じたバッフルの大きさ
背側縁（A）は，小さな乳児では 2〜2.5 cm．バッフルの幅（B）は，乳児では約 3 cm，年長児では 3.5〜5 cm．大静脈開口部（C）は 2.5〜4 cm．

り取り扱いが容易なうえ，縮みや変形が起きにくいので，好んで用いる外科医もいる．無処理の心膜は約 2/3 の大きさに縮むが，glutaraldehyde 処理すると固定され，経年的な縮みはほとんど起きない．とはいえ，正常な自己心房壁は，自然に拡張し成長して，十分な心房容積を保とうとする．いずれにせよ，しっかりと縫合を行ってバッフルに張力をかけると，バッフルはピンと張るため経年的な縮みはかなり抑えられる．したがって，バッフルを適切な形と大きさに作って丁寧に縫合することで，本術式に付随する合併症の多くを予防できる．

●右房切開

分界溝の前方で平行に右房斜切開を行い，辺縁に支持糸をかけて，心膜か創縁タオルに牽引する．

洞結節の損傷

洞結節は，脱血管挿入や上大静脈へのテーピング，右房切開などで損傷を受けやすい．右房切開は洞結節から離し，頭側への延長は右房の上縁から 0.5 cm のところまでにとどめる．右房切開を拡げたいときは，前方の右心耳方向へ延長する（図 25-15）．

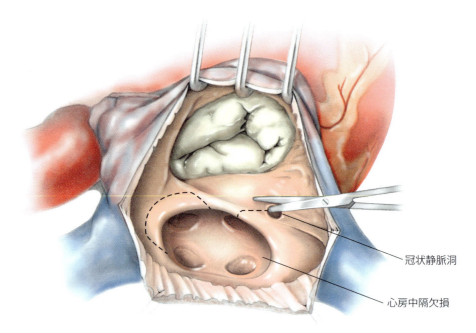

図 25-27
点線のように心房中隔欠損上縁の切除と冠状静脈洞の切開（Prolene 連続縫合で断端の内膜を接合させることが多い）を行うと，三尖弁に向かう経路の急な屈曲による狭窄の頻度が減る．

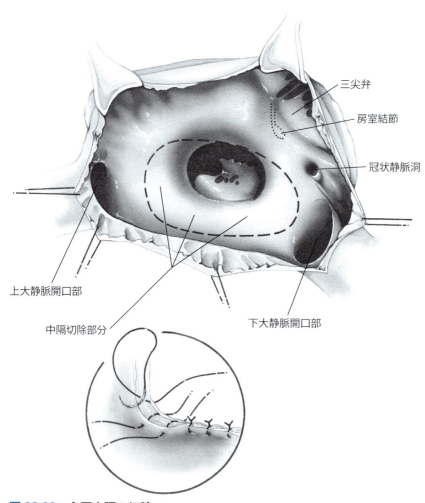

図 25-28　心房中隔の切除
挿入図：中隔の切離縁を内膜で被う．

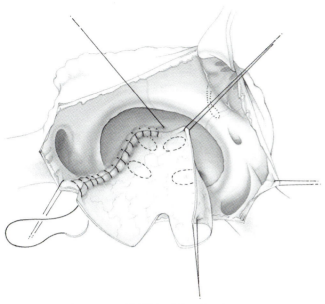

図 25-29　バッフルの縫着法（縫い始め）

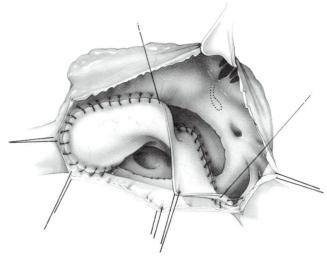

図 25-30　バッフルの縫着法（縫い上がり）

●心房中隔の切除

心房中隔は，卵円窩（すでにバルーン裂開術で切開されているかもしれない）を含めて部分切除する．切開は卵円窩から始め，頭側は上大静脈開口部の中央に向けて少し（約 7 mm）進める．次に，心房中隔基部に向けて切開を後方に進め，最後に彎曲しながら下方に（中隔と平行に）向かう（図 25-28）．卵円窩の前縁を切開し，冠状静脈洞を温存しつつ下大静脈開口部に向かって切開を延ばす．残りの心房中隔を切除し，6-0 Prolene の結節縫合で切除縁の心内膜同士を寄せ，露出した心筋を被う（図 25-28：挿入図）．この方法で，心房中隔を安全に最大限切除できる．

🚫 中隔の切除

洞結節動脈は心房壁の前上方 1/4 を横走する．心房中隔切除に際し，洞結節への血流は温存すべきである．切除を卵円窩から始めて上方に向かい，次に後方に心房間溝へ向かって進めることで温存可能となる（図 25-28）．

NB 主要伝導路

洞結節から房室結節に至る主要な伝導路は 3 本ある（図 25-17）．これらは，おそらく分界稜と卵円窩の辺縁筋に対応している．前伝導路は，卵円窩と冠状静脈洞の両方の前方を通る．中伝導路は，卵円窩の前方にあるが，冠状静脈洞は横切るかそのすぐ後方を通る．後伝導路は右房後壁で上下大静脈の間を通り，前方に曲がって冠状静脈洞に至る．心房中隔切除により中伝導路と後伝導路は犠牲になりやすいが，前伝導路は損傷しないよう細心の注意を払う．

●バッフルの縫着

バッフルは 5-0/6-0 Prolene の連続縫合で縫着する．縫合は左上肺静脈と左心耳の間から始め，左房後壁に沿って上大静脈の外側面の基部に向かって進める．さらに，上大静脈開口部周囲の右房壁を徐々に回り，切除された心房中隔の縁に沿うように進める（図 25-29）．

同様に，縫合糸の他端の針で左下肺静脈の辺縁から左房後壁を進み，下大静脈弁の外側に至る．さらに，縫合の向きを変えて下大静脈開口部の周囲を回り，右房壁に進める．その後，冠状静脈洞の後方で心房中隔の切除縁に沿って縫い進め，縫合糸の両端を結紮する（図 25-30）．

🚫 肺静脈狭窄

縫合線は肺静脈開口部から十分離し，肺静脈狭窄をきたすことがないよう注意する．

🚫 バッフルの静脈脚の方向

バッフルの静脈脚は，上下大静脈開口部の外側縁に斜めに向かって進むように縫着すると，将来バッフルが収縮しても肺静脈狭窄が起きにくくなる（図 25-31）．

🚫 上大静脈狭窄の予防

上大静脈開口部周囲を縫合する際，辺縁から少し離して大きな開口部を得るよう注意する．バッフルを膨らんだ形にするため，右房壁は細かく，バッフルは粗く縫うことにより，遠隔期の上大静脈狭窄を予防する（図 25-32A）．

🚫 下大静脈狭窄の予防

同様に，下大静脈の狭窄にも注意する．バッフル

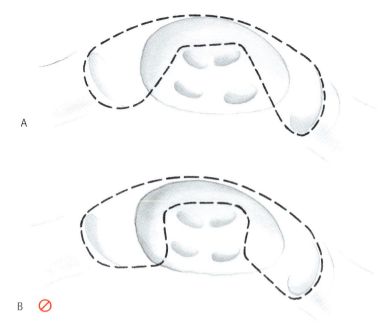

図 25-31　上下大静脈に向けたバッフルの縫着方向
A：正，B：誤．

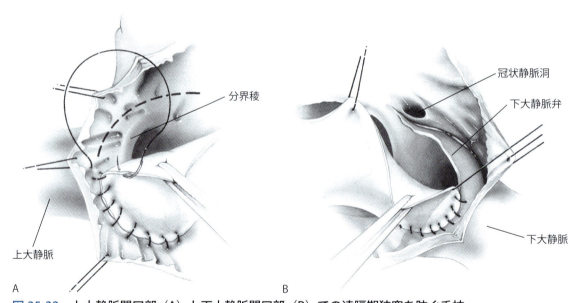

図 25-32　上大静脈開口部（A）と下大静脈開口部（B）での遠隔期狭窄を防ぐ手技

の縫合線は下大静脈弁の辺縁に置き，下大静脈開口部内に入り込まないようにする（図 25-32B）．

冠状静脈洞とバッフルの位置関係

伝導系や房室結節は冠状静脈洞に近接しているので，バッフルは冠状静脈洞の後方に縫合する．その結果，冠状静脈は肺静脈側の心房に開口することになる（図 25-33）．

バッフルの縫合不全

細い神経鉤で縫合線の隙間をチェックし，あれば追加縫合を行って術後の短絡を予防する．上下大静脈のテープを弛め，脱血管を少しの間遮断することで漏れがチェックできる．バッフルが張ることで縫合不全が発見できるだけでなく，バッフルの大きさや形も評価できる．

僧帽弁への血流障害

バッフルが大きすぎると，拡張期にバッフルが僧帽弁口を塞ぐ可能性がある．過剰なバッフル部分を確認して切除する（図 25-34）．

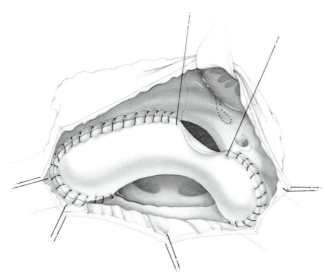

図 25-33　冠状静脈洞とバッフルの位置関係

Mustard 手術後の遠隔期合併症の管理

●血行動態の悪化
術後急性期の間欠的な血行動態悪化は，大きすぎるバッフルが間欠的に僧帽弁口を塞ぎ，静脈還流を障害して起きる場合がある（図 25-34A）．この問題は，心エコーで容易に診断がつくので，早急に再手術を行い，バッフルの過剰な部分を切除して縫合閉鎖する（図 25-34B）．

●バッフルの縫合不全
軽度の縫合不全は比較的よく見られ，縫合不全が大きくて再手術が必要になることもある．再手術時には，直接縫合閉鎖できることもあるが，縫合線の緊張を減ずるためにGore-Tex か心膜パッチを用いて収縮した心膜を補うことが多い（図 25-35）．

●上大静脈の狭窄
上大静脈の狭窄は，上半身の中心静脈圧上昇を起こす重大な続発症である．狭窄の原因は通常，バッフルの上大静脈脚の幅と長さが足りないか，縫合線が上大静脈の開口部に近すぎるかである．上大静脈開口部での圧較差がきわめて小さくない限り，狭窄解除手術を行う必要がある．再手術時には，バッフルは肥厚して収縮し，皺が寄っている．バッフルを長軸方向に切開し，適切な大きさの Gore-Tex パッチで拡大する．右房も同じ材質のパッチで拡大する（図 25-36）．

●下大静脈の狭窄
下大静脈の狭窄のほうが少ないが，起こった場合には上大静脈の狭窄と同様のやり方で狭窄解除手術を行う．

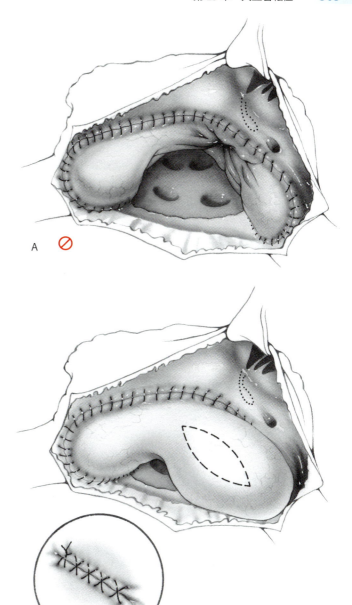

図 25-34
A：バッフルが大きすぎることによる僧帽弁への流入障害．
B：拡張期の僧帽弁への流入障害を防ぐため，大きすぎるバッフルは切除して縫縮する．

NB　上下大静脈につながるバッフルの狭窄の多くは，カテーテルによるバルーン拡大術で改善する．

●肺静脈の狭窄
右肺静脈周囲の線維化や瘢痕化が肺静脈狭窄を引き起こし，再手術が必要となることがある．右房を横切開し，これを心房間溝を越えて延長し，上下肺静脈の間に少し切り込む．切開部を適切な大きさのパッチで拡大するか，あるいは壁側心膜を右房切開口に縫着し，右肺静脈開口部を十分上方に拡大する．この方法で肺静脈の経路は相当拡大される．右房切開の残りは直接閉鎖するか，心膜またはGore-Tex のパッチを当てる．心房スイッチ手術後の完全

306　第Ⅲ部　先天性心疾患の手術

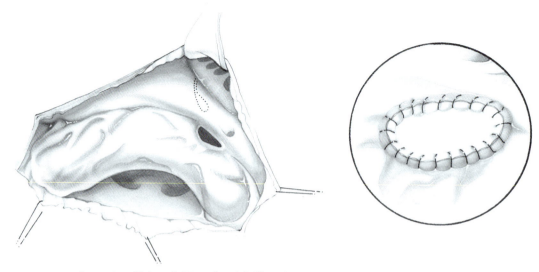

図 25-35　バッフルの縫合不全部にパッチを当てる

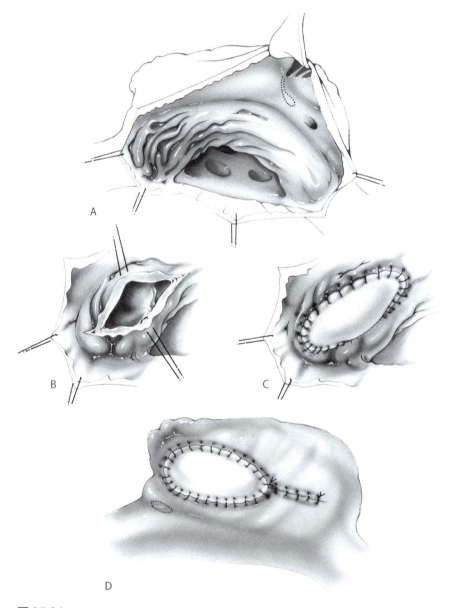

図 25-36
A〜D：バッフル狭窄に対するパッチ拡大の手術手順．

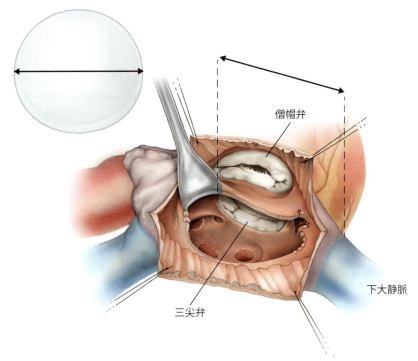

図 25-37　Hemi-Mustard 手術の Gore-Tex バッフルの作成

大血管転位の場合，肺静脈狭窄により肺高血圧をきたしていれば，左室は動脈スイッチ手術に耐えられるようになっている．肺動脈圧が血圧の 2/3 以上あれば，動脈スイッチ手術と心内バッフルの摘除，および心房中隔形成を一期的に行うことが可能である．

Hemi-Mustard/Rastelli 手術

　修正大血管転位患者の約 75％は心室中隔欠損と肺動脈狭窄を合併しているので，心房スイッチ（Senning か Mustard）手術と Rastelli 手術（心室中隔欠損閉鎖と右室-肺動脈導管）を併用するダブルスイッチ手術を行うことが多い．最近では，Glenn 手術と Mustard 手術の下脚部分のみ，および Rastelli 手術を組み合わせる，いわゆる hemi-Mustard/Rastelli 手術を推奨する外科医もいる．利点としては，洞結節付近での縫合を避けられること，Mustard 手術の隔壁縫着が（特に右胸心の患者では）技術的に容易であること，右室-肺動脈導管の耐久性が上がると思われること，などが考えられる．右室-肺動脈導管が上大静脈肺動脈吻合の近くにあるため Glenn 循環は拍動性になるが，これはほとんど問題にはならない．修正大血管転位では生涯にわたって完全房室ブロックが発生する危険があるが，術後は経静脈ペーシングリードの留置が困難になるので，予防的に心外膜ペーシング電極を縫着し，リードにキャップをつけて皮下ポケットに留置するとよい．

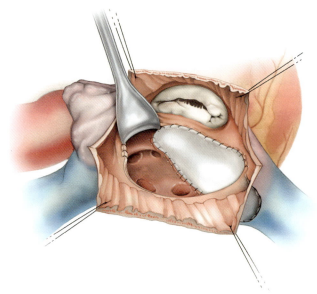

図 25-38　Hemi-Mustard 手術のバッフル縫着

NB　右室-肺動脈導管により Glenn 圧が上昇することがあるので，通常の両方向性 Glenn 手術と異なり奇静脈を温存するほうが良い．術後に奇静脈は脳循環の減圧弁として作用する．

　両方向性 Glenn 吻合は，術中のどの時点で行ってもよい．Hemi-Mustard 手術の下脚部分の手順は，Mustard 手術とほぼ同じであり，下大静脈血が左方に進む際の血流の屈曲を減らすことに十分注意し，冠状静脈洞に切開を加え，心房中隔の下縁を後方に偏位させる．

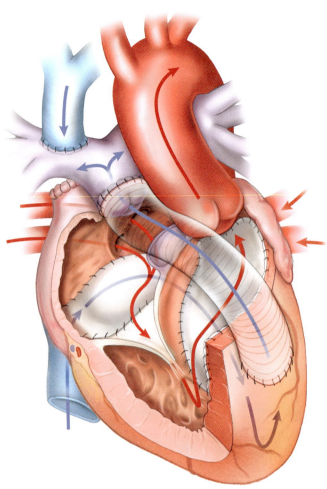

図 25-39　Hemi-Mustard/Rastelli 手術の完成図

　Hemi-Mustard 手術で用いるパッチは，三尖弁（左側房室弁）の上縁から下大静脈開口部（または下大静脈弁）までの距離を直径とするほぼ円板型なので，作成は容易である．下大静脈を左方に導く経路が肺静脈の経路に張り出さないよう，パッチの素材はあまり軟らかくないもの（自己心膜でなく厚い PTFE）が良い（図 25-37）．

　パッチの縫着は左側にある三尖弁の頭側縁から時計回りに始める．縫合線の最初の 1/4 周は，左心耳の付け根を目安にして縫い進める．三尖弁から尾側に縫い進めて，心房中隔の辺縁を経て下大静脈（または下大静脈弁）に至る．反対側の縫合に移り，両側の下肺静脈の下縁に沿って縫い進め，下大静脈開口部を囲むように縫い上げる（図 25-38）．

　手術の完成図で，静脈血が下大静脈から左側に向かって三尖弁に流れ，右室-肺動脈導管から流出する経路を青い矢印で示す．導管は（L型大血管関係なので）45°の角度で正中を横切り肺動脈幹に至る点に注目する（胸骨のすぐ後ろに導管を置くことを避け，大動脈の左側を通すこともできる）．手術完成図に Glenn 吻合も示す．Glenn 吻合があるため右室-肺動脈導管は血流量が少ないので，体表面積相当の太さより細いものを用いることが多い（図 25-39）．

26 大動脈中隔欠損

大動脈中隔欠損は比較的まれな奇形で，単独の場合と，心室中隔欠損や心房中隔欠損，大動脈離断，Fallot 四徴などが合併する場合がある．典型的には，欠損孔は肺動脈幹と Valsalva 洞直上の大動脈の間にある（図 26-1A）が，右肺動脈起始部との間にあることもあり（図 26-1B），まれに右肺動脈が大動脈から起始するような形態を示すこともある（図 26-1C）．さまざまな分類の中で，近位型，遠位型，全欠損型，中間型とする分類が治療方針の決定に有用である．近位型は下方の辺縁が少なく，遠位型は上縁が欠けており，全欠損型は上行大動脈の大部分に欠損が及んでいる．中間型は全周性に十分な縁を有するので経カテーテル器具による閉鎖に適している．

過去にはもっぱら，単純結紮や血管鉗子をかけての切離が行われてきたが，現在では人工心肺下あるいは循環停止下に直視下の欠損孔閉鎖が行われている．これにより，脆弱な大血管からの重篤な出血，および大動脈や冠状動脈の捻れが予防でき，さまざまな形の欠損孔の正確な閉鎖が可能になった．エコー検査で本疾患は診断でき，肺病変を予防するため診断がつき次第治療を行う．

手術手技

胸骨正中切開下に遠位の大動脈に送血管を，右房に 1 本の脱血管を挿入し，左右肺動脈にテープを回した後，動脈管を金属クリップで遮断する．人工心肺を開始したら左右肺動脈をテープで遮断する．右上肺静脈から左心ベントを挿入し，28～34℃ に体温を冷却する．腕頭動脈起始部で上行大動脈を遮断し，心停止液を大動脈基部から注入する．上行大動脈に細い Prolene の牽引糸を 2 本かけ，上行大動脈を遮断鉗子の直下から右冠尖と無冠尖の間の交連直上まで縦切開する．欠損孔を確認し，5-0/6-0 Prolene の連続縫合で glutaraldehyde 処理した自己心膜か Gore-Tex のパッチを当てて閉鎖する（図 26-2）．縫合を前方で完了し，糸を動脈の外に出して結紮する．大動脈切開も細い Prolene の連続縫合で閉鎖する．

欠損孔自体の前縁に切開を加える方法もある．右肺動脈の起始部と左右冠状動脈開口部を同定する．心膜か Gore-Tex のパッチを欠損孔の後，上，下縁に縫着する．切開部では肺動脈側の辺縁，パッチ，大動脈側の辺縁の順に運針して縫合を続け，切開口を閉鎖する．このようにして，パッチを大動脈壁と肺動脈壁で挟む形で欠損孔を塞ぐ（図 26-3）．

大動脈遮断を解除し，脱気を行い，加温して人工心肺を終了する．

🚫 大動脈への送血管挿入

大動脈への送血管を上行大動脈の上部か，できれば大動脈弓に挿入し，大動脈遮断しても欠損孔の良好な視野が得られるようにする．

🚫 肺動脈の遮断

左右肺動脈は人工心肺開始時にテープで遮断し，肺血管床への溢血を避ける．大動脈基部に心停止液を注入する間も遮断は続行する．

🚫 左冠状動脈入口部の損傷

近位型の欠損孔下縁は左冠状動脈入口部に近いこ

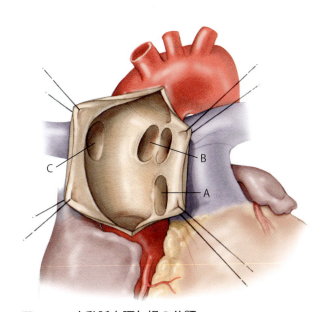

図 26-1　大動脈中隔欠損の分類
A：Valsalva 洞直上の欠損．
B：右肺動脈起始部の欠損．
C：右肺動脈の大動脈起始．

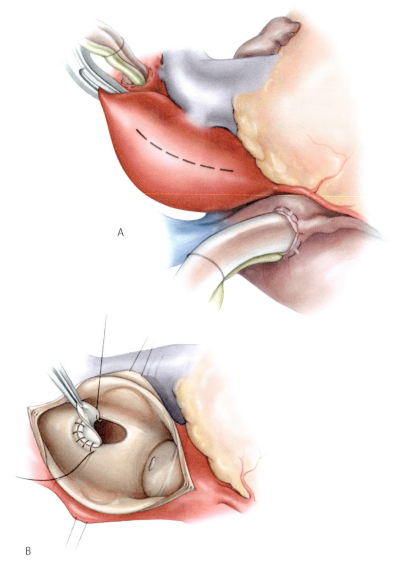

図 26-2　大動脈中隔欠損の閉鎖法
A：大動脈切開．
B：欠損孔のパッチ閉鎖．

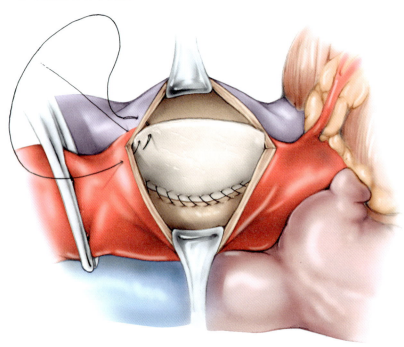

図 26-3　大動脈中隔欠損のサンドイッチ法によるパッチ閉鎖

とがある．したがって，冠状動脈入口部を損傷しないように注意して，欠損孔を閉鎖しなければならない．

冠状動脈起始異常

時として右冠状動脈が，まれに左冠状動脈が欠損孔近傍の肺動脈から起始することがある．このような場合，冠状動脈が大動脈に開口するよう，パッチの当て方を工夫する．

肺動脈狭窄

欠損孔が両側の肺動脈の起始部に及んでいる場合，左右の肺動脈を狭窄させないよう，大動脈内のパッチは欠損孔の辺縁から少し離して縫着する．

NB 右肺動脈大動脈起始

右肺動脈が大動脈から起始する場合，右肺動脈を大動脈から切離し，6-0 Prolene の連続縫合で肺動脈幹に吻合する．大動脈に残された欠損は，適当な大きさの Gore-Tex または同種肺動脈のパッチで閉鎖する．

欠損孔の視野不良

大動脈遮断鉗子をかけると，遠位型の欠損孔の露出が不十分で閉鎖が難しいことがある．このような場合は，短時間の低体温循環停止を行って大動脈遮断を解除すると，欠損孔を同定して正確に閉鎖することができる．大動脈切開と肺動脈幹遠位部の切開の両方から観察すると，解剖がわかりやすいこともある．

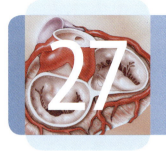

27 総動脈幹

　総動脈幹は，単一の共通動脈幹が心室中隔に騎乗して起始する異常である．肺動脈幹または左右肺動脈は総動脈幹の側面か後面から起始し，総動脈幹弁からこの起始部までの距離はさまざまである．通常，総動脈幹弁は高位の心室中隔欠損に騎乗し，半数近くは三尖で，その他は二尖か四尖である．すべての総動脈幹弁には多かれ少なかれ異形成があり，逆流，狭窄，または双方を認めることが多い．多くの症例で，総動脈幹の左側から肺動脈幹が起始して左右に分岐し，両肺に至る．この形は Collett-Edwards 分類のⅠ型と呼ばれる．Ⅱ型は，総動脈幹の側方か後方の近接した部位から左右の肺動脈が起始するものである．Ⅲ型は，総動脈幹の異なる位置から左右の肺動脈が起始する（図27-1）．Ⅳ型は，下行大動脈から起始する2本の肺動脈が肺を灌流するもので，現在では真の総動脈幹ではなく，心室中隔欠損を伴う肺動脈閉鎖に属すると考えられている．総動脈幹の合併疾患には，大動脈弓離断や先天性冠状動脈疾患などがある．

　多くの施設では，肺血管病変の予防のため，症状を呈し

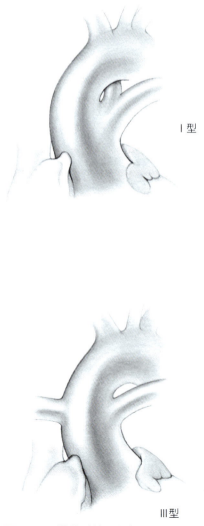
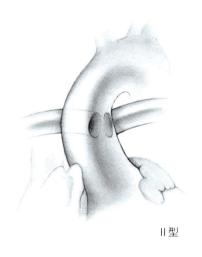

図 27-1　総動脈幹の分類

たらすぐに心内修復を行っている．肺動脈絞扼術は死亡率が高いので，現在では推奨されていない．症状を呈しても，心不全が内科治療に反応すれば手術を数週間延期してよい．しかし，症状が持続するなら早急な手術を要する．月齢 12 以降に診断された場合は，心臓カテーテル検査で肺血管抵抗を調べ，手術適応を評価する．

切開法

胸骨正中切開が好んで用いられる．

手術手技

大動脈のなるべく高い位置に送血管を挿入し，上下大静脈に脱血管を挿入する．解剖学的構造を観察し，左右肺動脈を全周性に剥離してテープを通し，人工心肺開始直前に肺動脈を遮断する．

NB 大動脈への送血管挿入位置

大動脈遮断後に肺動脈が十分露出できるよう，大動脈送血管は腕頭動脈の高さに挿入する．

🚫 肺血管床の溢血

左右肺動脈を剥離してテープを通し，人工心肺開始直後に遮断できるようにしておくことが重要である．これにより，人工心肺の送血が肺に流れ込み，全身および冠状動脈の灌流不全と肺血流過剰が起きるのを防ぐことができる．

人工心肺を開始したら肺動脈のテープを締め，冷却を開始する．

🚫 総動脈幹弁逆流

有意な総動脈幹弁逆流があると，人工心肺の開始直後に心臓が膨満するおそれがある．その場合には，速やかに右上肺静脈から左室にベントを挿入する（第 4 章参照）．逆流が高度な場合は，人工心肺の送血が大量に左室ベントに戻ってきて全身の灌流不全をきたす．この場合には，総動脈幹をただちに遮断して切開し，心停止液を冠状動脈に直接注入しなければならない．

総動脈幹を遮断し，総動脈幹基部に心停止液を注入する．肺動脈幹を総動脈幹から切り離し，欠損部を通常はパッチを用いて 6-0 Prolene の連続縫合で閉鎖する（図 27-2A，B）．II 型や III 型では，周囲の大動脈組織をつけて左右肺動脈をつなげて切離し，生じた欠損部を閉鎖する．

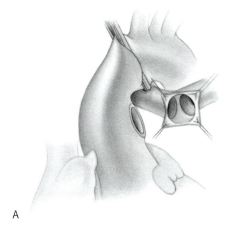

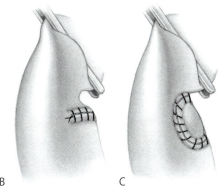

図 27-2
A：総動脈幹からの肺動脈の切離．
B：肺動脈切離部の直接閉鎖．
C：切離部のパッチ閉鎖．

NB 肺動脈周囲の十分な組織

肺動脈幹や左右肺動脈は，周囲組織を十分につけて切離する必要がある．総動脈幹を肺動脈のすぐ上で切離し，肺動脈開口部を切り取り，総動脈幹基部と上行大動脈を端々吻合するとよい．この方法を行うときは，遠位上行大動脈と大動脈弓，および弓部分枝を十分授動し，吻合部に余計な緊張がかからないように注意する．

🚫 冠状動脈開口部の損傷

左冠状動脈が総動脈幹後壁の高い位置にある場合には，大動脈の欠損部を閉鎖する際に左冠状動脈を損傷しないよう注意する．

🚫 不十分な心筋保護

肺動脈のテープは心停止液注入後まで締めておく必要がある．さもないと心停止液が肺動脈に抜けて，心筋に十分行き渡らない．有意な総動脈幹弁逆流がある場合には，心停止液は冠状動脈口に直接注入する．

高位の右室縦切開を加えて，心室中隔欠損を確認する．

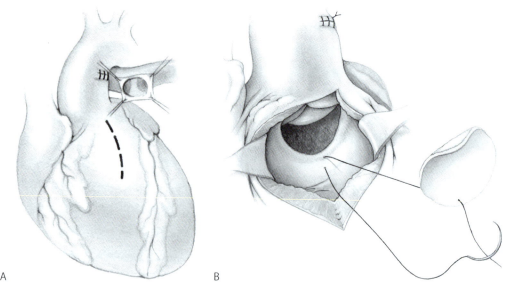

図 27-3　合併する心室中隔欠損の閉鎖法
A：右室切開．切離した肺動脈分岐部に牽引糸をつけていることに注目．
B：心室中隔欠損のパッチ閉鎖．総動脈幹弁と右室切開や心室中隔欠損が近接していることに注目．

通常，中隔欠損は総動脈幹弁の直下にあり，下方には厚いカフがある（図 27-3）．大きな膜様部型で三尖弁輪に達していることもある．

異常冠状動脈

心室切開では，右室表面の主要な冠状動脈を温存しなければならない．左前下行枝が右冠状動脈から起始する場合には，損傷の危険が大きい．

高すぎる右室切開

右室切開を上方に延長する際，総動脈幹弁を切ったり損傷したりしないよう注意する．

総動脈幹弁の形成術

総動脈幹弁逆流が軽度か中等度なら，多くの外科医は保存的な方針をとる．異形成の弁の接合が改善しそうであれば，sinotubular junction（ST junction）を縫縮する．大動脈を ST junction 直上で切離し，肺動脈も切離する．遠位側の大動脈の前壁部分を楔形に切除し，再吻合後の遠位側大動脈径が新たな ST junction の直径になるようにする．大動脈基部を均等に縫い縮めながら，近位側と遠位側の大動脈を吻合する．軽度か中等度の総動脈管弁逆流がある場合には，肺動脈切除で生じた欠損部を長軸方向に閉鎖する外科医もいる．これにより ST junction が縫縮されて弁の接合の改善が期待できる．

中等度から高度の逆流がある場合には弁形成を行う．総動脈幹を肺動脈起始部の直上で切離し，心停止液を冠動脈入口部に直接注入する．左右肺動脈がつながった状態で切離した後，弁を入念に観察する．弁が三尖の場合は，いくつかの交連の下を縫縮することで弁中央部の接合が改善する．弁逆流が高度な場合は弁が四尖のことが多い．このような弁は，2つの弁尖を縫い合わせることで三尖化し，交連下を縫縮して補強し，接合を改善させる．別の方法としては，最も小さい弁尖とそれに付随する大動脈壁を切除し，交連下を縫合して隣り合う弁尖を引き寄せる．総動脈幹基部にできた欠損部を 6-0 Prolene の連続縫合で閉鎖する．これにより弁輪径と ST junction の径が短縮される（図 27-4）．遠位側大動脈も楔状に切除して同じように縮め，総動脈幹基部と 6-0 Prolene の連続縫合で吻合する．

大動脈弁狭窄

術前のエコー検査で，総動脈幹弁に有意の圧較差が認められることがある．総動脈幹弁逆流に対する弁形成を行う際，気になる点である．しかし，総動脈幹弁は体血流と弁逆流分が通過するだけでなく，肺血流も通過することに留意する必要がある．大量の血流が通過することにより術前の圧較差は不自然に増加しており，肺循環を分離して逆流を治すことで，圧較差は大きく減少する．

冠状動脈異常

冠状動脈の起始異常や壁内走行を合併する場合がある．冠状動脈の解剖を入念に把握してから弁形成に臨むことで，冠状動脈の損傷を予防する．

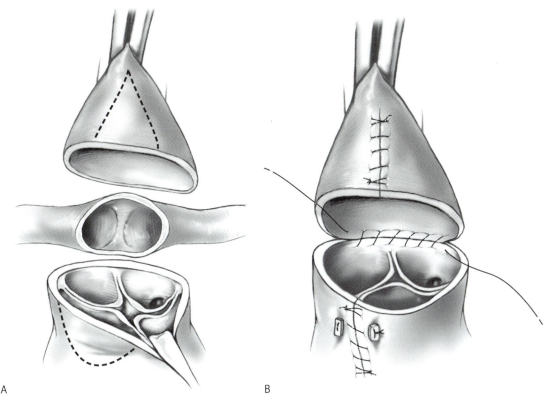

図 27-4　総動脈幹弁の形成
A：1つの弁葉とそれに付随する大動脈壁の切除．
B：総動脈幹基部を再建する．総動脈幹基部と上行大動脈を吻合する．

 弁形成の評価

　大動脈を再建した後も，形成した弁は右室切開口から観察することができる（図 27-3B）．大動脈遮断を一時的に解除するか，大動脈基部から心停止液を注入することで逆流量を推定できる．あまり逆流が多いようなら再度大動脈を切開し，弁形成を追加する．高度の逆流が残存する場合には，同種弁による弁置換を行う（第 5 章参照）．

　心室中隔欠損を，Gore-Tex パッチを用いて，5-0/6-0 Prolene の連続縫合で閉鎖する（図 27-5）．パッチの上縁は右室切開の上縁に縫いつけるが，同部は後に右室-肺動脈導管の縫合線にも用いることになる．脱気操作の後に大動脈遮断を解除し，右室-肺動脈再建は加温中に行う．

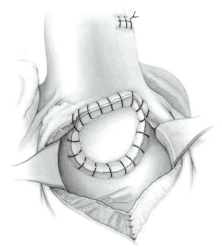

図 27-5　心室中隔パッチの上縁は，心室切開の上縁に縫着する

 左室の過伸展

　大動脈弁逆流がある場合，大動脈遮断を解除すると左室が膨満することがある．心臓が温まって十分拍出できるようになるまで，用手的に心臓を揉んで減圧する．

 卵円孔開存

　生後 2〜3 ヵ月以下の乳児では，術後早期の右心系の減圧のために，卵円孔開存は通常放置する．

　右室-肺動脈間の導管には，同種肺動脈か同種大動脈を用いるのが理想的である．最近ではウシ頸静脈や，より小口径のものとしてブタの肺動脈や大動脈基部なども用いられる．遠位側肺動脈の開口部の形を整え，4 本の牽引糸を外膜にかけて肺動脈の向きを適切に保つ（図 27-3A）．

 弁なしの右室-肺動脈再建

　右室と肺動脈の自己組織同士を直接縫合し，心膜

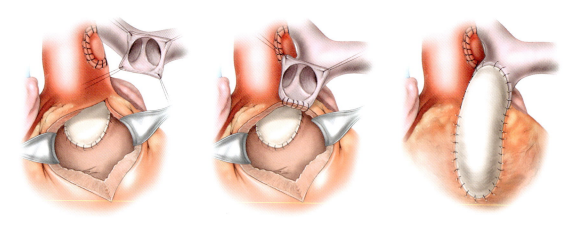

図27-6
直接再建法（ブラジリアン法とも呼ばれる）では，左右肺動脈は右室切開の頭側縁に直接吻合する．人工物か自己心膜のパッチで欠損部の残りを被う．

や Gore-Tex パッチで右室-肺動脈間の再建を行う方法を推奨する外科医もいる．この方法では，右室流出路が成長する可能性があり再手術を回避できるかもしれないが，患児が肺動脈弁逆流に耐えられない場合もある（図27-6）．

⊘ **狭小肺動脈**
　肺動脈の内腔は，開口部を左右の分枝に延長することで拡大できる．また，同種組織のパッチを用いて開口部を拡げることもできる．

　同種組織や導管を適切な長さに切って，5-0/6-0 Proleneで肺動脈に吻合する．まず後壁の縫合を完成させる（図27-7）．

⊘ **同種組織の長さ**
　同種組織は弁の交連部の直上で切離し，断端を整える．同種組織が長すぎると，肺動脈分岐部の屈曲の原因となる．

⊘ **後壁の縫合不全**
　後壁からの出血を，手術操作終了後に止血するのはほとんど不可能なので，細かく縫合する必要がある．

　遠位側吻合の前壁縫合を完成し，結紮する．同種組織の近位端と右室切開との吻合は，5-0 Proleneで後壁から始める（図27-8）．全周の約40%の縫合が終わったら，glutaraldehyde処理した三角形の自己心膜を，5-0/6-0 Proleneの連続縫合で同種組織の前壁と右室切開の残りに縫着する（図27-9：挿入図）．同種大動脈弁を用いる場合は，付着している僧帽弁前尖を前方に向けると，自己心膜

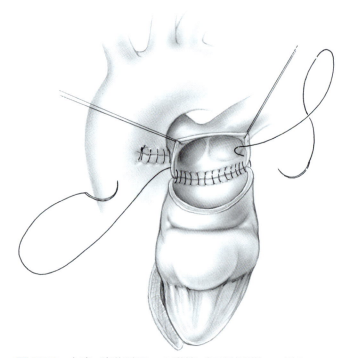

図27-7　右室-肺動脈間への導管（同種組織）の挿入
遠位側吻合の後壁部分を示す．

の三角形パッチの代わりに僧帽弁組織で右室切開を閉鎖できる．

NB **同種大動脈の向き**
　同種大動脈の大彎側を左に向ける方法もある．こうすると胸骨閉鎖による同種弁の圧迫が避けられるので，同種弁の逆流や導管狭窄を回避できる．

⊘ **導管の捻れ**
　近位側吻合では，同種弁の正しい向きを保つよう注意し，肺動脈分岐部の捻れを予防する．

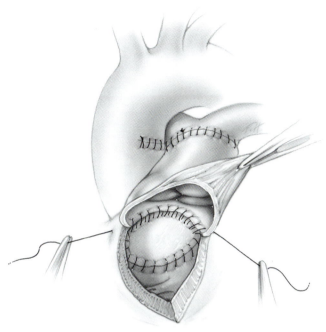

図 27-8　右室-肺動脈間への同種組織の挿入手技

　手術操作が終了したら加温し，丁寧に脱気操作を行い，人工心肺から離脱する．

大動脈弓離断を伴う総動脈幹

　両疾患を一期的に修復する．下行大動脈と大動脈弓分枝を広範囲に授動することが，この場合には特に重要である（第29章参照）．下行大動脈と大動脈弓を上方では直接吻合し，下方では同種組織のパッチを当てる．さらに，肺動脈の近位側で総動脈幹を切離し，肺動脈を切り離したうえで大動脈を再建すると，大動脈が右寄りに移動する．この

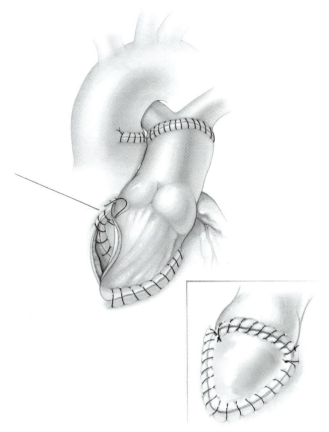

図 27-9　右室-肺動脈間への同種大動脈挿入の完了図
挿入図：同種肺動脈使用時の近位側吻合では，心膜パッチを継ぎ足す．

操作で左気管支の圧迫が起きにくくなる．大動脈肺動脈窓が狭くなることで起きる右気管支狭窄を回避するため，肺動脈分岐部を大動脈の前方に転位させる Lecompte 操作を行う外科医もいる．

28 Ebstein病

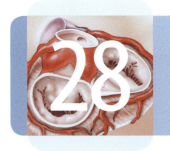

　Ebstein病はまれな疾患である．三尖弁の一部または全部が右室側に偏位することが，解剖学的病変である．すべての弁尖，特に中隔尖と後尖の付着に異常があり，異形成と下方偏位を呈する．そのため，右房が事実上右室内に張り出し，弁上に右房化右室の部分ができる．前尖は大きく，付着異常を伴うことが多く，右室の流出路狭窄を生じる場合がある．房室結節と刺激伝導系は正常心と同様にKochの三角の中にあるが，本来の心房-心室移行部より弁が下方に偏位しているため，右房化右室が刺激伝導系の房室束（His束）と弁本体の間に入り込んでいる．通常，心房中隔欠損か卵円孔開存を合併する（図28-1）．

症　状

　Ebstein病の形態はさまざまである．軽症例では本来の右室に十分な容積があり，このような患者では，ごく軽度のチアノーゼを呈するか，あるいは成人になっても無症状である．最重症例では右室がほぼ完全に心房化しており，この場合は，新生児期に高度の心拡大，重度の心不全，チアノーゼとアシドーシスを呈する．

新生児期の手術

　人工呼吸器を必要とし，さらにprostaglandin E$_1$で動脈管を開存させる必要がある新生児は，内科治療の予後が不良である．手術の目的は，肺への血流を確保し，著しい心拡大を縮小し，そして高度の三尖弁逆流を防止することである．右室が，流入部・肉柱部・流出部の3つの部分を有し，流出路が開存しており，十分な三尖弁組織がある場合には，弁形成を行ってもよい．症状の強い新生児の多くは形成が困難な弁形態を有し，右房と右室が著しく拡大して左室や肺に悪影響を及ぼしている．三尖弁のパッチ閉鎖，

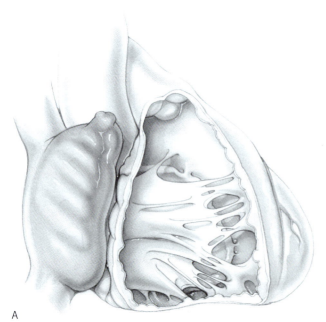
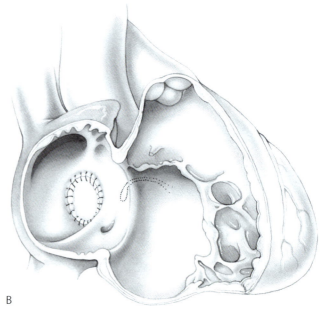

図28-1　Ebstein病の手術所見
A：右心室前壁を取り外した状態での右前斜位．この心臓に示されている多数の異常付着を有する大きな前尖が，右室流出路への血流の障害となる場合がある．
B：Aと同一の角度から右房の前側壁と三尖弁前尖を取り外した心臓の図．拡張した心房化心室と，三尖弁中隔尖と後尖の下方への付着異常がみられる．心房中隔欠損はパッチ閉鎖されている．

体-肺動脈シャント，心房中隔欠損の拡大，右房の縫縮を併せて行う Starnes 手術は右心系を減圧し，重症患者の状態を安定させることができる．本手術後は単心室循環となり，将来 Fontan 手術を目指す（第 31 章参照）．

手術手技

胸骨正中切開下に，上行大動脈送血と上下大静脈の 2 本脱血で人工心肺を開始する．人工心肺開始時に動脈管を結紮し，28〜32℃まで冷却する．大動脈を遮断し，大動脈基部から冷却血液心停止液を注入する．上下大静脈をテープで締め，低流量体外循環を行う．右房を斜切開する．Glutaraldehyde 処理した自己心膜か Gore-Tex パッチを解剖学的三尖弁輪に縫合するが，刺激伝導系近傍では右房側に避けて縫いつける．4 mm の穴開け器でパッチを開窓し，その後，心房中隔を切除する（図 28-2）．

🚫 刺激伝導系の損傷

以前は，冠状静脈洞のさらに右房側にパッチを縫うことにより，伝導系を避けた．しかし，その結果として循環から除外されるべき右室への血流量が増加し，冠状静脈洞の圧が上昇した．パッチを冠状静脈洞の左側縁に縫着することで，冠状静脈洞を右房に残したまま伝導系を避けることができる．

NB 右室流出路狭窄

パッチに穴を開けるようになる前は，肺動脈の狭窄/閉鎖を合併している場合に右室-肺動脈間へ小さな同種肺動脈を間置する必要があった．穴を開けることで右室が十分減圧ができるようになり，同種導管が不要になってこれに伴う血栓形成の危険性もなくなった．その結果，手術が容易で迅速になり，右室流出路への再手術も不要になった．

NB 肺動脈弁逆流

有意の肺動脈弁逆流がある場合には，肺動脈幹を切離し縫合閉鎖する．これにより体-肺動脈シャント血流が右室に逆流するのを防ぐ．

高度に拡大した右房の自由壁を切除して縮小する．心房化右室の程度によっては右室の縫縮を行ってもよい．6-0 Prolene の連続縫合で右房切開口を閉鎖する．大動脈遮断を解除し，加温中に 3.5〜4 mm の Gore-Tex 人工血管を用いて，大動脈-肺動脈幹シャント手術か，腕頭動脈-右肺動脈シャント手術を行う．シャントは人工心肺離脱直前まで遮断しておく．

乳児期以降の手術

多くの症例は，青年期から成人期に症状が出現する．三尖弁逆流と右室機能不全による進行性の心不全と，卵円孔または心房中隔欠損での右左短絡によるチアノーゼが主な症状である．三尖弁機能を正常化して右室収縮能を改善させる手術により，多くの患者は 2 心室循環で修復される．従来，2 つの手術法が行われてきた．1 つは，弁輪縫縮を行い，場合により横方向に心房化心室を縫縮する方法である．他方は，前尖を機能的弁輪から解剖学的弁輪まで広範

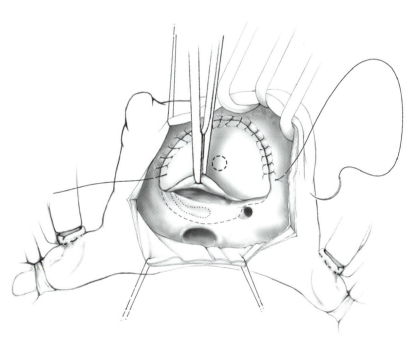

図 28-2　心膜パッチを右房寄りに（点線）右室入口部に縫着し，4 mm の穴を開ける

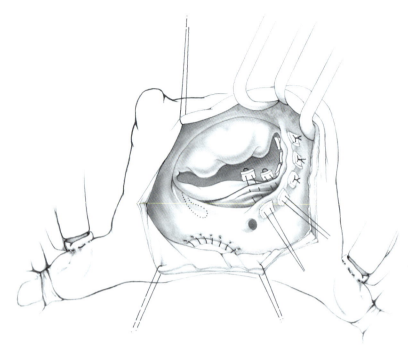

図 28-3　三尖弁の修復と心房化心室の閉鎖

に授動し，心房化心室を長軸方向に縫縮する方法である．最近では，機能的弁輪のレベルで三尖弁を修復し，壁が薄い場合にだけ心房化心室を縫縮するという単純な方法を推奨する外科医もいる．軽度〜中等度以上の三尖弁逆流が修復後に残存する場合には，長期的に右室機能を温存するため弁置換に切り替える．右室の収縮能が低下している場合には，両方向性上大静脈肺動脈吻合の追加を常としている外科医もいる．

● 手術手技

胸骨正中切開を行い，大動脈送血と上下大静脈脱血で人工心肺を開始する．大動脈遮断後に，心筋保護のため大動脈基部から冷却血液カリウム心停止液を注入する．逆行性注入を追加することもある（第 3 章参照）．

房室間溝の 1 cm 後方で，これに平行に縦切開を行う．切開縁を糸で牽引し，さらに適切な大きさの鉤で牽引して三尖弁の視野を得る．副伝導路を有する患者では，術前に経カテーテル的焼灼を行うこともあるし，位置の判明している伝導路を手術で切離または凍結壊死を行うこともある．心房細動や粗動の既往があれば，右側 Maze 手術の適応がある（第 13 章参照）．

前尖が大きくてほぼ正常に付着する場合，心房化心室を閉じるように三尖弁輪を縫縮すると三尖弁逆流を制御できることが多い．Dacron か心膜のプレジェットを心房側と心室側に当てた 3-0 Ticron の結節縫合で，落ち込んだ後尖と中隔尖の弁輪を，本来の右房内の心房-心室移行部の高さである冠状静脈洞の付近まで引き上げる（図 28-3）．

🚫 右冠状動脈の損傷

心室の縫縮では，右冠状動脈とその分枝を確認し，針糸で損傷したり屈曲させたりすることで，心筋梗塞を起こさないよう注意する．

🚫 伝導組織の損傷

房室結節は His 束に近接しているので，中隔尖と本来の右房にかける針糸で損傷する危険があり，特に冠状静脈洞の左側では気をつける．

🚫 瘤状の腔の形成

マットレス縫合では，右房化右室を編むように縫い進め，結紮後には心房化心室が完全に縫い込まれて，瘤状の腔が残らないようにする（図 28-3）．

NB 三尖弁の二尖化

局所の解剖次第では，後尖部分を縫いつぶして三尖弁を二尖化する（もし中隔尖の異形成が強ければ，一尖化も考慮する）ような弁輪形成を行って，三尖弁逆流を止めることもできる（図 28-4）．この形成術は，プレジェット付き 3-0 Ticron の結節縫合で，後尖弁輪部分を縫縮することで行う．

もう 1 つの術式である Carpentier 法では，前尖の弁輪を前尖-中隔尖間の交連から後尖との移行部に至るまで一時的に切り離す（図 28-5A）．弁葉と右室壁心筋との間の線維性索状物を切離し，弁を広範に授動する．腱索の間に切開を加えるほうが良いときもある．

第 28 章　Ebstein 病　321

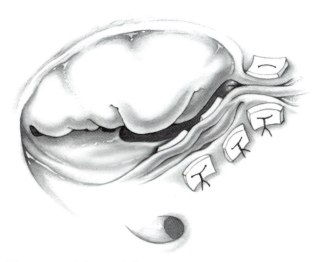

図 28-4　三尖弁の二尖化

　これらの操作で心房化右室の良好な視野が得られる．数本の 3-0 Ticron の結節縫合でこれを縦方向に縫縮し，後尖弁輪も同様に縮小すると，右室形態は正常に近くなる．冠状静脈洞の後方の過剰な心房壁を，4-0 Prolene の連続縫合で縫縮する場合もある．次に，過剰な前尖を時計回りにずらし，中隔尖の欠損部を補うようにして，5-0 Prolene の連続縫合で線維性弁輪に再縫着する．その後は，弁輪形成用のリングで補強することが多い（図 28-5B）．

🚫 **弁葉の過剰な牽引**
　前乳頭筋の位置異常がある場合には，これを基部で切離し，中隔か心室壁のもっと高い位置にプレジェット付き 3-0 Prolene で再縫着する必要がある．

🚫 **刺激伝導系の損傷**
　右房の縫縮は，伝導系を避けて冠状静脈洞の右側で行う．

NB **両方向性 Glenn 吻合**
　右室機能障害がある場合には，両方向性 Glenn 吻合を行うと右室の前負荷が軽減し，生存率の向上が見込める．ただし術後は，上肢の静脈から経カテーテル的焼灼術やペースメーカ植込み術が行えなくなる．また，左室機能低下を合併する患者もいるので，両方向性 Glenn 吻合の前に，左房圧と肺動脈圧が高くないことを確認しておく必要がある（第 31 章参照）．

NB **心房中隔欠損閉鎖**
　開存卵円孔や心房中隔欠損は，直接，または心膜か Gore-Tex のパッチで閉鎖する（第 19 章参照）．右室機能がギリギリな場合は，心房中隔欠損口にプ

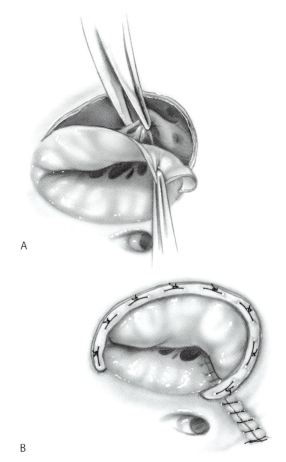

図 28-5
A：前尖を弁輪部で切開し，線維性索状物の付着を露出して切離する．
B：心房化心室と過剰な心房組織を縫縮する．前尖を再建し，弁輪を補強する．

レジェット付きの巾着縫合をかけ，心外に出して把持しておき，後に右室の収縮能が改善したら局所麻酔下にこれを締めることにより心房中隔欠損を閉鎖する方法もある（第 31 章参照）．

　Carpentier 法の代わりにいわゆる Cone 手術も行われる．上下大静脈脱血を行い，心停止液を注入した後に，本来の弁輪に牽引糸をかけて解剖を観察する（図 28-6）．膜性中隔と房室結節の位置を示す小さな D 静脈に注目する．まず前尖の一部を本来の弁輪から切離し，右室心内膜と癒合している部分を剥離して形成に利用する（図 28-7）．弁尖先端の本来の腱索を温存しながら，右室と弁葉の間の線維性や筋性の癒合をすべて切離する．時計方向に剥離を進め，後尖を経て中隔尖の前尖-中隔尖交連部まで剥離する．中隔尖はほぼ欠損しているといってよいほど小さいことが多く，閉鎖を要する裂け目が多数開いていることがある（図 28-8）．前尖，後尖，中隔尖をすべて授動し，Carpentier 法と同様に後尖が中隔尖の切離縁にくるよう時計回りに回転させる．後尖と中隔尖の間を 6-0 Prolene の結節縫合で縫い合わせ，円錐形の弁葉を作成する（図

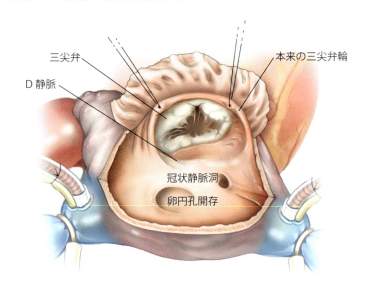

図 28-6　弁形成のための視野展開
修復した弁を縫着する本来の弁輪の位置と，伝導系の位置を示す．D静脈に注目．

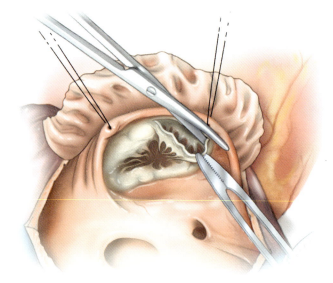

図 28-7　最初の前尖の切開を時計回りに延ばし，奥にある線維性の付着を切離する

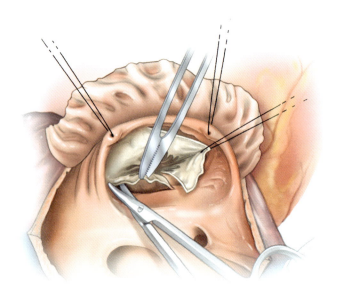

図 28-8　どれほど小さくても中隔尖まで切開を延長する

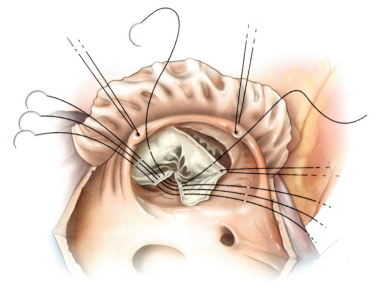

図 28-9　円錐状の弁葉を作るためにまず後尖と中隔尖を縫い合わせる

28-9）．このようにして，小さな中隔尖のあった部分を含め，新しい三尖弁口に360°弁葉が当てはまるようにする．円錐状の弁葉を牽引しながら，心房化右室を，すぐその外側にある右冠状動脈を温存しながら，縦方向に閉鎖する．同部の心外膜は内側に皺が寄ったようになる（図 28-10）．Carpentier法と同様に，横方向ではなく縦方向に縫縮することで三尖弁輪の高さを保ち，下方に偏位させないように留意する．

NB 心房化心室の閉鎖

縫合は房室間溝に向けて進めるが，右冠状動脈が屈曲しないところまでにとどめる（図 28-11）．

閉鎖した心房化心室に瘤状の腔が残らないよう，慎重に結節縫合を行う．新たに作成された円錐状の三尖弁葉を，本来の弁輪の高さに再縫合する．連続縫合で行う場合には，補強のためにいくつか結節縫合をおくとよい．円錐状の三尖弁の小さな周径に合うよう，弁輪を縫縮しなければならないことが多い．ここでも離開しない程度に深く縫合するとともに，右冠状動脈にも注意を払う（図 28-12）．

NB 「円錐」の追加補強

追加の縫縮縫合（体格が成人並みなら全周性の人工弁輪）で，円錐状の弁葉をしっかりと補強する必要性が生じることがある．

第 28 章　Ebstein 病　323

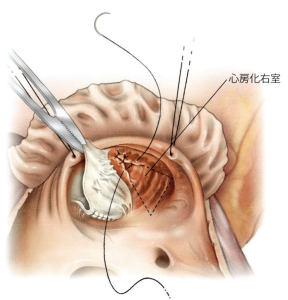

図 28-10　三角形の心房化右室を閉鎖する
右冠状動脈を温存するよう，縫合の深さに注意を払う．

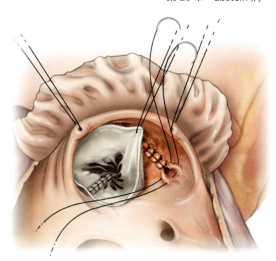

図 28-11　閉鎖部の頂点で瘤状の腔を残さないよう，結節縫合で閉鎖を完成する

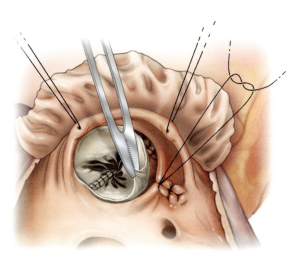

図 28-12　本来の弁輪の縁を縫縮し，円錐状の弁葉の再縫着部の大きさに合わせる

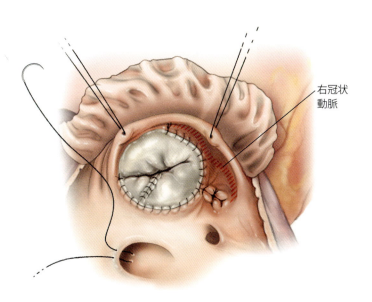

図 28-13　円錐状の弁葉の再縫着では，結節縫合や弁輪形成が必要なことがある
右冠状動脈の走行を斜線で示す．

　修復を終えたら生理食塩水による逆流試験を行う．遺残逆流や弁葉の裂け目，卵円孔の漏れがあれば修復する（図28-13）．通常，右房を一部切除して閉鎖する．図示したとおり，再建された円錐状の弁葉は右室の高さが保たれるよう本来の弁輪に位置し，心房化部分が縫縮され，弁輪自体は縮小し補強されている（図 28-14）．

NB　右室の負荷軽減

　右室が心拍出量の全量に対応できないと思われるときは，Glenn（上大静脈-肺動脈）吻合で容量負荷を軽減する．

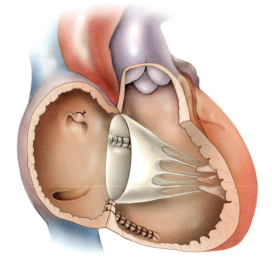

図 28-14　心房化心室の縦方向の縫縮の後に，円錐状の弁葉を本来の弁輪に縫着した完成図

●三尖弁置換術

　三尖弁の異常により右室内で狭窄を生じている場合には，三尖弁を切除して適切な代用弁で置換する．弁形成後に軽度または中等度以上の逆流が残った場合も，弁置換の適応である．中隔尖と後尖は切除するが，前尖はしばしば代用弁の縫着に利用される．三尖弁の下方偏位のため伝導系の位置がはっきりしないので，冠状静脈洞の上の心房を新たな弁輪として，プレジェット付き 2-0 Tevdek の結節マットレス外翻縫合で，代用弁を縫着する（第 8 章参照）．

刺激伝導系の損傷

　中隔の弁輪ではなく右房壁を縫着に用いて，伝導系の損傷を避ける．また，glutaraldehyde 処理自己心膜またはウシ心膜を，前尖-中隔尖間の交連から房室結節の上部を経て冠状静脈洞の内側まで縫いつけ，このパッチに代用弁を縫着することで中隔部弁輪での縫合を回避する方法もある．

29 大動脈弓離断と低形成

大動脈弓離断

大動脈弓離断はまれな疾患で，動脈管の開存が生存に不可欠である．心室中隔欠損をしばしば合併し，円錐中隔の偏位による左室流出路狭窄を伴うことがある．大動脈二尖弁，総動脈幹，大動脈中隔欠損などを合併することもある．大動脈弓の離断は，次の3ヵ所のうちのどこかで起きる．すなわち，離断が左鎖骨下動脈のすぐ遠位側で起きるもの（A型），左総頚動脈と左鎖骨下動脈の間で起きるもの（B型），腕頭動脈と左総頚動脈の間で起きるもの（C型）の3つである（図29-1）．B型が最も多く，C型はごくまれである．

大動脈弓低形成

大動脈弓の低形成は，局所的な縮窄を伴うことも伴わないこともある．腕頭動脈と左総頚動脈の間の近位大動脈弓が上行大動脈の60％以下の直径の場合に低形成と診断さ

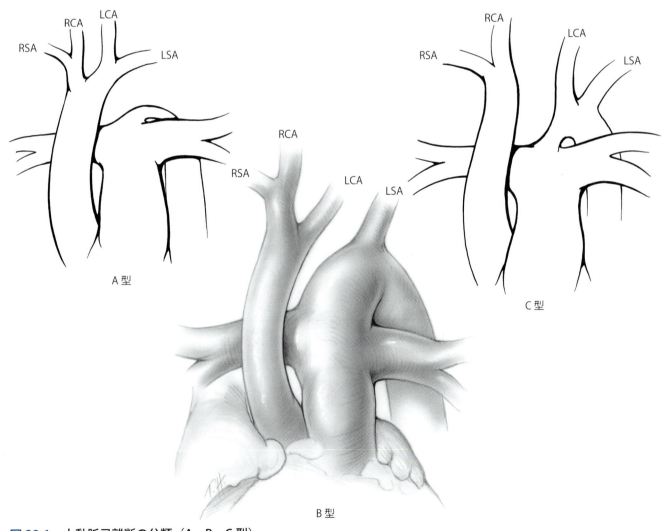

図29-1 大動脈弓離断の分類（A，B，C型）
RSA：右鎖骨下動脈，RCA：右総頚動脈，LSA：左鎖骨下動脈，LCA：左総頚動脈．

れ，左総頸動脈と左鎖骨下動脈の間の遠位大動脈弓が，上行大動脈の50％以下の直径の場合にも低形成と診断される．大動脈弓低形成は，心室中隔欠損や他の先天性心疾患を合併することがある．

大動脈弓離断や大動脈弓低形成では，通常，新生児期に動脈管が閉鎖して下行大動脈の血流が停止するか著しく減ると症状を呈する．低心拍出量と代謝性アシドーシスがすぐに顕著になるので，prostaglandin E_1 の持続投与をただちに開始し，動脈管を再開通させて下行大動脈血流を維持する．患児の一般状態が改善して低心拍出量状態から脱却したら，早急な手術を考慮する．

◉切開法

胸骨正中切開を行う．大動脈弓部分枝を十分授動するため，胸腺があれば切除する．

◉送脱血管の挿入

従来は，大動脈弓に及ぶ手術には超低体温循環停止法が用いられてきた．しかし最近では，循環停止や脳虚血を避けるため，大動脈弓再建中に低流量順行性脳灌流法を用いることが推奨されている．腕頭動脈起始部付近の遠位上行大動脈の右側面に巾着縫合をかける．大動脈弓離断の場合，巾着縫合をもう1つ肺動脈幹の近位部にかける．左右肺動脈を剥離し，ベッセルループを回してターニケットをかける．大動脈弓離断の場合は，柔軟な8 Frか10 Frの大動脈送血管をそれぞれ挿入し，Y字形の連結管でつなぐ．大動脈弓低形成では，1本の大動脈送血管を用いる．右心耳の巾着縫合から右房に脱血管を挿入する．心内操作が必要な場合は，上下大静脈に脱血管を挿入する．右上肺静脈からベントを挿入する（第4章参照）．人工心肺を開始し，左右肺動脈のターニケットを締めて肺血管床への溢血を避ける．

◉手術手技（全般）

冷却中に，腕頭動脈，左総頸動脈と左鎖骨下動脈を授動し，テープをかけておく．動脈管も剥離し，さらに左気管支を越えるところまで下行大動脈を授動する．この間，大動脈遮断と心停止液投与下に，心内修復を行っておいてもよい．心内修復の後に大動脈の送血管を腕頭動脈に進め，腕頭動脈に回したテープを締める．人工心肺流量を10～20/mL/kg/分に減らし，右橈骨動脈圧が30～40 mmHgになるよう調節する．左総頸動脈と左鎖骨下動脈のターニケットを締め，下行大動脈を彎曲した血管鉗子で遮断する．

NB　右鎖骨下動脈の起始異常

右鎖骨下動脈が下行大動脈から起始する場合に

は，右側頭動脈圧か，より一般的には両側の近赤外線分光法（NIRS）をモニターすることで，両大脳半球の血流を評価できる．

NB　他の送脱血法

体-肺動脈シャントの必要性にかかわらず，腕頭動脈に3.0/3.5 mmのGore-Tex人工血管を端側吻合し，先端がオリーブ形または細い送血管を人工血管に挿入する．腕頭動脈起始部を遮断し，低流量脳灌流を開始する．短時間の低体温循環停止として大動脈弓を切開し，直視下に送血管を腕頭動脈に挿入する方法もある．腕頭動脈のテープを締めて低流量脳灌流を始め，大動脈弓の修復を行う．

NB　大動脈弓部分枝を遮断して低流量脳灌流を開始する前に，患者の頭の周囲に氷嚢を置く．

◉手術手技（大動脈弓離断）

動脈管を切離し，肺動脈側を6-0/7-0 Proleneで縫合閉鎖する．大動脈側の動脈管組織を十分に切除する．上行大動脈遠位部の左後側面に縦切開を加え，この切開をB型離断では左総頸動脈方向に，A型離断では左鎖骨下動脈に向け，下行大動脈の径に合うように延長する．下行大動脈と近位側の大動脈が緊張なく向き合うように，下行大動脈にかけておいた彎曲した血管鉗子を把持する．大動脈同士を，6-0/7-0 Proleneの連続縫合で端側吻合する（図29-2）．この他，下行大動脈の上半周のみ上行大動脈に直接吻合し，残った開口部には菱形の同種肺動脈パッチを当てる方法もある（図29-3）．

🚫　右鎖骨下動脈の起始異常

B型大動脈弓離断では，右鎖骨下動脈が下行大動脈の近位部から起始する場合がある．このときには，吻合部に力がかからないよう，鎖骨下動脈を結紮切離して下行大動脈を授動することが必要になる場合がある．

NB　パッチ拡大

再建した大動脈弓が細いと思われる場合には，全長にわたり，さらに吻合部を越えてパッチ拡大を行うこともある．

NB　左気管支狭窄

左主気管支は上行大動脈の後方に位置し，下行大動脈と左肺動脈に接している．弓部分枝と下行大動脈の剥離が不十分なまま直接吻合すると，左気管支が圧迫されるので，左気管支を越えるところまで下

第29章　大動脈弓離断と低形成　327

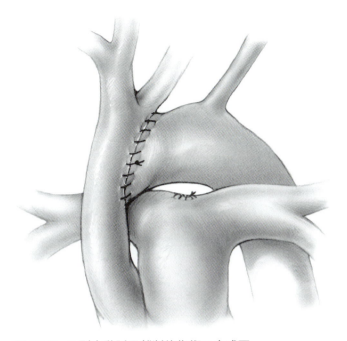

図29-2　B型大動脈弓離断修復術の完成図
動脈管組織を切除し，十分に授動した下行大動脈を遠位上行大動脈の後側面に吻合する．

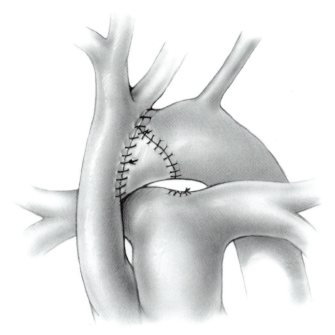

図29-3　部分的に直接吻合し，下面には同種肺動脈パッチを当てる

行大動脈を授動して，この合併症を予防する．離断部分の距離が長いB型離断では，特に注意する．

NB　十分に弓部分枝と下行大動脈を授動しても，直接吻合やパッチ延長を伴う部分的直接吻合が不可能な場合がある．B型離断では，遠位側大動脈を十分授動するため左鎖骨下動脈を結紮切離してもよい（図29-4）．左鎖骨下動脈壁を側壁，同種肺動脈パッチを正中壁とする管を作り，延長術に用いる方法もある．鎖骨下動脈を剝離し，最初の分枝のところで結紮切離する．A型離断の場合は鎖骨下動脈を側壁に沿って大動脈弓まで長軸切開し，下方に翻転させて下行大動脈の側壁に7-0 Proleneで連続縫合する．B型離断の場合は，鎖骨下動脈の正中側を切開し下行大動脈近位端に至り，上方に翻転させて大動脈弓遠位側の頭側壁に吻合する．どちらの場合も，大動脈弓の下面から下行大動脈の正中側にかけて残った開口部を，同種肺動脈片でパッチ閉鎖する．

NB　**右鎖骨下動脈の起始異常**
　右鎖骨下動脈起始異常の場合，左気管支狭窄や吻合部の過剰な張力を防止するため，下行大動脈を十分に授動するとともに両側の鎖骨下動脈を切離しなければならないことがある．しかしこうすると，術後に吻合部の圧較差の測定が困難になる．

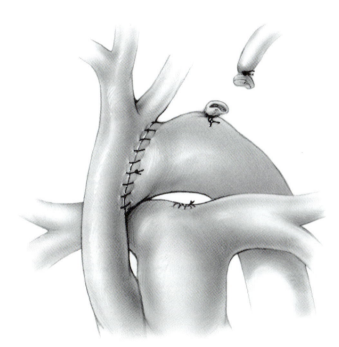

図29-4　吻合に過剰な張力がかかる場合は，左鎖骨下動脈を切離すると下行大動脈がさらに授動できる

●手術手技（大動脈弓低形成）

　動脈管を切離し，肺動脈側を細いProleneで縫合閉鎖する．大動脈弓下面の切離口から遠位側の下行大動脈に向けて切り進み，動脈管組織をすべて切除する．逆向きのPotts剪刀かBeaverメスで，切離口から上行大動脈まで大動脈弓の下面を切開する（図29-5）．長方形の同種肺動脈パッチを，7-0 Proleneを用いてこの切開部に縫着する（図29-6）．下行大動脈側から縫合を始め，後方の縫合を前方の縫合の前に完成させる．

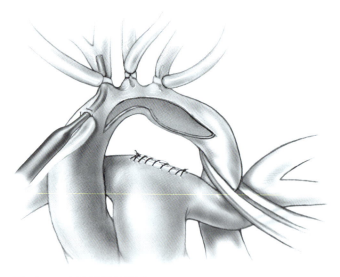

図 29-5　大動脈弓低形成
動脈管の切離と動脈管組織の切除，および大動脈弓下面の切開を示す．低流量脳灌流のため，送血管を腕頭動脈に進めている．

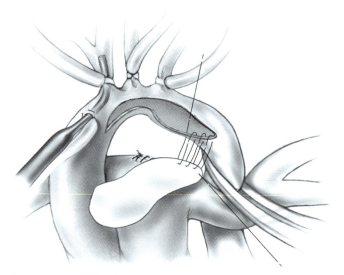

図 29-6　同種肺動脈パッチによる大動脈弓拡大術

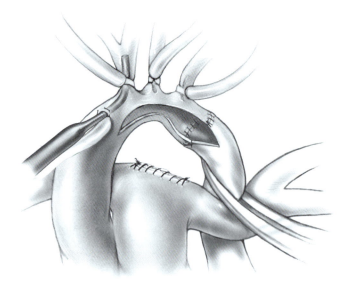

図 29-7　動脈管近傍の大動脈を全周性に切除する
下行大動脈と遠位大動脈弓の断端の後外側部分を再縫合する．

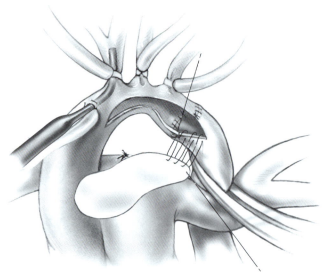

図 29-8　大動脈弓と下行大動脈に残った開口部に同種肺動脈パッチを当てる

🚫 遺残動脈管組織

大動脈弓に動脈管組織を残すと，脆いために縫合線から出血したり，パッチが外れてしまったりすることがある．また，遠隔期の大動脈弓の狭窄の原因となる．

NB 大動脈弓狭窄の再発

動脈管組織の不完全切除は，大動脈弓狭窄再発の重要な原因となる．そのため，多くの外科医は動脈管付着部の大動脈を全周性に切除する．遠位側と近位側の切除断端を，長軸切開の部分を残して 7-0 Prolene で連続縫合し，両端を固定する（図 29-7）．下行大動脈を長軸切開する．これにより，遺残しているかもしれない動脈管組織は分断される．同種肺動脈パッチを用いて，大動脈弓から下行大動脈にかけての開口部を 7-0 Prolene の連続縫合で再建する（図 29-8）．

NB 限局的な縮窄

限局的な大動脈縮窄があれば切除する．下行大動脈を十分に授動すると，下行大動脈と大動脈弓下面の端々吻合が可能になる．下行大動脈と大動脈弓下面の向かい合う位置に切開を加え，7-0 Prolene の連続縫合で吻合する（第 15 章参照）．

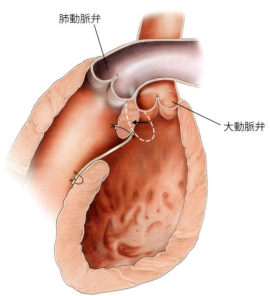

図 29-9　後方偏位した中隔を右に引き離すように心室中隔欠損を閉鎖する

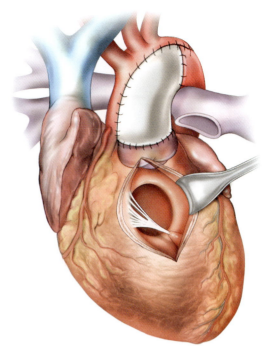

図 29-10　右室縦切開による心室中隔欠損の露出

● 手術の完了

　大動脈弓再建の糸を結紮する前に，下行大動脈にかけた鉗子を外して空気抜きを行う．送血管を上行大動脈まで戻す．大動脈弓分枝のテープを外し，完全体外循環として流量を元に戻す．心内病変があれば，大動脈弓再建の前か後に大動脈遮断下に修復する．加温が完了したら，人工心肺を停止する．

出　血

　弓部の吻合部に無理な緊張がかかっていると，しばしば出血が起きる．組織が脆弱な場合も出血しやすく，その原因の多くは縫合部における動脈管組織の遺残である．針穴の出血にはフィブリン糊を局所に塗布するのが有効である．出血が続くようなら，外膜を薄く拾うZ縫合も有用である．大きな出血が続くようなら，再度人工心肺を開始して冷却のうえ，低流量脳灌流として再建をやり直す．下行大動脈の授動や動脈管組織の切除の追加を必要とすることもある．

反回神経や横隔神経の損傷

　反回神経と横隔神経は，大動脈弓離断や低形成の修復中に損傷されやすいので，神経の確認と愛護的操作を心がける．

NB 術後の左気管支圧迫

　下行大動脈を広範に授動しても，大動脈弓再建後に左気管支の圧迫が起きることがある．これまでは上行大動脈を胸骨背面に固定することで対処してきた．しかし，その結果はさまざまなうえ，単心室患者のように将来の手術が予想される場合には，大動脈の固定術は適応外である．上行大動脈または大動脈弓の延長術が必要になることがあり，通常Gore-TexかHemashield人工血管を用いて行う．

NB 左室流出路狭窄

　大動脈弓離断と心室中隔欠損の合併例の中には左室流出路狭窄が懸念されるものがあり，中隔が後方偏位している場合にはその判断が難しい．狭窄部を切除することもあるが，心室中隔を弁下部から引き離すように心室中隔欠損パッチを当てることが多い（図29-9）．左室流出路がきわめて狭い場合には，Yasui手術が必要になる．

● Yasui 手術

　大動脈弓離断と心室中隔欠損の合併例で左室流出路がきわめて狭い場合，2心室修復には下記の要点が必要である．すなわち，①大動脈弓の修復，②肺動脈近位部と小さな大動脈をつなぐDamus-Kaye-Stansel吻合，③経右室切開での，左室血を肺動脈に導くような心室中隔欠損の閉鎖，④右室-肺動脈導管の4点である．本法は，左室低形成症候群で十分大きな2心室と心室中隔欠損を有するまれな症例にも用いられる．

　大動脈弓再建は，大きなDamus-Kaye-Stansel吻合による太い新大動脈基部から徐々に細くなって細めの下行大動脈に移行するように，Norwood手術と同様に行う．右

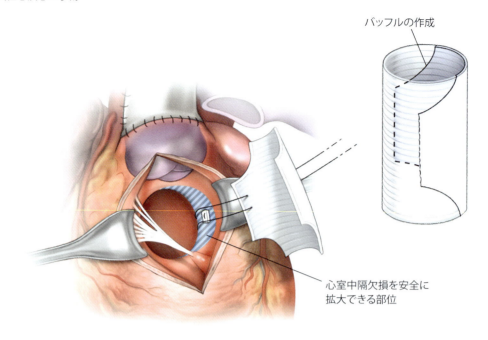

図 29-11　樋状の Dacron 人工血管で心室中隔欠損から肺動脈への経路を作る

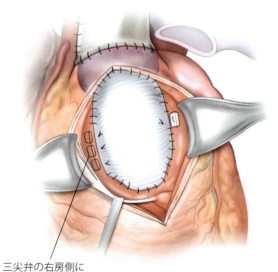

図 29-12　三尖弁中隔尖部分の縫合（通常は結節縫合）と完成した心内経路を示す
右室切開は右室-肺動脈導管の近位側吻合部となる．

室切開で膜様部型心室中隔欠損を露出する（図 29-10）．必要なら，伝導系を避けて，右方に心室中隔欠損を拡大する（図 29-11）．

NB　本法での右室切開は，肺動脈弁が下方に伸展していることに留意して，Ross 手術と同様に右室自由壁の低いところで行う．

　PTFE パッチか Dacron 人工血管を樋状に切ったもの（Rastelli 手術と同様）で，心室中隔欠損から肺動脈弁への経路を作成する．パッチの上縁は右室切開の上前縁に固定し，下縁は内側乳頭筋の近くに固定する（図 29-11）．三尖弁近傍の領域は三尖弁越しに糸をかける．

　右室切開と肺動脈の切離部の間に導管を留置し，2 心室修復とする（図 29-12）．

Norwood 手術

　左心低形成症候群は，十分に発達した心室が1つしかない先天性心疾患の中で最も多く，乳児期に症状が発現する先天性心奇形の中で4番目に多い．形態学的には，大動脈弁閉鎖または高度の狭窄と，左室の高度の低形成または欠損の合併である．上行大動脈の直径は通常2〜3 mmと細く，僧帽弁も低形成または閉鎖している．開存する動脈管が，十分な体血流を維持する唯一の経路である．

　他の単心室系の疾患も，左室流出路障害を有することがある．三尖弁閉鎖兼大血管転位や，痕跡的心室から大動脈が起始する単心室などである．これらの症例では，心室中隔欠損の狭小化により大動脈弁下狭窄を呈し，肺動脈絞扼を行うと大動脈弁下狭窄の悪化を引き起こすことがある．

　Norwood手術の原則は，体循環への流出路障害があるか疑わしい単心室例に対し，Fontan手術に向けて最善の血行動態と解剖学的構造を作成するものである．

　第一期の姑息手術には，以下の3つの基本概念がある．
1. 大動脈は，狭窄がなく成長しうる形で，直接心室とつなげなければならない．
2. 肺血管病変を生じず，心室の容量負荷を最小限にとどめて心室機能を長期間温存できるように，肺血流量を調節しなければならない．この際，肺動脈を変形させてはならない．
3. 左側房室弁が狭窄または閉鎖している場合は，肺静脈狭窄や肺高血圧を生じないよう，大きな心房間交通を作成しなければならない．

左心低形成症候群に対する第一期姑息手術

　胎児エコー検査で出生前に診断できれば，出生時からの計画的治療が可能である．術前は，動脈管を開存させておくためにprostaglandin E$_1$の持続投与を行う．肺血流と体血流の均衡がとれていることが，生存には不可欠である．心房間交通が狭ければ，肺血流は過剰になりにくい．したがって，バルーンまたはブレードを用いた心房中隔切開術を行うと循環動態が悪化するので避けたほうが良い．心房間交通がごく狭い場合には，肺血管抵抗が上昇して周術期死亡率が上昇する．このような場合には，控えめなバルーン心房中隔切開術で，肺血流過多をきたさずに狭窄を軽減できることもある．さらに，過換気や酸素投与は肺血管抵抗を下げ，肺血流増加と体血流減少をきたすので，通常は酸素を投与しないで低換気を保つのが望ましい．

　これまでは，超低体温循環停止を用いて大動脈再建が行われてきた．しかし最近では，多くの施設で循環停止を避け，低流量順行性脳灌流を用いて大動脈弓再建を行っている．

●切開法

　胸骨正中切開を行い，胸腺を切除する．Sano式右室-肺動脈導管を用いる場合は，胸骨正中切開前に，人工血管（通常5〜6 mm）に適切な大きさの穴を開けたGore-Texパッチの縁を縫いつけておく（図30-1）．

●送脱血管の挿入

　肺動脈血流のためにどんなシャントを用いるかにかかわらず，腕頭動脈に3.0/3.5 mmのGore-Tex人工血管を7-0 Proleneの連続縫合で吻合する．右心耳に巾着縫合をか

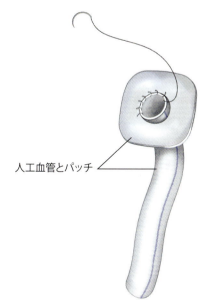

図30-1　PTFE人工血管に縁をつけてSano法の吻合部を作る

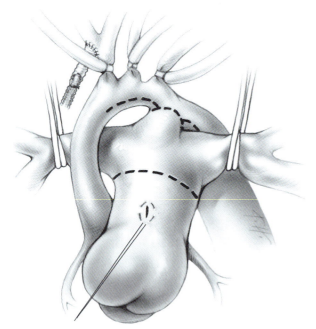

図 30-2　冷却中は両側肺動脈を遮断する
脳灌流のためにGore-Tex人工血管を腕頭動脈に吻合する．循環停止中は腕頭動脈と左総頸動脈および左鎖骨下動脈をテープで締める．巾着縫合は動脈管送血をする際の部位を示す．切開予定線を点線で示す．

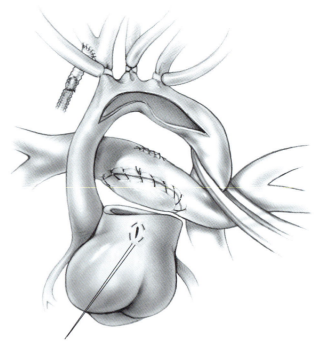

図 30-3　肺動脈幹の切離と肺動脈分岐部のパッチ閉鎖
肺動脈の動脈管付着部を縫合閉鎖し，大動脈弓から下行大動脈近位部にかけて切開する．

け，左右の肺動脈にベッセルループを回す．送血管内の空気を抜いて腕頭動脈へ吻合したGore-Tex人工血管に挿入し，人工血管にかけた巾着縫合を締める．右心耳に脱血管を挿入し，人工心肺を開始して冷却する．肺動脈のテープを締め，肺血流を遮断して十分な体血流を確保する．冷却中に上行大動脈を肺動脈幹から剝離し，大動脈弓とその分枝を授動する．腕頭動脈と左総頸動脈および左鎖骨下動脈にベッセルループを回し，ターニケットに通す．大動脈弓遠位部と下行大動脈を，左気管支のところまで鈍的に剝離して授動する．

NB　送脱血管を挿入する前に，患者の頭の周囲に氷囊を置く．

NB　大動脈弓が高度に低形成な患者には，動脈管にも送血管を挿入すると，下半身の灌流と冷却に役立つ．

NB　大動脈閉鎖で上行大動脈径が2 mm未満の場合には，上行大動脈の屈曲による冠虚血をきたさないよう注意して，大動脈周囲を剝離する．

●手術手技

　肺動脈から動脈管に向けて送血管を挿入し，少なくとも10～15分間冷却し，体温が18℃まで低下した後，2本目の送血ラインに血液を満たし，Gore-Tex人工血管に固定し，肺動脈に挿入した送血管を抜去する．1本だけの送血ラインを用いる場合は，いったん循環停止として肺動脈から送血管を抜き，人工血管に留置し直す．大動脈弓部分枝をターニケットで遮断する（図30-2）．下行大動脈の遠位に彎曲した鉗子をかけ，人工心肺流量を10～20 mL/kg/分に下げる．動脈管を切離し，肺動脈断端は結紮するか6-0 Proleneの連続縫合で閉鎖する．右肺動脈起始部の直下で肺動脈幹を切離する（図30-2）．遠位側の肺動脈断端は，体-肺動脈シャントを用いるならGore-Texパッチで，さもなければ先に作成した縁付きSano式導管の縁で閉鎖する（図30-3）．

NB　**心筋保護**
　下行大動脈と弓部分枝を遮断したまま，腕頭動脈の遠位側を一時的に遮断して送血管の側枝から冷却血液心停止液を注入する．心停止液は上行大動脈を逆行して心筋に灌流する．

　短時間の循環停止を行うか，低流量脳灌流のままポンプ

訳注：本文中，送血管方法の記述のわかりにくいところがあるので追記する．Norwood手術の人工心肺の送血法には，①腕頭動脈に人工血管を介して送血し，これを唯一の送血路とする方法，②腕頭動脈送血に加え，大動脈再建開始まで動脈管送血を行う方法，③大動脈再建開始まで動脈管送血を行い，その後腕頭動脈送血に切り替える方法などがあり，いずれも有用である．

吸引で視野を確保し，一次心房中隔を切除する．これは，右房の脱血管を抜いてそこから行う．あるいは，右房を小切開して一次中隔を十分に切除した後，切開口を 6-0 Prolene で縫合閉鎖する．

大動脈弓の再建

● パッチ再建法

大動脈の動脈管切離端から遠位側に向け，下行大動脈の内側面を 10～15 mm 切開する．切離端から近位側に向け，大動脈弓の小彎を経て上行大動脈の左側面に切開を進める．この切開は肺動脈幹の断端の高さにとどめる．

 遺残動脈管組織

大動脈弓や下行大動脈の遺残動脈管組織は，縮窄部の内腔への突出があればこれも含め，完全に切除する．動脈管組織に縫合を行うと，縫合線からの出血や吻合部の断裂が起きるおそれがある．さらに，遺残動脈管組織が遠隔期の大動脈狭窄の原因となることもある．完全な動脈管組織切除のためには，動脈管近傍の大動脈の全周性切除を要することが多い．先の長軸切開部分を残したまま，下行大動脈の断端を大動脈弓遠位側断端の後外側面に Prolene の連続縫合で吻合し，両端を固定する．

下行大動脈近位部から大動脈弓を経て上行大動脈まで再建するため，扇形の同種肺動脈パッチを切り整える．両端針付き 7-0 Prolene を用いて，パッチを大動脈に縫着する．下行大動脈切開の遠位端から縫い始め，後側の縫合を上行大動脈に向けて進め，上行大動脈切開の近位端の 5 mm 手前で止める．反対の針で前側の縫合を進め，同様に上行大動脈切開の近位端の 5 mm 手前で止める．

NB **パッチ材料**

成人の同種肺動脈から作ったパッチは自然な弧を描いており，大動脈弓小彎の弧にそっくりである．これは取り扱いやすく，止血性も良い．反面，入手が難しく高価なうえ，ウイルス感染や心移植の妨げとなる細胞障害性抗体の産生を招く問題点がある．そのため，ウシ心膜などの代用材料を使い，大動脈弓部パッチとして用いることを推奨する外科医もいる．

NB **大動脈弓沿いの縫合**

左総頸動脈と腕頭動脈のターニケットを交互に牽引すると，大動脈弓縫合部の視野が改善する．

肺動脈幹と上行大動脈を，大動脈基部を歪めないように

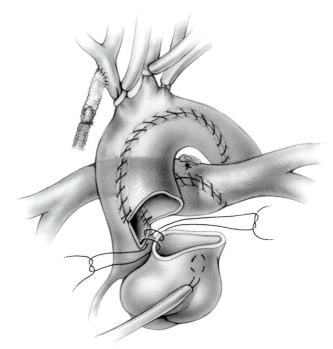

図 30-4 扇形の同種肺動脈パッチでの大動脈の再建
肺動脈近位部と大動脈基部は結節縫合で吻合する．

吻合する．大動脈基部の近くでは，吻合を 7-0 Prolene の結節縫合で行うと巾着縫合にならない．結節縫合を上行大動脈と同種肺動脈パッチの縫合部まで進める．結節縫合を結紮し，連続縫合端を固定する（図 30-4）．同種肺動脈パッチと肺動脈基部を軽く牽引し，パッチが適切なフード状となるよう切り整える．7-0 Prolene 連続縫合で肺動脈基部とパッチを縫合する（図 30-5）．

 新大動脈による肺動脈の圧迫

同種肺動脈パッチが太すぎたり長すぎたりすると，肺動脈分岐部を圧迫するおそれがある．元の上行大動脈が 3～4 mm より太いと圧迫しやすいので，同種肺動脈組織が伸展性に富んでいる点を考慮してパッチを作成する必要がある．

NB **Damus-Kaye-Stansel 吻合変法**

両房室弁左室挿入や，僧帽弁閉鎖を伴う両大血管右室起始の患者では，左室切開を回避でき，再建後の大血管の大きさからシャント操作がやりやすいので，Blalock-Taussig 変法を行うことが望ましい．この場合，二連銃型の Damus-Kaye-Stansel 吻合変法を行うのが最も簡便である（図 30-6）．

 冠状動脈の障害

細い上行大動脈と肺動脈幹を吻合する際には，冠血流を障害しないよう慎重に操作する（図 30-5：挿入図）．肺動脈洞に切り込み，狭小な上行大動

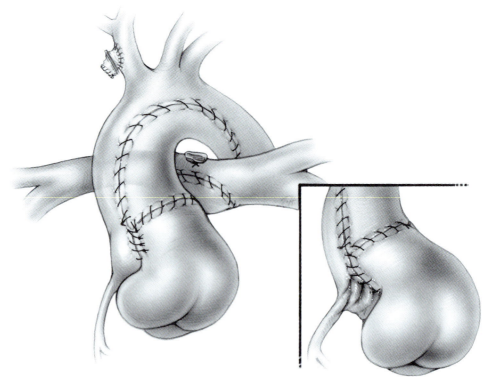

図 30-5　大動脈形成の完成図
腕頭動脈の人工血管は金属クリップで閉鎖してある．
挿入図：肺動脈近位部と大動脈の切開位置関係が不適切であるか，巾着縫合になってしまうと，大動脈近位部が歪む．

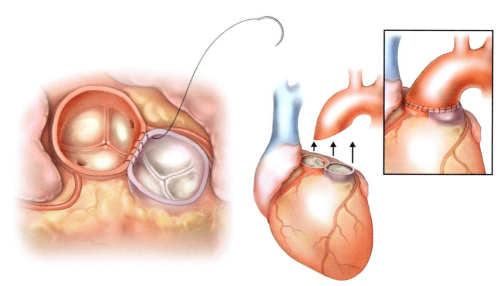

図 30-6　両半月弁が大きい場合の二連銃型の Damus-Kaye-Stansel 吻合

と肺動脈の交通孔を拡大することを推奨する外科医もいる．

NB　パッチ再建変法

下行大動脈から大動脈弓と上行大動脈を経てsinotubular junction（ST junction）直上までの切開全体に同種組織のパッチを当てる外科医もいる．パッチの大部分は 7-0 Prolene 連続縫合で縫着し，上行大動脈近位部のみ結節縫合を用いる．大動脈弓の下でパッチを切開し肺動脈幹に吻合する．この方法の欠点は，成長性のないパッチが肺動脈幹に全周性に吻合されることである．

●直接吻合による大動脈再建

動脈管とこれに近接する大動脈を切除する（図 30-7）．ここから腕頭動脈の対側まで大動脈弓の下面を長軸切開する（図 30-8）．長軸切開を残して下行大動脈を大動脈弓遠位端の後外側部に吻合する（図 30-9）．

第30章　Norwood手術　335

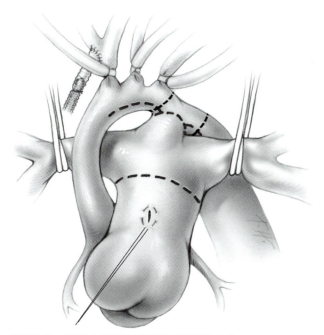

図 30-7　冷却中は両側肺動脈を遮断する
脳灌流のためにGore-Tex人工血管を腕頭動脈に吻合する．循環停止中は腕頭動脈と左総頸動脈および左鎖骨下動脈をテープで締める．切開予定線を点線で示す．

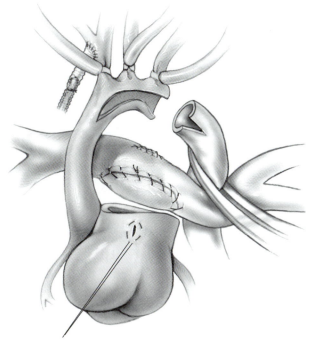

図 30-8　肺動脈幹の切離と肺動脈分岐部のパッチ閉鎖
肺動脈の動脈管付着部を縫合閉鎖する．動脈管付着部近傍の大動脈を切除し，大動脈弓を切開する．

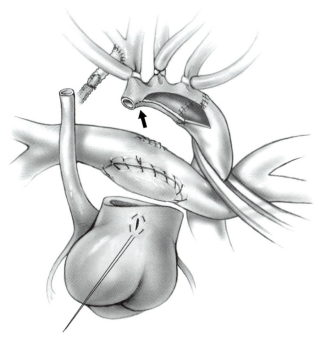

図 30-9　細い上行大動脈の離断
遠位側の開口部は大動脈弓下部の切開（点線部：矢印）とつなげてもよい．

NB　細い上行大動脈
　上行大動脈が3〜4 mmより細い場合，上行大動脈を腕頭動脈起始部のすぐ近位側で切離し，遠位側断端は大動脈弓の切開につなげるか，連続縫合で閉鎖する（図30-9）．

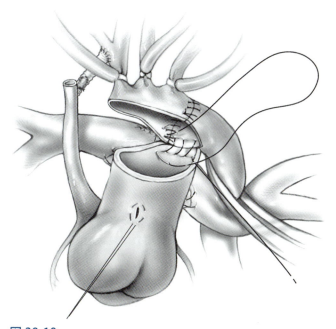

図 30-10
大動脈弓下面から近位下行大動脈にかけて肺動脈幹を直接吻合し，自己組織だけを用いてNorwood再建を行う．下行大動脈の内側壁を切開し，遺残動脈管組織を切断していることに注目．

　肺動脈幹を大動脈弓の開口部まで引き上げる．肺動脈幹が十分長ければ，パッチを用いずに大動脈弓切開口に直接吻合できる（図30-10）．両端針付きの7-0 Proleneで，下行大動脈の遠位部から縫合を始める．まず針を肺動脈の内腔から外向きに通し，次に大動脈の外から内に通す．後壁の縫合を続け，大動脈弓近位部に至る．もう一方の針で，

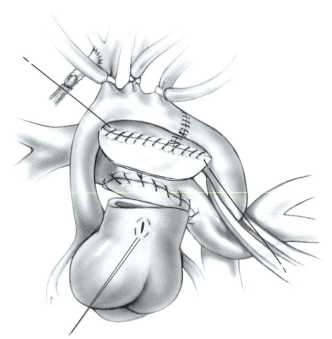

図 30-11 同種肺動脈パッチによる大動脈弓切開口の後壁の補填

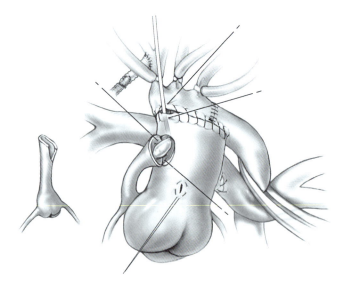

図 30-12 痕跡的な上行大動脈と肺動脈幹後側壁との吻合（新大動脈基部）
一部開いたままの大動脈弓の吻合口からプローブを挿入し，上行大動脈の吻合部が引きつれないようにする．

下行大動脈を内から外に運針して前壁を縫合し，弓部に沿って進んで最初の針の位置に達して吻合を完成する．

 下行大動脈の授動不足

　下行大動脈は，動脈管接合部から最低 1 cm は授動し，吻合部に緊張がかからないよう注意する．彎曲した鉗子を下行大動脈にかけて把持すると，遠位側吻合部の視野が良くなる（図 30-10）．

 短すぎる肺動脈幹

　肺動脈弁から右肺動脈分岐部までの長さはさまざまに異なる．これが短いと，右肺動脈分岐部で切離された肺動脈幹は短くなるので，大動脈弓に届かないことがある．大動脈弓と下行大動脈の切開口の後壁部分を，長方形または楕円形の同種肺動脈片で延長し（図 30-11），肺動脈幹の後壁は同種肺動脈に，前壁は大動脈弓に直接縫合する．

 大動脈肺動脈窓の狭小化

　短い肺動脈幹と大動脈弓を直接吻合すると，大動脈弓が下方に，肺動脈幹が後方に引っ張られるため大動脈肺動脈窓が狭くなり，左肺動脈や左気管支を圧迫して重篤な狭窄を引き起こすおそれがある．

 動脈管組織の拡がり

　左鎖骨下動脈と左総頸動脈の間の大動脈弓まで動脈管組織が拡がっている場合もある．動脈管が長く，動脈管組織を切除すると下行大動脈が短くなってしまうこともある．このような症例では，直接吻合は禁忌である．

NB 下行大動脈の切開

　切離した下行大動脈の内側壁を 5〜10 mm 切開することを推奨する外科医もいる（図 30-10）．残存している可能性がある動脈管組織がこれにより分断される．肺動脈幹を下行大動脈と大動脈弓の切開部に吻合する．

　上行大動脈を切離した場合は，10〜15 mm の長さを残して切り，切開口を斜めに形成する（図 30-12）．2.8 mm の大動脈パンチで，肺動脈幹の後側面に適切な大きさの円形の開口部を作り，7-0/8-0 Prolene で端側吻合する．

 長すぎる上行大動脈

　細い上行大動脈を長く残すと折れ曲がり，心筋虚血を引き起こす危険性がある．

 巾着縫合による吻合部狭窄

　上行大動脈径が 2 mm 以下の場合は，肺動脈幹と大動脈弓の吻合糸は結紮しないでおく．上行大動脈の吻合が完成したら，1.5〜2 mm の冠状動脈プローブを大動脈弓の吻合部から上行大動脈まで挿入し，そのまま縫合糸を結紮して巾着縫合による狭窄を起こさないように注意する（図 30-12）．

第30章　Norwood手術　337

🚫 **肺動脈弁の損傷**

肺動脈弁が新たな大動脈弁となるので，弁葉の下の右室切開部位は注意深く決める．肺動脈基部を開放した状態で位置を決めるのが最善の方法である．

🚫 **右室切開の大きさ**

心収縮に伴うシャント流入障害が起きることがあり，心内膜からの組織増殖も報告されているので，心内膜とともに十分な心筋をくりぬかなければならない．一方，体心室であることにも留意し，シャント流量に障害が起きない最小限の切開にとどめるべきである．冠状動脈バイパス用の大動脈パンチで切開部の奥の心筋を除去する外科医もいる．後述の「差し込み法」を用いる場合は，適当な大きさの皮膚生検用のパンチを用いる（図30-14）．

NB 次の手術がやりやすくなるので，新大動脈の右を通して肺動脈に導管を吻合する外科医もいる．これにより，次の手術での人工血管の切除が容易になり，吻合部狭窄が起きても再建しやすい．通常の新大動脈の左を通すシャントでもGore-Texやシリコンのテープを回して新大動脈の前に長く残しておくと，次回の手術でのシャントの同定と剝離が容易になる．

NB 本法は多くの施設で行われているが，長期的な効果はわかっていない．しかし，3.5 mmの体-肺動脈シャントでは大きすぎ，3.0 mmでは血栓症の危険が高い低出生体重児では，特に良い方法であろう．

NB **近位側の接続法**

近位側の狭窄を防ぐいろいろな方法が提唱されている．そのうちの1つでいわゆる「差し込み法」は，リング付きGore-Tex人工血管のリング2〜3個分を右室に挿入し，心表面に人工血管を4ヵ所固定したうえ二重に巾着縫合を行う方法である（図30-15）．もう1つは，直接吻合で起きる人工血管の屈曲を緩和するために，近位部にフード状のパッチをつける方法である（図30-16）．

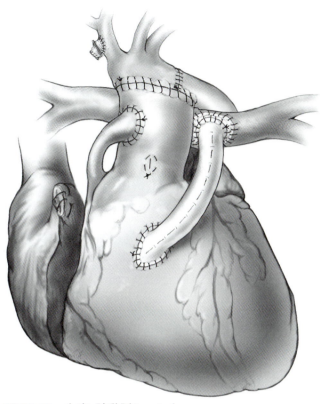

図30-13　右室-肺動脈シャント
縁をつけた人工血管の遠位側は肺動脈分岐部に，近位側は右室切開口に吻合する．

肺血流の供給

これまでは，腕頭動脈から右肺動脈近位部への細いGore-Tex人工血管のシャントで，肺動脈血流の供給を制御する方法が行われてきた．最近では，右室-肺動脈シャントで肺動脈血流を供給する方法が多くの施設で行われている．このシャントで考えられている利点は，高い拡張期血圧により冠灌流が改善することと，周術期のシャントの血栓化が起きにくいことである．しかし，望ましいシャントの大きさと材料，肺動脈の成長への効果，右室切開が心室機能に与える影響などはまだ十分わかっていない．

●右室-肺動脈シャント

肺動脈幹を切離し，肺動脈弁の下1.5〜2.0 cmの右室流出路に，適切と思われる右室切開部位を慎重に決め，印をつける．縁付きのGore-Tex人工血管を肺動脈分岐の開口部に吻合する．加温中に，右室の印をつけたところを切開する．人工血管の近位端を適切な長さで斜めに切り，右室切開口に吻合する（図30-13）．

●体-肺動脈シャント

選択的脳灌流を行っているときに，体-肺動脈シャントを施行する場合には，新大動脈に送血管を挿入してそこか

訳注（図30-13）：体-肺動脈シャントで肺血流を供給する場合には，肺動脈分岐部の開口部はGore-Texパッチで閉鎖する．図30-3，30-4，30-5，30-8，30-9，30-10，30-11には，それが示されている．右室-肺動脈シャントで肺血流を供給する場合には，図30-1で示すように作成した縁付き人工血管を，本図のように肺動脈分岐部と右室切開口に吻合する．

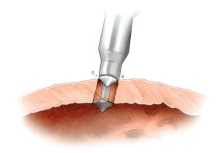
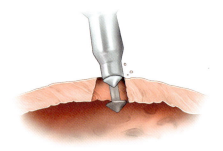

図 30-14　パンチで心筋を削り取り右室切開を拡大する

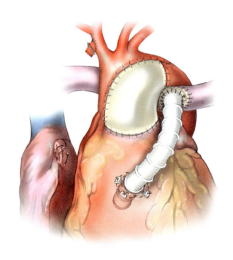

図 30-15　「差し込み法」による Sano 法の近位側吻合
右室に人工血管を差し込み，巾着縫合をおく．

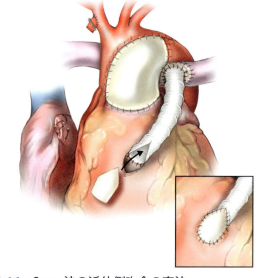

図 30-16　Sano 法の近位側吻合の変法
五角形のフード状のパッチで人工血管の屈曲を軽減する．

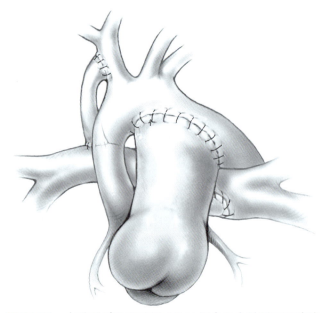

図 30-17　大動脈があまり細くない場合の大動脈の再建法
Gore-Tex 人工血管による腕頭動脈-近位肺動脈のシャント手術．

ら送血する．腕頭動脈に吻合してある 3.5 mm Gore-Tex 人工血管を吻合の直下で遮断し，中心肺動脈の上面（Gore-Tex パッチの反対側）に届く長さを測る．肺動脈を適度な大きさに切開し，人工血管を 7-0 Prolene で端側吻合する（図 30-17）．加温している間，人工血管はブルドッグ鉗子をかけたままにしておく．

NB　肺動脈のシャント部位

シャントの遠位側吻合はできる限り中枢部，すなわち肺動脈の動脈管切離端の近傍で行う．そうすることで理論上は，両側の肺動脈がより均等に発育する．さらに，次の両方向性 Glenn 手術を人工心肺なしで行うことができる（第 31 章参照）．

加温が終了したら，シャントを開通させて人工心肺を終了する．人工心肺終了後 15～30 分間は，肺血管抵抗が高いことが多い．この間，純酸素での過換気が必要な場合や，一酸化窒素が有効な場合もある．また，酸素飽和度が

50〜60％に低下することもあるが，心室機能が良好なら低酸素血症に耐えられるはずである．

 低酸素飽和度の持続

低酸素飽和度が持続する場合は，原因を調べる必要がある．原因の1つは，低心拍出量による混合静脈血酸素飽和度の低下である．心臓の視診や，できれば経食道心エコーで心室機能を評価するとよい．心室機能が低下しているなら，強心薬を増量すれば改善するはずである．心筋収縮がそれでも不良であれば，体外式膜型人工肺での循環補助も考慮する．

体-肺動脈シャントを使用していてもシャント流量が不十分と考えられるなら，人工心肺を再開してシャント手術をやり直さなければならない．使っている人工血管が3.0 mmなら3.5 mmに，3.5 mmなら4 mmに変える．

 高酸素飽和度の持続

85％を超える高酸素飽和度は，通常肺血流過多を意味し，体-肺動脈シャントを用いている場合なら進行性の血圧低下と代謝性アシドーシスをきたすおそれがある．軽度の低換気とし，吸入酸素飽和度を21％に下げると改善することがある．シャントが太すぎるのが問題であれば，0.5 mm細めのGore-Tex人工血管でシャントを作り直す．シャントを金属クリップで縦方向に挟んで内径を減らしてもよい．

 遺残大動脈弓狭窄

再建した大動脈弓に狭窄が残っている場合，より多くの血液が腕頭動脈やシャントに流れるため，動脈血酸素飽和度が高くなる．狭窄が疑われたら下半身と上半身の血圧を測定し，10 mmHg以上の圧較差があれば，人工心肺を再開して冷却下に大動脈弓の吻合をやり直す．

胸骨は開放のままとすることが多い．縦隔ドレーンを入れ，楕円形のシリコンゴムパッチを皮膚切開口に縫合する．イソジン軟膏を縫合線に塗り，胸部全体をイソジン付きのドレープで被う．

 不整脈

人工心肺終了後の不整脈は，冠状動脈血流の不足によることが多い．心室の赤みが薄いか，冠状動脈の張りが弱い場合には，人工心肺を再開すべきである．上行大動脈と肺動脈幹の吻合をやり直さなければならないこともある．

Damus-Kaye-Stansel 吻合

単心室症例で軽度か潜在的な大動脈への流出路障害がある場合にも，Norwood手術に準じた手術を行うのが最適である．このような患者では，肺動脈絞扼術は遠隔期に大動脈弁下狭窄をきたすおそれがあるので避けるほうが良い．代わりに，Damus-Kaye-Stansel吻合と呼ばれる，体血流に対して2つの流出路ができるように，肺動脈と大動脈を吻合する術式が行われる．肺動脈血流は，腕頭動脈から右肺動脈へのGore-Tex人工血管間置により，適切な量が供給される．

◉切開法

胸骨正中切開を行う．胸腺を切除した後，自己心膜を採取し，0.6％ glutaraldehyde溶液で処理しておく．

◉送脱血管の挿入

上行大動脈遠位部と右房に送脱血管を挿入する．動脈管を周囲組織から剥離しておく．

◉手術手技

人工心肺を開始して循環冷却を行い，中型の金属クリップで動脈管を閉鎖する．冷却後に大動脈を遮断し，大動脈基部から心停止液を注入する．

肺動脈幹を肺動脈分岐部のすぐ手前で切離する．遠位側の切離端は，楕円形の自己心膜または同種肺動脈のパッチを当てて6-0 Proleneの連続縫合で閉鎖する．

上行大動脈の左側面を，肺動脈に沿って大動脈弁の交連の直上から腕頭動脈起始部のすぐ手前まで大きく切開する．肺動脈幹を大動脈に沿って縦切開する（図30-18）．

6-0/7-0 Proleneの連続縫合で，大動脈と肺動脈の近位部の側々吻合を切開の下縁から始める．肺動脈基部の捻れを防止するため，吻合の遠位部に半円錐形の心膜か同種肺動脈のパッチを（図30-18：挿入図），6-0/7-0 Proleneの連続縫合で縫着することにより，吻合部を拡大する（図30-19）．

 弁組織への緊張

吻合に際して，肺動脈弁と大動脈弁が捻れないように注意する．弁輪へ緊張がかかると，逆流を起こすことがある．

 弁の損傷

上行大動脈を切開する際，交連より下に切り込まないようにして弁逆流を予防する．

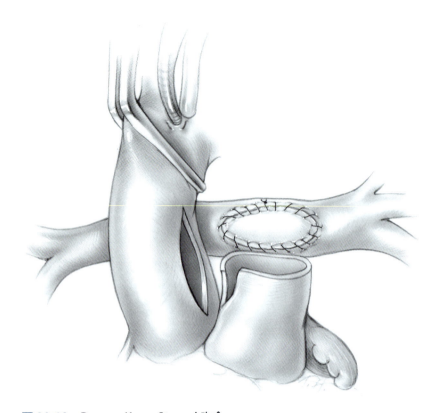

図 30-18　Damus-Kaye-Stansel 吻合
遠位側の肺動脈開口部はパッチ閉鎖する．大動脈と肺動脈近位側を，向かい合う位置で切開する．

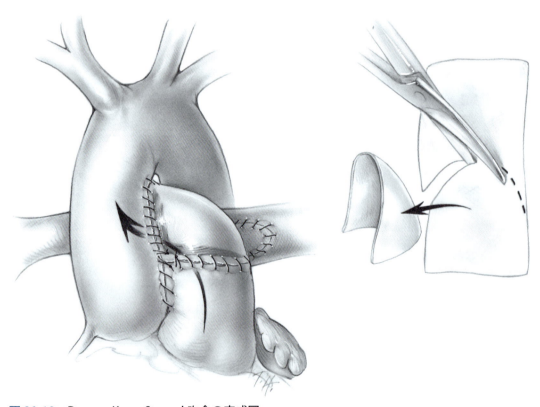

図 30-19　Damus-Kaye-Stansel 吻合の完成図
挿入図（右図）：半円錐形に切り抜いたパッチを当てて，肺動脈-大動脈吻合を完成する．

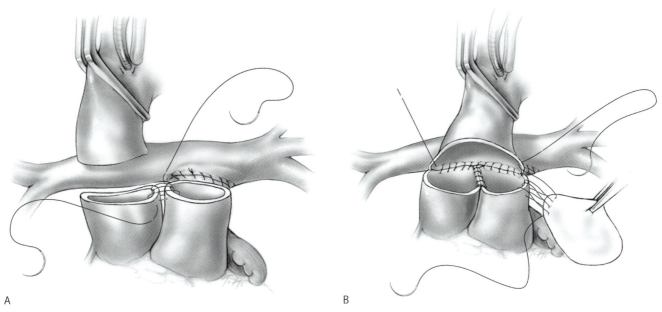

図 30-20　大動脈と肺動脈を離断して，二連銃型の流出路を作成する
A：大動脈と肺動脈の基部の向かい合う辺縁を縫合してから，遠位大動脈に吻合する．
B：前面に同種肺動脈パッチを当てて吻合を完成する．

出　血

　大動脈-肺動脈吻合の後壁縫合やパッチ縫合では，完全な止血を得るように注意する．人工心肺後に同部から出血すると止血が困難であり，その場合は人工心肺を再開し，外膜縫合を追加しなければならない．

代替手術法

　肺動脈と上行大動脈の両方を，ST junction の直上で切離する．両血管の近接する辺縁の1/3から1/2周を縫い合わせる（図 30-20A）．次に，遠位側の上行大動脈を，二連の大血管基部の後面に5-0/6-0 Prolene で吻合する．前面の開口部を，卵円形の同種肺動脈パッチで閉鎖する（図 30-20B）．

●手術の完了

　大動脈弓の拡大を要する場合には，この代替法が好ましい．大動脈の遮断を解除したら，加温中に腕頭動脈と右肺動脈間に Blalock-Taussig シャントを，3.5/4.0 mm Gore-Tex 人工血管で作成する．人工血管は遮断しておき，人工心肺終了時に開放する．人工心肺直後には肺血管抵抗が上昇していることが多いので，積極的な過換気が必要になる場合もある．

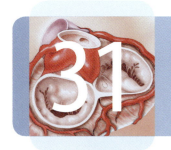

Fontan 手術

　Fontan 手術は，単心室の先天性心疾患に用いられる．その最終目標は，体静脈血を直接肺動脈に流入させ，単一の心室を体循環に用いることである．Fontan 手術原法は，三尖弁閉鎖に対して心房肺動脈吻合を行うものであった．それ以降，術式と適応は発展し，多くの単心室患者にFontan 手術が用いられている．

単心室の病態生理

　単心室は，肺循環や体循環の狭窄の有無により，さまざまな症状を呈する．肺循環の高度な狭窄はチアノーゼを生じる．体循環の狭窄があれば体灌流が不十分となり，低心拍出量状態を呈する．動脈管を通る血流は，体循環や肺循環の狭窄部をバイパスして臨床的に安定した状態を維持するが，動脈管が閉塞し始めると臨床状態の悪化が明らかになる．体循環にも肺循環にも狭窄がない少数の例では，出生直後には肺循環と体循環の間にバランスがとれている．しかし，生後数週間で肺血管抵抗が低下するのに伴い，肺血流が増加してうっ血性心不全を呈する．また肺静脈狭窄があると，肺血管抵抗の上昇によってチアノーゼを呈する場合がある．

　単心室の新生児の管理では，十分な酸素供給を保ちつつ肺血管病変の進行を防ぐことを目指す．単心室から体循環への狭窄のない流出路を確保するため，手術が必要なこともある．体静脈と肺静脈血は十分に交じり合わなければならない．このような血行動態が維持できれば，将来Fontan 手術の適応が得られるようになる．

●手術治療

　肺血流が不足している生後 3 ヵ月以下の乳児には，体-肺動脈シャント手術が必要である（第 18 章参照）．肺血流が増加していて体血流への流出路障害がない乳児には，早期の手術介入により体心室の容量負荷を軽減し，同時に肺血流を減らして肺血管病変を防ぐ必要がある．過去にはこの目的のために肺動脈絞扼術が用いられてきた（第 16 章参照）．しかし，肺動脈絞扼術では十分な肺血流の低下が得られなかったり，右肺動脈や両側肺動脈の変形をきたしたりするおそれがある．そこで多くの外科医は，胸骨正中切開で肺動脈幹を切離して縫合閉鎖し，体-肺動脈シャント手術を行うのが望ましいと考えている．肺血流が増加していて体血流への流出路障害を伴う症例には，Damus-Kaye-Stansel 吻合とシャント手術の併用が最適である（第 30 章参照）．

●乳児期からの治療

　単心室患者の治療目標は，単心室の圧負荷と容量負荷の可及的早期の軽減である．生後 4～6 ヵ月になったら全例心臓カテーテル検査を行うべきである．心室機能不全，房室弁機能異常，あるいは肺血管抵抗の上昇を示す症状や徴候があれば，検査は前倒しにする．このような患者は体-肺側副血行路を形成しやすいので，心臓カテーテル検査で側副血行路を探し，必要な場合にはコイルで閉塞する必要がある．

　大動脈弓狭窄や大動脈弁下狭窄は，他の手術に先立って治療しなければならない．大動脈弁下狭窄では，Damus-Kaye-Stansel 吻合（第 30 章参照）や心室中隔欠損の拡大を要する場合がある．大動脈弓狭窄や限局性大動脈縮窄は，バルーン拡大術で改善することもあるが，手術が必要になる場合もある（第 15 章，第 29 章参照）．単心室が体循環にも肺循環にも血液を拍出する場合，いわゆる心室容量負荷がかかる．単心室類似疾患では，初期には全例過剰な心室容量負荷がかかっている．肺血流が体-肺動脈短絡で供給されている場合でも，肺動脈狭窄，あるいは肺動脈絞扼術後など，心室から肺動脈へある程度拍出されている場合でも同様である．Glenn 手術（上大静脈-肺動脈吻合）により全肺血流は直接上大静脈から供給され，心室は体循環にのみ拍出することになるので，心室容量負荷は軽減される．本術式は，高い肺血管抵抗が低下する生後 3 ヵ月以降には，通常，安全に施行できる．容量負荷を早期に取り除くと，長期的な心室機能が改善する．

　Fontan 手術を 2 段階に分けて行うことで，Fontan 完成手術の成績は向上した．急に心室の容量負荷が減ると，単心室の後負荷は増加することが示されている．後負荷の増加は，上大静脈のみ肺動脈につなげる場合のほうが，上下

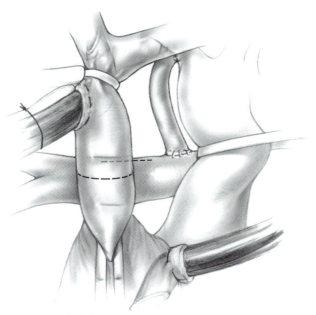

図 31-1　両方向性 Glenn 手術（1）
上大静脈の切離と右肺動脈上面の長軸切開.

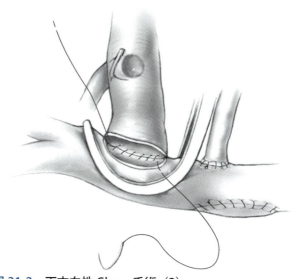

図 31-2　両方向性 Glenn 手術（2）
吻合の後壁が終了したところ.

の大静脈を一期的に肺動脈につなげる場合より少ない．段階的手術では，それぞれの段階の後負荷不整合の影響が軽減する．拡張期心室容量の減少も上大静脈–肺動脈吻合のほうが少ない．Fontan 手術を段階的に行うことにより，心室肥大と急激な容量軽減という，時として致命的な組み合わせを避けることができる．

両方向性 Glenn 手術（両方向性上大静脈–肺動脈吻合）

　上大静脈–肺動脈吻合，別名 Glenn 吻合の原法は，上大静脈と右肺動脈をそれぞれ切離して端々吻合するもので，今日ではほとんど行われなくなった．両方向性 Glenn 手術（両方向性上大静脈–肺動脈吻合）は，上大静脈血を左右両側の肺動脈に導くものである．静脈血の 40〜50％ しか肺循環に回らないので，完全な Fontan 手術の適応外の患者でも，両方向性 Glenn 手術を施行できることがある．この手術は，単心室に対する段階的手術の第一段階としてしばしば用いられる．狭小または低機能の右室の患者には，いわゆる 1＋1/2 心室手術のため両方向性 Glenn 手術が使われることもある．2 心室修復できない患者の右室は，本法により体静脈還流の一部のみを拍出することになる．

●送脱血管の挿入

　胸骨正中切開を行う．両方向性 Glenn 手術は，上大静脈の最上流部と右心耳の間に一時的バイパス法を用いることで，人工心肺を使用せずに施行可能である．この場合，上大静脈とほぼ同じ太さの 2 本の曲がった脱血管を用いる．上大静脈–無名静脈接合部と右心耳に巾着縫合をかける．Heparin を投与した後，上大静脈に脱血管を挿入し，血液で満たし遮断する．もう 1 本の脱血管を右心耳に挿入する．右房の血液で脱血管を満たし，接続管内に空気が残らないように注意して 1 本目の脱血管と接続する．バイパス回路を開け，上大静脈から右房に流れるようにする．体–肺動脈シャントがあれば全周性に剥離する．奇静脈は細い糸で二重結紮してその間を切離することで，上大静脈を最大限に授動でき，術後に上大静脈血が奇静脈に逃げるのを防止できる．上大静脈の脱血管に回したテープを締め，右房–上大静脈接合部の直上に彎曲した血管鉗子をかけて，上大静脈を切離する（図 31-1）．右房–上大静脈接合部を 6-0 Prolene の連続縫合で縫い閉じて，血管鉗子を外す．

上大静脈の捻れ

　上大静脈に針糸で印をつけ，吻合中に上大静脈の向きを正しく保つ．

　右肺動脈の上面を彎曲した鉗子で遮断するか，肺動脈分枝をシリコンテープで遮断して，メスと Potts 剪刀で肺動脈上面を切開する．上大静脈と肺動脈の吻合は，6-0/7-0 Prolene の連続縫合で肺動脈切開の内側端から始め，後壁を片方の針で縫合し，前壁を他方の針で縫合する（図 31-2）．

NB　人工心肺を使わずに両方向性 Glenn 手術を行う場合，吻合中は肺血流の供給源を維持しなければならない．肺血流が右室から肺動脈弁，絞扼肺動脈，または心室–肺動脈シャントなどを経由して供給され

る場合は，右肺動脈を遮断できる．しかし，右肺動脈に体-肺動脈シャントがつないである場合，右肺動脈に鉗子をかける際は，十分注意しなければならない．シャントが中枢側に位置していない限り，人工心肺を使わずに Glenn 手術を行うことは困難である．

上大静脈-肺動脈吻合部の緊張
上大静脈と右肺動脈の吻合部に緊張がかからないよう，上大静脈はなるべく長くとり，右肺動脈切開は上大静脈のすぐ近くで行う．このようにすると，吻合部の緊張により針穴から出血したり，縫合部が離開したり，遠隔期に線維化や狭窄をきたしたりするのを避けることができる．

吻合部の巾着縫合効果
巾着縫合効果による吻合部狭窄を防ぐため，吻合の前壁に結節縫合を用いるのは手堅い方法である．両側上大静脈などで上大静脈が細い場合には，特に重要なことである．巾着縫合効果を軽減するため，前壁縫合の際，時々ループ縫合を入れる外科医もいる．

●吻合の完了
肺動脈の鉗子を外し，吻合部からの出血と開存性を確認する．バイパス回路を遮断して上大静脈の脱血管を抜去し，巾着縫合を結紮する．体-肺動脈シャントや心室-肺動脈シャントがあれば金属クリップで閉鎖する．単心室から肺動脈への順行性血流がある場合には，肺動脈幹をきつく絞扼するか，切離して縫合閉鎖する．右房の脱血管を抜き，protamine を投与する．

洞結節の損傷
洞結節は右房-上大静脈接合部の側方にあり，損傷を受けやすい．血管鉗子は同部位から離してかけ，損傷に留意して縫合を行う．

肺動脈の結紮
肺動脈を結紮すると肺動脈弁と結紮部の間に空間ができ，血液が滞留してしばしば血栓を生じる．肺動脈幹を弁の直上で切離して弁を縫い閉じるか，直視下に弁を切除して，両断端を 5-0/6-0 Prolene の連続縫合で閉鎖する．

付加的肺血流
このような患者には付加的肺血流が重要であると考える外科医もいる．体-肺動脈シャントや心室-肺動脈シャントを，そのままかあるいは狭くして残しておくと付加的肺血流になる．心室から順行性血流がある場合には，肺動脈をきつめに絞扼する．付加的肺血流の利点は，酸素飽和度の上昇と，良好な肺動脈発育の可能性であり，欠点は心室容量負荷の増加である．付加的肺血流がある場合は，肺動脈圧をモニターする．

肺動静脈瘻の形成
Glenn 手術後に時が経つにつれ，肺動静脈瘻の発生が増加する．これは肝静脈血が肺循環に流れないことが原因と思われる．Glenn 手術後長期間そのままの状態であると，肺動静脈瘻によりチアノーゼが進行する．Glenn 手術は段階的 Fontan 手術の一部として行われることが多いので，通常，肺動静脈瘻は問題にならない．Fontan 手術の適応外の患者に対し両方向性 Glenn 手術を最終手術として行うと，肺動静脈瘻ができる危険が非常に高いので行うべきではない．肝静脈血を肺動脈に導くと動静脈瘻は消退する．Glenn 手術に際して付加的肺血流を好む外科医は，肺動静脈瘻の予防も1つの根拠としている．

高い肺動脈圧
20 mmHg を超える肺動脈圧は容認できないので，その場合は肺動脈への順行性血流を閉鎖する必要がある．

上大静脈圧が高い場合には，肺動脈と上大静脈を穿刺して圧測定を行い，吻合に問題がないことを確かめる．肺血管抵抗を下げる努力をしても肺動脈圧が 20 mmHg 以上ならば，両方向性 Glenn 手術は取り止め，上大静脈を右房に再吻合し，体-肺動脈シャントを行う．

シャント導管の放置
以前に作成された体-肺動脈シャントや心室-肺動脈シャントを金属クリップで閉鎖するだけで切離しないと，成長に伴って肺動脈が変形する．クリップをシャントの中枢側と末梢側の両方にかけて切離するのが望ましい．

脱血管挿入部位での上大静脈の狭窄
巾着縫合を単に結紮すると，上大静脈の著しい変形と上大静脈から肺動脈への通過障害をきたすことがある．このような場合，上大静脈に浅く彎曲した血管鉗子をかけ，巾着縫合の糸を取り除き，開口部を 7-0 Prolene の細かい連続縫合か結節縫合で丁寧に修復する．

人工心肺下での両方向性 Glenn 手術

両方向性 Glenn 手術に人工心肺を用いたほうが望ましい患者もいる．肺動脈の形成が必要な場合や，両側上大静脈で両側の両方向性 Glenn 手術が必要な場合などである．このような症例では，大動脈および，上大静脈の最上流部と右房に送脱血管を挿入する．人工心肺を開始し，以前に作成された体-肺動脈シャントや心室-肺動脈シャントを閉鎖する．Glenn 吻合を，心臓減圧下に行う．大動脈遮断や心停止は，通常不要である．

末梢部につけられたシャント

以前作成された体-肺動脈シャントが右肺動脈上葉枝の分岐部付近に吻合されている場合は，人工心肺下に Glenn 吻合を行う必要がある．シャントは上流側にクリップをかけて切離する．肺動脈側の導管を切除し，それによってできた肺動脈の開口部を拡大して，上大静脈を吻合する．

両側上大静脈

両側上大静脈の患者の多くは，両側両方向性 Glenn 手術を要する．まれに両静脈間をつなぐ太めの静脈があり，細いほうの上大静脈を結紮して片側の両方向性 Glenn 手術が可能なこともある．手術は人工心肺下・心拍動下に行うことが多い．両上大静脈のなるべく上方に脱血管を挿入する．左上大静脈に脱血管を挿入せず試験閉鎖してその上流の圧を測る方法もある．圧が 20 mmHg を超えていれば左上大静脈にも脱血管を挿入する．20 mmHg 未満なら左上大静脈を単純遮断して吻合を行ってよい．体-肺動脈シャントは剝離し，人工心肺開始時に遮断する．両側の両方向性 Glenn 吻合を端側吻合で行う．

奇静脈と半奇静脈

奇静脈と半奇静脈は結紮切離し，術後に低圧の下大静脈に血液が逃げて肺血流減少とチアノーゼが起きるのを防ぐ．

中心肺動脈の発育不全

両側の吻合の間の肺動脈は，左右の肺門部の肺動脈ほど発育しない．おそらくその原因は，両肺に選択的に血流が流れ，中心肺動脈は血流が停滞するためであり，血栓形成するおそれもある．したがって，両吻合はなるべく正中寄りで行い，発育不全の領域を減らす必要がある．

上大静脈-肺動脈血流路の血栓形成

両側上大静脈を有する患者は，上大静脈-肺動脈血流路の血栓形成の危険性が高い．これは上大静脈が細くて血流量が少ないことと関連している．注意深く縫合を行うことが重要であり，全周性に結節縫合を用いてもよい．血管が太くなるのを生後6〜9ヵ月まで待って両側両方向性 Glenn 手術を行う外科医もいる．また，上大静脈への中心静脈ラインの挿入は避けるか，術後なるべく早く抜去する．

下大静脈欠損兼奇静脈結合

内臓錯位と下大静脈欠損兼奇静脈結合を有する患者に両方向性 Glenn 手術を行うと，冠状静脈と肝静脈を除く，静脈還流の約85％が肺に流れる．この場合，奇静脈は横隔膜下の静脈還流の多くを担うので結紮してはならない．この手術は当初最終手術と考えられてきたが，時が経つにつれ，多くの患者に肺動静脈瘻と進行性のチアノーゼが発生した．これらの患者は一期的または段階的に側方トンネルか心外導管により肝静脈を肺動脈につながなければならない（後述）．肝静脈を直接奇静脈に吻合する外科医もいる．

肺静脈還流異常

心臓型の肺静脈還流異常は修復する必要がない．他の型では肺静脈合流部を左房か単心房に吻合し，垂直静脈を結紮することができる．心房の近くで上大静脈に還流する上心臓型の場合は，上大静脈を肺静脈還流部位の上で切離し，上流側は肺動脈に吻合し，下流（心房）側は肺静脈還流が阻害されないよう慎重に縫合閉鎖する．

Hemi-Fontan 手術

両方向性 Glenn 手術は比較的手技が簡単で，人工心肺非使用または人工心肺使用心拍動下で手術できる利点があり，下大静脈から肺動脈への人工血管間置による Fontan 手術の先行手術として行われる．しかし，肺動脈の大がかりな形成を要する症例には，いわゆる hemi-Fontan 手術のほうが適していることがある．本術式を左心低形成症候群の第二期手術の標準術式とする外科医もいる．Hemi-Fontan 手術は，下大静脈血流を心房内の側方トンネルを介して肺動脈に導く Fontan 完成手術の先行手術として行われる．

●手術手技

手術は胸骨正中切開でアプローチし，低体温循環停止下

あるいは中等度低体温人工心肺下に行う．上行大動脈に送血管を挿入し，循環停止法を用いる場合には，直角の脱血管を右心耳に 1 本挿入する．そうでなければ，上大静脈-無名静脈移行部に直角の脱血管を挿入し，右房-下大静脈移行部にも直角の脱血管を挿入する．

人工心肺を開始し，以前に作成されたシャントを剝離して金属クリップで閉鎖する．低体温循環停止を用いる場合には，最低 10～15 分かけて直腸温を 18℃ 以下まで冷却する．上行大動脈を遮断し，大動脈基部から冷却血液心停止液の単回投与を行う．人工心肺に脱血し，脱血管を抜去する．持続的に人工心肺を用いる場合は 28℃ まで冷却し，大動脈遮断中は 15～20 分ごとに心停止液を反復投与し，上下大静脈にかけたテープを締める．

右肺動脈前面に長軸切開を加え，左側に向け大動脈後方で左右肺動脈分岐部まで延長し，右側は上大静脈背面まで延長する（図 31-3）．

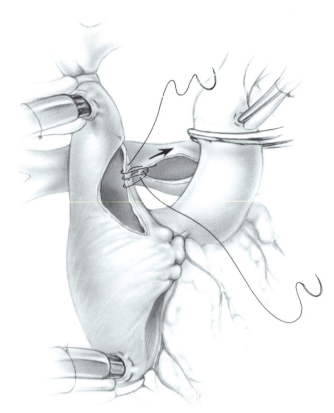

図 31-3　Hemi-Fontan 手術（1）
右房-上大静脈接合部と右肺動脈の切開．

NB　以前のシャントの処置

しばしば，右肺動脈または左右肺動脈分岐部に，Gore-Tex 人工血管によるシャントが吻合されている．人工血管を剝離し，肺動脈からできるだけ離して金属クリップを 2 つかけ，その手前で切離する．肺動脈側の人工血管は摘除し，それによって生じた肺動脈の欠損部を長軸切開につなげる．

　細い肺動脈合流部

左右肺動脈の中枢側が細いか狭窄している場合，肺動脈切開は左肺門まで延長する．

右房の上部を切開し，上大静脈の内側を上方へ延ばす．さらに肺動脈切開の 3～4 mm 頭側まで，上大静脈の後壁方向へ延長する．肺動脈切開の右端と上大静脈の後壁とを 6-0 Prolene で縫合する（図 31-3）．自己心膜または同種肺動脈の大きな三角形のパッチで，肺動脈と上大静脈の開口部の前面を拡大する．肺動脈切開の左端から縫合を始め，肺動脈-上大静脈吻合部まで縫合を続け（図 31-4），先ほどの縫合糸と結紮する．三角形のパッチの下側部分を右房の心内膜に縫合し，右房切開の後方縁を回って外側縁に至る．別の Gore-Tex パッチで図 31-5 に示すように上大静脈-右房移行部を閉鎖する（図 31-6）．後日 Fontan 手術を行うときには，右房切開してこの Gore-Tex パッチを摘除すると，右房-肺動脈の血流が再開通する．

　洞結節への血流

右房切開は一番高い位置から始めることが重要である．切開は上大静脈の内側面に向かい，洞結節への血流を障害しないよう注意する．

　肺動脈の結紮

Hemi-Fontan 手術は，左心低形成症候群に対する第一期手術の後に行われることが多い．Hemi-Fontan 手術の際，肺動脈弁を通じて順行性の血流がある例では，肺動脈幹を結紮すると肺動脈弁上に死腔ができて血栓形成のおそれがあるので，結紮せずに切離しなければならない．肺動脈幹を弁の近傍で切離し，近位断端はプレジェット付き 4-0 Prolene の結節縫合で弁組織も含めて閉鎖し，さらに 5-0 Prolene の連続縫合で補強する．肺動脈の遠位断端から切開を右肺動脈に延長する．

NB　房室弁逆流

中等度以上の房室弁逆流は単心室の機能に悪影響を及ぼし，肺動脈圧を上昇させる．これにより Fontan 手術の適応から除外される可能性がある．両方向性 Glenn 手術であれ，hemi-Fontan 手術であれ，第二期手術時かその前までに弁形成を行うことが重要である．

Fontan 完成手術

Fontan 完成手術は，2 歳以後に行われる．現在では通常，Fontan 手術は単心室患者に対する段階的手術の一環

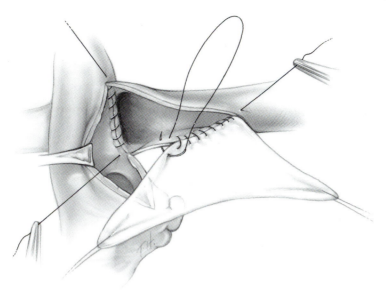

図 31-4 Hemi-Fontan 手術（2）
肺動脈と上大静脈に，心膜か同種肺動脈のパッチを当てる．

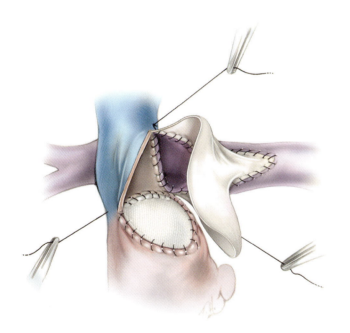

図 31-5 Hemi-Fontan 手術（3）
Gore-Tex パッチで右房-上大静脈移行部を閉鎖する．

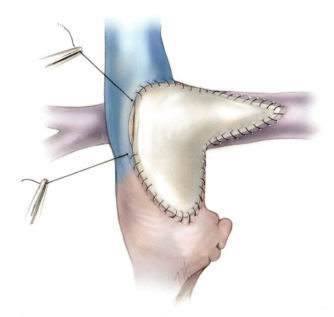

図 31-6 Hemi-Fontan 手術（4）
前壁のパッチを縫合して肺動脈-上大静脈吻合を完成する．

として，両方向性 Glenn 手術か hemi-Fontan 手術の後に行われる．

　Fontan 手術原法では心房-肺動脈吻合が行われたが，心房収縮がもたらす利益が，体静脈への逆流によりきわめてわずかになってしまう．今日，Fontan 循環作成のために上下大静脈-肺動脈吻合術が行われており，上大静脈血は直接，下大静脈血は真っすぐな人工血管または心房内のバッフルを介して肺動脈に送られる．この方法は，優れた血流様式により血行動態上利点があると推定され，血流の滞留が少ないので血栓形成の危険が減少し，さらに心房の拡張による不整脈の予防ができると考えられている．

上下大静脈-肺動脈吻合

●切開法

　Fontan 手術は通常段階的に行われるので，本手術は再手術になる．標準的な胸骨正中切開で良好な視野が得られる．

●送脱血管の挿入

　上行大動脈へ送血管を挿入し，上大静脈には無名静脈移行部付近に脱血管を挿入する．下大静脈にはなるべく低い位置か，右房-下大静脈移行部に脱血管を挿入する．

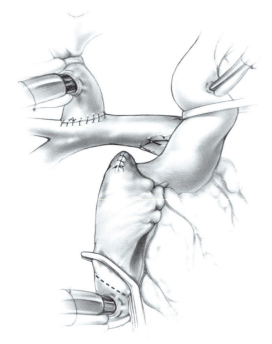

図 31-7　心外導管による Fontan 手術（1）
下大静脈から 2～3 cm 上方で右房壁に鉗子をかける．

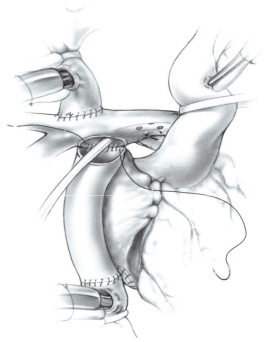

図 31-8　心外導管による Fontan 手術（2）
下大静脈の吻合は終了し，Gore-Tex の導管を肺動脈の下面に吻合している．肺動脈のベントに注目．

●心外導管による Fontan 手術の手技

　以前に両方向性 Glenn 手術を受けている患者は，理想的には心外導管による Fontan 手術が適している．本術式は，人工心肺下で大動脈を遮断せずに行うことができる．本術式の利点は，導管を通して肺動脈へ血液が流れるため流体力学上好ましい点と，心房の縫合線が少なく心房が拡張しないため不整脈が起きにくい点である．肺静脈や下大静脈の位置が心内バッフル作成に適さない場合も，心外導管が最善の選択肢になる．欠点は，導管が成長しないことである．したがって，本法は成人サイズの導管を入れることのできる，やや年長で大きな児に行われることが多い．

　人工心肺を用いて心臓を減圧し，心拍動下に右房側面と右肺動脈下面を完全に剝離する．下大静脈のテープを締め，右房と下大静脈の接合部の 2～3 cm 上方に Satinsky 鉗子をかける（図 31-7）．右房を鉗子から 1 cm 離して切離し，右房側を 4-0 Prolene の二重連続縫合で閉鎖する．

　18～20 mm の Gore-Tex 人工血管を横切し，5-0/6-0 Prolene で下大静脈の断端に吻合する．人工血管が右房の後側方を通って右肺動脈下縁に至る長さを測る（図 31-8）．人工血管は，正中側がやや長くなるように斜めに切断する．上大静脈のテープを締め，右肺動脈下面を長軸切開し，左右肺動脈分岐部まで延長する．人工血管と肺動脈の吻合は 6-0 Prolene を用いて正中側から始め，人工血管には針を内から外にかけ，肺動脈は外から内に針を通す（図 31-8）．後面の吻合が終了したら，反対側の針で前面の縫合を行う．

　上下大静脈のテープを外し，心臓に血液を流入させて呼吸を開始する．人工心肺を停止し，送脱血管を抜去する．

🚫 右房切離時の辺縁組織の不足

　もし右房組織が鉗子からずり落ちると，空気塞栓による重篤な合併症を引き起こしかねないので，鉗子から 1 cm の辺縁組織を残すようにしなければならない．そして，1～2 cm 切開した時点で切開縁の縫合を始め，さらに 1 cm 切開を進めたらまた縫うというように進めていけば，万一鉗子がずれても，右房開口部からの出血や空気塞栓は制御可能である．

🚫 冠状静脈洞の損傷

　右房に鉗子をかける前後に心臓をよく見て，冠状静脈洞や右冠状動脈に鉗子がかかっていないことを確認する必要がある．

🚫 肺動脈への順行性血流

　単心室から肺動脈への順行性血流がある場合，肺動脈幹を結紮するか離断する必要がある．肺動脈弁と結紮部の間の空間に血液の滞留による血栓形成を予防するために，肺動脈弁の直上で肺動脈を切離し，近位側断端は弁組織を含めて縫合閉鎖するか，弁をすべて切除することが好ましい．それには短時間の大動脈遮断が必要である．遠位側断端は，縫合閉鎖するか，パッチを当てるか，人工血管との吻合口の正中側部分として利用する．

第31章 Fontan手術

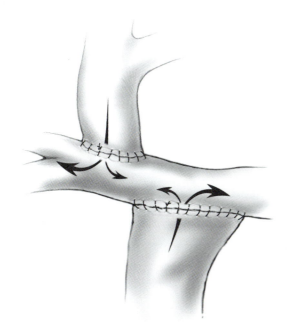

図31-9 上大静脈と下大静脈の吻合をずらす

🚫 肺動脈狭窄
肺動脈狭窄はどのような部位のものでも解除する必要があり，通常は狭窄部をまたいで肺動脈を長軸切開し，同種肺組織でパッチ拡大する．右肺動脈近位部の狭窄は，同部へのGore-Tex人工血管の吻合で解決できる．

NB 肺動脈への層流の維持
多くの研究から，上大静脈と下大静脈の吻合口同士を横にずらしたときに，両者の血流障害が最も少ないことが示唆されている（図31-9）．そこでGore-Tex人工血管を，上大静脈吻合部の左側で，できるだけ正中寄りに吻合するように努力すべきである．もし，両方向性Glenn吻合が正中寄りで右肺動脈のごく近位部についている場合は，心外導管を右肺動脈の遠位部で下葉枝の近くに吻合する．

🚫 肺動脈からの大量の血液流出
肺動脈を切開すると，大量の側副血流が見られることがある．ベントを肺動脈内に挿入すれば，吻合中の出血を制御することができる（図31-8）．

NB 導管の大きさ
導管が成長しないことで2つの制約が生じる．一方は太さであり，他方は長さである．患者の下大静脈の1.5倍を超える太さの導管を用いると，血液うっ滞により血栓形成の危険性が上昇する懸念がある．2～4歳で体重が12～15 kgの小児の右房流入部での下大静脈の直径と，そこから右肺動脈までの距離は，どちらも成人の60～80％である．したがって，不釣り合いに大きな導管を用いることで再手術になるのを避けるため，この程度の年齢と体格になってから心外導管によるFontan手術を行うのが望ましい．

NB 下大静脈欠損
下大静脈欠損兼奇静脈結合の患者では，比較的細い肝静脈が右房に流入する．このような患者に心外導管によるFontan完成手術を行う場合には，血液うっ滞と血栓形成を避けるために細めの導管を使う必要があり，長期的な抗凝固療法を行うべきかもしれない．したがって，肝静脈に右房の一部をつけて切離し，それを血管状に細長く形成し，短時間の循環停止下に奇静脈へ直接吻合する外科医もいる．

NB 両側上大静脈
以前に両側両方向性Glenn手術を受けている患者は，中心肺動脈が低形成なことが多い．この場合，理想的な血流特性のためには，2つの上大静脈の吻合部の間に下大静脈からの導管を吻合すべきである．解剖学的構造によっては，導管で中心肺動脈を拡大できる．それにより肺静脈を圧迫するおそれがあれば，導管は右肺動脈に縫着し，別のパッチで狭い部分を拡大する．

● 側方トンネルによるFontan手術
Hemi-Fontan手術を以前に受けている患者には，側方トンネルによるFontan手術が最適である．このような患者では，右房の上部と肺動脈の吻合はすでに完成している．人工血管の一部を用いて下大静脈から右房-肺動脈吻合部までのバッフルを作成する．この方法では，下大静脈から肺動脈への経路に成長性があるので，より小さな児にも行うことができる．

上下大静脈に脱血管を挿入し，中等度低体温の人工心肺を行う．大動脈を遮断し，冷却血液心停止液を大動脈基部に注入する．下大静脈のテープを締め，分界溝の0.5～1 cm前方で，これに平行に右房を縦切開する．遺残心房中隔組織を切除し，肺静脈から房室弁への十分な血流を確保する．

10～12 mmのGore-Tex人工血管を，下大静脈-右房接合部から上大静脈-右房接合部の距離に合うように切る．人工血管を縦に2つに切り，下大静脈から上大静脈に至る心内バッフルの作成に適した幅に調節する．バッフルを心房内に入れ，後方の縫合を下方から5-0 Proleneの連続縫合で始める（図31-10）．バッフルは右側の肺静脈の前方に縫着する．下大静脈の右房開口部周辺の縫合が右房切開

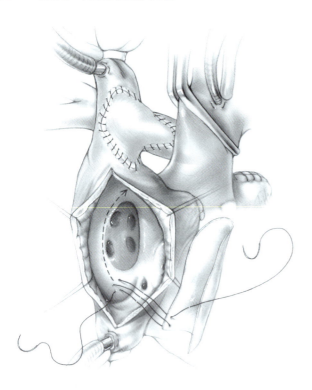

図 31-10　側方トンネルによる Fontan 手術（1）
心内バッフル．

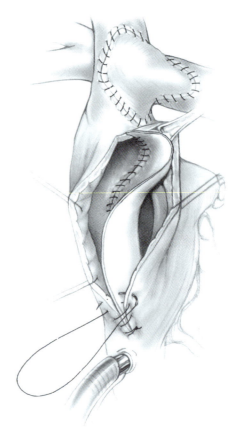

図 31-11　側方トンネルによる Fontan 手術（2）
心内バッフルの完成．

縁まできたら，糸を外に出す．後方の縫合の残りを完成させる．もし以前に hemi-Fontan 手術が行われていたら，上大静脈-右房移行部を閉鎖していたパッチを摘除する．このとき，脱血管が入っている上大静脈のテープを締めておく．上方では分界稜に向かって縫合を進め，上大静脈の右房開口部周囲を縫合して右房切開縁に至り，この糸を外側に出す．外側での上下大静脈間の距離は内側での距離より短いので，しばしばこの部分でバッフルを切り足さなければならなくなる．右房切開の閉鎖時にバッフルを一緒に縫合することにより縫合は完成する（図 31-11）．縫合を完成する直前に，縫合線から 16 G のカテーテルをバッフルの肺静脈側に挿入し，術後に肺静脈圧をモニターする．

NB　右房-肺動脈吻合

側方トンネルによる Fontan 手術は，通常 hemi-Fontan 手術後に行われる．その場合，上大静脈，肺動脈と右房上縁がすでに吻合されている．右房とこの吻合部を隔てるパッチを完全に摘除し，下大静脈からバッフルを経て肺動脈に至る障害のない経路を作る．両方向性 Glenn 手術が行われている場合には，右房と肺動脈の吻合が必要である．右房の上縁を，通常は上大静脈の切離部で切開する．上大静脈の開口部に合わせて右肺動脈の下面に切開を加え，6-0/5-0 Prolene の連続縫合で吻合を完成させる．

●手術の完了

脱気操作を行い，大動脈遮断を解除する．換気を開始し，上下大静脈のテープを弛めて肺血流を再開する．術前に上下大静脈圧モニター用のカテーテルを挿入していなければ，右房切開部からバッフル内に肺動脈圧モニター用のカテーテルを挿入し，プレジェット付き 5-0 Prolene で固定する．全身の加温が完了したら人工心肺を停止する．

NB　肺動脈圧

肺動脈圧をモニターし，もし圧が 20 mmHg 以上であれば，解決可能な問題の発見に努める．上大静脈，下大静脈，バッフルの右房側と肺動脈に 25 G の針を刺してそれぞれの圧を測定し，吻合部狭窄による圧較差がないことを確認する．もし肺静脈圧が上昇していれば，心室機能を改善して心室拡張末期圧を下げるように努める．中等度以上の房室弁逆流があれば，経食道心エコーで診断できる．逆流の程度によっては，房室弁形成か，あるいは房室弁置換まで必要になることがある．

NB　今後の成長を考慮しなくてよい年長児や若年成人では，バッフルの代わりに 16〜18 mm の Gore-Tex

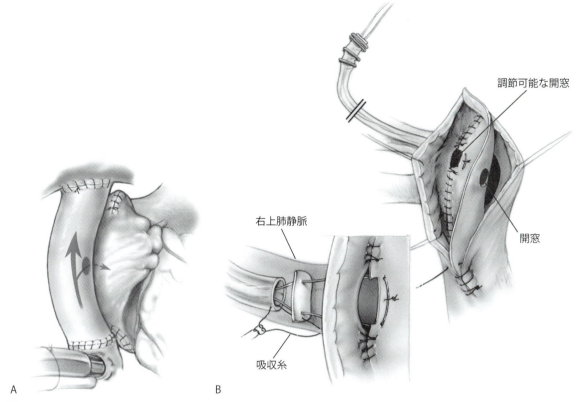

図 31-12
A：開窓した心外導管による Fontan 手術.
B：側方トンネルのバッフルの開窓. 窓の大きさを調節できる方法もある.

人工血管を下大静脈開口部から上大静脈開口部まで心房内に留置してもよい.

NB 肝静脈が右房下面に下大静脈とは別に直接還流している患者では，すべての体静脈を肺動脈に導くため，より複雑な形のバッフルが必要になる.

NB 最近では，hemi-Fontan 手術後の患者に経カテーテル的に Fontan 完成手術を行うこともある. 本法では，下大静脈の開口部から右房-上大静脈接合部まで人工血管付きステントを挿入する. 右房と肺動脈を隔てているパッチはカテーテルで穿通し，バルーンで拡大してステントを通す.

●Fontan 手術のハイリスク例

Fontan 手術の適応から外れる患者の中には，まず両方向性 Glenn 手術か hemi-Fontan 手術を行い容量負荷を軽減すると，心室機能の改善や肺血管抵抗の低下がみられ，段階的に Fontan 手術に進める者がいる. 心外導管と右房の間に交通を作るか，心内バッフルに小さな窓を開けることで，肺血管抵抗が多少高い患者や軽度から中等度に心室機能が低下している患者も，Fontan 手術の適応になりうる（図 31-12）. 側方トンネルによる Fontan 手術では，あらかじめバッフルに穴を開けておく. 開窓により体循環の改善と低い体静脈圧が得られるが，その代わりに動脈血酸素飽和度が低下する. さらに，奇異性塞栓症の危険が生じるので，経カテーテル的に開窓を閉じなければならないことがある.

●手術手技

心外導管手術の場合，適応基準ぎりぎりの例では人工心肺中に開窓術を行うが，人工心肺後に肺動脈圧が 20 mmHg を持続的に超えている例でも，その時点で開窓術を行うことができる. 心外導管と右房の近接した位置に印をつけ，人工血管と右房にそれぞれ側壁鉗子をかける. 両方に 4 mm の大動脈パンチで穴を開け，これを 6-0 Prolene で側々吻合する（図 31-12A）. 心房切開の辺縁を，Gore-Tex 人工血管の開窓の縁にではなく，その周囲に少し離して縫いつけることで，心房組織が内側にはみ出して開窓部が狭くなるのを避けられる（図 31-13）. 血管鉗子を外しながら吻合口から脱気する. 後日必要なら，吻合口は心房中隔欠損閉鎖用の器具を用いて，経カテーテル的に閉鎖することが可能である.

NB 側々吻合を行う際には，右房の心内膜を直視下に切除し，十分な流れを作って開窓部の早期閉塞を防

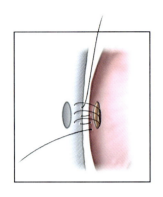
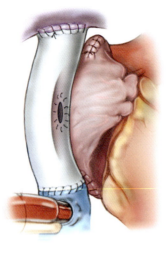

図 31-13 心外導管開窓部の吻合手技

ぐことが重要である．右房壁とFontan導管に側壁鉗子をかけ，4～6 mmの短いGore-Tex人工血管を両方に端側吻合する方法もある．

側方トンネルによるFontan手術では，通常はバッフルを挿入する前に，バッフルに窓を開ける．このとき，4 mmの大動脈パンチでGore-Texのバッフルの中央に穴を開ける．この穴は，多くは自然に閉鎖するが，心房中隔欠損閉鎖用の器具を用いてカテーテルで閉鎖することもできる．バッフルに2.5 mmの穴を3つ開ける方法もある．こうすると，当初は右心系の減圧を十分に図ることができ，かつ自然に閉鎖することが多い．

32 先天性冠状動脈疾患

先天性の冠状動脈疾患はまれで，左冠状動脈肺動脈起始，冠状動脈瘻，両大血管の間を走行する冠状動脈起始異常などがある．

左冠状動脈肺動脈起始

左冠状動脈肺動脈起始は先天性冠状動脈疾患の中で最も多く，出生30万例に1例発生する．この疾患は，胎内では肺動脈の圧と酸素飽和度が比較的高いため支障を生じない．しかし，生後1～3ヵ月で肺血管抵抗が低下すると，左冠状動脈血流が低下して冠血行不全を引き起こす．その結果，進行性の左室拡大や心筋梗塞，および二次性の僧帽弁閉鎖不全などが起きる．左冠状動脈領域の血行が不十分なため，右冠状動脈から左冠状動脈への側副血行が発達し，これが肺動脈に流れ込むので著しい左右短絡が生じる．臨床経過は，左右冠状動脈のどちらが優位であるか，側副血行がどれくらい早く，どの程度発達するかに左右される．

● 外科的解剖

左冠状動脈の起始異常は，肺動脈幹，左右肺動脈近位部のどこにでも起こりうる．最も多いのは，肺動脈基部の左後方の肺動脈洞（正常であれば左冠状動脈が起始する大動脈洞に向かい合う肺動脈洞）に開口するものである．

● 切開法

左冠状動脈肺動脈起始は，胸骨正中切開で人工心肺下に手術するのが最も良い．

● 手術手技

人工心肺開始前に左右肺動脈を剥離し，テープを通しておく．大動脈のできるだけ上方に送血管を挿入し，脱血管を右房に挿入する．人工心肺開始直後，左右の肺動脈に回したテープを締め，右上肺静脈から左室に向けてベントを挿入する（第4章参照）．28℃まで冷却して大動脈を遮断した後，大動脈基部から順行性に心停止液を注入する．
肺動脈を sinotubular junction 直上で横切開する．左右肺動脈のテープを弛めて，異常起始する冠状動脈の開口部を確認する．十分な心筋保護を得るため，適当な大きさのオリーブチップカテーテルを用いて直接この血管に心停止液を注入することもある．肺動脈幹をこの時点で切離する．異常起始する左冠状動脈の開口部は，十分な組織をつけてボタン状またはU字形に肺動脈洞から切り取る（図32-1）．

肺動脈基部の前縁に牽引糸をかけて下方に引くと，異常冠状動脈の視野が良くなる．この動脈を，低出力の電気メスで周囲組織から剥離，授動する．十分授動した冠状動脈を，大動脈の左後方に寄せる（図32-2）．大動脈を縦または横に小切開し，大動脈弁尖と交連部の正確な位置を確認

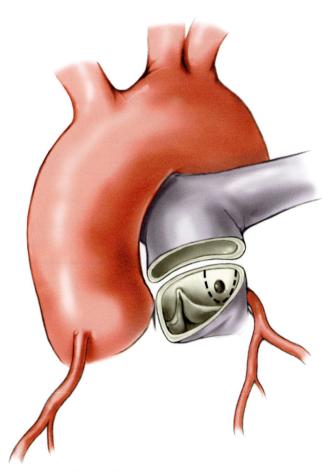

図 32-1　肺動脈の離断
左冠状動脈の切離線を点線で示す．

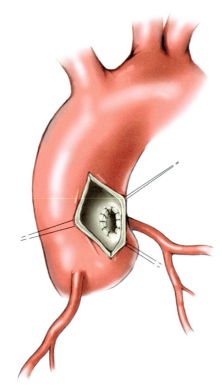

図 32-2　左冠状動脈主幹部を授動し，大動脈の後側面に吻合する

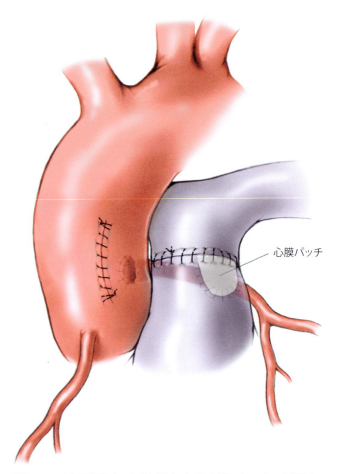

図 32-3　肺動脈洞の切除部を自己心膜パッチで補填し，肺動脈幹を再吻合して手術を完成する

する．大動脈弁組織を傷つけないよう十分注意して，直視下に大動脈後壁に切開を加える．4 mm の大動脈パンチで，左冠状動脈を吻合できるよう切開を拡大する．ボタン状の冠状動脈開口部を 6-0/7-0 Prolene で吻合した後，大動脈切開を 6-0 Prolene の連続縫合で閉鎖する．6-0/7-0 Prolene を用いて肺動脈基部の欠損孔を自己心膜パッチで閉鎖する．5-0 Prolene の連続縫合で肺動脈基部と肺動脈の遠位側を再吻合する（図 32-3）．

 冠状動脈の盗流現象

人工心肺開始とともに左右肺動脈を遮断するのは，必須の操作である．こうしないと，右冠状動脈血流は側副血行路を通って減圧された肺動脈に逃げてしまう．右冠状動脈の盗流現象は心筋全体の虚血を引き起こす．

 左室膨満

多くの患者の左室は拡大して機能が低下しており，左室膨満に耐えられない．肺動脈を遮断すれば，多量の還流血が肺静脈から左房に流入するのを防ぐことにもなる．さらに，右上肺静脈からのベントを用いることにより，良好な左室の減圧が得られる（第 4 章参照）．

 短すぎる異常左冠状動脈

通常，左冠状動脈を授動すれば大動脈に届くが，容易に届かないと思われる場合は延長術を考慮する．

NB **異常左冠状動脈の延長**

左冠状動脈開口部のボタンを切り取る前に，授動後に大動脈と緊張のかからない吻合が可能か判断しなければならない．もし，元の左冠状動脈と大動脈があまりに遠いようなら，短冊状につけた肺動脈壁で延長する（図 32-4）．この肺動脈壁の上縁と下縁を 6-0/7-0 Prolene で縫合し，冠状動脈と同じかやや太い管を作成する．この管の先端を大動脈壁の左側に吻合する．肺動脈の欠損部は自己心膜でパッチ閉鎖する．

NB **左冠状動脈の正しい位置**

肺動脈を再建する前に，大動脈遮断を解除するのは有用な手順である．これにより移植された冠状動脈に圧がかかり，捻れがないかを確認できる．もし動脈が捻れていたら，吻合をやり直す．軽い捻れ

手術手技

胸骨正中切開を用いる．人工心肺を用いず，瘻孔を直接縫って閉じられることもある．心筋虚血や心筋梗塞を避けるため心電図をモニターしながら，瘻孔が心房や心室へ入るところで結紮できる場合もあるが，しばしば不正確になる．縫合閉鎖する前に瘻孔を指で圧迫することも有用である．

瘻孔が右房か肺動脈に還流する場合は，人工心肺を用いて直視下に出口を（しばしば入口も）閉鎖する．瘻孔には複数の出口があることが多い．瘻孔が右房に還流する場合は，上下大静脈に脱血管を挿入する．瘻孔が肺動脈に還流する場合は，右房の1本脱血で通常十分である．標準的な右房斜切開か肺動脈縦切開で，瘻孔の出口を確認する．複数のプレジェット付き水平マットレス縫合で出口を閉鎖する．この操作は，瘻孔からの血液流出を見ながら，人工心肺下で大動脈遮断せずに行える．もし大動脈を遮断するなら，瘻孔の出口は大動脈基部からの順行性心停止液注入で確認できる．太く広基性の瘻孔の場合は，冠状動脈を長軸切開し，瘻孔を冠状動脈内からパッチ閉鎖するのが有効である．この場合には冠状動脈も高度に拡大しているので，修復で狭窄をきたすことはめったにない．

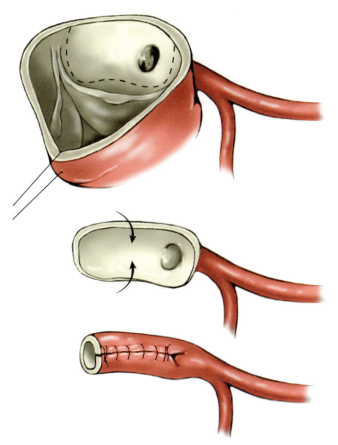

図 32-4　短冊状につけておいた肺動脈壁を管状に形成し，左冠状動脈主幹部を延長する

は，外膜の引きつれを切り取ると解除されることがある．

🚫 肺動脈吻合部の緊張

肺動脈幹と左右肺動脈を広範に剥離して動脈管索を切離すると，緊張のかからない吻合ができる．

NB 本症例の左室機能は高度に障害されていることが多いので，術後数日間，左室補助装置か体外式膜型人工肺での左室補助が必要になる場合がある．

冠状動脈瘻

生後早期に冠状動脈瘻が見つかるのはきわめてまれである．多くの瘻は小さく無症状で，左右短絡はごくわずかである．冠血流の盗流で狭心症状がある場合や，左右短絡でうっ血性心不全を呈する場合には，冠状動脈瘻単独で手術適応となる．冠状動脈バイパス術（CABG）を行う必要のある患者にたまたま冠状動脈瘻が見つかり，CABG の際に閉鎖できることも少なくない．また多くの症例は，経カテーテル的に治療できる．

両大血管に挟まれて走行する冠状動脈起始異常

左冠状動脈が前方（右）の Valsalva 洞から起始する場合，冠状動脈は大動脈と肺動脈の間を後方左向きに走行してから前下行枝と回旋枝に分岐する．運動負荷により心拍出量が増加すると，両大血管に挟まれた左冠状動脈は圧迫され，左室の虚血を引き起こす．突然死の危険があるので，本疾患には手術が推奨される．右冠状動脈が左の Valsalva 洞から異常起始し，大動脈と肺動脈の間を通る場合も，心筋虚血と突然死の危険があるとされている．この疾患の患者は，運動負荷試験や心筋血流シンチグラフィが正常なことがあるので注意を要する．青年期までは突然死の危険が低いので，無症状の患者は通常10歳までは経過観察する．通常，心エコー検査で冠状動脈の近位部は同定でき，診断が可能である．術前には，全例に冠状動脈造影または MRI を行うことが推奨される．

手術法はさまざまで，左冠状動脈起始異常の場合は，内胸動脈による左前下行枝や回旋枝の分枝への1枝/2枝バイパスなどが行われる．通常時は血流障害のない左冠状動脈主幹部からの血流と競合し，内胸動脈の血流予備能が低下して，いわゆる「やせ現象」を起こすことが懸念されている．肺動脈幹を左肺門に移動させ，運動時の動的な冠状動脈圧迫を減らす方法もある．しかし，最良の選択肢は，可能であれば正常な冠状動脈の解剖学的構造を再建することである．

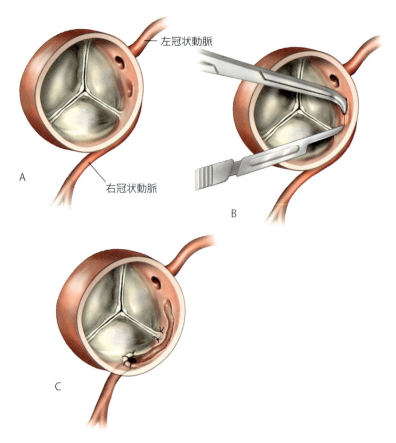

図 32-5
A：右冠状動脈の左大動脈洞からの起始異常．
B：直角鉗子を挿入し壁内走行部分の隔壁を切除する．
C：隔壁切除が完了したら，必要なら交連の再吊り上げを行う．右冠状動脈が壁内から離れるところで切除辺縁を縫合固定することに注目．

●手術手技

人工心肺下に大動脈を遮断し，心停止液を大動脈基部に注入する．大動脈を切開し，冠状動脈の解剖を観察する（図 32-5A）．異常起始する冠状動脈が壁内走行していれば，壁内走行部の大動脈内の隔壁を三角形に切除する（図 32-5B，C）．壁内走行でなければ，大動脈壁とともにボタン状にくりぬく．近位部を低出力の電気メスで授動し，本来の大動脈洞に，屈曲を避けるために通常はやや高い位置に再移植する．切り抜いてできた大動脈の開口部は glutaraldehyde 処理した自己心膜か Gore-Tex のパッチで閉鎖し，大動脈遮断を解除して脱気操作を行う．人工心肺離脱前に，修復した冠状動脈の良好な張り具合を確認する．

 大動脈弁逆流

異常起始する冠状動脈の隔壁を切除する場合も再移植する場合も，左右交連部は一部大動脈壁からの剥離を必要とすることがある．交連を吊り上げるか，パッチを当てて大動脈弁逆流を防止する．

NB 心停止液

操作中は先端がオリーブ形のカニューレで，追加の心停止液を直接冠状動脈に注入する．

NB 解剖学的困難

異常起始する冠状動脈を観察して，冠状動脈の移行が技術的に困難な場合や，隔壁切除で交連を損傷しそうな場合には，大動脈切開を閉鎖して CABG（左または両側の内胸動脈を左冠状動脈系にバイパスするか，右内胸動脈を右冠状動脈にバイパスする）を考慮する．

索　引

和　文

あ
悪性腫瘍　185

い
医原性三尖弁閉鎖不全　107
移行部の縫合　247, 251
異常冠状動脈　264, 266
イソジン®希釈液　9
胃大網動脈　135
一次孔型心房中隔欠損　254
一時的ペーシング電極　52
一葉弁　55
銀杏葉形の鋸　3

う
植込み型除細動器　174
右室
　——の訓練　182
　——の損傷　3
右室-肺動脈シャント　337
右室-肺動脈導管　286, 315, 329
右室流出路狭窄　261, 319
右室流出路の計測法　271
右室裂傷　6
右側 Maze 手術　320
右房化右室　318
右房粘液腫　183
右房の外科的解剖　225, 287
右房-肺動脈吻合　350
右房への脱血管挿入　27
　，洞結節の損傷　27
　，右冠状動脈の損傷　27

え
永久心外膜ペースメーカ電極　112
永久心室ペーシング用心外膜電極　112
腋窩動脈への送血管挿入　24
　，腋窩動脈の解離　24
　，腕神経叢の損傷　24
エレファント・トランク法　125, 128
遠位側灌流用カテーテル　25
鉛管状大動脈　21
エントリー　118
エンドリーク　130, 132
円板型人工弁の開放角度　73

お
横隔神経の損傷　19, 37
横隔膜下腫瘍の右房伸展　185
横紋筋腫　184
オフポンプ冠状動脈バイパス術　135, 161
　，高位鈍縁枝との吻合　162
　，後下行枝　162
　，静脈還流障害　162
　，シリコンゴムテープ　162
　，心臓の位置決め　161
　，相対的非適応　161
　，対角枝との吻合　161
　，大動脈解離　164
　，中間枝との吻合　162
　，鈍縁枝との吻合　162
　，内シャント　162
　，右冠状動脈遠位部　163
　，LAD との吻合　161

か
開胸術　12
　，胸壁筋の温存　13
　，坐骨神経の損傷　12
　，肺の損傷　13
　，肋間動静脈の損傷　13
開窓術　351
開創による大伏在静脈採取　140
開創による橈骨動脈の採取　138
外膜による狭窄　142
下行大動脈置換術　127
　，食道の損傷　129
下行大動脈瘤の血管内治療　130
下肢虚血　24
　——の処置　176
下心臓型総肺静脈還流異常　238
下垂体切除用ロンジュール　45
仮性心室瘤　175
下大静脈狭窄　298
下大静脈欠損兼奇静脈結合　345
下大静脈弁
　——の欠損　298
　——の低形成　298
下部胸骨正中切開　107
カルシウム拮抗薬　137
カルチノイド　112
冠状静脈洞　300, 304
　——の穿孔　34
冠状動脈
　——の確認困難　147
　——の空気塞栓　56
　——の心筋内走行　146

——の先天的異常　59, 353
——の捻れ　283, 291
——の吻合手技　147
——の分枝異常　59
——の壁内走行　291, 292
冠状動脈回旋枝の損傷　188
冠状動脈起始異常　311, 314, 355
冠状動脈口
　——の位置異常　54
　——の損傷　33
　——の保護　47
冠状動脈疾患　135
冠状動脈ステント　135
冠状動脈切開　144
　，石灰化した動脈壁　145
　，動脈後壁の損傷　144
冠状動脈直接注入法　33
　，冠状動脈口の損傷　33
冠状動脈バイパス術　135, 168
　，冠状動脈の確認困難　147
　，冠状動脈の心筋内走行　146
　，冠状動脈の吻合手技　147
　，逆行性心停止液注入　166
　，グラフトの屈曲　152
　，グラフトの捻れ　155
　，結節縫合　151
　，シクエンシャル吻合　152
　，視野展開　147, 148
　，静脈グラフトの長さ　155
　，心筋保護法　144
　，石灰化した大動脈　158
　，大動脈表面のエコー検査　160
　，中隔枝の閉塞　154
　，中枢側吻合　155
　，中枢側吻合の手技　157
　，橈骨動脈グラフト　160
　，内胸動脈の扁平化　151
　，内胸動脈遊離グラフト　160
　，吻合部爪先の狭窄　151
　，吻合部の出血　151
　，over-and-over 縫合　150
　人工心肺を用いた——　144
冠状動脈壁の石灰化　150
冠状動脈ボタン　59
　——の移植　120, 122
冠状動脈瘻　355
感染性心内膜炎　76, 81, 107
　，疣腫の大きさ　77
　，疣腫の遊離　77
　三尖弁位——　112
完全な僧帽弁輪形成リング　92
完全房室ブロック　52

貫壁性焼灼 188

｜き｜

奇異性塞栓症 351
機械弁 45
気胸 2
器質的三尖弁膜症 107
奇静脈 116
　──の処理 345
キセノン塩素エキシマレーザー 165
機能的三尖弁閉鎖不全 107, 108
機能的僧帽弁閉鎖不全 81, 82
逆行性心筋保護用カニューレの挿入 16
逆行性心停止液注入 33, 166
　，心停止液の右房への漏出 34
　，直視下手技による逆行性注入 34
逆行性大動脈解離 24, 31
逆行性脳灌流法 116
吸引による損傷 36
急性冠症候群 168
急性心筋虚血 114
急性心筋梗塞 168
急性心タンポナーデ 9
急性心破裂 168
急性大動脈解離 114
　，急性大動脈瘤 114
弓部大動脈置換術 124
弓部大動脈瘤の血管内治療 133
胸腔鏡による動脈管の閉鎖 197
胸腔ドレーン 17
胸骨開創器の装着方法 4
胸骨下部小切開（法） 15, 136
胸骨後板の切離 6
胸骨再切開 3
胸骨上部小切開法 16
胸骨正中切開 2
　，胸骨切開線の歪み 2
　，腹腔内への交通 2
胸骨（創）感染 2, 9
胸骨閉鎖 8
　，グラフトの損傷 8
　，心筋の損傷 8
　，ドレーンの不適切な留置 11
狭小肺動脈の処理 316
共通肺静脈腔の切開線 240
共通肺静脈閉鎖型総肺静脈還流異常 237
　，共通肺静脈腔の切開線 240
　，肺静脈狭窄 241
　，sutureless法 241
共通房室弁 253
胸腹部置換術 132
胸壁筋の温存 13
局所冷却 32
虚血性心筋症 171
虚血性創壊死 11
虚血性僧帽弁逸脱症 175
虚血性僧帽弁閉鎖不全 94, 171, 175

筋性部型心室中隔欠損 245, 251
　──のカテーテル治療 252
近赤外線凝固器 186
近赤外線分光法 205
筋肉弁の選択 11
筋皮弁 12

｜く｜

空気塞栓 32, 37, 198, 202, 224
空気の除去 229
グラフト
　──の屈曲 152
　──の損傷 8
　──の捻れ 155
クリップを用いた動脈管開存の閉鎖 192

｜け｜

経カテーテル心房中隔欠損閉鎖 232
経カテーテル的大動脈弁置換術 78
経カテーテル閉鎖法 197
経食道心エコー検査 5, 69
経心筋レーザー血行再建術 135, 165
経心室修復術 263
経心房斜切開によるアプローチ法 84
経心房斜切開法 106
経心房修復術 262
経心房中隔縦切開によるアプローチ法 84
経心房中隔縦切開法 106
軽度低体温 201
経皮的心室中隔穿孔閉鎖法 170
外科的心室修復術 171
　下行大動脈瘤の── 130
　弓部大動脈瘤の── 133
血管内治療デバイス 130
血管輪による気管狭窄 212
血胸 2
結節縫合 151
腱索再建術 93
腱索短縮術 94
腱索置換術 98

｜こ｜

高位鈍縁枝 162
後下行枝 162
後尖弁輪下動脈瘤 104
後側方開胸法 12
後内側乳頭筋壊死 170
骨盤隆起 116
骨ロウ 2
コンパートメント症候群 139

｜さ｜

再灌流開始液 181
再灌流用溶液 181
サイザー 48
酢酸加リンゲル 181

鎖骨下動脈
　──の切開 204
　短い── 203
鎖骨下動脈盗流症候群 203
鎖骨下動脈フラップ法 202
坐骨神経の損傷 12
差し込み法（dunk technique） 337
左室からの空気の排除 16
左室心尖部からのベント挿入 36
　，吸引による損傷 36
左室損傷 39
左室トンネル状狭窄 275
左室破裂 169
左室壁の出血 26
左室瘤 168
左室流出路狭窄 272, 282, 283, 329
　──の再発 283
左室流出路の拡大 276
左心系の空気 231
左心耳
　──の切除 189
　──の閉鎖 103
　──の裂傷 86
左心低形成症候群 331
　サブコロナリー変法 63, 65
左房後壁の損傷 98
左房上部からのベント挿入 37
左房内血栓形成 188
左房粘液腫 184
三心房心 243
三尖弁
　──と右室の外科的解剖 107
　──の修復 249
　──の二尖弁化 110, 320
　──の変性疾患 111
三尖弁位感染性心内膜炎 112
三尖弁狭窄症 107
三尖弁交連切開術 110
三尖弁置換術 111, 324
三尖弁閉鎖不全 107
　機能的（二次的）── 107
三尖弁膜症 107
　器質的── 107
三尖弁輪形成術 109
　DeVega法による── 109
　リングによる── 109

｜し｜

シアノアクリル酸 168
シクエンシャルバイパス 166
シクエンシャル吻合 152
自己肺動脈弁 45, 59, 77, 276
自己弁温存大動脈基部置換術 123
脂肪腫 185
脂肪組織片 83
視野展開 147, 148
修正大血管転位 295
重複大動脈弓 211
術後
　──の心房粗動 189

——の低酸素血症　182
循環停止法　129
純型肺動脈狭窄　269
純型肺動脈閉鎖　269
順行性脳灌流法　129
漿液腫　12
上下大静脈への脱血管挿入　28
上行大動脈の外傷性破裂と解離　31
上行大動脈置換術　115
上心臓型総肺静脈還流異常　240
小切開手術　227
上大静脈狭窄の予防　303
上腹直筋弁　12
静脈還流障害　162
静脈グラフトの長さ　155
静脈弁切開器　143
静脈瘤　140
食道の損傷　129, 188
シリコンゴムテープ　162, 163
心外導管によるFontan手術　348
心外膜ペーシング電極　307
心筋梗塞の機械的合併症　168
心筋の損傷　8
心筋保護（法）　32, 144
　，不十分な右室保護　32
心原性ショック　168
人工腱索　89, 99
人工心肺
　——の準備　18
　——を用いた冠状動脈バイパス術
　　144
人工弁機能不全　54
人工弁傾斜縫着法　73
人工弁周囲逆流　52, 103
人工弁の変形　54
人工弁輪　91
心室中隔欠損　245
　筋性部型——　245, 251
　筋性部型——のカテーテル治療
　　252
　膜様部型——　245
　両半月弁下型——　245
心室中隔欠損閉鎖術
　，移行部の縫合　247, 251
　，経心室修復術　263
　，経心房修復術　262
心室中隔穿孔　168, 169
　経皮的——閉鎖法　170
　——の手術手技　169
心室中隔の肥大　54
心室中隔パッチの高さ　257
心室壁破裂　96
心尖吸引装置　161
心尖部-下行大動脈バイパス術　72
心尖部から大動脈への送血管挿入
　26
　，左室壁の出血　26
心臓
　——と大血管への外科的アプローチ
　　法　2

——の位置決め　161
——の露出　18
心臓移植　177
　，Glenn手術（の既往）　178
　，右室の訓練　182
　，再灌流開始液　181
　，再灌流用溶液　181
　，術後の低酸素血症　182
　，臓器保存液　177
　，大静脈の不適切な配列　181
　，大静脈吻合の狭窄　182
　，洞結節の損傷　182
　，ドナー心の適応　177
　，ドナーの手術　178
　，ドナーの選択　177
　，両大静脈切断法　180
　，レシピエント　177
　，レシピエントの凝固障害　179
　，レシピエントの手術　179
心臓型総肺静脈還流異常　237
心臓腫瘍　183
　，悪性腫瘍　185
　，粘液腫　183
　，良性腫瘍　183
心臓内の空気除去　36, 39
　，左室損傷　39
　，炭酸ガス　39
心臓ブロック　52
心タンポナーデ　114
心停止液　32
　——中の不純物　32
　——の右房への漏出　34
心内膜切除術　173, 174
心破裂　168
心房化心室の閉鎖　322
心房間溝からのアプローチ法　83
心房間溝切開法　105
心房細動　186
心房スイッチ手術　287, 305
　，上大静脈狭窄の予防　303
　，心外膜ペーシング電極　307
　，肺静脈狭窄　303
　，Mustard手術　234, 287, 300
　，Senning手術　234, 287, 295
心房中隔欠損　225
　，カテーテル治療　232
　，左心系の空気　231
　，小切開手術　227
　一次孔型——　254
心房中隔の過剰切開　84
心房中隔の肥厚　184
心房内主要伝導路　296, 303
心房閉鎖法　105
　，経心房斜切開法　106
　，経心房中隔縦切開法　106
　，心房間溝切開法　105

す

スケルトナイズ　136
スタビライザー　161

ステントグラフト　130
　，腸骨動脈の損傷　130
　追加——　131
ステント付き生体弁　45
ステントレス生体弁　45, 63, 66, 75,
　122
　——の右冠洞部分　67
ステントレス大動脈弁　58
スライディング法　89

せ

生体適合性のある糊　168
生体糊　170
生体弁
　——による左室流出路障害　102
　——による大動脈基部置換術　122
　——の乾燥　52
　——の支柱の位置　53
正中皮膚小切開による胸骨全切開法
　14
脊髄虚血　129, 132, 201
脊髄保護の方法　129
石灰化した大動脈　158
石灰化した動脈壁　145
石灰化大動脈弁　44
石灰化大動脈弁狭窄症　78
石灰除去　50
　，埋没した石灰片の除去　51
石灰変性　42
石灰片の脱落　46
線維三角　92
線維腫　185
線維性大動脈弁下組織　42, 74, 81
浅掌動脈　138
選択的順行性脳灌流（法）　117, 124
先天性冠状動脈疾患　353
先天性二尖弁　42
浅橈骨神経の損傷　137
セントラル・シャント　215, 219

そ

臓器保存液　177
双極ラジオ波　186
送血管の挿入　20
送血管の脱落　23
相対的非適応　161
総動脈幹　312
　，狭小肺動脈の処理　316
　，ブラジリアン法　316
　，Collett-Edwards分類　312
総動脈幹弁逆流　313
総動脈幹弁の形成　314, 315
総肺静脈還流異常　237
　下心臓型——　238
　共通肺静脈閉鎖型——　237
　上心臓型——　240
　心臓型——　237
僧帽弁逆流度の評価　91
僧帽弁狭窄症　81, 85
僧帽弁形成術　88

僧帽弁口径の測定　99
僧帽弁交連形成術　90
僧帽弁交連切開術　85
　　直視下——　85
　　閉鎖式——　86
僧帽弁手術後の心房閉鎖　105
僧帽弁前尖の離開　47
僧帽弁置換術　94, 170
　　小児における——　103
僧帽弁と大動脈弁の同時置換　100
僧帽弁の外科的解剖　81
僧帽弁の石灰化　96
僧帽弁の露出　83
　　, 経心房斜切開によるアプローチ法
　　　　84
　　, 経心房中隔縦切開によるアプロー
　　　　チ法　84
　　, 心房間溝からのアプローチ法
　　　　83
僧帽弁複合体　88
僧帽弁閉鎖不全　81, 168
　　機能的——　81, 82
　　虚血性——　94, 171, 175
僧帽弁変性疾患　91
僧帽弁膜症　81
僧帽弁輪形成術　90, 91
僧帽弁輪の石灰化　97
側方トンネルによるFontan手術
　　349

|た|

第1中隔枝の損傷　60
第1肋骨の骨折　3
体外式除細動電極パッド　13
対角枝　161
大胸筋弁　11
大血管転位　287
大静脈
　　——の損傷　19
　　——の不適切な配列　181
　　——への脱血管直接挿入　29
　　——へのテーピング　29
大静脈狭窄　30
大静脈周囲の剝離　19
大静脈脱血管の位置不良　30
大静脈吻合の狭窄　182
大腿静脈への脱血管挿入　30
　　, 腸骨静脈の損傷　30
大腿動脈-大腿静脈バイパス　5
大腿動脈の解離　24
大腿動脈の損傷　24
大腿動脈への送血管挿入　23
　　, 送血管の脱落　23
　　, 大腿動脈の解離　24
　　, 大腿動脈の損傷　24
大動脈
　　——の狭窄後拡張　44
　　——の損傷　18
　　——への送血管挿入　20
大動脈横切開　44

大動脈解離　164
　　, エントリー　118
　　——の徴候　30
大動脈基部解離　120
大動脈基部置換術　59, 120
　　自己弁温存——　123
　　生体弁による——　122
大動脈基部注入法　32
　　, 空気塞栓　32
大動脈弓狭窄　328, 339
大動脈弓再建　333, 334
大動脈弓低形成
　　, 大動脈弓狭窄　328
　　, 左気管支狭窄　326
　　, 右鎖骨下動脈起始異常　326,
　　　327
大動脈弓離断　325
大動脈疾患　114
大動脈斜切開　44
　　——の閉鎖　57
大動脈周囲の剝離　18
大動脈縮窄　114
大動脈縮窄手術　201
　　, 軽度低体温　201
　　, 鎖骨下動脈の切開　204
　　, 鎖骨下動脈フラップ法　202
　　, 脊髄虚血　201
　　, 短い鎖骨下動脈　203
大動脈切開部の拡大　57
大動脈損傷　5
大動脈損傷部の修復　23
大動脈中隔欠損　309
大動脈内バルーンパンピング　168,
　　169, 175
　　, 下肢虚血の処置　176
　　——の挿入手技　175
　　——の不適切な留置　176
大動脈二尖弁　69, 114
大動脈表面のエコー検査　160
大動脈壁
　　——の粥状動脈硬化　21
　　——の損傷　57
　　——の中膜変性　114
　　——の裂傷　50
大動脈弁
　　——の異形成　273
　　——の外科的解剖　42
　　——の損傷　228, 247, 248, 250,
　　　251, 263, 278, 280, 286
　　——の露出　272
大動脈弁下膜様狭窄　273
大動脈弁逆流　272, 273, 283, 356
大動脈弁狭窄　42, 314
大動脈弁形成術　69
大動脈弁鉤　44
大動脈弁上狭窄　279
大動脈弁置換術　45
　　, 大動脈横切開　44
　　, 大動脈斜切開　44
大動脈弁閉鎖不全　42, 114

大動脈弁膜症　42
大動脈弁輪拡大術　74
大動脈弁輪拡張症　114, 120, 123
大動脈弁輪狭小例　73
大動脈弁輪径の測定　48
大動脈瘤　114
体-肺側副血行路　342
体-肺動脈シャント　215, 337, 342
　　, 肺血流量の規定因子　220
　　, メルボルン・シャント　222
　　, Gore-Texシャントの切離　223
　　, Potts手術　215
　　, Waterston手術　215
　　——の閉鎖法　222
大伏在静脈　135
　　, 外膜による狭窄　142
　　, 静脈瘤　140
　　, 不連続皮膚切開　140
　　, 弁切開器　143
　　開創による——採取　140
　　——の採取　139
　　——の神経損傷　140
　　内視鏡による——採取　139
大伏在静脈グラフト　135
脱血管の過剰挿入　29
脱血管の挿入　27
ダブルルーメン気管内チューブ　72
段階的Fontan手術　343
炭酸ガス　39, 137
炭酸ガスブロワー　164
単心室　342
単心房　232

|ち|

中隔枝の閉塞　154
中隔心筋切除術　74
中間型房室中隔欠損　253
中間枝　162
中心線維体　42
中心肺動脈の発育不全　345
中枢神経障害　7
中枢側吻合　155
　　——の手技　157
チューブの留置　11
超音波による石灰化除去　69
腸骨静脈の損傷　30
腸骨動脈の損傷　130
超低体温循環停止　116, 124, 331
直視下手技による逆行性注入　34
直視下僧帽弁交連切開術　85

|つ|

追加ステントグラフト　131
対麻痺の発生　127, 128, 129
使い捨て穴開け器　157

|て|

低侵襲心臓手術　13
低体温循環停止　72
低流量順行性脳灌流　331

デブリドマン 11, 77
デリバリーシース 78
伝導系の損傷 35, 256, 273, 278,
　319, 320, 321, 324

|と|

導管
　——の大きさ 349
　——の捻れ 316
陶器様大動脈 21, 72, 114, 133
洞結節動脈 184
　——の切断 85
　——の損傷 184, 295
洞結節
　——の損傷 27, 108, 182, 228,
　　229, 246, 299, 301, 344
　——への血流 346
橈骨動脈 135
　, 浅掌動脈 138
　, 浅橈骨神経の損傷 137
　, 橈側反回動脈 138
　開創による——の採取 138
　——の採取 137
　——の石灰化 137
橈骨動脈グラフト 160
橈骨動脈スパズム 137
同種大動脈弁 45, 63, 66, 75, 276
　——の方向 277
同種肺動脈 61, 333
同種肺動脈グラフトの瘤化 267
橈側反回動脈 138
動脈管開存 192
　, 胸腔鏡による閉鎖 197
　, 経カテーテル閉鎖法 197
　, 肋間神経ブロック 196
　クリップを用いた——の閉鎖 192
　未熟児の—— 195
動脈管組織の拡がり 336
動脈後壁の損傷 144
動脈スイッチ手術 287, 289
　, 冠状動脈の捻れ 283, 291
　, 冠状動脈の壁内走行 291, 292
　, トラップドア法 292
　, Lecompte 法 290
ドナー
　——心の適応 177
　——の手術 178
　——の選択 177
トラップドア法 292
ドレーンの不適切な留置 11
鈍縁枝 162

|な|

内胸動脈 135
　, やせ現象 137
　——内の血栓形成 137
　——の欠如 11
　——の採取 135
　——の損傷 136
　——の熱損傷 136

——の扁平化 151
　右——の走行 137
内胸動脈盗流症候群 136
内胸動脈遊離グラフト 160
内視鏡的橈骨動脈採取 137
内視鏡による大伏在静脈採取 139
内シャント 162
内膜摘除術 153
内膜剥離子 154
内膜剥離術 72
軟骨壊死 11

|に|

二酸化炭素注入法 139
二次感染 77
二次的三尖弁閉鎖不全 107
二尖化法 109
二段式脱血管 27, 115
乳頭下右開胸法 107
乳頭筋壊死 168
乳頭筋不全 170
乳頭筋断裂 170
乳頭状線維弾性腫 185
乳房下皮膚切開による胸骨全切開法
　13
二葉弁 55

|ね|

熱損傷 136
粘液腫 183

|の|

脳脊髄液ドレナージ 129
嚢胞性中膜壊死 114

|は|

肺血管床の溢血 224, 233, 289, 313
肺血流 337
肺血流量の規定因子 220
肺静脈隔離術 188
肺静脈狭窄 241, 303
肺静脈口の狭窄 188
肺動静脈瘻の形成 344
肺動脈
　——からのベント挿入 38
　——の裂傷 39
肺動脈絞扼解除術 208
肺動脈絞扼術 207, 251, 313, 342
肺動脈絞扼装置 208
肺動脈絞扼でのバンド調整 207
肺動脈弁
　——の異常 289
　——の損傷 251, 275, 337
肺動脈弁逆流 209, 319
肺動脈弁欠損症候群 267
肺動脈弁上狭窄 294
肺の損傷 13
ハイブリッド手術 133
ハイブリッド手術室 78
パッチ材料 333

バルーン心房中隔切開術 331
バルーン大動脈弁切開術 42
バルーン弁拡張術 78
反回神経 193, 200, 212, 329
パンチャー 157

|ひ|

ピーナッツ剥離子 154
ヒストアクリル 168
肥大型閉塞性心筋症 273
左冠状動脈の損傷 52
左冠状動脈肺動脈起始 353
左気管支狭窄 326
左上大静脈 29, 227, 232
　——への脱血管挿入 16, 227
左総頸動脈-左鎖骨下動脈バイパス術
　131
左肺動脈右肺動脈起始 212

|ふ|

付加的肺血流 344
腹腔内への交通 2
腹壁動脈の損傷 12
不十分な右室保護 32
部分遮断鉗子 22
部分体外循環法 127
部分肺静脈還流異常 234
　, Scimitar 症候群 234
　, Warden 法 229
ブラジリアン法 316
フリースタイルブタ大動脈弁 73
不連続の皮膚切開 140
吻合部爪先の狭窄 151
吻合部の出血 151

|へ|

閉鎖式吸引装置 11
閉鎖式僧帽弁交連切開術 86
閉鎖式ドレナージ装置 10
ペースメーカリードによる三尖弁閉鎖
　不全 111
ペディクル 136
弁下構造 94
弁下構造温存術式 100
弁口測定器 48
弁周囲逆流 77, 104
　——のカテーテル的閉鎖 78
弁付き人工血管 120
ベントカテーテルによる左室や左房の
　損傷 38
ベント挿入 36
弁葉組織の損傷 188
弁輪形成術 109
弁輪形成用バンド 109
弁輪形成用リング 109
弁輪周囲膿瘍 77

|ほ|

房室間溝の断裂 97

房室結節の損傷　184, 247, 250, 257, 298
房室中隔欠損　253
　，共通房室弁　253
　，心室中隔パッチの高さ　257
　，1 枚パッチ法　259
　，1 枚パッチ法変法　259
　，2 枚パッチ法　256
　，Rastelli 分類　255
房室伝導束　107
房室ブロックの予防　184, 247, 250, 257, 298
ホルミウム YAG レーザー　165

ま

マイクロ波　186
埋没した石灰片の除去　51
膜様部型心室中隔欠損　245

み

右腋窩動脈送血　115
右冠状動脈遠位部　163
右冠状動脈の損傷　27
右鎖骨下動脈起始異常　326, 327
右上肺静脈からのベント挿入　37
　，横隔神経の損傷　37
　，空気塞栓　37
右大腿動脈　115
右内胸動脈の走行　137
右乳房下開胸術　17
右肺動脈の損傷　18
短い鎖骨下動脈　203
未熟児の動脈管開存　195

む

無名静脈の損傷　3, 6

め

メルボルン・シャント　222

や

やせ現象　137

ゆ

疣腫　77
　——の大きさ　77
　——の遊離　77

よ

溶血反応　75, 93

ら

ラジオ波　186
卵円孔からのベント挿入　39
卵殻状大動脈　21

り

リウマチ性三尖弁疾患　110
リウマチ熱　42, 81, 107
瘤切除兼人工血管移植術　114

良性腫瘍　183
両側上大静脈　345, 349
両大静脈切断法　180
両半月弁下型心室中隔欠損　245
両方向性 Glenn 手術　343
　，奇静脈の処理　345
　，付加的肺血流　344
　，両側上大静脈　345, 349
リングによる三尖弁輪形成術　109

る

ループ固定　90, 98

れ

冷凍凝固　174, 186
冷凍凝固プローブ　184, 186
レシピエント　177
　——の凝固障害　179
　——の手術　179

ろ

肋間神経ブロック　196
肋間動静脈の損傷　13
肋間動脈の移植　128
ロンジュール　50

わ

ワイヤーの弛み　8
腕神経叢の損傷　3, 24

数字

1 と 1/2 心室修復　260
1 枚パッチ法　259
1 枚パッチ法変法　259
2 枚パッチ法　256

欧文

A

Acrobat System　161
Allis 鉗子　96
amiodarone　188
Amplatz 超硬ワイヤー　131

B

B 型大動脈解離の治療　126
Bentall 法　120
BioGlue　118, 121
Bioglue Surgical Adhesive　170
Blalock-Taussig 手術　215
Blalock-Taussig 手術変法　215
Brom の乳房下アプローチ法　14
Brom 法　280

C

CABG　135, 168
Carpentier-Edwards フィジオ II リング　92
Carpentier の分類　81
Carpantier 法　320
Celsior 保存液　177
CO_2 レーザー　165
CO_2 ガス　16
Collett-Edwards 分類　312
Cone 法　321
Copeland 変法　121
Copeland 補強術　121
Cosgrove-Edwards 弁輪形成用バンド　92
Cosgrove-Edwards 弁輪形成用不完全リング　92
Cox-Maze III　186
Cox-Maze IV（手術）　186, 188

D

Damus-Kaye-Stansel 吻合　333, 339, 342
DeBakey 分類　114
debranch 手術　133
debranch 法　132
DeVega 弁輪縫縮術　109
DeVega 法による三尖弁形成術　109

E

Ebstein 病　318
　，心房化心室の閉鎖　322
　，Carpentier 法　320
　，Cone 法　321
　，Starnes 手術　319
edge-to-edge 修復　90, 111

F

Fallot 四徴　261, 266
　，異常冠状動脈　264, 266
　，経心室修復術　263
　，経心房修復術　262
Favaloro 開胸器　3, 135
F-F バイパス　5
fibrous subaortic curtain　42, 81
Finochietto 胸骨開創器　15
flip-over 法　90
Fontan 手術　342
　，右房-肺動脈吻合　350
　，開窓術　351
　，奇異性塞栓症　351
　心外導管による——　348
　側方トンネルによる——　349
　段階的——　343
Freestyle 生体弁　122

G

Glenn 手術（の既往）　178
Glide catheter　131

Gore-Tex シャントの切離　223
Gore-Tex 人工腱索移植術　89
Gore-Tex 人工血管の切離　223

|H|
Heartstring　164
Heartstring III Proximal Seal System　164
Hegar 拡張器　21, 87, 93, 111
hemi-Fontan 手術　345
hemi-Mustard/Rastelli 手術　307
heparin の使用　215, 218
Himmelstein 開胸器　6
His 束　107

|I|
in situ グラフト　135
interventional cardiologist　127, 135
Ioban　8
isosorbide dinitrate　137
ITA　135

|K|
Koch の三角　107

|L|
Lebsche 胸骨刀　178
Lecompte 法　290
Leiden convention　287
Lunderquist 超硬ワイヤー　131

|M|
Marfan 症候群　114, 123
Maze III 手術　186
Maze 手技（手術）　186
　，冠状動脈回旋枝の損傷　188
　，左心耳の切除　189
　，左房内血栓形成　188
　，術後の心房粗動　189
　，食道の損傷　188
　，肺静脈開口部の狭窄　188
　，弁葉組織の損傷　188
　右側――　320

Medtronic-Hall 弁　55
moderator band　107
Mustard 手術　234, 287, 300

|N|
Nd：YAG レーザー　186
nicardipine　137
Nikaidoh 手術　283
Norwood 手術
　，右室-肺動脈シャント　337
　，差し込み法（dunk technique）337
　，大動脈弓狭窄　339
　，大動脈弓再建　333, 334
　，動脈管組織の拡がり　336
　，肺血流　337
　，パッチ材料　333
　，Sano 式右室-肺動脈導管　331

|O|
Octopus System　161
OPCAB　135, 161
over-and-over 縫合　150, 152

|P|
papaverine　136, 137, 138
Parsonnet　136
plasmalyte　181
Potts 剪刀　142, 146
Potts 手術　215
prostaglandin E$_1$（PGE$_1$）　199, 318, 331

|R|
raphe の切除　71
Rastan-Konno 大動脈心室中隔形成術　275
Rastan-Konno 変法　278
Rastelli 手術　283
Rastelli 分類　255
Robicsek 変法　9
Rommel ターニケット　161
Ross-Konno 手術　275
Ross 手術　59

Rultract System 開胸器　135

|S|
Sano 式右室-肺動脈導管　331
Satinsky 部分遮断鉗子　72
Scimitar 症候群　234
Seldinger 法　115, 175
Seldinger 変法　23
Senning 手術　234, 287, 295
seroma　12
sinotubular junction（ST junction）42
Stanford 分類　114
Starnes 手術　319
sutureless 法　241
SVG　135
Swan-Ganz カテーテル　161, 168

|T|
TAVR　78
TMR　135, 165
Todaro 索　107
Trendelenburg 位　39, 72, 117, 119, 147, 161
Tubb 弁裂開器　87

|U|
University of Wisconsin（UW）保存液　177

|V|
VAC 療法　11
Valsalva 洞　42, 123
vancomycin ペースト　2

|W|
Warden 法　229
Waterston 手術　215
Willis 輪　124

|Y|
YAG レーザー　165, 186
Yasui 手術　329

セーフティテクニック心臓手術アトラス(原書第5版)

2018 年 10 月 5 日　発行	監訳者 古瀬　彰, 幕内晴朗
	発行者 小立鉦彦
	発行所 株式会社 南 江 堂
	〒113-8410 東京都文京区本郷三丁目 42 番 6 号
	☎(出版)03-3811-7236　(営業)03-3811-7239
	ホームページ http://www.nankodo.co.jp/
	印刷・製本 横山印刷
	装丁 花村　広

Khonsari's Cardiac Surgery : Safeguards and Pitfalls in Operative Technique, 5th Edition
©Nankodo Co., Ltd., 2018

定価はカバーに表示してあります.　　　　　　　　　Printed and Bound in Japan
落丁・乱丁の場合はお取り替えいたします.　　　　　ISBN978-4-524-23778-4
ご意見・お問い合わせはホームページまでお寄せください.

本書の無断複写を禁じます.

JCOPY 〈(社)出版者著作権管理機構 委託出版物〉

本書の無断複写は, 著作権法上での例外を除き, 禁じられています. 複写される場合は, そのつど事前に, (社)出版者著作権管理機構(TEL 03-3513-6969, FAX 03-3513-6979, e-mail: info@jcopy.or.jp)の許諾を得てください.

本書をスキャン, デジタルデータ化するなどの複製を無許諾で行う行為は, 著作権法上での限られた例外(『私的使用のための複製』など) を除き禁じられています. 大学, 病院, 企業などにおいて, 内部的に業務上使用する目的で上記の行為を行うことは私的使用には該当せず違法です. また私的使用のためであっても, 代行業者等の第三者に依頼して上記の行為を行うことは違法です.